66 別冊整形外科 ORTHOPEDIC SURGERY

整形外科の手術手技
―― 私はこうしている

「整形外科」編集委員 監修
とちぎリハビリテーションセンター所長 星野雄一 編集

2014
南江堂

《表紙説明》

左上　秋山　達　論文　（238頁の図1a）
左下　吉井俊貴　論文　（184頁の図1）
右上　森澤　妥　論文　（45頁の図1c）
右下　戸祭正喜　論文　（41頁の図3a,c）

序

　整形外科が診療・研究の主な対象としている運動器は，頭部および体腔内臓器を除く全身の広い範囲に及んでいます．1906年に我が国で整形外科が外科から独立して以来100年余になりますが，治療法として薬物療法やリハビリテーションと並び，手術は常に中心的な位置を占めて来ました．整形外科手術では全身に分布している運動器へのアプローチが必須であるのみならず，対象とする臓器（骨，軟骨，筋，腱，靱帯，神経など）や病態の違いなどにより，実に様々な手術法が開発されて来ています．

　それぞれの手術法に関しては，学術論文や学会報告などを通して特色や優劣が報告されて来ていると思いますが，どの方法にも名人・達人がおり，独自の工夫や一寸したコツによって成績が左右される場合がしばしばあるようです．そこで，経験豊富な手術練達の士，一家言をお持ちの方，一工夫をなさっている方などから，奥義，工夫，コツや想いの程を惜しみなく誌上でご披露頂く特集を企画しました．

　麻酔法，骨折治療，関節手術，脊椎手術，ナビゲーション手術など，広範な領域にわたる整形外科手術に関する新しい知見が，全国より多数寄せられました．その内容として，明日の診療の場ですぐにでも実践できそうな工夫から，大病院の手術室に整備される高額医療器械の使用経験までが披露されており，通常の手術書などでは入手し得ない役立つ情報満載の企画になったと自負しております．

　本書は，読者諸氏の得意分野での手術をレベルアップする一助になるのみでなく，通常は守備範囲としていない他の部位・領域の手術の工夫などを概観することにより，運動器全般にわたる理解がより深まり，更には得意分野での手術法改良のヒントをもたらし得るのではないかと期待しております．

2014年10月

とちぎリハビリテーションセンター所長

星 野 雄 一

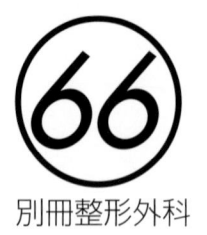

整形外科の手術手技 ――私はこうしている

別冊整形外科

CONTENTS

I. 総 論

1. 麻酔の工夫

2 … 浸潤神経ブロック法の有効性
　　　吉村光生

2. ハイテク手術機器

7 … 手術用ロボットシステムを用いた
　　　Oberlin 法による肘関節屈曲再建術
　　　内藤聖人

11 … 術中放射線被曝減少を目的とした
　　　新しい髄内釘遠位横止めスクリュー固定の使用経験
　　　酒井康臣

3. その他

15 … 長管骨偽関節に対する
　　　Ilizarov 創外固定器を用いた圧迫骨接合術
　　　野澤大輔

20 … 難治性骨折に対して副甲状腺ホルモン製剤と
　　　低出力超音波パルスを併用した6例
　　　野坂光司

II. 上 肢

1. 肩関節

26 … 鎖骨骨折の最小侵襲プレート骨接合術の有用性
　　　――手術の絶対的ゴールはどこか
　　　唐澤善幸

30 … 肩甲骨関節窩骨折（Ideberg 分類 type I A）における
　　　エンドボタンを用いた鏡視下骨接合術
　　　水撫 貴満

35 … 吸収性人工生体材料を補強に用いた鏡視下腱板修復術
　　　横矢　晋

2．肘 関 節

39 … 小児内反肘変形に対する創外固定器を用いた三次元矯正骨切り術
　　　戸祭 正喜

3．手 関 節

45 … 手掌部小皮切手根管開放術の治療成績
　　　森澤　妥

49 … 手掌部小皮切法による直視下手根管開放術
　　　小林 明正

4．指 関 節

52 … 近位指節間関節伸展障害によるばね指手術
　　　吉村 光生

5．上肢の神経障害

57 … 上肢に発生した神経鞘腫に対する自家静脈 wrapping
　　　——術後神経脱落症状は防止できるのか
　　　金　潤壽

III．下　　　肢

1．股 関 節

62 … 人工股関節再置換術時のセメントカップ抜去における工夫
　　　——器具の開発と使用経験
　　　遠藤 裕介

67 … 術野展開法を工夫した小切開股関節後方アプローチによる
　　　セメント人工股関節全置換術
　　　岩瀬敏樹

71 … 内側を2mm薄くしたセメント固定型ソケットを用いた人工股関節全置換術
　　　丸山正昭

76 … 良好な中〜長期成績をみすえた
　　　最小侵襲人工股関節全置換術（MIS-THA）の導入
　　　——合併症を防ぎつつ，いかにMISを導入するか
　　　齋藤　彰

80 … 関節包切離を要しない股関節鏡視下関節唇縫合術の手術手技
　　　——軽度から境界型寛骨臼形成不全股に対する手術手技の工夫
　　　金治有彦

85 … 経縫工筋進入による低侵襲 curved periacetabular osteotomy
　　　西脇　徹

88 … 寛骨臼回転骨切り術の工夫——関節内治療
　　　山崎琢磨

92 … 大腿骨頭壊死症に対する濃縮自家骨髄血移植術の実際
　　　吉岡友和

98 … 後側方進入法による人工骨頭置換術に対する脱臼対策
　　　赤坂嘉之

2．膝関節

102 … 外側アプローチを使用した外反膝に対する人工膝関節全置換術
　　　——外側膝蓋支帯形成：展開・縫合におけるわれわれの工夫
　　　久保充彦

106 … 髄外ガイドを使用した人工膝関節全置換術——私の工夫
　　　松本　和

110 … 後方経中隔ポータルによる膝関節後方病変への関節鏡視下アプローチ
　　　大石　強

114 … えにわ病院式内側楔状開大型高位脛骨骨切り術の方法
　　　──正確，容易かつ短時間で手術を行うプレート固定方法のコツ
　　　森　　律明

118 … 内側膝蓋大腿靱帯再建術の工夫
　　　鈴木智之

121 … 膝蓋骨高位を伴う反復性膝蓋骨脱臼に対する手術的治療
　　　──三次元脛骨粗面移動術の治療成績
　　　大槻周平

3．足関節

126 … アキレス腱縫合法──強固な縫合をめざして
　　　四本忠彦

130 … 踵骨骨折に対するロッキングプレートを用いた
　　　最小侵襲プレート骨接合術の治療成績
　　　藤原達司

135 … スポーツ選手の腓骨筋腱脱臼に対する縫合糸アンカーを用いた支帯修復術
　　　今井宗典

4．足趾関節

139 … 外反母趾に対する中足骨近位斜め骨切り術
　　　大澤誠也

143 … 外反母趾に対する遠位垂直骨切り術の手技と工夫
　　　西野剛史

147 … 内反足に対する Evans 法を用いた骨性矯正手術
　　　落合達宏

5．大腿骨

152 … 大腿骨頚部骨折内固定術に用いる Targon Femoral Neck のポイント
　　　村松俊樹

157 … 大腿骨転子部骨折手術で tip-apex distance を安全に短くする工夫
　　　若見朋晃

160 … 人工股関節全置換術後大腿骨ステム周囲骨折に対する dual plating 法
　　　　髙橋大介

164 … 高齢者大腿骨顆部・顆上骨折に対する治療法の選択
　　　　川上幸雄

169 … 大腿骨近位骨巨細胞腫に対する前方アプローチによる搔爬
　　　　および側方アプローチによる内固定術
　　　　中島浩敦

6．下腿骨

173 … ピロン骨折に対するリング型創外固定を用いたロングロッド整復法
　　　　野坂光司

Ⅳ．脊椎・骨盤・体幹

1．頚椎

180 … 顕微鏡下に頚椎深層伸筋群を温存した棘突起縦割式 T-saw 椎弓形成術
　　　　羽藤泰三

184 … 頚椎後縦靱帯骨化症に対する
　　　　ハイドロキシアパタイトを使用した前方除圧固定術
　　　　吉井俊貴

2．胸椎

189 … 思春期特発性側弯症に対する手術的治療
　　　　——三次元的変形矯正を目的とした後方および前方矯正固定術の実際
　　　　須藤英毅

195 … 肩バランスを念頭においた思春期特発性側弯症に対する後方矯正固定術
　　　　小林　祥

200 … 胸椎後縦靱帯骨化症に対する安全な後方除圧固定術
　　　　田中信弘

204 … 胸椎後縦靭帯骨化症に対する後方除圧矯正固定術における脊髄保護
小林　祥

209 … 骨粗鬆症性椎体骨折後対麻痺に対する脊柱短縮術
税田和夫

213 … 転移性脊椎腫瘍に対する最小侵襲脊椎安定術（MISt）
日方智宏

3．腰　　椎

217 … 経筋膜的椎弓根スクリュー刺入のコツ
宮下智大

222 … 腰部脊柱管狭窄症に対する棘突起縦割式片側進入両側除圧術
鈴木亨暢

227 … 腰椎椎間板ヘルニアに対する
経椎間孔アプローチの経皮的内視鏡下ヘルニア摘出術
安部哲哉

4．仙椎・尾骨

233 … 第2仙椎 alar iliac screw による脊柱再建──新しいプローブの作成
網代泰充

5．骨　　盤

237 … 骨盤腫瘍切除における CT ガイド下ナビゲーションシステム使用のコツ
秋山　達

6．体　　幹

241 … 胸骨悪性腫瘍の治療成績
須佐美知郎

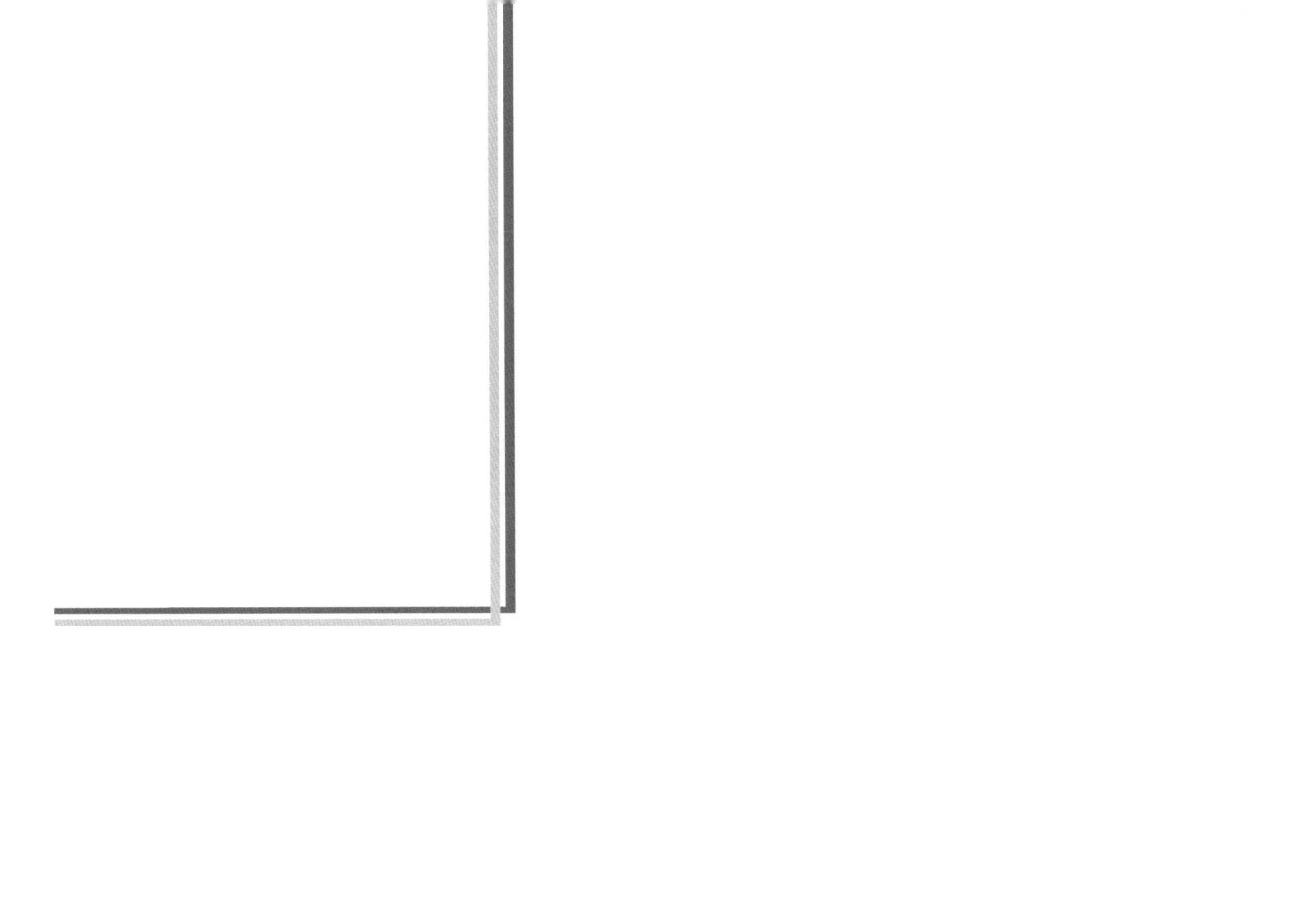

I. 総　　論

浸潤神経ブロック法の有効性*

吉村光生**

はじめに

神経ブロックや局所麻酔を工夫することで，四肢のほとんどの手術が可能であり，外来での手術や処置，術後の疼痛管理にも有効である．特に浸潤神経ブロックや浸潤麻酔は患者の苦痛も少なく，有効性は高い．浸潤神経ブロック法は手技が簡単で，麻酔侵襲が低く，かつ安全できわめて有用な麻酔法である[1,2]．

I．浸潤神経ブロックの特徴

浸潤神経ブロック法は神経幹内に直接ブロック針を刺入せずに，目的の神経付近に穿刺し，局所麻酔薬をゆっくり滴下浸潤させる方法である（以下，浸潤神経ブロック）．浸潤神経ブロックと従来の神経ブロックとの違いについて述べると表1のごとくである．

❶利　点

浸潤神経ブロックでは，ブロック針を神経幹内に刺入するのではなく神経幹周囲に刺入する．それゆえ手技的に容易であり，神経刺入時の放散痛の確認が不要で，そのための痛みもない．従来の神経ブロックは局所麻酔薬注入時に強い痛みがあるが，本法では局所麻酔薬の注入は時間をかけてゆっくり滴下浸潤するので痛みがまったくない．神経幹に刺入せず，注入時に圧を加えないので神経損傷の可能性がない．また，疼痛が少ないので5歳くらいの年少例にも利用可能であるなど，きわめて有用な麻酔法である．

❷欠　点

十分な麻酔効果が発現するのが遅く1時間以上を要し，麻酔薬の量もある程度必要であるが，麻酔薬中毒は経験していない．

表1．従来の神経ブロックとの比較

	浸潤神経ブロック	従来の神経ブロック
ブロック針の先端	神経幹周囲	神経幹内
放散痛の確認	不要	確認
局所麻酔薬の注入	ゆっくり滴下	ワンショット
局所麻酔薬の注入時痛	なし	強
神経損傷の可能性	なし	あり
麻酔効果の発現	遅	早
麻酔薬量	多	少
同一神経ブロックの追加	可	困難

Key words

block anesthesia, anesthesia, nerve block

---

*Usefulness of the infiltrative nerve block
　要旨は第21回日本臨床整形外科学会において発表した．
**M. Yoshimura（院長）：吉村整形外科医院（☎910-0011　福井市大手3-7-1；Yoshimura Orthopedic Clinic, Fukui）．

II．浸潤神経ブロックのセッティング

　局所麻酔薬を入れたボトルに輸液セットを接続し，27 G 13 mm 翼付静注針をつける（図1）．局所麻酔薬 20〜30 m*l* を約30分かけてゆっくり滴下する．この滴下のスピードが重要であり，滴下スピードがはやいと麻酔薬が粗な組織の広い範囲に広がってしまうため，ゆっくり滴下することによって麻酔薬の拡散範囲を神経周囲の狭い範囲に限定することができる．使用する局所麻酔薬は，短時間の麻酔効果を目的とする場合にはリドカインを単独で使用する．通常は麻酔持続時間の延長と術後の長時間の鎮痛を図って，短時間作用の 0.5％リドカインおよび長時間作用麻酔薬のロピバカイン 0.75％塩酸塩水和物を混合して使用する．麻酔効果の持続時間は5〜6時間以上である．麻酔薬の混合の割合と総量は症例や部位，神経ブロックの目的によって選択するが，総量が過量にならないように注意する．

III．浸潤神経ブロックの適応

　四肢のすべての手術が対象となり，従来の伝達麻酔が行われている多くの部位[3,4]に利用できる（図2）．本法は手技が簡単で繰り返し利用できるので，手術や処置の麻酔のほかに術後の除痛，疼痛疾患の鎮痛，リハビリテーション時の除痛，複合性局所疼痛症候群（CRPS）などの治療に併用できる．浸潤神経ブロックを行う部位と神経は，腕神経叢（斜角筋間法，鎖骨上法，腋窩法），前腕部の中枢部や末梢部での正中神経や尺骨神経，下肢では坐骨神経，下腿上部および足関節部での腓骨神経や脛骨神経などである．単独またはそれらの組み合わせで利用する．末梢であればあるほど，局所麻酔薬量が少なくて効果があり，合併症などの問題も少なくなる．

　手術例をいくつかの具体的な疾患別に述べる．腕神経叢ブロックでは肩関節部の手術は斜角筋間法，上腕部は鎖骨上法，肘関節および前腕部より末梢部では腋窩法を利用する．ばね指手術の麻酔は以前は局所麻酔で行ったが，最近は低位の浸潤正中神経ブロックや尺骨神経ブ

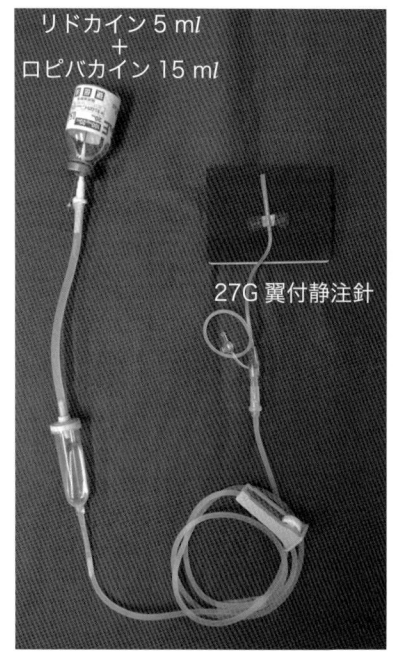

図1．浸潤神経ブロックのセッティング

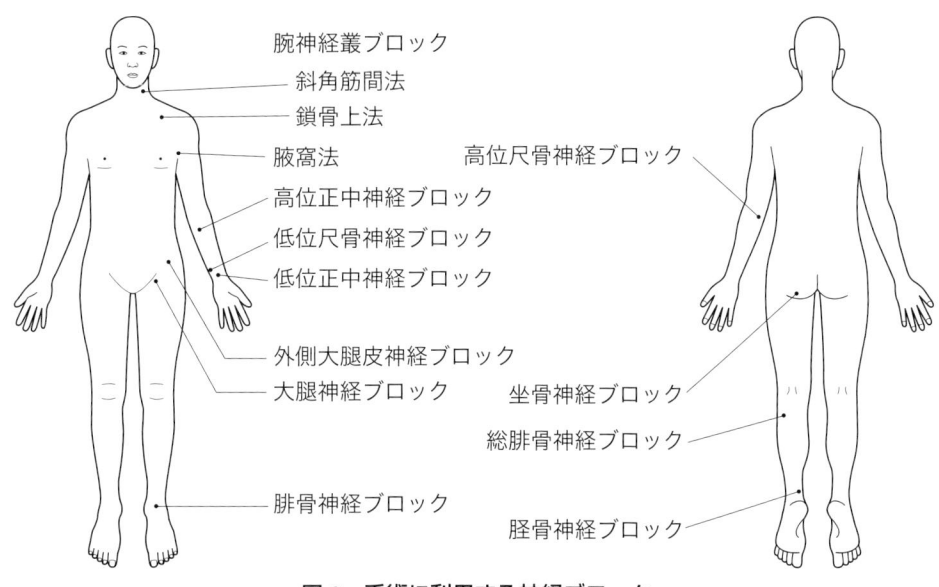

図2．手術に利用する神経ブロック

I. 総論 ◆ 1. 麻酔の工夫

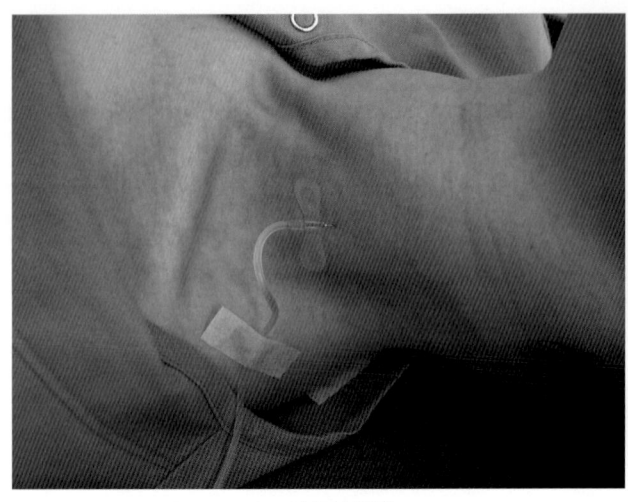

a. 斜角筋間法　　　　　　　　　　　　　　b. 腋窩法

図3. 腕神経叢ブロック

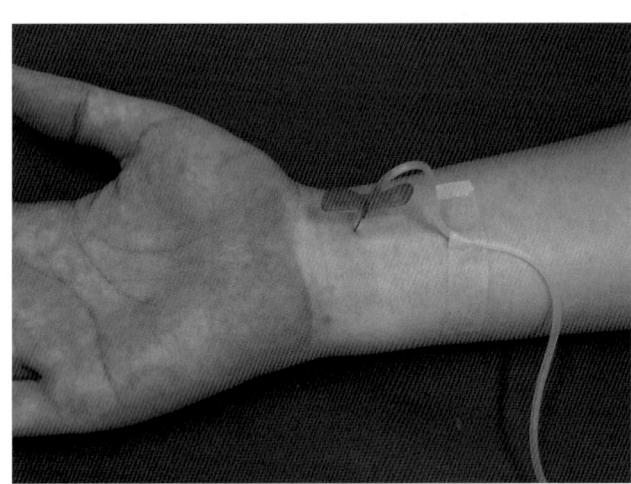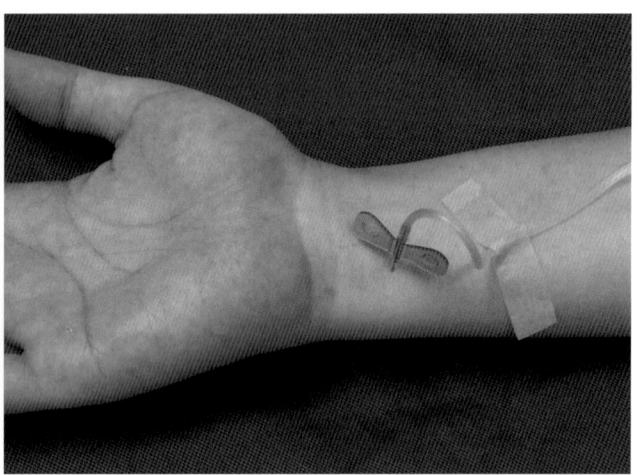

a. 浸潤低位正中神経ブロック　　　　　　　b. 浸潤低位尺骨神経ブロック

図4. 前腕での神経ブロック

ロック，環指では正中・尺骨の両神経ブロックで行っている．手根管症候群では特発性手根管症候群は浸潤正中神経ブロックで手術したが，透析例の再発やリウマチ例など，屈筋腱滑膜切除が手術の目的となる症例では，浸潤腋窩神経ブロックで手術を行った．マイクロサージャリーを利用した手術も本法で行い，切断指再接着術，皮弁，足趾移植などであった．

IV. 浸潤神経ブロックの実際

以下に代表的な浸潤神経ブロックを例にあげる．

❶浸潤腕神経叢ブロック

斜角筋間法，鎖骨上法，腋窩法があるが，図3aは斜角筋間法である．肩や上肢の手術に適応となる．

❷浸潤腋窩神経ブロック（図3b）

腋窩動脈を触れ，その周囲の神経血管鞘内に25Gまたは26G翼付静注針を刺入するが，神経の放散痛を確認する必要はない．注入終了時にある程度麻酔効果が発現していれば，約1時間後には十分な麻酔が得られる．やや不十分と思われた場合，再度同量を腋窩動脈を挟んで反対側に同様に麻酔を追加してもよい．また，より末梢の部位で，必要な神経のブロックを本法で追加してもよい．

❸浸潤正中神経ブロック

浸潤正中神経ブロックには前腕中枢部と遠位部（図2）で行う方法があり，手関節〜手指の手術に利用する．後者の刺入部位は長掌腱と橈側手根屈筋腱の間で，正中神経にあてない．深度は約0.5〜1cmで深すぎないことが大切である．浸潤正中神経ブロックに浸潤尺骨神経ブ

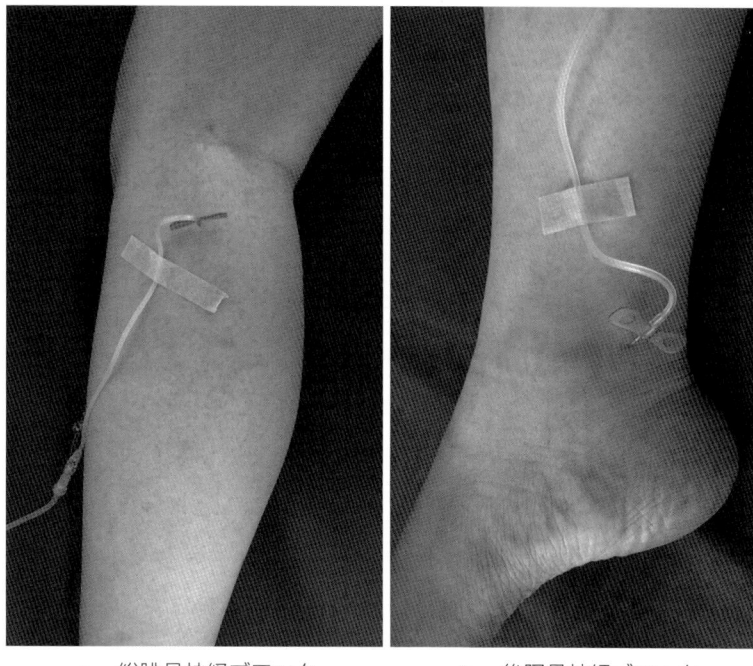

a．総腓骨神経ブロック　　b．後脛骨神経ブロック

図5．下腿の神経ブロック

ロックや橈骨神経ブロックを併用することにより，ほとんどの手の手術が可能である．高位正中神経ブロックは上腕骨内・外上顆を結ぶ線で上腕動脈のやや内側，低位正中神経ブロックは長掌筋腱と橈側手根屈筋腱の間（図4a）で行う．

❹浸潤尺骨神経ブロック

中枢は尺骨神経溝で，末梢は手関節部の尺側手根屈筋の橈側（図4b）または背側で刺入する．

❺下肢末梢部での神経ブロック

下肢では坐骨神経，鼠径部での外側大腿皮神経ブロックや大腿神経ブロック，下腿上部で脛骨神経，総腓骨神経（図5a），単独あるいはその組み合わせで利用する．

❻足関節部でのブロック

後脛骨神経ブロックはアキレス腱の内側（図5b）で，深・浅腓骨神経は前脛骨腱外側縁と長母指伸筋腱内側縁間で穿刺する．

V．考　察

局所麻酔法には表面麻酔，浸潤麻酔，血腫内麻酔，局所静脈内麻酔，伝達麻酔，浸潤神経ブロックなどがあり，それぞれ特徴があるが，局所麻酔や神経ブロックは一般状態のわるい患者にも麻酔法の工夫や注意により施行できる．上肢の手術の場合，特に日帰り手術をめざす場合は麻酔の選択が重要で，全身麻酔や腰椎麻酔よりも各種伝達麻酔[3〜7]や局所麻酔などの単独またはその組み合わせで利用することが多い．開業初期のころは四肢の手術では，腕神経叢ブロックや腰椎麻酔，症例によっては全身麻酔も行ってきたが，その後はより末梢での神経ブロックや局所麻酔との組み合わせが増加している[5,6]．さらに浸潤神経ブロックを考案してからは，より簡便で神経ブロック時の疼痛が少ないので，大部分の手術に本法を利用するようになった．

浸潤神経ブロックと従来の神経ブロックの違いを表1に示したが，その違いがそのまま本法の優れた特徴である．神経の局在を確認する方法としてエコーガイド[8]や透視[9]を利用する手技はきわめて有用である．浸潤神経ブロックでもブロック針を目的とする神経の近くに針先をおくのは同じであるが，麻酔薬の注入方法に特徴があり，ゆっくり滴下することによって麻酔薬の拡散範囲を神経周囲の狭い範囲に限定することによって効果がより確実になり，手技的にも容易である．さらに痛みが少ないので年少例にも利用できるなどの利点があり，有用な麻酔法である．

ま と め

1）新しく考案した浸潤神経ブロックの麻酔方法と有用性について述べた．

2）四肢の手術の大部分は浸潤神経ブロックで可能である．

3）麻酔侵襲の少ない浸潤神経ブロックは種々の利点をもった優れた麻酔法と考える．

文　献

1) 吉村光生，尾島朋宏：浸潤神経ブロックの四肢手術への応用．中部整災誌 **51**：479-480，2008
2) 吉村光生，尾島朋宏：浸潤神経ブロックの整形外科への対応．日臨整誌 **34**：243-247，2009
3) Sarrafian SK, Ibrahim IN, Breihan JH：Ankle foot peripheral nerve block for mid and forefoot surgery. Foot Ankle **4**：86-90, 1983
4) 麻生邦一：外来の手の外科における麻酔法の検討．日手会誌 **18**：850-852，2001
5) 吉村光生：整形外科クリニックにおける day surgery の適応．骨・関節・靱帯 **13**：201-206，2005
6) 吉村光生：四肢切断・接合，手足に関する day surgery．整・災外 **42**：1225-1231，1999
7) Bishop JY, Sprague M, Gelber J et al：Interscalene regional anesthesiafor shoulder surgery. J Bone Joint Surg **87**-A：974-979, 2005
8) 尾崎修平，小西池泰三，小澤正嗣ほか：エコーガイド下腋窩ブロックの経験．中部整災誌 **53**：171-172，2010
9) 多久島匡登，北川寛之，石川徹也ほか：簡単な腕神経叢ブロックの手術応用．整形外科 **53**：362-363，2002

*　　　　*　　　　*

I. 総論 ◆ 2. ハイテク手術機器

手術用ロボットシステムを用いた Oberlin 法による肘関節屈曲再建術*

内藤聖人　金子和夫　Philippe Liverneaux**

はじめに

近年，ロボット工学の発展とともにマイクロサージャリーの新たな展望を垣間みる[1,2]．手術用ロボットシステムはマイクロサージャリーに適する以下のような特徴を有している．まず，拡大倍率×40 での三次元（3-D）画像を得られること，次に術者の実際の手指の"動き"が術野では 1/10 に制御されること，そして完全なる生理的振戦（physiologic tremors）の制御である．一方，尺骨神経や肩甲上神経の絞扼に対する神経剝離術[3,4]，腕神経叢へのアプローチや神経修復[5,6]などの上肢手術に対する鏡視下手術の応用が近年報告されるようになってきている．

このような背景から，手術用ロボットシステムには上肢領域のマイクロサージャリーに有用なツールの一つとなりうる可能性がある．そこでわれわれは Oberlin 法による腕神経叢損傷患者の肘関節屈曲再建に手術用ロボットシステムを使用したので，その手術手技と結果について報告する．

I. 対象および方法

腕神経叢麻痺による肘関節屈曲障害を認めた 4 例［全例男性，平均年齢 31.3（22～47）歳］を対象とした（表1）．4 例とも右利きの患者であり，受傷側は右 1 例，左 3 例であった．4 例のうち 3 例は第 5/6 神経根引き抜き損傷，1 例は鎖骨下型損傷であった．受傷から手術的治療までの待機期間は平均 8（3～21）ヵ月であった．

手術は全身麻酔下で，体位は仰臥位で行った．使用した手術用ロボットシステムは da Vinci S（Intuitive Surgical 社，Sunnyvale）であり，カメラは 3-D 画像で 25 倍に設定した．われわれは肘関節屈曲再建のために，da Vinci S を用いて Oberlin 法を行った．3 例には通常どおり観血的に神経展開を行い（テクニック 1），1 例には小皮切での手術を試みた（テクニック 2）．

テクニック 1 では，患肢は肩関節外転 90°，肘関節伸展位の位置をとる．da Vinci S のロボットボディは患者頭側にセットアップされ，ロボットアームを患肢尺側・患

表1．手術用ロボットシステムを用いた Oberlin 法による肘関節屈曲再建術例一覧

症例	年齢（歳）	利き腕	受傷側	受傷型	術後加療期間（月）	肘関節屈曲（MMT）
1	30	右	左	C5-C6	15	4+
2	47	右	左	鎖骨下	10	4+
3	22	右	右	C5-C6	15	4
4	26	右	左	C5-C6	11	4+

C5-C6：第 5/6 神経根引き抜き損傷，MMT：徒手筋力テスト

Key words
brachial plexus injury, Oberlin procedure, robotic surgical system

---

*The Oberlin procedure for restoration of elbow flexion with the robotic surgical system
　要旨は 3rd RAMSES Annual Multispecialty Robotic Microsurgery Symposium において発表した．
**K. Naito：順天堂大学整形外科（Dept. of Orthopaedics, Juntendo University School of Medicine, Tokyo）/Strasbourg 大学手外科；K. Kaneko（教授）：順天堂大学整形外科；P. Liverneaux（教授）：Strasbourg 大学手外科．

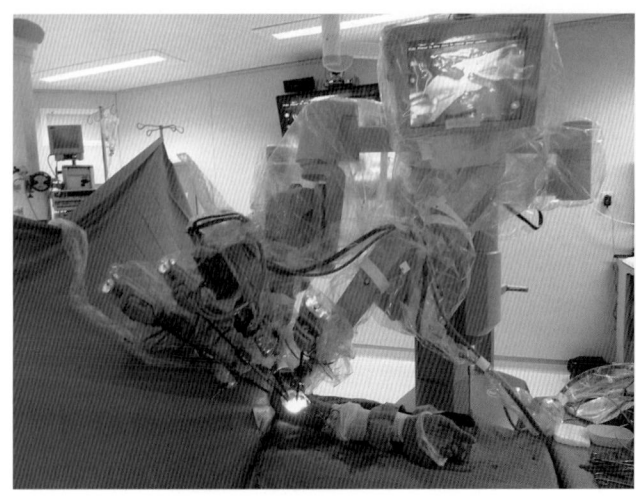
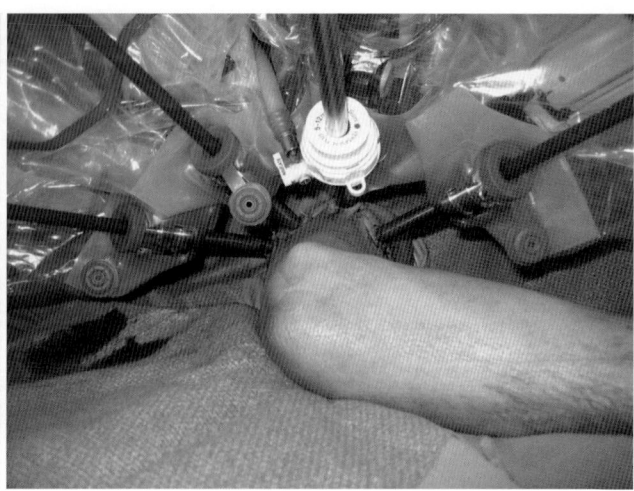

a．ロボットボディは患者頭側にセットアップし，ロボットアームを患肢尺側・患者尾側から操作可能な位置にセットする．

b．ロボットボディは患肢対側にセットアップし，患肢側にロボットアームをおき，上腕軸に直角にインストゥルメントが並ぶようにセットする．

図1．手術用ロボットシステム（da Vinci S）のセットアップ

者尾側から操作可能な位置にセットする（図1a）．テクニック2では，患肢は肩関節外転90°，外旋90°，肘関節屈曲90°の位置をとる．ロボットボディは患肢対側にセットアップし，患肢側にロボットアームをおき，上腕軸に直角にインストゥルメントが並ぶようにセットする（図1b）．

テクニック1では，上腕の同レベルにおいて尺骨神経と筋皮神経の上腕二頭筋への運動枝を同定する．テクニック2では，上腕内側に3cm間隔で約10mmの4皮切を作製した．4皮切のうち三つはインストゥルメントのためのものであり，二つは内側に，一つは外側に作製した．そして残りの一つはカメラ用の皮切である．皮下組織を展開し，ワーキングスペースを確保するために4 mmHgのCO_2ガスを使用した．

Oberlin法の神経移行処置はda Vinci Sを用いたtelemicrosurgeryによって行った（図2）．上腕二頭筋の運動枝はBlack Diamond Forceps（Synergetics社，O'Fallon）を用いて2cm以上剝離し，近位側をPott's Microscissors（Synergetics社）を用いて切離する．尺骨神経上膜をPott's Microscissorsを用いて切開し，外在筋への運動神経束を神経刺激装置を用いて同定する（図2a）．尺骨神経の運動神経束も2cm以上剝離し切離する（図2b）．これらの神経（上腕二頭筋の運動枝と尺骨神経の運動神経束）は10-0ナイロン糸を用いて縫合する（図2c）．縫合部には数滴のフィブリン糊を滴下する（図2d）．術後結果として，肘関節屈曲筋力を評価した．

II．結　果

平均観察期間は12（10～15）ヵ月であり，すべての症例で肘関節屈曲筋力は徒手筋力テスト（MMT）4以上の回復を認めた（表1）．また，尺骨神経領域の感覚障害は認めなかった．

テクニック1では手技上の支障はなかった．テクニック2では，CO_2ガスによる皮下ワーキングスペースの維持やカメラが接近しすぎることなどが原因となり，開始後30分でテクニック1への変更を余儀なくされた．

III．考　察

本結果から，手術用ロボットシステムda Vinci Sを用いたOberlin法は可能であることがわかった．Telemicrosurgeryにおける重要な利点は，生理的振戦の完全な消失と術者の手元の"動き"が術野では1/10に制御されることであり，これらは手術精度を大きく改善することが期待される．Telemicrosurgeryと通常のマイクロサージャリーとの比較試験がいくつか報告されており[7,8]，telemicrosurgeryでは手術時間が長くかかるものの，縫合の結果や質では通常のマイクロサージャリーと比較し遜色ないとのことである．

小皮切によるOberlin法が実現できなかった原因として，皮下ワーキングスペースの維持ができなかったことがあげられる．関節鏡や腹腔鏡での鏡視下手術では比較的大きな解剖学的"腔"が存在し，これらの手技を可能

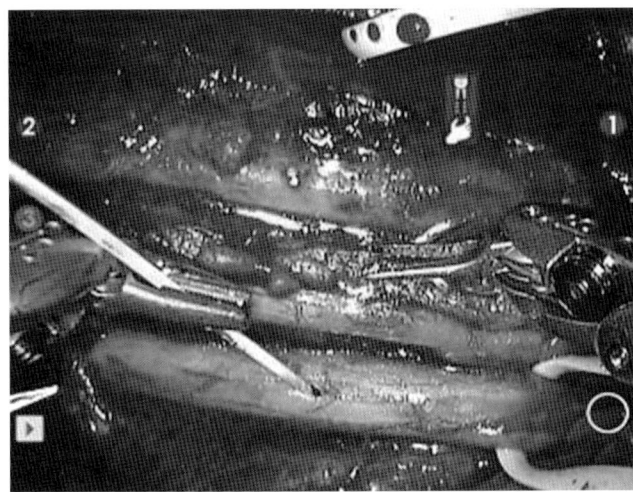
a．尺骨神経上膜を切開し，外在筋への運動神経束を神経刺激装置を用いて同定する．

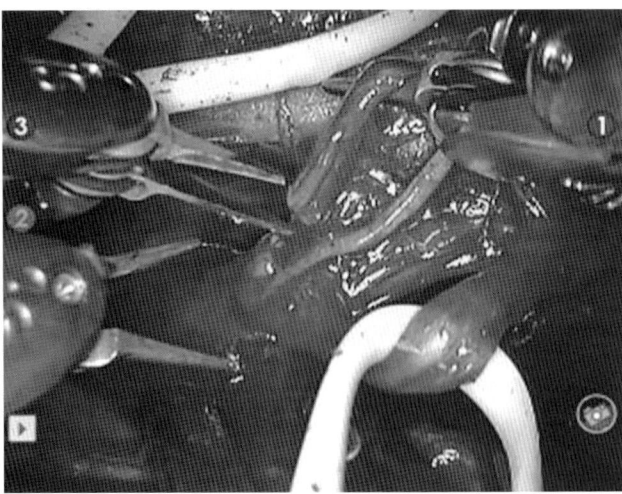
b．尺骨神経の運動神経束を剝離し切離する．

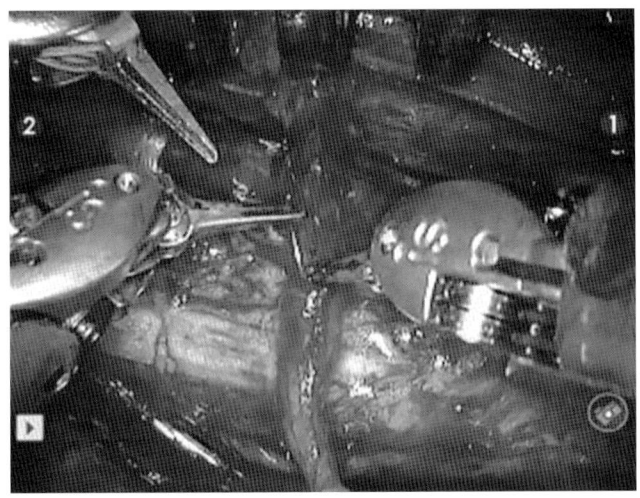
c．上腕二頭筋の運動枝と尺骨神経の運動神経束とを10-0ナイロン糸を用いて縫合する．

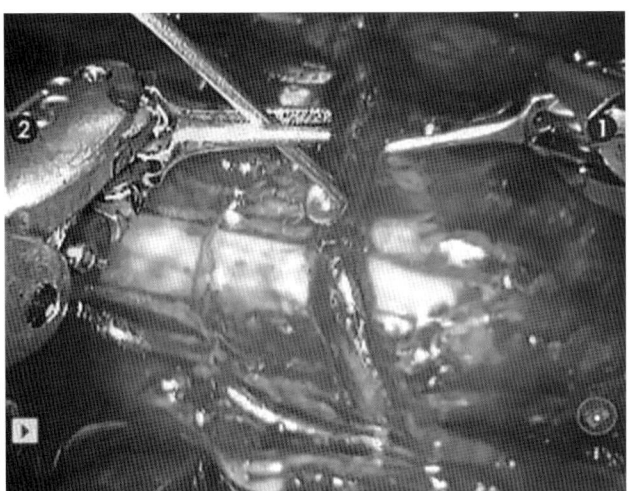
d．縫合部には数滴のフィブリン糊を滴下する．

図2．da Vinci S を用いた Oberlin 法

としている．しかしながら，上肢の小皮切手術では皮下に作製したワーキングスペースは非常に小さいため，インストゥルメント同士の衝突が起きうる．さらに，ワーキングスペースを維持するための新たなレトラクターの開発も必要に迫られている．

手術用ロボットシステムを使用する際，インストゥルメントから術者への感覚フィードバックが欠如していることがしばしば問題とされる．しかしながら，われわれは感覚フィードバックの欠如が手術手技に影響を及ぼしたことはないと考えており，通常のマイクロサージャリーでも同様であると考えている[9]．

まとめ

1）手術用ロボットシステム da Vinci S を用いた Oberlin 法4例について報告した．

2）従来どおり観血的に神経展開を行ったテクニック1では，手術用ロボットシステム da Vinci S は有用であった．

3）小皮切手術のためには新たなレトラクターの開発が必要である．

文 献

1) Nectoux E, Taleb C, Liverneaux P：Nerve repair in telemicrosurgery；an experimental study. J Reconstr Microsurg 25：261-265, 2009
2) Garcia JC Jr, Mantovani G, Gouzou S et al：Telerobotic anterior translocation of the ulnar nerve. J Robotic Surg 5：153-156, 2011
3) Konishiike T, Nishida K, Ozawa M et al：Anterior transposition of the ulnar nerve with endoscopic assistance. J Hand Surg 36-E：126-129, 2011

4) Barber FA：Percutaneous arthroscopic release of the suprascapular nerve. Arthroscopy **24**：236（E1-E4），2008
5) Krishnan KG, Pinzer T, Reber F et al：Endoscopic exploration of the brachial plexus；technique and topographic anatomy；a study in fresh human cadavers. Neurosurgery **54**：401-408, 2004
6) Xu WD, Lu JZ, Qiu YQ et al：Hand prehension recovery after brachial plexus avulsion injury by performing a full-length phrenic nerve transfer via endoscopic thoracic surgery. J Neurosurg **108**：1215-1219, 2008
7) Karamanoukian RL, Bui T, McConnell MP et al：Transfer of training in robotic-assisted microvascular surgery. Ann Plast Surg **57**：662-665, 2006
8) Ramdhian RM, Bednar M, Mantovani GR et al：Microsurgery and telemicrosurgery training；a comparative study. J Reconstr Microsurg **27**：537-542, 2011
9) Panchulidze I, Berner S, Mantovani G et al：Is haptic feedback necessary to microsurgical suturing?；comparative study of 9/0 and 10/0 knot tying operated by 24 surgions. Hand Surg **16**：1-3, 2011

*　　　*　　　*

術中放射線被曝減少を目的とした新しい髄内釘遠位横止めスクリュー固定の使用経験

酒井康臣　中島浩敦　大野徹二郎　高津哲郎　伊藤茂彦

[別冊整形外科 66：11〜14, 2014]

はじめに

　四肢長管骨骨幹部骨折に対する髄内釘は標準的治療である．遠位横止めスクリュー設置は一般的にはX線透視下に行われ，横止め穴の位置を正確に合わせ"正円"にして，フリーハンドテクニックで行われている．しかし，この手技は時に多くの時間がかかり[1]，その間患者や医師はX線被曝の危険に晒される[2]．そのため，術中の放射線被曝量をできるだけ減らすためのシステムが試みられている[3〜7]．特に髄内釘の近位にガイドを取り付けるタイプのものでは，髄内釘を挿入した際に生じる変形により遠位横止め穴を正確に目標にすることはむずかしく，失敗の主な原因であるとされる[4]．

　SURE SHOT Distal Targeting System（SURE SHOT：Smith & Nephew 社，Memphis）は，コンピュータによる電磁場誘導リアルタイムガイダンスシステムであり，電磁場位置測定テクノロジーによる空間位置を追跡し，髄内釘遠位端の仮想画像をモニターにリアルタイムに表示することによりスクリューを刺入するシステムである．これにより，遠位横止めスクリューを短時間で正確に設置し，放射線被曝量を限りなくゼロに近づけることができるとされている．

　われわれは，この新しい髄内釘横止めスクリュー設置法である SURE SHOT を使用したので，その手技，成績について報告する．

I．対象および方法

　2013年7月〜2014年7月に四肢長管骨骨幹部骨折の15（男性11，女性4）例に対して Smith & Nephew TRIGEN 髄内釘（Smith & Nephew 社）を使用し骨接合術を行い，遠位横止めスクリュー設置に SURE SHOT を使用した．手術時平均年齢は45.7（16〜91）歳で，手術部位は上腕骨3例，大腿骨5例，脛骨7例で，遠位横止めスクリューの設置総数は34本であった．

　手術はまず髄内釘を体内に挿入する前に，髄内釘の長さに合わせ調節したセンサープローブを髄内釘に挿入し，SURE SHOT が起動し正確に対応していることを確認する（図1）．センサープローブを外して髄内釘を至適位置に挿入後，再度センサープローブを挿入する．ドーナツ型の電磁場発生ターゲッターをモニターに表示されている正円中心に合わせていくが，モニター上ではターゲッター中央のスリーブは緑と赤の同心円で表示されている．赤はスリーブ末端を，緑はスリーブ先端を表しているため，緑→赤の順で合わせていく．赤と緑の同心円ができたところで，ターゲッター中央のスリーブにドリルを通し穿孔する．この間モニター上に，リアルタイムに仮想画像が表示される（図2）．このシステムはほかの磁気に影響を受けるため，鉗子類などを極力近づけないようにする．ターゲッターの20 cm以内に影響因子があるとスクリーンにエラー表示される．穿孔は皮質骨を貫通させた後，いったん対側の内側皮質で止める．この時点で深度を測定し，測定値＋5 mmのスクリュー長を選択する．この際，スクリーン上でも深度が表示されるため参考にする（図2c）．対側内側皮質で止めることができなければ，ターゲッターよりデプスゲージを挿入し計測値の＋2.5 mmのスクリューを選択する．遠位スクリューをすべて刺入後にX線透視の正面・側面像で確認を行った．

Key words

intramedullary nail, distal locking, radiation exposure, targeting device

*Experience with a novel distal locking of intramedullary nails for the aim to reduce radiation exposure
**Y. Sakai, H. Nakashima（医長），T. Ohno, T. Takatsu（部長），S. Ito（統括部長）：岐阜県立多治見病院整形外科（〒507-8522 多治見市前畑町 5-161；Dept. of Orthop. Surg., Gifu Prefectural Tajimi Hospital, Tajimi）．

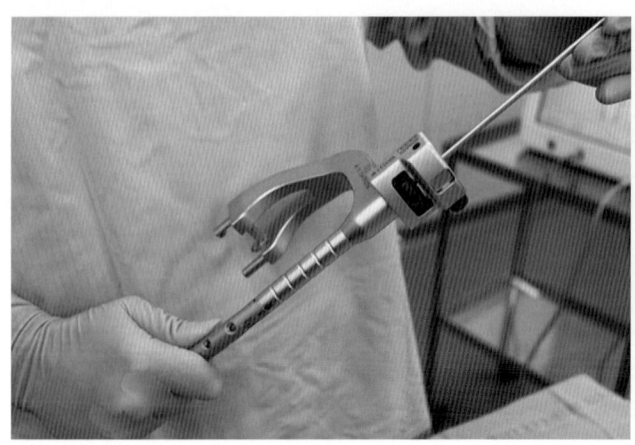 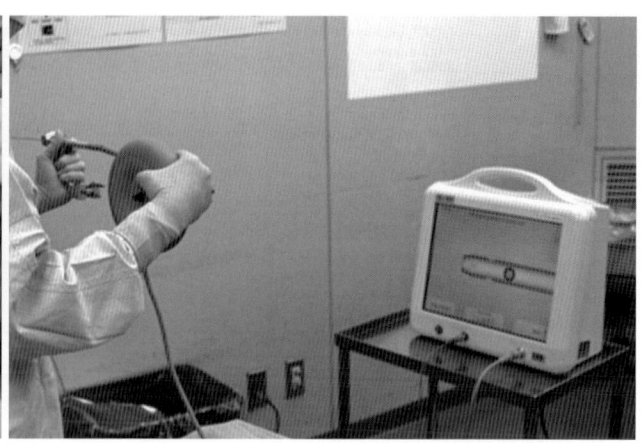

a. センサープローブを髄内釘の中に挿入する.

b. ドーナツ型のターゲッターを髄内釘の遠位横止め穴に当て，SURE SHOT が起動し，モニター上で正確に対応していることを確認する.

図1. SURE SHOT のセッティング

II. 結　果

14例（スクリュー32本）は，術中トラブルなくスクリューは正確に設置されていた．しかしこのうち1例（スクリュー1本）でスクリュー設置自体は問題なく行われたが，設置後X線透視像でスクリューの過挿入（深すぎたということ）が確認できたため透視下で至適位置に調整した．1例（スクリュー2本）で，髄内釘挿入前にセンサープローブを髄内釘に挿入した際に誤差が生じていることが確認されたため，術中はX線透視で行った．この症例では，髄内釘挿入前の確認時のモニター上に影響因子によるエラーは表示されていなかった．SURE SHOT 使用例では遠位横止めスクリュー設置時の放射線被曝は，挿入時はX線を使用せず，設置後にX線透視で正面・側面像を確認したのみであった．

III. 考　察

遠位横止めスクリュー設置は，髄内釘固定でもっとも労力を要する手技である[1]．ターゲティングデバイスなどさまざまな工夫がなされてきたが[3~5]，X線透視下におけるフリーハンド法が多く用いられているのが現状である．そのためこの間，術者，スタッフおよび患者は放射線被曝の危険に晒されることになる[2]．

Sanders ら[2]は術中のX線透視の使用による整形外科医の放射線被曝リスクは低いとしているが，特に遠位横止めスクリューを用いる髄内釘固定時にリスクが最大になるとしている．また最近では，整形外科医の放射線被曝による発癌のリスクが高いことが明らかになった[8]．髄内釘横止め穴位置決定のための放射線被曝を回避するようなシステムの報告が散見されるが，まだ実験レベルである[9]．

SURE SHOT は，コンピュータによる電磁場誘導リアルタイムガイダンスシステムであり，X線透視を使用する必要がないため，患者および術者に対する放射線被曝を回避することが可能な手技である．Hoffmann ら[10]は死体骨を用い，SURE SHOT およびX線透視・フリーハンド手技でそれぞれ50本の遠位横止めスクリュー設置を行い比較した．SURE SHOT ではすべて成功し，X線透視では2本で失敗し，SURE SHOT では合併症がみられなかった．また，スクリュー設置時間は SURE SHOT のほうが有意に短く，放射線被曝はゼロであったと報告した．Stathopoulos ら[11]は，19例の患者に SURE SHOT を用いて遠位横止めスクリュー設置を行い，正確度は100%で学習曲線も急速な上昇がみられたと報告した．

自験例では，SURE SHOT 使用例において遠位横止めスクリュー32本中32本で成功し，正確度は100%であった．1例（2本）で髄内釘挿入前のセンサープローブを挿入・確認の際に誤差が生じていたために，SURE SHOT が使用できなかった．これに関しては，なんらかの原因で磁場に異常が発生したものと考えた．SURE SHOT 使用例では，遠位横止めスクリュー設置時の放射線被曝は設置後の確認のみであったため，術者や患者，スタッフに対する放射線被曝はかなり抑えることができたと考える．また，ドーナツ型のターゲッターはやや大きく，保持が不安定になりがちであるが，穿孔中にリアルタイムで修正可能であるので，スクリュー設置が正確にできた[11]．

SURE SHOT の欠点としては，センサープローブを髄

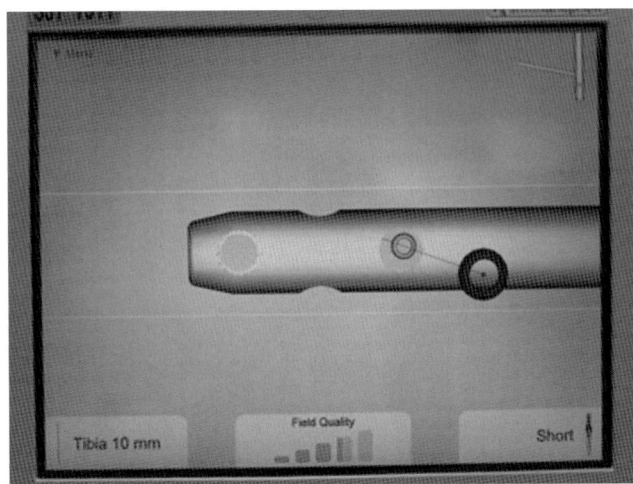
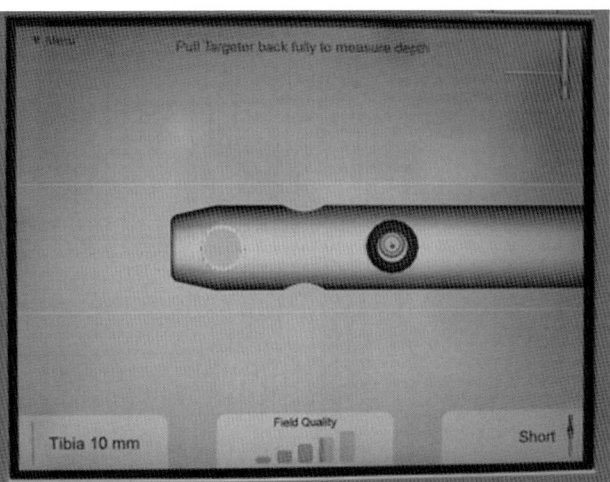

a．ドーナツ型の電磁場発生ターゲッターをモニターに表示されている正円中心に合わせていく．モニター上ではターゲッターから伸びるスリーブは緑と赤の同心円で表示されている．赤はスリーブ末端を，緑はスリーブ先端を表しているため緑→赤の順で合わせていく．

b．モニター上にリアルタイムに仮想画像が表示される．赤と緑の同心円ができたところで，スリーブにドリルを通し，穿孔する．

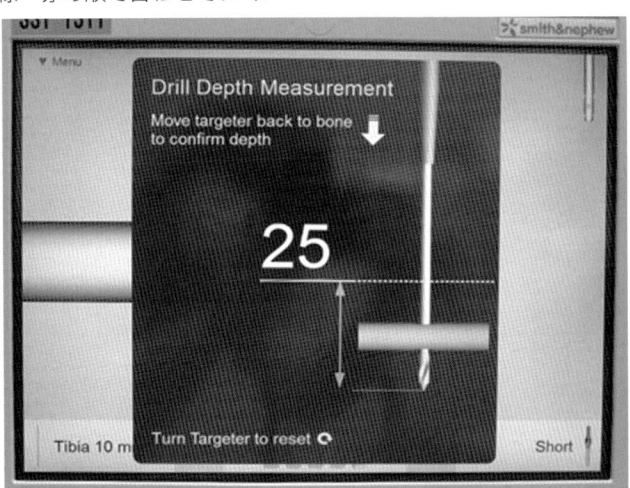

c．ドリルは皮質骨を貫通させた後，対側の内側皮質で止める．この時点で深度を測定し，測定値＋5mmのスクリュー長を選択するが，この際スクリーン上でも深度が表示されるため参考にする．

図2．SURE SHOT を用いた遠位横止めスクリュー設置

内釘に挿入する必要があるため，遠位横止めスクリューを先に刺入する"distal first"の手技が原則となるため骨折部が骨幹端に近い場合に，まず近位の横止めスクリューの設置を行いたい場合には使用しにくいことがあげられる．

まとめ

SURE SHOT は，髄内釘遠位横止めスクリュー設置を短時間で正確にでき，放射線被曝を回避することができる方法である．

文献

1) Whatling GM, Nokes LD：Literature review of current techniques for the insertion of distal screws into intramedullary locking nails. Injury 37：109-119, 2006
2) Sanders R, Koval KJ, DiPasquale T et al：Exposure of the orthopaedic surgeon to radiation. J Bone Joint Surg 75-A：326-330, 1993
3) Anastopoulos G, Ntagiopoulos PG, Chissas D et al：Distal locking of tibial nails；a new device to reduce radiation exposure. Clin Orthop 466：216-220, 2008
4) Krettek C, Mannss J, Miclau T et al：Deformation of femoral nails with intramedullary insertion. J Orthop Res 16：572-575, 1998

5) Goulet JA, Londy F, Saltzman CL et al：Interlocking intramedullary nails；an improved method of screw placement combining image intensification and laser light. Clin Orthop **281**：199-203, 1992
6) Malek S, Phillips R, Mohsen A et al：Computer assisted orthopaedic surgical system for insertion of distal locking screws in intra-medullary nails；a valid and reliable navigation system. Int J Med Robot **1**：34-44, 2005
7) Windolf M, Schroeder J, Fliri L et al：Reinforcing the role of the conventional C-arm；a novel method for simplified distal interlocking. BMC Musculoskeletal Disorders **13**：8, 2012
8) Mastrangelo G, Fedeli U, Fadda E et al：Increased cancer risk among surgeons in an orthopaedic hospital. Occup Med (Lond) **55**：498-500, 2005
9) Lee MY, Kuo CH, Hung SS：A new fluoroscopy-free navigation device for distal interlocking screw placement. J Med Eng Technol **32**：284-295, 2008
10) Hoffmann M, Schroder M, Lehmann W：Next generation distal locking for intramedullary nails using an electromagnetic X-ray-radiation-free real-time navigation system. J Trauma Acute Care Surg **73**：243-248, 2012
11) Stathopoulos I, Karampinas P, Evangelopoulos DS：Radiation-free distal locking of intramedullary nails；evaluation of a new electromagnetic computer-assisted guidance system. Injury **44**：872-875, 2013

* * *

長管骨偽関節に対する Ilizarov 創外固定器を用いた圧迫骨接合術

野澤大輔　山崎正志**

はじめに

偽関節の治療では，安定した固定性と，血行の確保および骨形成に関与する細胞の誘導や活性化が必要となる．Ilizarov 創外固定器による圧迫骨接合術は，安定した固定性に加え，骨折部を展開しないため偽関節部周囲の血行を障害することなく，圧迫により骨形成に関与する細胞も活性化させ，骨癒合を得る方法である．

I．適応および方法

❶適応

あらゆる長管骨で，偽関節部の適合性がよいものが適応となる．偽関節部の適合性がわるいものは偽関節部を展開し，適合性をよくする必要がある．活動性の感染があるものは掻爬を要する．Ilizarov 創外固定器を使用するため，骨幹部だけでなく，関節近傍の骨幹端でも強固な固定を得ることができる．

❷方法

Ilizarov 創外固定器を使用する．リングは一骨片になるべく2枚，小さな骨片は1枚使用し，できるだけ骨軸に垂直となるように組み立てる．固定にはワイヤー，ハーフピンを適宜使用し，できるだけ多方向から，刺入高位をかえて刺入・固定する．骨癒合を促進するために，偽関節部のドリリングやノミなどでの破砕をしてもよいが，骨移植は必要ではない．術中に可及的に圧迫をかけ，術後は週1回一期的1 mm，4〜8回の追加圧迫を加え，

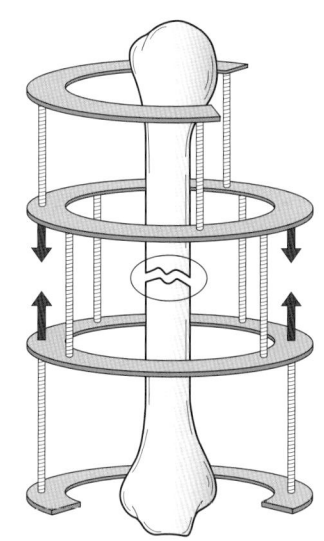

図1．Ilizarov 創外固定器を用いた圧迫骨接合術の模式図
（円内：偽関節部，矢印：圧迫をかける方向）

骨癒合を待機する（図1）．

II．結果

これまで長管骨偽関節9例に対し本法を行った．大腿骨骨幹部1例，上腕骨頚部2例，上腕骨骨幹部5例，上腕骨遠位部1例で，保存的治療や手術的治療後の偽関節であった．創外固定装着までの期間は6ヵ月〜10年で，平均3年2ヵ月であった．1例は感染で，ほかの症例は

Key words

Ilizarov, compressive osteosynthesis, pseudoarthrosis

*Compressive osteosynthesis using Ilizarov external fixator for pseudoarthrosis of long bone
　要旨は第87回日本整形外科学会学術総会において発表した．
**D. Nozawa（講師），M. Yamazaki（教授）：筑波大学整形外科（Dept. of Orthop. Surg., Faculty of Medicine, University of Tsukuba, Tsukuba）．

表1. 症例の内訳

症例	年齢(歳)・性	部 位	治療歴	期 間	合併症	基礎疾患
1	65・女	上腕骨外科頚	保存的治療	6ヵ月		糖尿病
2	75・女	上腕骨外科頚	髄内 Kirschner 鋼線	1年10ヵ月		糖尿病
3	23・女	上腕骨骨幹部	plating＋casting	10ヵ月		
4	35・男	上腕骨骨幹部	multiple wiring＋screw	1年 6ヵ月		
5	58・男	上腕骨骨幹部	保存的治療	1年11ヵ月		
6	66・男	上腕骨骨幹部	plating, 髄内釘, 創外固定	10年		
7	58・女	上腕骨骨幹部粉砕	髄内釘	10ヵ月	骨髄炎	
8	44・女	上腕骨遠位端	plating, plating, 創外固定	5年 2ヵ月	肘関節拘縮	
9	42・男	大腿骨骨幹部	plating, casting cable＋骨移植 髄内釘 血管柄付き腓骨移植	6年 2ヵ月	10 cm 下肢短縮	多血症
平均	51.7			3年 2ヵ月		

表2. 結 果

症例	年齢(歳)・性	部 位	骨癒合	EFT(日)	BG	破砕	圧迫(回)	PI	その他
1	65・女	上腕骨外科頚	○	122	(−)	(−)	2	(＋)	
2	75・女	上腕骨外科頚	○	183	(−)	(＋)	4	(＋)	術中骨幹部骨折
3	23・女	上腕骨骨幹部	○	123	(−)	(−)	8	(＋)	
4	35・男	上腕骨骨幹部	○	127	(−)	(＋)	7	(＋)	
5	58・男	上腕骨骨幹部	○	102	(−)	(＋)	7	(−)	橈骨神経感覚障害
6	66・男	上腕骨骨幹部	○	242	(−)	(−)	7	(＋)	
7	58・女	上腕骨骨幹部粉砕	○	150	(−)	(−)	8	(＋)	ワイヤー脱転
8	44・女	上腕骨遠位端	×		(−)	(＋)	8	(＋)	
9	42・男	大腿骨骨幹部	○	177	(−)	(−)	8	(−)	
平均	51.7		89%	153.3	なし		6.7	77.8%	

EFT：創外固定装着期間, BG：骨移植, PI：ピン刺入部感染

初回治療の固定性不良が原因と考えられた（表1）．1例を除き骨癒合が得られ，骨癒合率は89％であった．癒合例の創外固定装着期間は平均153日で，骨移植を要した症例はなかった．ピン周囲感染を77.8％に認めたが，ほとんど経口抗菌剤などで軽快した（表2）．

III. 症例提示

症例9．42歳，男．右大腿骨骨幹部骨折後の偽関節．プレート固定，ギプス固定，髄内釘，遊離骨移植，血管柄付き腓骨移植など複数回の手術が行われたが，6年2ヵ月の間，骨癒合を得られなかった．本法を行い，骨癒合を得た（図2）．脚長差に関しては，二期的に骨延長を行った．

IV. 考 察

偽関節は，固定力不足，骨折部の治癒能力の低下や感染などが原因となって生じる．偽関節に対する圧迫治療は，強固な固定をすることによって骨癒合に適した環境をつくることにある．骨片間への圧迫力を使用した骨接合術は，Danis による Swiss-compression-plate，Küntscher による髄内釘，Ilizarov による方法がある[1]．Compression-plate は，術中に圧迫をかけ固定することができるが，術後に圧迫力を追加することはできず，しばしば骨移植を要する．髄内釘は上肢など非荷重部では圧迫をかけることはできず，また骨端部の偽関節には不向きである[2,3]．

Ilizarov 法は，偽関節部から離れて固定できるため，偽

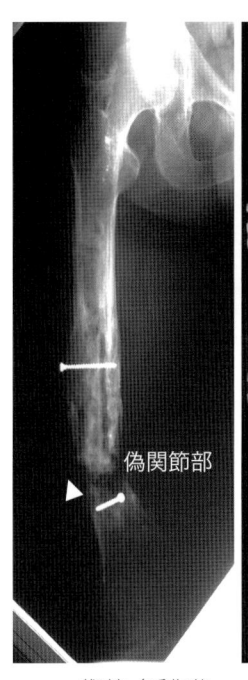
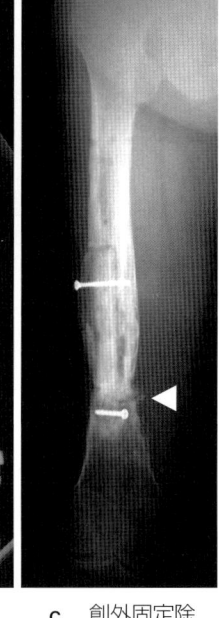

a．術前（受傷後 5年11ヵ月）　b．Ilizarov 創外固定器装着後（受傷後6年2ヵ月）　c．創外固定除去後．骨癒合を得ている．

図2．症例9．42歳，男．単純X線像（矢頭：偽関節部，矢印：圧迫の方向）

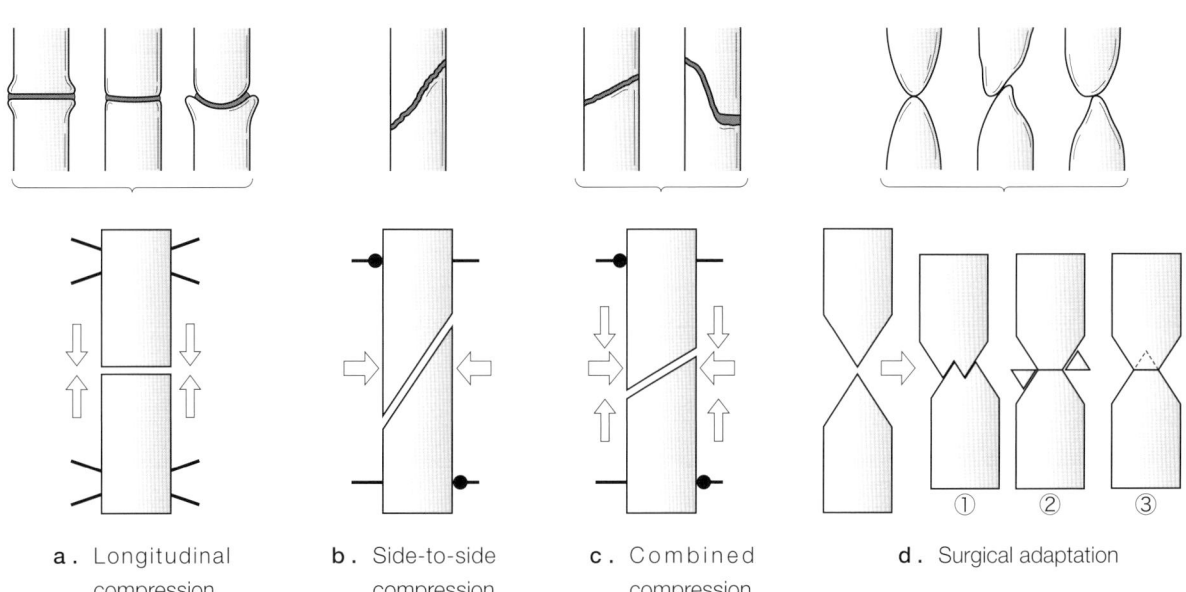

a．Longitudinal compression　　b．Side-to-side compression　　c．Combined compression　　d．Surgical adaptation

図3．Ilizarov法による圧迫固定法（文献3〜5より引用改変）．a〜cは偽関節部の適合がよく，圧迫固定のみで骨癒合が可能である．dは①偽関節部に割を入れたり，②chippingを行ったり，③ペンのキャップ状に形成し陥入させたりして，適合をよくする必要がある．

関節部の展開が不要で，偽関節部の血行も温存される．偽関節部と離れて固定するため，感染例や，上腕骨骨幹部など偽関節部付近を神経が走行するような場合にはよい適応である．細いワイヤーを用いることができるた

め，骨端部など小さな骨片でも強固に固定することが可能である．さらに創外固定器のロッドを短縮することで，骨片間に術中のみならず，術後にも圧迫力を追加し，より固定を強固にすることが可能である[2,3]．創外固定器

17

I. 総論 ◆ 3. その他

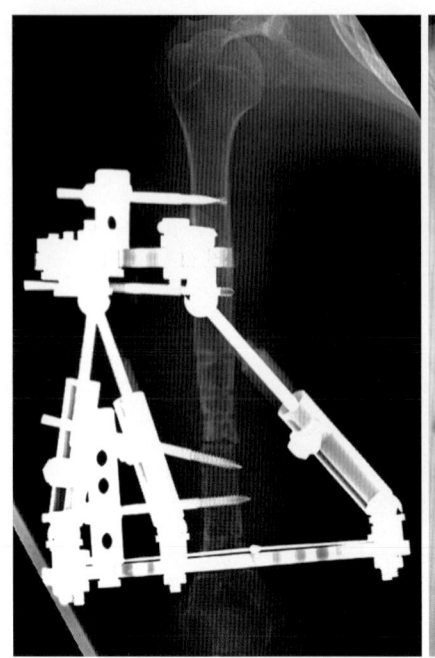 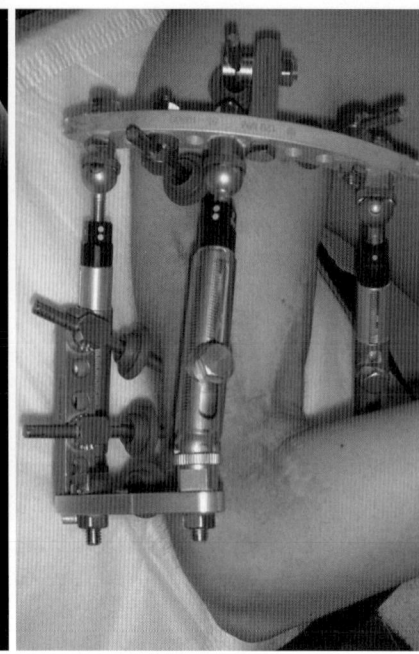 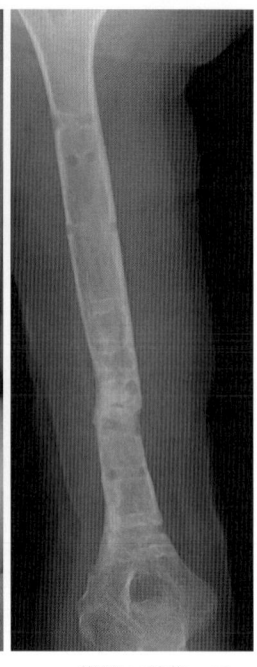

a. 術後単純X線像　　　b. 術後外観所見．同ストラット3本で固定　　　c. 術後X線像．骨癒合を得られている．

図4．Ilizarov創外固定器とOrthfix Rapid Adjust Strutも用いた圧迫骨接合術

を用いた圧迫骨接合術による骨癒合の機序は，まず創外固定器により骨片が強固に固定され，さらに圧迫により固定性が増す．そして圧迫刺激により，偽関節部の微小構造が破壊され，髄内血行を再開させることにある．おそらく骨髄幹細胞，骨形成に関与する細胞が動因されると推測される．破砕やドリリングはこの効果を補助，促進するものであり，また骨移植は必要ない[3]．

Ilizarov法による圧迫骨接合術では，偽関節部の形態のみによって治療法がかわる．図3a～cのように面で接するような圧迫をかけやすい形であれば，偽関節部の展開は必要ない．しかし点で接する図3dのタイプ（いわゆるアトロフィックタイプ）では，圧迫のかけやすい形状に偽関節部を形成する必要がある．しかし，この場合も骨移植は不要である[3〜5]．創外固定器の機種は，リング型，単支柱型に大きく分けられる．リング型ではリング間を短縮すると偽関節部に均等に圧迫力がかかる．しかし，単支柱型では圧迫をかけていくとピンのしなりが生じ，創外固定側では圧迫力が強いが，対側では弱くなる．したがって，偽関節の場合にはなるべくリング型を用い，貫通ワイヤーや多方向からハーフピンを刺入し，なるべく偽関節部に対し均等な力がかかるほうがよいと考える[3]．

本報告では，1例の大腿骨を除き，ほかは上腕骨の症例であった．下肢の偽関節は，骨欠損を伴うことがあり，脚長を揃えるために骨延長を併用することが多い．上肢の場合，多少の脚長差は問題とならないことが多いため，本法に上腕骨症例が多い一要因であると考えている．骨癒合を得られなかった1例は，上腕骨遠位端の偽関節であった．肘関節の拘縮があり，ストレスを肘で逃がすことができず，偽関節部にストレスが集中し，その結果Ilizarov創外固定器でも固定力不足となってしまった．隣接関節に拘縮を伴う場合は，固定範囲を広げ，より強固な固定をすることが必要である．

近年は，延長器と両端のボールジョイントにより高い自由度と強固な固定性を有したRapid Adjust Strut（Orthofix社，Lewisville）を従来のロッドのかわりに用いている．このシステムを用いると，リングが骨軸と垂直でなくとも，リングを連結することができ，偽関節部に圧迫を追加することができる．本報告の症例には含まれていないが，同様に良好な骨癒合が得られている（図4）．

まとめ

長管骨偽関節に対するIlizarov創外固定器による圧迫固定法は，術中，術後に圧迫操作を加えることで偽関節部の固定性を高め，低侵襲で骨移植を要せず，高率に骨癒合が期待できる方法である．

文　献

1) Ilizarov GA : General principales of transosseous compression

and distraction osteosynthesis (Russian), Tez. k itog. nauch. sessii institutov travmatologii i orthopedii RSFSR sovmenstno s plenumom pravleniya Vseros. nauch. med. obshchestva travmatolo. orthopedov, 35-39, 1968
2) 野澤大輔, 落合直之, 石井朝夫：上腕骨偽関節に対する Ilizarov 創外固定器を用いた治療. 日創外固定骨延長会誌 **17**：23-26, 2006
3) 野澤大輔, 石井朝夫, 落合直之ほか：長管骨偽関節に対するイリザロフ創外固定器による圧迫固定法. 日創外固定骨延長会誌 **20**：9-14, 2009
4) Shevtsov VI, Makushin VD, Kuftyrev LM：Defects of the Lower Limb Bones, Treatment Based on Ilizarov Techniques, IVTs RISC RTO, Kurgan, p130-131, 2000
5) Paley D, Catagni MA, Argnani F et al：Ilizarov treatment of tibial nonunions with bone loss. Clin Orthop **241**：146-165, 1989

* * *

難治性骨折に対して副甲状腺ホルモン製剤と低出力超音波パルスを併用した6例

野坂光司　島田洋一　宮腰尚久　山田　晋　木村善明
柏倉　剛**

はじめに

難治性骨折に対して低出力超音波パルス（low-intensity pulsed ultrasound：LIPUS）が有効とされているが，それでも骨癒合が得られない症例に対して，再手術に踏み切るタイミングはむずかしく，再手術の場合，患者側の負担も大きい[1]．難治性骨折に対してわれわれ整形外科医はすぐに再手術を検討することが多いが，難治性骨折例の多くには骨代謝異常が隠れているという報告もあり[2,3]，まず骨代謝異常に対して薬物治療を行うことにより，遷延治癒が改善する可能性があるともいえる．一方，骨粗鬆症治療薬として有効である副甲状腺ホルモン（parathyroid hormone：PTH）製剤は，骨折治癒促進薬としても臨床応用が期待される薬剤であるが[1,4]，骨折治療の現場におけるPTH製剤とLIPUSの併用効果の詳細については不明な点が多い．われわれは，必ず内分泌科医に骨代謝異常に関連する内分泌疾患がないか確認してもらい，異常がある場合は，その治療を難治性骨折における治療と並行して行い，不要な手術を避けるように，もしくは手術介入後，より早く骨癒合が得られるように努めている．PTH製剤とLIPUSの併用については，基礎研究ではWardenらがその相加効果をすでに報告している[5]．われわれは難治性骨折におけるPTH製剤とLIPUSの併用〔combined effect of low-intensity pulsed ultrasound and teriparatide in acceleration of bone healing（CELTAB）法〕効果の結果を報告し，その有用性について考察する．

I．対象および方法・結果

PTH製剤とLIPUSを併用した症例は，併用について十分な説明を行い，同意を得た6例（表1）である．PTH daily製剤の場合は同日内にLIPUSを1日約20分間使用とPTH 1日1回20μg皮下注射，これを連日行った．PTH weekly製剤の場合はLIPUSを1日約20分間毎日使用とPTH製剤1週1回56.5μg皮下注射を行った．

症例1．56歳，男．
大腿骨骨幹部粉砕骨折に対し，髄内釘を使用，術後3ヵ月で仮骨形成不全と判断しLIPUSを開始した．仮骨形成が不十分のため術後5ヵ月，PTH製剤の発売と同時に併用を開始し，併用後6ヵ月で骨癒合が得られた．

症例2．76歳，男．
下腿骨骨幹部開放骨折に対し，Taylor Spatial Frame（Smith & Nephew社，東京）を使用，術後3ヵ月で仮骨形成不全と判断しPTH製剤とLIPUSを併用開始し，併用後3ヵ月で骨癒合が得られた．

症例3．82歳，女．
関節リウマチによる足関節症に対する足関節固定術にIlizarov創外固定器を使用，術後3ヵ月で仮骨形成が不十分のためLIPUSとPTH製剤を同時に併用開始し，併用後3ヵ月で骨癒合が得られた．

症例4．63歳，男．
大腿骨転子下骨折に髄内釘を使用，術後3ヵ月で仮骨形成が不十分のためLIPUSとPTH製剤を同時に併用開

Key words
parathyroid hormone（PTH），low-intensity pulsed ultrasound（LIPUS），nonunion

*Combined effect of low-intensity pulsed ultrasound and teriparatide in acceleration of bone healing（CELTAB）；report of six cases
要旨は第38回日本骨折治療学会において発表した．
**K. Nozaka, Y. Shimada（教授），N. Miyakoshi（准教授），S. Yamada（講師）：秋田大学大学院整形外科（Dept. of Orthop. Surg., Akita University Graduate School of Medicine, Akita）；Y. Kimura（科長），T. Kashiwagura（科長）：市立秋田総合病院整形外科．

表1. PTH製剤, LIPUSを併用した6例

症例	年齢(歳)・性	疾患／固定材料	骨粗鬆症	併用期間(月)
1	56・男	大腿骨骨幹部粉砕骨折／髄内釘	骨質劣化型	6
2	76・男	下腿骨骨幹部開放骨折／Taylor Spatial Frame	骨質劣化型＋低骨密度型	3
3	82・女	関節リウマチによる足関節症／Ilizarov創外固定器	骨質劣化型＋低骨密度型	3
4	63・男	大腿骨転子下骨折／髄内釘	骨質劣化型＋低骨密度型	13
5	65・女	上腕骨骨幹部螺旋骨折／保存的治療	骨質劣化型＋低骨密度型	4
6	60・男	脛骨近位部開放骨折／Ilizarov創外固定器	骨質劣化型＋低骨密度型	14

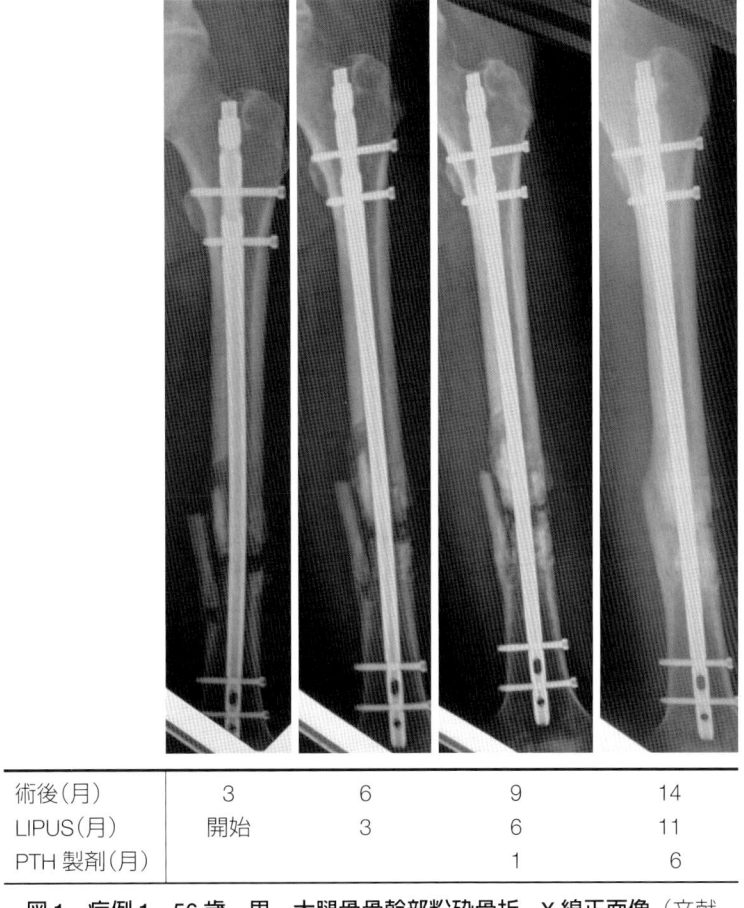

術後(月)	3	6	9	14
LIPUS(月)	開始	3	6	11
PTH製剤(月)			1	6

図1. 症例1. 56歳, 男. 大腿骨骨幹部粉砕骨折. X線正面像（文献13より引用改変）

始し, 併用後13ヵ月で骨癒合が得られた.

症例5. 65歳, 女.

上腕骨骨幹部螺旋骨折に対して保存的治療を受け, 受傷後3ヵ月で仮骨形成が不十分のためLIPUSとPTH製剤を同時に併用開始し, 併用後4ヵ月で骨癒合が得られた.

症例6. 60歳, 男.

脛骨近位部開放骨折に対し, Ilizarov創外固定器を使用, 術後3ヵ月で仮骨形成が不十分のためLIPUSとPTH製剤を同時に併用開始し, 併用後14ヵ月で骨癒合が得られた.

6例ともLIPUSとPTH製剤の併用によると考えられる有害事象は認めなかった.

II. 症例提示（図1）

症例1. 56歳, 男. 大腿骨骨幹部粉砕骨折.

主 訴：大腿骨骨幹部痛.

現病歴：交通事故により受傷した. 前医で髄内釘を使用し, 術後3ヵ月でリハビリテーション目的に当科紹介となった.

初診時所見：仮骨形成不全と判断し, LIPUSを開始と

同時に内分泌疾患の検索を行った．内分泌異常はなかったものの，著しい血清ホモシステイン高値（21.9 nmol/m*l*，基準値 3.7〜13.5 nmol/m*l*），低カルボキシル化オステオカルシン高値（18.8 ng/m*l*，基準値 4.5 ng/m*l* 未満），25 水酸化ビタミン D 低値（＜7 ng/m*l*，基準値 7〜41 ng/m*l*）を認めた．

経　過：骨質劣化型骨粗鬆症[6]における遷延癒合と考え，LIPUS に追加して PTH 製剤を投与したところ，画像上旺盛な仮骨形成を認めるようになり，手術介入なく骨癒合が得られた．

III. 考　察

難治性骨折治療における LIPUS 単独での骨癒合促進効果に関する臨床報告は多数ある[7,8]．また，難治性骨折治療における PTH 製剤単独での骨癒合促進効果に関しても，近年数多く臨床報告されるようになってきた[9〜12]．難治性骨折に対する骨折治療の現場におけるPTH 製剤と LIPUS の併用についての臨床報告は渉猟しうる限り，われわれの報告した症例 1（56 歳，男）の大腿骨骨幹部骨折偽関節のみである[13]．症例 1 は，働き盛りの 50 代男性という社会的背景もあり，もし偽関節に対して再手術をした場合の，さらなる入院生活と長期にわたる松葉杖生活の可能性は，患者自身の人生にかかわる大きな問題でもあり，本例が手術介入なく骨癒合が得られたことは医学的にも社会的にも患者を窮地から救ったことになる．

現在，四肢の偽関節治療を行う場合，手術的治療となることが多い．多くの場合骨欠損部を穿孔術（ドリリング）もしくは粉砕術（chipping）[14]で新鮮化する．その際，短縮量が大きくなる場合は健常部（多くの場合腸骨部）から自家骨を移植する，もしくは健常部で骨延長を行うなど，初回骨折手術に比べて手術侵襲は大きく，治療期間は長くなる傾向にある．人工骨を使用する場合はほとんどない．その理由としては，わが国で使用可能な人工骨は焼結されたハイドロキシアパタイトもしくは β-リン酸三カルシウムを主成分としているため，これらの人工骨では，焼結処理が行われると，体内に移植しても不活性で，自骨との相互作用のない安定な骨材料になる一方で，骨形成能は低くなるためである．安全性が高い利点がある反面，骨形成能が生体由来骨に比較して劣っている．米国では骨移植手術例の 70％が bone bank からの他家骨移植である[15]．わが国は bone bank の整備が遅れているため，他家骨の入手は一般的には困難であり，偽関節治療における選択肢は著しく限られている．ひとたび高齢者が下肢の偽関節になろうものなら，患者の家族は「荷重できないなら家では引き取れない」と訴え，転院先を探そうにもリハビリテーション病院は満床，急性期病院である当院で骨癒合し荷重可能になるまで何百日も入院する患者もいる．切断（義足）の選択肢もなくはないが，我が国は米国と異なり，裸足で生活する「畳」の文化であり，切断（義足）に対する抵抗感は米国と比べ著しく高い．治癒までどんなに時間がかかろうと，たとえ命にかえても切断だけはしたくないという患者の声を筆者自身がしばしば耳にし，非感染性偽関節で生命の危機に直結しないものの，実用肢にはほど遠い状態で数年も偽関節治療をさせてしまっている若年（生産年齢）症例を筆者自身が抱えている現状もある．そのような難治性骨折を手術介入なしで治癒させる可能性を向上させるには，骨癒合阻害因子を徹底的に調べ上げることであると考える．

全身的要因に対するアプローチは，主に内科療法に委ねられる．骨癒合不全の 30〜80％が全身的要因の可能性があり，全身的要因の改善のみで 30％が手術せずに癒合したとする報告もある[2,3]．これらの報告は非常に興味深い．偽関節の局所的要因として，整復および固定不良，不適切な手術，感染および骨髄炎の合併，血行障害，決められた免荷期間などの安静を守れないことがあげられるが，二回目以降の手術に踏み切る際，局所的要因にのみ目を奪われ，固定性を増す手術（髄内釘を細い径から太い径のものに入れ替える方法，シングルプレートからダブルプレートにするなど）を行うことが多い．確かに固定性向上で骨癒合が得られれば幸運だが，二回目手術でも癒合せず，三回目手術でも癒合せずという症例を当院に紹介されることも多い．その場合，患者のもつ内面の骨癒合阻害因子を徹底的に調べ上げ排除すること，もしくは治療することが非常に重要であると考えている．禁煙指導は当然として，これまで諸検査により甲状腺機能障害，副甲状腺機能障害，著しいビタミン D 不足，ビタミン B 不足，骨質マーカー高値などがみつかり，そちらの治療を行うことにより骨癒合がすすんだ症例も数多く経験している[16]．本来，健常な骨ならば，骨折部は casting（保存的治療）だけでも癒合することがあるくらいの生物学的治癒力はあるはずだという事実を，われわれ整形外科医は忘れてはいけない．筆者の留学先で，歩行可能であるが荷重時の疼痛が少しあるという，いわば線維性癒合が得られているような高齢者の偽関節を何例もみたが，いわゆる保存的に「粘る」ことはまったくせず，彼らはすぐに手術を決断し，手術時には著しく高価な生物学的刺激としての成長因子（bone morphogenetic protein：BMP）や他家骨を大量に使い，健常部にメスを入れることなく手術を終え，術後 2 日目にはナーシング

ホームへ退院し，経過も非常によく，とても羨ましく感じたことを覚えている．Chipping technique[14]のような巧みな発想による，世界に誇る優れた方法がわが国から発信されているが，それはわが国がbone bankの整備や薬物などを含めた偽関節治療の後進国であることの裏返しであると強く感じた．

現状を嘆いても前にはすすまない．難治性骨折に対して，われわれはわれわれのもつ武器で戦うしかない．それが「PTH製剤＋LIPUS」であると強く確信している．重要な点は，併用に伴う合併症を1例も経験していないことである．非常に安全性が高い方法であると考えている．わが国で積極的に使用できるようにするために，骨折治療，偽関節治療の保険病名を獲得すべく，さらなる研究を重ねる必要がある．現在，LIPUS単独，PTH製剤単独，PTH製剤＋LIPUS併用を比較・検討し，併用群の骨癒合が早い傾向にある結果を得ており，今後報告していく予定である．

ま と め

LIPUSとPTH製剤の併用を行うCELTAB法により，遷延癒合が治癒した6例を報告した．

文 献

1) 野坂光司，木村善明，宮腰尚久ほか：骨癒合不全に対する電気刺激治療と超音波治療の併用効果．別冊整形外科 **61**：65-68, 2012
2) Brinker MR, O'Connor DP, Monla YT et al：Metabolic and endocrine abnormalities in patients with nonunions. J Orthop Trauma **21**：557-570, 2007
3) Bishop JA, Palanca AA, Bellino MJ et al：Assessment of compromised fracture healing. J Am Acad Orthop Surg **20**：273-282, 2012
4) Nozaka K, Miyakoshi N, Kasukawa Y et al：Intermittent administration of human parathyroid hormone enhances bone formation union at the site of cancellous bone osteotomy in normal and ovariectomized rats. Bone **42**：90-97, 2008
5) Warden SJ, Komatsu DE, Rydberg J et al：Recombinant human parathyroid hormone (PTH 1-34) and low-intensity pulsed ultrasound have contrasting additive effects during fracture healing. Bone **44**：485-494, 2009
6) Saito M, Marumo K：Collagen cross-links as a determinant of bone quality；a possible explanation for bone fragility in aging, osteoporosis, and diabetes mellitus. Osteoporos Int **21**：195-214, 2010
7) Watanabe Y, Arai Y, Takenaka N et al：Three key factors affecting treatment results of low-intensity pulsed ultrasound for delayed unions and nonunions；instability, gap size, and atrophic nonunion. J Orthop Sci **18**：803-810, 2013
8) Watanabe Y, Matsushita T, Bhandari M et al：Ultrasound for fracture healing；current evidence. J Orthop Trauma **24**：56-61, 2010
9) Lee YK, Ha YC, Koo KH：Teriparatide, a nonsurgical solution for femoral nonunion?；a report of three cases. Osteoporos Int **23**：2897-2900, 2012
10) Giannotti S, Bottai V, Dell'Osso G et al：Atrophic femoral nonunion successfully treated with teriparatide. Eur J Orthop Surg Traumatol **23**：291-294, 2013
11) Mitani Y：Effective treatment of a steroid-induced femoral neck fracture nonunion with a once-weekly administration of teriparatide in a rheumatoid patient；a case report. Arch Osteoporos **8**：131, 2013
12) Chintamaneni S, Finzel K, Gruber BL：Successful treatment of sternal fracture nonunion with teriparatide. Osteoporos Int **21**：1059-1063, 2010
13) Nozaka K, Shimada Y, Miyakoshi N et al：Combined effect of teriparatide and low-intensity pulsed ultrasound for nonunion；a case report. BMC Research Notes **7**：317, 2014
14) Matsushita T, Watanabe Y：Chipping and lengthening technique for delayed unions and nonunions with shortening or bone loss. J Orthop Trauma **21**：404-406, 2007
15) Dimar JR Ⅱ, Glassman SD, Burkus JK et al：Clinical and radiographic analysis of an optimized rhBMP-2 formulation as an autograft replacement in posterolateral lumbar spine arthrodesis. J Bone Joint Surg **91-A**：1377-1386, 2009
16) Pourfeizi HH, Tabriz A, Elmi A et al：Prevalence of vitamin D deficiency and secondary hyperparathyroidism in nonunion of traumatic fracture. Acta Med Iran **51**：705-710, 2013

＊　　＊　　＊

II. 上　　肢

鎖骨骨折の最小侵襲プレート骨接合術の有用性
―― 手術の絶対的ゴールはどこか*

唐澤善幸　日下部賢治　獅子目亨　吉田　映　湊　しおり
中根邦雄**

はじめに

鎖骨骨折は日常よく遭遇する骨折であり，保存的治療が主体であるが，近年ではその成績が必ずしもよくないとの報告が多い．そのため，手術的治療の割合が大きくなっている．ただし，手術的治療にも偽関節や感染などの合併症があり注意が必要である．われわれは骨膜血行を障害しないよう小侵襲手術を心がけ，可能な場合は最小侵襲プレート骨接合術（MIPO法）を行っており，本稿ではプレート手術法について述べる．

I. プレート手術方法

プレートは Locking Compression Plate（LCP）-クラビクルプレート（シンセス社，東京）を使用している．このプレートには3.5 mm スクリューの内側設置用（内側用）と，遠位端に2.7 mm スクリューを6本使用できるラテラルエクステンション（外側用）の2種類がある（図1）．術前に三次元（3-D）CTの頭側からの像で骨折部を確認し，使用する鎖骨プレートを選択する．全身麻酔下にビーチチェア体位で行う．術前に透視で3方向（通常の2方向および頭側からの像）がみえることを確認する．透視下に軽く徒手整復を行い，間接的整復が可能かを確認する．軟部組織の介在などで整復不能と判断された場合はMIPO法の適応外とし，小侵襲プレート固定とする．

❶MIPO法

外側用使用の場合は遠位，内側用の場合は近位に，基本的にサーベルカットの皮切をおく．プレート設置部の骨膜上にエレバラスパで皮下トンネルを作製する．このプレートはアナトミカルで，設置場所が決まっているので透視像をみながら余分な剥離をしないように注意する（図2）．金属トライアルを使いプレートサイズを決定する（図1）．プレートを体表にあて反対側の皮切位置を決定し，縦切開をおく．骨把持鉗子を用いて主骨片を操作して整復し，必要に応じて Kirschner 鋼線やポイントつき整復鉗子で間接的整復を追加する．両端を径1.2 mm の Kirschner 鋼線で仮固定し，透視下に3方向で短縮の有無，プレートの適合性を確認する．スクリューは主骨片に径3.5 mm 換算で4皮質以上とらえるようにする（図3）．

❷MIPO法適応外の場合

鎖骨に沿った切開で骨折部を展開するが，可能な限り鎖骨上神経を温存する．筋肉の付着部は剥離の必要はない．骨折部骨膜の剥離は最小限にし，小骨片は軟部から剥がさないように努める．しかし骨膜が広範囲に剥がれていた場合は，絶対的安定性でプレート固定した後に骨膜をできるだけ修復する．

いずれの場合も術後は三角巾固定とし，術後2週間は挙上を90°以下に制限する．

II. 結　果

2012年2月～2013年4月に手術的治療を行った鎖骨骨幹部骨折は13例で，そのうちMIPO法を行ったのが7例であった．MIPO法の適応外となった理由は，術者の経

Key words
clavicle fracture, MIPO, surgical treatment

*The efficacy of minimally invasive plate osteosynthesis for clavicle fractures
要旨は第19回日本最小侵襲整形外科学会において発表した．
**Y. Karasawa（臨床副院長），K. Kusakabe（部長），T. Shishime, A. Yoshida, S. Minato, K. Nakane（顧問）：総合大雄会病院整形外科（☎491-8551　一宮市桜1-9-9；Dept. of Orthop. Surg., Daiyukai General Hospital, Ichinomiya）．

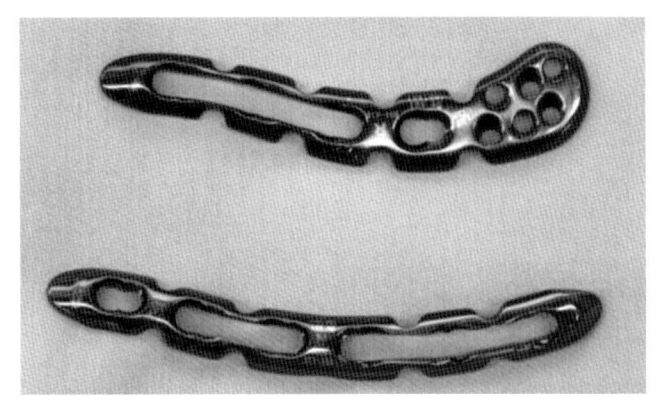

a．外側用（上），内側用（下）

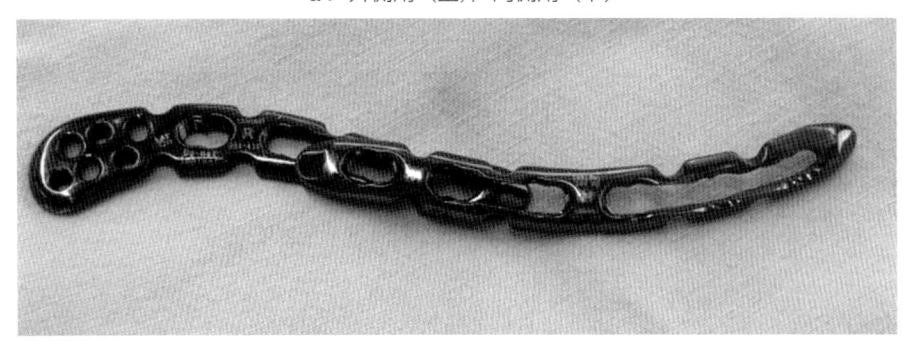

b．二つを重ねると長い外側用のサイズがわかる．

図1．専用トライアル

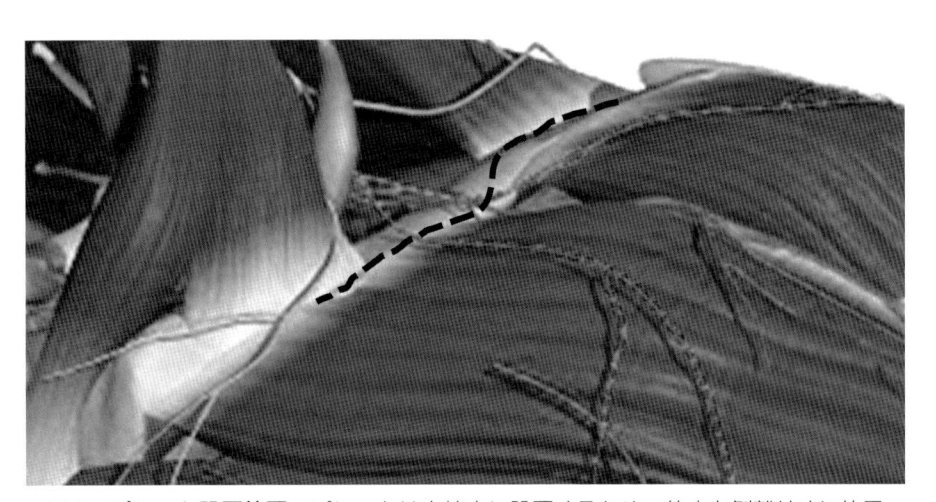

図2．プレート設置位置． プレートは点線上に設置するため，筋肉を剝離せずに使用できる．

験によるものが3例，閉鎖的整復が不能であったのが3例であった．13例全例で骨癒合が得られ，感染などの合併症はなかった．MIPO法で心配される過度な短縮などの変形はなく，ベンディングは2例に行ったのみであるがプレート突出による愁訴もみられなかった．術後の可動域は両群ともに良好であったが，MIPO法群のほうが術後の痛みが少なく，早期から動かせる印象を受けた．

Ⅲ．考　察

　鎖骨は，長管骨でありながら唯一膜性骨化する骨で，もっともはやく骨化が始まり，もっとも遅く骨化が終わる（25〜31歳）．ほかの長骨と違い皮質深層を栄養している栄養血管がなく骨膜血行に頼っている[1,2]．歴史的に保存的治療が有用とされ，手術的治療よりも偽関節が少ないとされた時期もあったが，近年は保存的治療がそこまで良好な成績でないとの報告が多い．

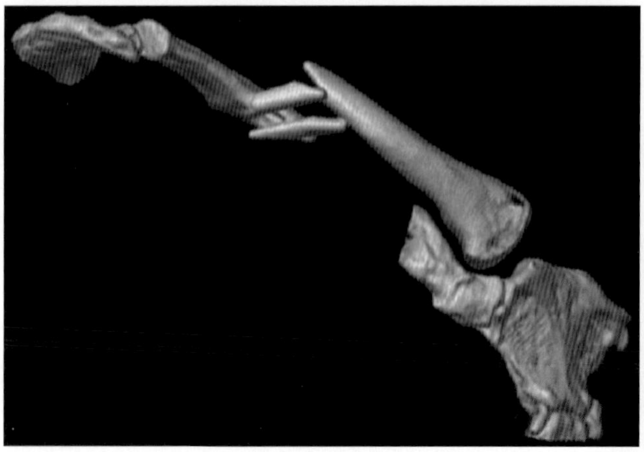

a. 受傷時 3-D CT
b. 術中透視像. 骨把持鉗子での整復操作 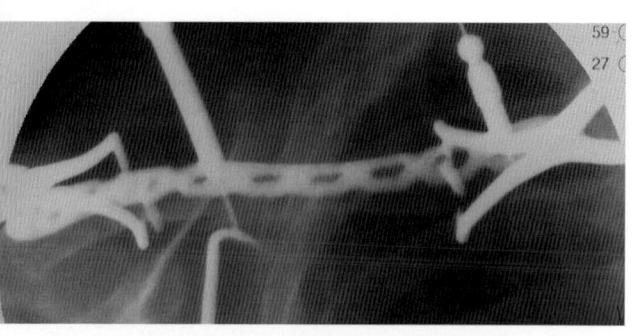
c. 頭側からプレートの適合性を確認 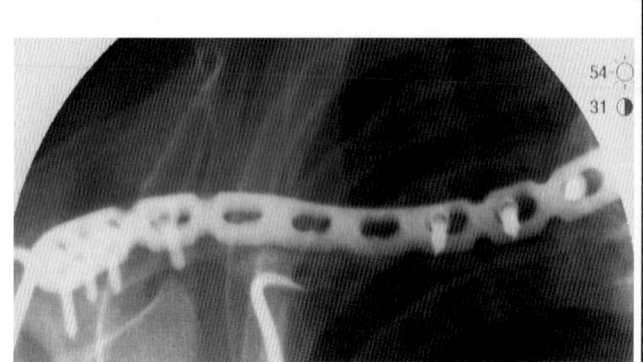
d. 術後単純 X 線像 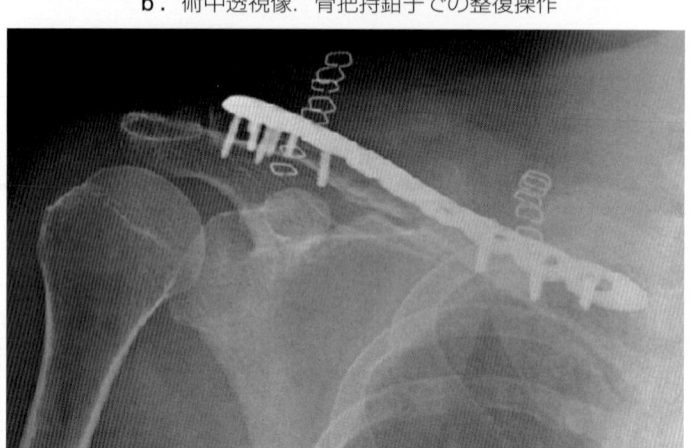

図 3. 62 歳, 女. バイク走行中に転倒

また, 保存的治療では残存する疼痛と機能的成績は鎖骨短縮の程度と相関しており, 特に不良因子として 20 mm 以上の短縮があげられている[3,4]. 松村らは新鮮死体を用いて 10% 以上の短縮が肩甲骨の外旋, 後方傾斜を有意に障害すること, 20% 以上の短縮により肩関節最大挙上角度は有意に低下することを明らかにした[5].

では, 鎖骨骨折治療のゴールはどこか. 長管骨骨折は, 長さや軸, 回旋を回復する必要がある. しかし, 鎖骨骨折は長さをある程度戻すだけでよい. 大きな展開で解剖学的整復を得ることは, 術者に満足感を与えるが骨癒合にはメリットは与えない. 保存的治療のような仮骨を伴う間接的癒合のほうが再骨折の面などにも有利である. われわれは, 早期の社会復帰と, 骨癒合を期待して小侵襲プレート手術を心がけ, 11 例の骨幹部骨折に MIPO 法を行って良好な成績を得た[6]. 本法の利点は骨折部血行が損なわれにくいことであるが, これこそ鎖骨治療においてもっとも重要な点であると考える.

解剖学的整復は, 関節内骨折では非常に重要であるが骨幹部では別である. ましてや鎖骨は骨膜血行頼りであり, それを剥離しては癒合遷延, 偽関節や感染の危険性を増すだけである.

MIPO 法の問題点としてベンディングがある. 通常上方設置にはリコンストラクションプレートを用いるが, 三次元的にベンディングするのはむずかしく, 架橋プレートとして用いるには強度に難がある. 前方下方設置の場合 Limited Contact (LC)-LCP (シンセス社) でもあてやすく, 強度, 長いスクリュー使用可能による固定性向上などのメリットが報告されている[7]. しかし LCP-クラビクルプレートを使えば, リコンノッチがないためプレート強度が向上する[8]. さらに異なるスクリューの刺入方向により引き抜きの強度も高くなり, 鎖骨への適合性もよい. われわれは 2012 年 2 月〜2013 年 3 月に幹部骨折 18 例で使用したが, ベンディングを要したのは 4 例だけであった.

強調すべきは, 本法の目的が小皮切ではなく, 保存的治療で偽関節リスク因子であった転位, 機能不良因子であった短縮を予防し鎖骨本来の癒合形態を再現することにある. 加えて安定したプレート固定により, 早期に受

傷前の日常生活への復帰と骨癒合を目的にしている．

実際は，間接的整復を得られず従来の骨接合をした例もある．初期の1年間に手術した症例のうち，MIPO法が行うことができたのは31％にすぎなかった[6]．手技の習得に従い適応可能症例は増えてきている．ほかの長骨と血行の違う鎖骨に対してMIPO法は有効な方法と考える．

ま と め

1）鎖骨は栄養血管をもたない特別な骨で，骨膜血行を障害しないことが非常に重要である．

2）治療医は，鎖骨のもつ癒合力を障害しないように短縮だけ予防すれば目的を達せられ，MIPO法はその目的に有用な方法である．

文 献

1) Knudsen FW, Anderson M, Krag C：The arterial supply of the clavicle. Surg Radiol Anat **11**：211-214, 1989
2) Moore KL, Dalley AF II：上肢骨．臨床のための解剖学，佐藤達夫，坂井建雄（編），メディカル・サイエンス・インターナショナル，東京，p714-716, 2008
3) Hill JM, McGuire MH, Crosby LA：Closed treatment of displaced middle-third fractures of the clavicle gives poor results. J Bone Joint Surg **79-B**：537-539, 1997
4) Rasmussen JV, Jensen SL, Petersen JB et al：A retrospective study of the association between shortening of the clavicle after fracture and the clinical outcome in 136 patients. Injury **42**：414-417, 2011
5) 松村 昇，中道憲明，池上博泰：鎖骨短縮変形が肩甲骨運動に及ぼす影響―どの程度の短縮が許容されるのか？―屍体肩を用いた研究．骨折 **33**：1-6, 2011
6) 唐澤善幸，日下部賢治，獅子目亨ほか：鎖骨骨折に対するMIPO法の経験．中部整災誌 **56**：205-206, 2013
7) Sohn HS, Kim BY, Shin SJ：A surgical technique for minimally invasive plate osteosynthesis of clavicular Midshaft fractures. J Orthop Trauma **27**：E92-E96, 2013
8) Eden L, Doht S, Frey SP et al：Biomechanical comparison of the locking compression superior anterior clavicle plate with seven and ten hole reconstruction plates in midshaft clavicle fracture stabilization. Int Orthop **36**：2537-2543, 2012

* * *

II. 上肢　1. 肩関節

肩甲骨関節窩骨折（Ideberg 分類 type I A）におけるエンドボタンを用いた鏡視下骨接合術*

水掫貴満　仲川喜之　江川琢也**

[別冊整形外科 66：30〜34, 2014]

はじめに

　肩関節鏡視下手術において骨埋没型のスーチャーアンカー（アンカー）が広く使用されている．当初，骨埋没型の吸収性アンカーは一般的な固定材料として認識されており，当院でも（骨性）Bankart 病変や Ideberg 分類 type I A の肩甲骨関節窩骨折に対して，積極的に骨埋没型の吸収性アンカーを用いて関節鏡視下手術を施行してきた．しかし，近年ドリルホール拡大に伴うアンカーの弛みや脱転，関節内でのアンカー遊離化に伴う関節炎の併発やアンカーアイレットでの破損，締結糸のインピンジメントによる破損などのアンカーの問題点が指摘されるようになってきた．そこでわれわれは，これらの問題点を回避するため，骨性 Bankart 病変を含む Ideberg 分類 type I A の肩甲骨関節窩骨折に対して，エンドボタン-CL（Endbutton-CL：Smith & Nephew Endscopy 社，Andover）を用いた固定を試みたので（図1），その手術手技と臨床成績を報告する．

I．手術適応および目的

　骨性 Bankart 病変を含む肩甲骨関節窩骨折 Ideberg 分類 type I A の手術適応は，受傷時に肩関節脱臼もしくは腱板断裂を合併している症例，肩甲骨関節窩関節面の 25％以上の欠損を伴う骨折とした．手術目的は下関節肩甲上腕靱帯（IGHL）や関節唇の付着している骨片を可及的に整復し，骨癒合を得ることで，併発する不安定症を回避

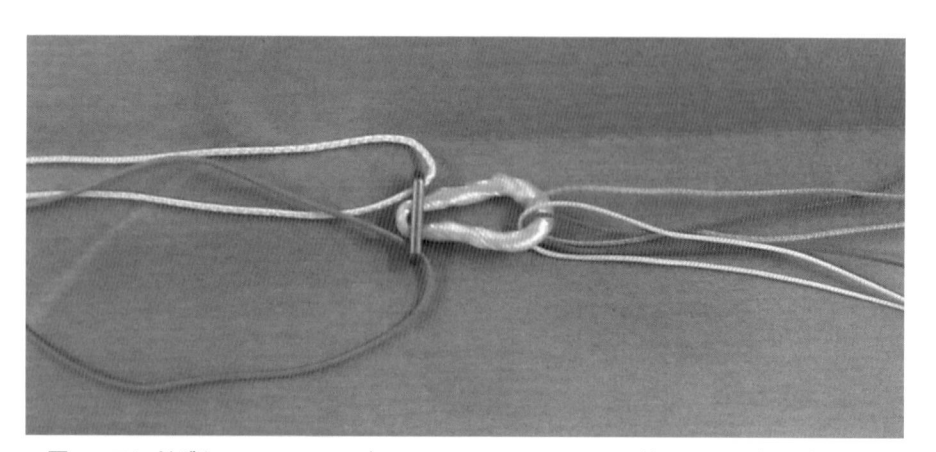

図1． エンドボタン-CL 15 mm（Smith & Nephew Endscopy 社，Andover）．ポリエステルのリングには締結糸を通し（何本でも取り付け可能），エンドボタンの両端の穴には色違いのリード糸2本がついている．

Key words
glenoid fossa, endobutton, fracture

*Arthroscopic fixation for the fracture of the glenoid fossa (Ideberg classification : type I A) using an endobutton
　要旨は第40回日本肩関節学会において発表した．
**T. Mondori（センター長），Y. Nakagawa（病院長），T. Egawa（副センター長）：宇陀市立病院整形外科奈良県肩・肘センター（〒633-0298　宇陀市榛原萩原815；Dept. of Orthop. Surg., Shoulder and Elbow Surgery Center, Uda City Hospital, Uda）．

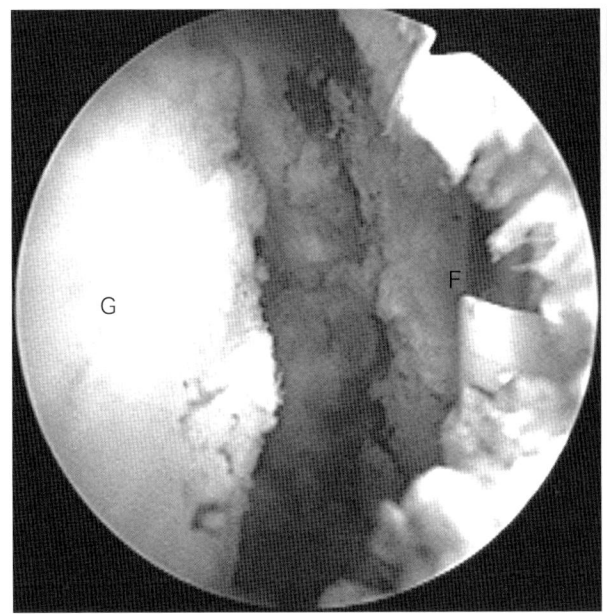

a．肩甲骨関節窩骨折 Ideberg 分類 type ⅠA

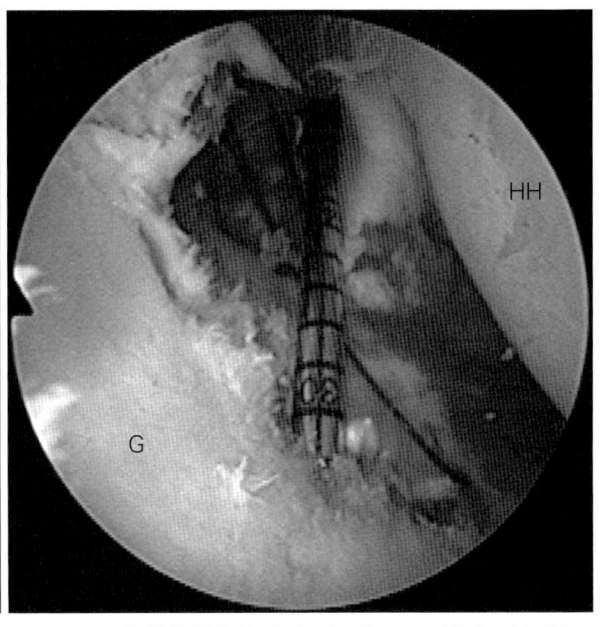

b．肩甲骨関節窩の骨折面よりパッシングピンを肩甲骨背面へ向けて挿入する．パッシングピンをガイドにドリリングを行い，対側の骨皮質まで到達したところで骨孔深度を計測する．

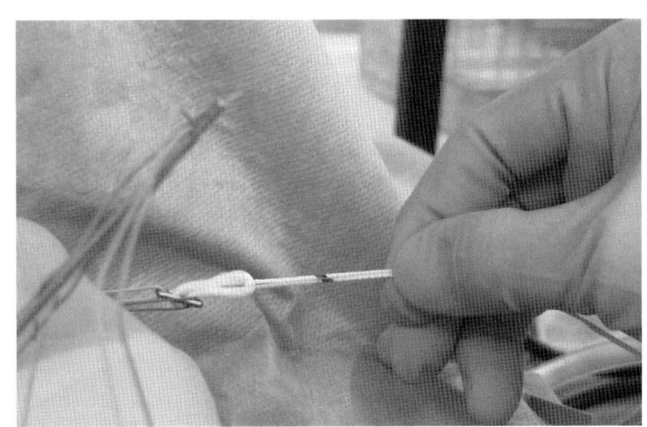

c．エンドボタンの2穴に取り付けられているポリエステルのリングに締結糸を通し，先に計測した骨孔深度を締結糸にマーキングする．

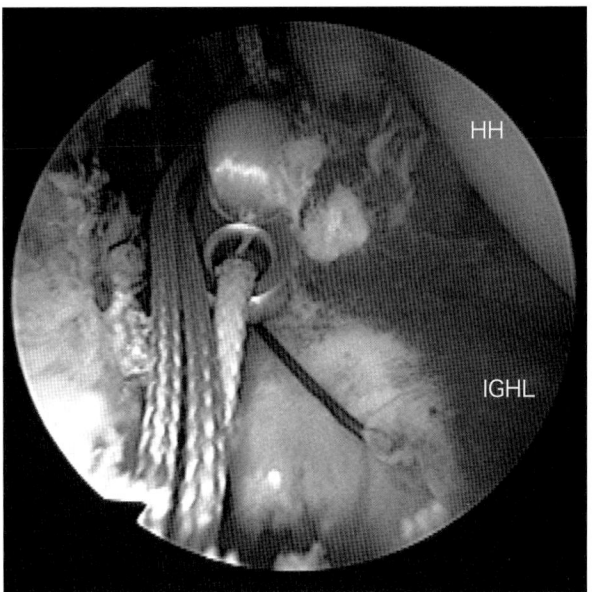

d．パッシングピン，リード糸，エンドボタン，締結糸を順に骨孔に通す．

図2．手術手技の実際． G：肩甲骨関節窩，FF：肩甲骨関節窩骨片，HH：上腕骨頭，IGHL：下関節肩甲上腕靱帯

することである[7]．

Ⅱ．対象および方法

❶ 対象

2009年1月～2013年12月に関節鏡視下骨接合術を施行した肩甲骨関節窩骨折 Ideberg 分類 type ⅠA 20例中，エンドボタンを使用した7例7肩を対象とした．男性3例，女性4例で，平均年齢は58.2（42～70）歳，平均観察期間は15（6～20）ヵ月であった．術前評価は単純X線像，CTおよびMRIで肩甲骨関節窩骨片と複合損傷の評価を行った．合併損傷は肩関節前方脱臼7例7肩，上腕骨大結節骨折3例3肩，腱板断裂1例1肩，外傷性肩関節拘縮1例1肩であった．臨床成績は骨癒合の有無，

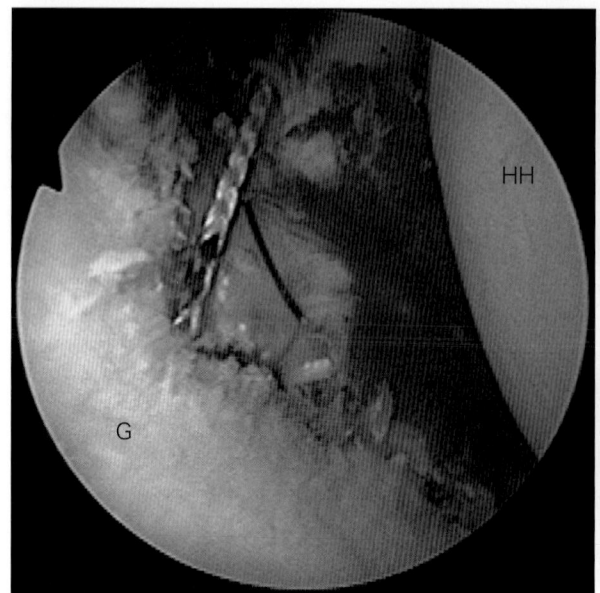

e．締結糸のマーキングした位置まで挿入する

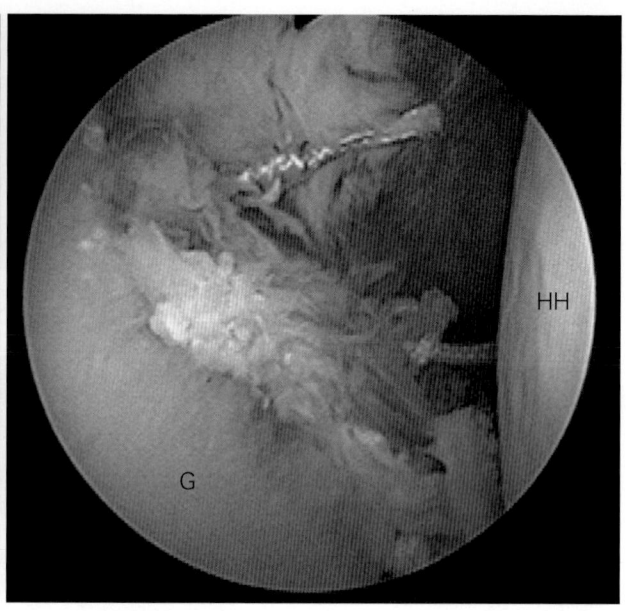

f．2本の締結糸をIGHLにマットレスに通して2ヵ所で固定する．

図2（つづき）

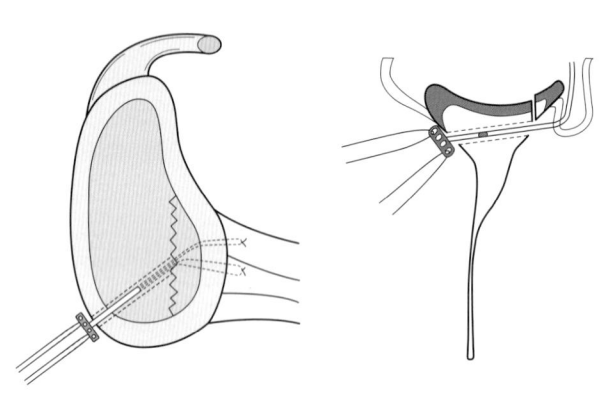

a．肩甲骨矢状面　　b．肩甲骨横断面
図3．肩甲骨関節窩の後面にエンドボタンを固定．
エンドボタンに取り付けられているポリエステルのリングに締結糸が通っている．

術後合併症の有無につき検討し，日本整形外科学会肩関節疾患治療成績判定基準（JOAスコア）および日本肩関節学会肩関節不安定症評価法（JSS-SISスコア）を用いて評価した．

❷手術手技

手術体位はビーチチェア体位としているが，既往症として脳血管病変を認めるものは側臥位で行っている．肩甲上腕関節内を後方鏡視し，ワーキングポータルとなる前上方ポータルと前方ポータルを作成する．IGHLの付着した肩甲骨関節窩の骨片と関節唇全体の評価をする．典型的なIdeberg分類typeⅠAでは，関節窩の3時から6時方向に骨折を認め（図2a），骨片には関節唇とIGHLが付着している．なかには2時や7時の関節唇と連続性が絶たれているものも存在する．関節内に存在する遊離小骨片は摘出する．骨片に付着するIGHLもしくは関節唇に整復用の2号エチボンド糸を通し，前上方ポータルからその糸を牽引して骨片整復を行い，IGHLのどの位置に締結用の糸を通すか決定しておく．前方ポータルから，肩甲骨の骨折面からパッシングピンを挿入し，肩甲骨背面へ向けピンをすすめ，後方の骨皮質を貫通したところで止め，そのピンをガイドにドリリングを行う．このとき，肩甲骨関節窩の骨折面中央からピンを刺入し，できるだけ棘上切痕から離れた肩甲骨関節窩後面の外側に向けてピンを刺入するようにしている．ドリルが対側の骨皮質まで到達したところで，ドリルの目盛で深度を計測しておく（図2b）．ピンはいったん抜去し，ピンによる肩甲上神経損傷を回避するため，ピンの先端はカットして先を鈍にする．次に，ピンの尾端の穴にエンドボタン-CL 15 mmのリード糸を通し，ポリエステルのリングには，骨孔深度をマーキングした締結糸を最低2本通しておく（図2c）．再度ピンを挿入する．先にドリルで骨孔は拡大されているため，再挿入は容易である．肩甲上神経損傷をできるだけ回避するため，ペンチでピンを把持して，タッピングで肩後面の皮膚上に引き出す．引き出されたピンを引っ張り出すことでリードの糸とエンドボタンが関節内に誘導される（図2d）．鏡視下に確認しながら，締結用の糸のマーキング部が肩甲骨関節窩前縁にくるまでエンドボタンを挿入する（図2e）．その位

置で，2本あるリード糸の後ろの糸を引っ張ってエンドボタンを縦から横に回転させる．IGHL に締結する糸を前方ポータルから引っ張って，エンドボタンが肩甲骨後面に引っかかっているか確認する．最後に IGHL 締結用の糸で骨片を固定するが，糸は骨片には通さず，IGHL に通して水平マットレスに締結するようにしている（図2f，図3）．このとき，締結部を締めすぎると骨片が関節面から浮き上がるので，過度の浮き上がりを防止する程度の緊張で糸を締結している．糸の数だけ締結は可能であるが，原則最低2ヵ所は締結するようにしている．この操作で骨片の固定性は獲得できるが，骨片の上方部の関節唇に不安定性を認める場合はソフトアンカーを用いて補強している．合併損傷として腱板断裂を認めた1例では鏡視下腱板修復術を併施し，上腕骨大結節骨折を認めた3例は中空スクリューで固定し，術前肩関節拘縮を認めた1例では関節包解離術を併施した．

❸ 術後後療法

術後は追加手術の内容にかかわらず，上肢下垂位，肩内旋位で外固定とし，術翌日より等尺性運動を開始した．外固定は3週間行い，外固定除去後より肩屈曲のみの他動運動を開始した．他動屈曲120°を越えた時点で自動屈曲運動と内・外旋の他動運動を開始した．術後6週で内・外旋の自動運動を開始し，術後2ヵ月で抵抗運動を開始している．

Ⅲ．結　果

全例でエンドボタンが逸脱することなく骨癒合を得られた．術後肩甲上神経麻痺，骨孔拡大，術後早期の関節症変化を呈した症例はなかった．最終観察時の JSS-SIS スコアは 86（78～100）点，JOA スコアは 89（75～100）点であった．

Ⅳ．考　察

アンカーが破綻する要因としてアンカーの弛みや脱転，アンカーと糸の連結部の破綻，締結糸自体の破綻が考えられる[2,5,6,8〜10]．アンカーの弛みや脱転においては，アンカー挿入の母床の状態とドリルホールの拡大がアンカー固定性に影響する[8]．

Barber らもブタの大腿骨の骨幹部と骨幹端と海綿骨でのアンカーの破断強度を比較したバイオメカニカルな研究では，アンカーの破断強度は骨皮質のない海綿骨でもっとも弱かったと報告している[2]．肩甲骨関節窩骨折の場合，骨折面は海綿骨であるため，アンカー自体の固定性を求めるならば海綿骨に挿入することを避け，残存する関節面中央の軟骨下骨や肩甲骨関節窩内側の前方骨皮質部に挿入することになるが，その固定性や関節面への糸の露出に不安を感じながら手術を遂行することになる．アンカーホール拡大には，異物反応と力学的ストレスが関与し，最近では異物反応の少ないポリ乳酸（PLA）のアンカーが一般的に頻用されているが，骨孔拡大は回避できず，それに随伴する関節炎や関節軟骨損傷を呈した報告もみられる[1,3,4]．橋元らは，組織との締結部の糸自体が周囲の骨組織を溶解していく状態を，車のワイパーに例えて，windscreen-wiper motion とし，力学的ストレスが骨孔拡大の要因であると報告している[5]．田久保らは骨内でのアンカーの回旋も一因とし[10]，Take らにおいては，PLA アンカーを用いて鏡視下 Bankart 修復を行った症例のうち，55%でアンカー孔拡大を認め，臨床成績がわるかったと報告している[9]．

そこで，われわれは骨埋没型のアンカーを使用せず，挿入位置に迷うことなくアンカーリングできる方法としてエンドボタンを使用することを考案した．われわれが渉猟しえた限り，肩甲骨関節窩骨折にエンドボタンを使用した報告はない．この方法では，骨内や関節内にアンカーがないので，アンカーの脱転や異物反応はなく，アンカーの挿入位置の決定に迷う必要がない．また，複数の糸が取り付けられることから，単一のデバイスである一定の固定性を獲得することが可能である．しかし，関節窩後面にエンドボタンを固定することによる肩甲上神経損傷，締結糸の破綻に伴うエンドボタンの遊走などの問題も考えられる．現在までのところ，こういった合併症は経験していないが，今後はより安全な方法でエンドボタンを使用できるように検討していくつもりである．

ま　と　め

1）骨性 Bankart 病変を含む，肩甲骨関節窩骨折 Ideberg 分類 type ⅠA に対して，エンドボタン-CL を用いて治療し，その手術手技と短期臨床成績を中心に報告した．

2）適切な手技で手術を施行すれば，骨埋没型のアンカーでみられるようなアンカーの脱転や骨孔拡大を回避する方法として有用であると思われた．

文　献

1) Athwal GS, Shridharani SM, O'Driscoll SW：Osteolysis and arthropathy of the shoulder after use of bioabsorbable knotless suture anchors；a report of four cases. J Bone Joint Surg **88-A**：1840-1845, 2006
2) Barber FA, Herbert MA, Richards DP：Sutures and suture anchors；update 2003. Arthroscopy **19**：985-990, 2003

3) Edwards DJ, Hoy G, Saies AD et al：Adverse reactions to an absorbable shoulder fixation device. J Shoulder Elbow Surg **3**：230-233, 1994
4) Glueck D, Wilson TC, Johnson DL：Extensive osteolysis after rotator cuff repair with a bioabsorbable suture anchor；a case report. Am J Sports Med **33**：742-744, 2005
5) 橋元球一，小松　尚，柿崎陽平ほか：Suture-Bridge 法術後における骨孔の変化—経時的 MRI での検討．肩関節 **34**：821-823，2010
6) Klein AH, Harner CD, Fu FH：The Bankart lesion of the shoulder；a biomechanical analysis following repair. Knee Surg Sports Traumatol Arthrosc **3**：117-120, 1995
7) 水挵貴満，仲川喜之，小川宗宏ほか：肩関節前方脱臼に伴う肩甲骨関節窩骨折の治療成績．肩関節 **25**：363-367，2001
8) Roth CA, Bartolozzi AR, Ciccotti MG et al：Failure properties of suture anchors in the glenoid and the effects of cortical thickness. Arthroscopy **14**：186-191, 1998
9) Take Y, Yoneda M, Hayashida K et al：Enlargement of drill holes after use of a biodegradable suture anchor；quantitative study on consecutive postoperative radiographs. Arthroscopy **24**：251-257, 2008
10) 田久保興徳，森原　徹，黒川正夫ほか：鏡視下 Bankart 修復術における吸収性アンカー孔の拡大．肩関節 **30**：239-242，2006

*　　　　*　　　　*

吸収性人工生体材料を補強に用いた鏡視下腱板修復術

横矢 晋　中邑祥博　原田洋平　望月 由　越智光夫

はじめに

肩腱板断裂において，断裂のサイズが小さく，変性の強くない症例に対する鏡視下腱板修復術（arthroscopic rotator cuff repair：ARCR）の良好な成績が数多く報告されているが，変性の強い症例や断裂サイズの大きい症例に対する手術成績は劣るといわれている[1]．われわれは断裂サイズが大きい，あるいは変性が強く再断裂を生じる可能性が高いと思われる症例に対して，基礎的実験結果に基づき[2]吸収性人工生体材料を補強材として用いたARCRを行っている[3]ので，その手術方法と術後短期成績について報告する．

I．対象および方法

❶対　象（表1）

腱板断裂と診断し，縫合部をポリグリコール酸（polyglycolic acid：PGA）シートで補強してARCRを行い，術後1年以上経過した17例17肩を対象とした．年齢は43～79（平均66.3±9.5）歳，男性10肩，女性7肩であった．断裂サイズの内訳は滑液包側不全断裂4例，中断裂2例，大断裂8例，広範囲断裂3例であった．不全断裂に対しては変性の強い部分をデブリドマンして全層化し，それでも断端の変性が強いものを本法の適応とし，中断裂に対しても断端の変性が強いものを適応とした．大断裂，広範囲断裂の症例に対しては小皮切での棘上筋，棘下筋前進術を行っている[4]が，それでもfootprintの全被覆ができない場合に本法の適応とした．本法は棘上筋および棘下筋に対してのみ行い，肩甲下筋腱断裂，またはHamada分類[5] gradeIV以上の腱板断裂関節症（cuff tear arthropathy）を呈しているものに対しては現在までのところ行っていない．

❷手術方法

全身麻酔下にビーチチェアポジションとする．断裂のサイズが大きい場合は，筋前進術に備えて肩甲骨が十分に外転できることを確認する．鏡視下の滑膜切除や肩峰下除圧は必要最低限としている．断裂腱板断端にスーチャーフックなどを用いて2～3本の1-0ナイロン糸をかけるが，テンションメーター（メイラ社，名古屋）を用いて各々の糸に30 N以上の張力をかけても，断端がfootprintに届かない場合には後述の筋前進術を行う．補強術は断端の不整が強い場合，あるいは断端によるfoot-

表1．手術例の内訳（例）

男：女	10：7
滑液包側断裂サイズ	不全断裂4：中断裂2：大断裂8：広範囲断裂3
筋前進術（－）：（＋）	9：8
single pulley：triple pulley	15：2

Key words

artificial biomaterial, augmentation, arthroscopic rotator cuff repair

*Arthroscopic rotator cuff repair with absorbable artificial biomaterial augmentation
　要旨は第121回中部日本整形外科・災害外科学会において発表した．
**S. Yokoya, Y. Nakamura, Y. Harada：広島大学大学院整形外科（Dept. of Orthop. Surg., Graduate School of Hiroshima University, Hiroshima）；Y. Mochizuki（部長）：県立広島病院整形外科；M. Ochi（教授）：広島大学大学院整形外科．

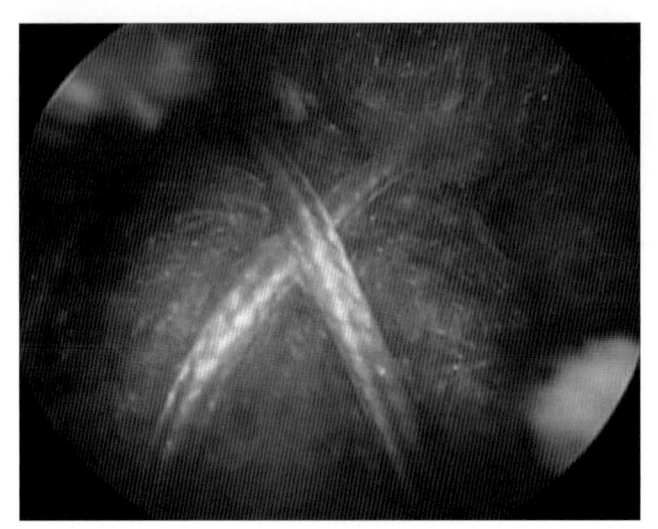

図1. 補強材としてPGAシートを用いてbridging suture法による鏡視下腱板修復術を行う.

printの全被覆が不可能な場合に行う. 内側に2〜3個の縫合糸アンカーを挿入し, single pulley, もしくはtriple pulley suture technique[1]を用いて腱板断端にアンカーの糸をかける. この時点で腱板欠損部を測定し, 0.5 mm厚のPGAシート（ネオベール：グンゼ社, 京都）を2枚重ねで適当なサイズに形成する. このシートにアンカーからの糸を体外で前後もしくは前中後に貫通させ, シートを関節内に導入する. Swithing rodなどを用いてシートを適切に広げた後, bridging suture法[1]に準じて外側アンカーを用いて腱板断端とPGAシートを一緒に固定する（図1）.

❸筋前進術

筋前進術を行う前に末永らの報告に準じ, 鏡視下肩甲上神経剥離術を行う[6]. その後肩甲棘に約4 cmの皮膚切開を用い, 僧帽筋付着部を鋭的に切離し, 棘上筋および棘下筋の肩甲骨起始部を鈍的に剥離していくが, このとき黒川の報告に基づき, 可及的内側の菱形筋や肩甲鋸筋との筋膜の連続性を保ちながら行う[7]. また外側では肩甲上神経に留意しながら, ツッペルガーゼなどを用いて鈍的に, あるいは神経を触れながら用手的に筋を剥離する. 腱板修復後は剥離した筋はそのままとし, 肩甲棘にKirschner鋼線を用いて作成した骨孔に僧帽筋を縫合して手術を終了する.

❹後療法

術直後より外転60°の外転装具固定とし, 翌日から肘や手関節, 手指の可動域訓練を開始する. 術後1週より他動上肢挙上訓練を開始し, 術後4週より自動上肢挙上訓練および下垂訓練を開始, 術後6週で外転装具を除去してスリングへ変更, 術後3ヵ月から等張性筋力訓練を開始する.

❺評　価

術後成績を日本整形外科学会肩関節疾患治療成績判定基準（JOAスコア）で評価し, 術前後で統計的に比較・検討した. また術後1年時のMRIによるcuff integrityを菅谷分類で評価し, typeⅣおよびⅤを再断裂として再断裂率を計算した. 統計学的検討は対応のあるt検定を用い, 危険率5％未満を有意差ありとした.

Ⅱ. 結　果

経過中に熱感・発赤・腫脹や水腫などの局所の炎症を示す症例は認めず, その他の合併症はなかった. JOAスコアは術前平均67.4±10.4点が術後1年で87.0±4.0点へと有意に改善した. 術後cuff integrityはtypeⅠが6例, typeⅡが7例, typeⅢが3例, typeⅣが0例, typeⅤが1例であり, 再断裂率は5.9％であった. TypeⅤの1例は再断裂後の再手術例であり, 中断裂に対して筋前進術を追加した補強術を行い, 術後3ヵ月のMRIではtypeⅢであったが術後半年でtypeⅤとなった. 大断裂および広範囲断裂では1例も再断裂を認めなかった.

Ⅲ. 考　察

断裂した腱板断端を上腕骨footprintに修復する場合, 中溝は断裂サイズが大きいほど高い張力を要するとしている[8]. 変性が強い, もしくはサイズの大きい断裂に対する修復術は高い再断裂率を有する[1,4]ことから, 緊張の高い修復は再断裂しやすい[9]といえる. そこでわれわれは腱板断端の張力を測定し30 N以上の張力が加わる症例に対しては平田らの報告[10]に準じて筋前進術を行っているが, それでも緊張の高い症例にしばしば遭遇する. われわれが大断裂に限り筋前進術を併用したARCRを行ったシリーズでは再断裂率が12.5％であったが, 平田らは広範囲断裂に対して筋前進術を追加したARCRの再断裂率は37.5％と報告しており[10], 森原らは大断裂以上の症例に対して同様の本法を行い再断裂率を12.5％と報告している[11]. このように縫合部の緊張を軽減したとしても, なお再断裂は生じている.

一方で高齢者に対するARCRの術後成績や再断裂率は若年者と比較して劣るという報告が多く[12], その原因として高齢者では腱板の治癒能力が劣ることや腱の変性所見が強いことが想定される[13]. このように, 断端の緊張度が高い症例や変性の強い症例に対して無理矢理修復を

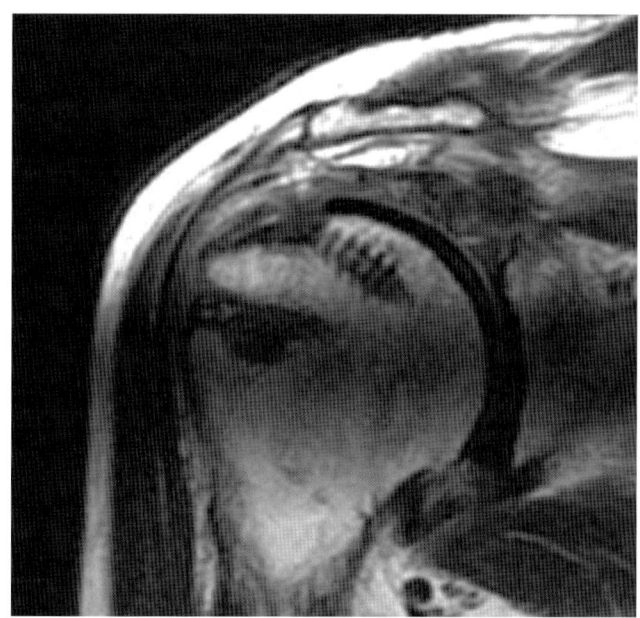

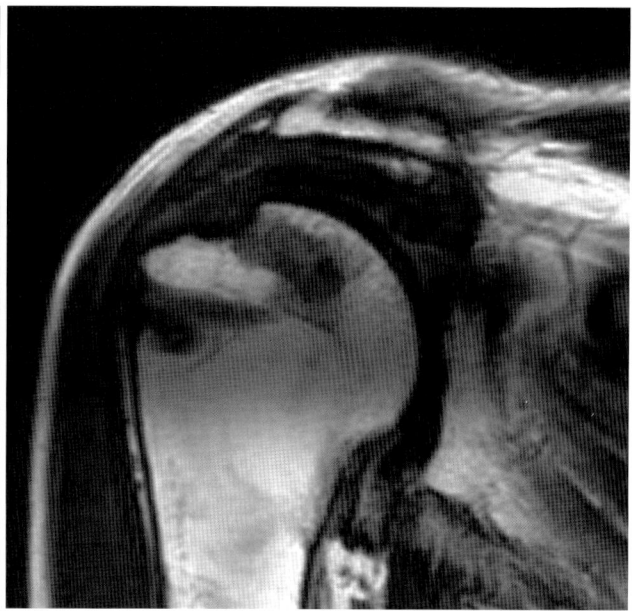

a．術後3ヵ月．修復腱板連続性は保たれているが，高輝度領域が含まれておりtypeⅡと判断した．

b．術後1年．修復腱板は一様に低輝度であり，typeⅠと判断した．

図2．MRIによる術後cuff integrityの評価

行うことは，術後成績不良となる可能性が高い．

そこでわれわれは初期強度を増やし，かつ糸による応力を分散させる目的で縫合部を補強する手術を考案した．縫合部を補強する手術としては，Proctorが大断裂以上に対してポリL乳酸パッチを補強に用いたARCRを行い良好な成績をおさめている[14]．またCiampiらは各種のパッチを広範囲断裂修復部に補強として用い，ポリプロピレンパッチが機能，筋力，再断裂率ともに優れていたと報告している[15]．われわれが用いたPGAシートはウサギ腱板欠損部に用いることにより腱板付着部に類似した構造が再生されることがわかっており[2]，実際に経過中にcuff integrityがtypeⅡからⅠに改善する症例を経験した（図2）[3]．再断裂も現在のところ5.9%と諸家の報告と比較しても少なく，今後も症例を増やして検討を続けていく予定である．

まとめ

1）変性の強い断裂や大断裂以上の腱板断裂に対して，人工生体材料を補強として用いた鏡視下腱板修復術の術後成績を報告した．

2）術後成績は術前に比べて有意に改善し，再断裂率は7.5%であった．

3）明らかな合併症は認めず，本法は有用な治療法である．

文献

1) 横矢　晋，中邑祥博，越智光夫ほか：Suture bridge technique を用いた鏡視下腱板修復術の術後成績．中部整災誌 55：773-774，2012
2) Yokoya S, Mochizuki Y, Nagata Y et al：Tendon-bone insertion repair and regeneration using polyglycolic acid sheet in the rabbit rotator cuff injury model. Am J Sports Med 36：1298-1309, 2008
3) 横矢　晋，望月　由，中邑祥博ほか：人工生体材料を補強として用いた鏡視下腱板修復術の成績．中部整災誌 57：389-390，2014
4) 中邑祥博，横矢　晋，原田洋平ほか：腱板大断裂に対するDebeyre-Patte変法の術後短期成績．肩関節 37：649-652，2013
5) Hamada K, Yamanaka K, Uchiyama Y et al：A radiographic classification of massive rotator cuff tear arthritis. Clin Orthop 469：2452-2460, 2011
6) 末永直樹，大泉尚美，三浪明男ほか：肩外側後縁の感覚障害は肩甲上神経麻痺の所見として有用か？　肩関節 32：661-664，2008
7) 黒川正夫：肩関節疾患の手術療法—腱板断裂—Debeyre-Patte変法．OS NOW 15：145-151，1994
8) 中溝寛之：鏡視下腱板修復術における術中腱板の緊張度と術後短期成績．肩関節 32：377-380，2008
9) 中溝寛之：鏡視下腱板修復術後再断裂症例の検討．肩関節 34：475-478，2010
10) 平田正純，黒川正夫：一次修復不可能な腱板広範囲断裂に対する筋前進術を併用した鏡視下腱板修復術．別冊整形外科 58：181-184，2010
11) 森原　徹，小椋明子，岩田圭生ほか：大・広範囲腱板断裂に対するDebeyre-Patte変法の短期治療とその手術適応．肩関節 34：761-765，2010

12) 米川　晋, 菊川和彦, 奥平信義：80歳以上の腱板断裂に対する鏡視下腱板修復術の治療成績. 肩関節 **36**：957-959, 2012
13) Gumucio JP, Korn MA, Saripalli AL et al：Aging-associated exacerbation in fatty degeneration and infiltration after rotator cuff tear. J Shoulder Elbow Surg **23**：99-108, 2014
14) Proctor CS：Long-term successful arthroscopic repair of large and massive rotator cuff tears with a functional and degradable reinforcement device. J Shoulder Elbow Surg, 2014［Epub ahead of print］
15) Ciampi P, Scotti C, Nonis A et al：The benefit of synthetic versus biological patch augmentation in the repair of postero-superior massive rotator cuff tears；a 3-year follow-up study. Am J Sports Med **42**：1169-1175, 2014

＊　　＊　　＊

II. 上　肢　◆　2. 肘関節

小児内反肘変形に対する創外固定器を用いた三次元矯正骨切り術*

戸祭正喜**

はじめに

従来，小児内反肘変形は外観上の変形だけが問題とされ，美容的な改善がその治療の目的とされていたが，最近では肘関節外側不安定性や遅発性尺骨神経麻痺などの晩期合併症が報告されるようになっており[1〜4]，これらの合併症を予防するうえでも矯正手術は重要な意味をもつと考えられている[5,6]．

本稿では，小児内反肘変形に対する創外固定器を用いた三次元矯正骨切り術の手術手技とその治療結果について述べる．

I. 術前準備

内反変形と伸展変形については，X線像もしくは三次元（3-D）CTで上腕骨肘・手関節角（humeral elbow wrist angle：HEW角）と上腕骨小頭傾斜角（tilting angle）を計測[7]してその左右差を矯正角度とし，回旋変形の程度は山本法[8]を用いて計測しその左右差を矯正角度とした．

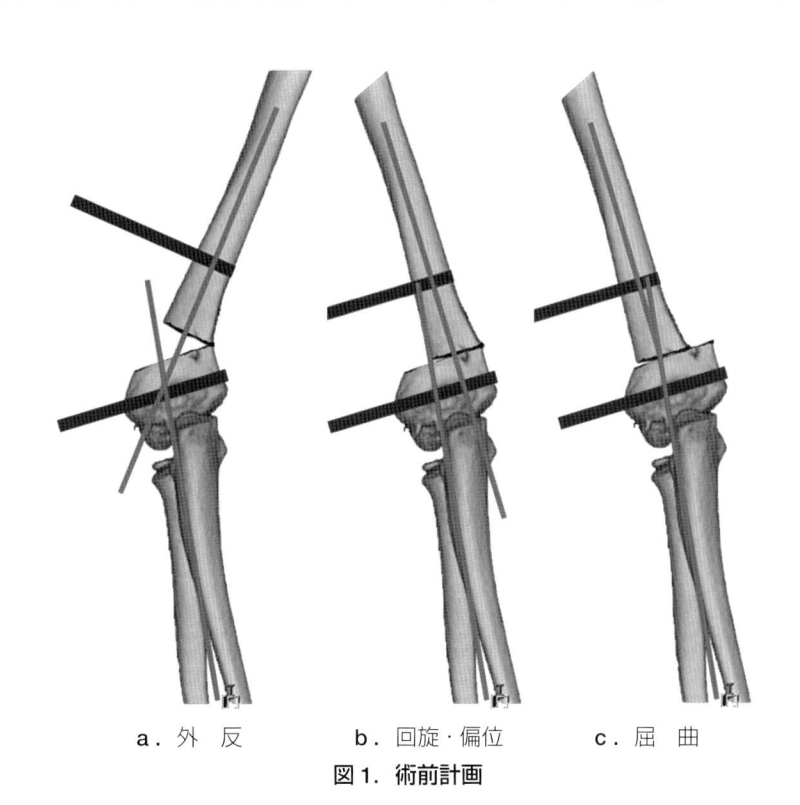

a．外　反　　b．回旋・偏位　　c．屈　曲
図1．術前計画

Key words

cubitus varus deformity, three-dimensional corrective osteotomy, external fixator

*Corrective osteotomy for cubitus varus deformity using external fixator in children
　要旨は第26回日本肘関節学会において発表した．
**M. Tomatsuri（部長）：川崎病院整形外科（〒652-0042　神戸市兵庫区東山町3-3-1；Dept. of Orthop. Surg., Kawasaki Hospital, Kobe）．

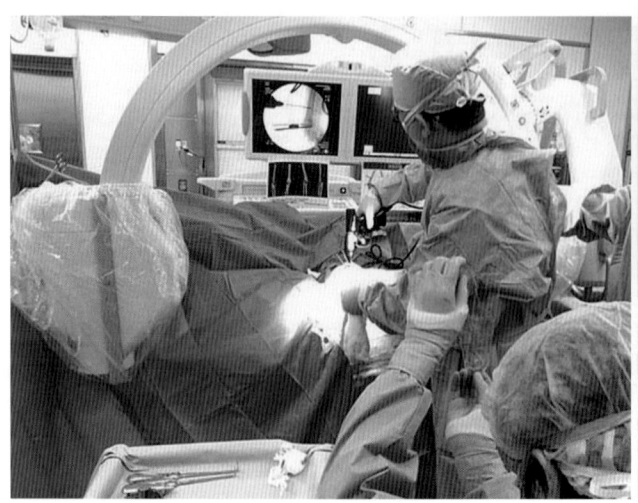

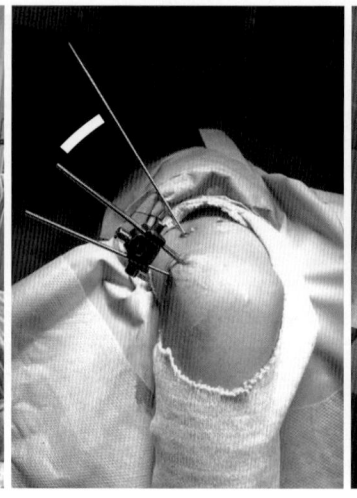

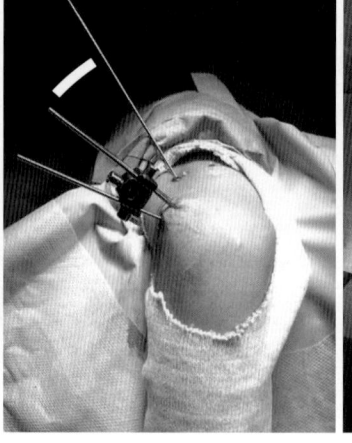

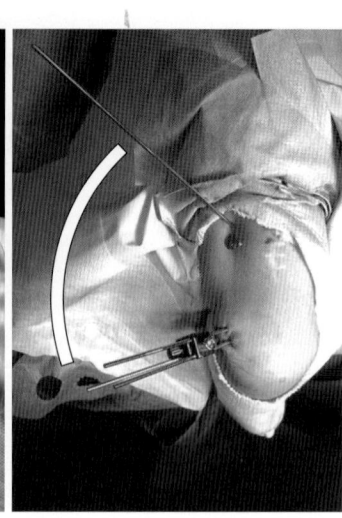

Ⅱ. 上肢 ◆ 2. 肘関節

　　a．助手の目視を介助としながら刺入　　　　b．後方（内旋）　　　c．頭側（内反）

図2．近位ピンの刺入

　回旋矯正を要するので骨切り方向は刺入したピンと平行になるようにし，骨切り後は遠位骨片を内側に偏位させることで骨軸の調整を追加するようにして作図を行い，術前計画を立てておく（図1）．

Ⅱ．手術方法

　術中の体位は基本的には側臥位であるが，年少児で上腕が短い場合は腹臥位とする．基準となる1本目の遠位ピンは作図を参照しながら，前後像では関節面に対して少し傾斜をつけ，側面像では真側面から刺入する．この際，鉤状突起窩と肘頭窩の間にある硬い部分を貫通させると固定性は増す．なお先端は内側の骨端部は貫かないようにする．遠位骨片を確実に把持するために遠位骨片には3本のピンを刺入する．1本目に刺入したピンに創外固定器の部品を側面では遠位と近位の2本のピンが骨軸に平行になるように取り付け，これをガイドとして2本目のピンを前方から，3本目のピンを近位側に刺入する．遠位ピンと近位ピンが同方向を向けば矯正位がとれるように，近位ピンを遠位ピンに対して後方，頭側から助手の目視を介助としながら刺入する．近位ピンを正確に刺入する必要があるので，反対側の骨皮質を貫く際には慎重に手回し操作で挿入する（図2）．上腕骨骨切り予定部の直上やや外側に縦皮切を加え，骨膜下に剥離して骨切り部を展開する．ノミで骨切り方向が正しくなるように刻印をつけた後にボーンソーで途中まで骨切りを行い，最後は内側の骨膜を温存するようにしてノミで骨切りを完了させる．屈曲矯正の追加を要する場合には，背側に比べてやや掌側は多めに切除する．

　2本目の近位ピンは，骨切り終了後に骨接触面の状態を確認した後に，先に挿入した近位ピンにガイドを装着しながら基本的には側面で骨軸に平行に刺入するが，屈曲方向の矯正を追加する必要があれば，少し傾けて刺入する．

　DFSミニ固定器をピンに装着して矯正が良好に得られているかどうかをイメージ透視下に確認する．さらに屈曲矯正が必要な場合は，最後にDFSミニ固定器のボールジョイント部を調整することで対応する．この操作で後方の骨片間の接触が少なくなる場合は近位骨片掌側の部分切除を追加する．上腕骨変形が矯正され，肘関節および前腕の可動域（ROM）が良好に保たれていることを確認してから手術を終える（図3）．

Ⅲ．術後後療法

　術後は，創部の状態が落ち着くまで約2週間はギプスシーネによる外固定を追加するが，その後オープンシャワーによる創部の管理と自動でのROM訓練を開始する．良好な骨癒合を得た時点で抜釘を行う．抜釘後には骨折予防のために約2週間はギプスシーネによる外固定を追加する．

Ⅳ．治療成績（図4，表1）

　2006年以降に14例の内反肘変形に対して変形矯正骨切りを行った後に，DFSミニ固定器を用いて骨片の固定を行った．男性12例，女性2例，右肘6例，左肘8例であった．変形の原因は，上腕骨顆上骨折が10例，外顆骨折が2例，遠位骨端線損傷が1例，上腕骨滑車形成不全が1例であった．9例が初回の治療時に手術的治療を受

a．術前正面像　　　　　　　　b．術前側面像

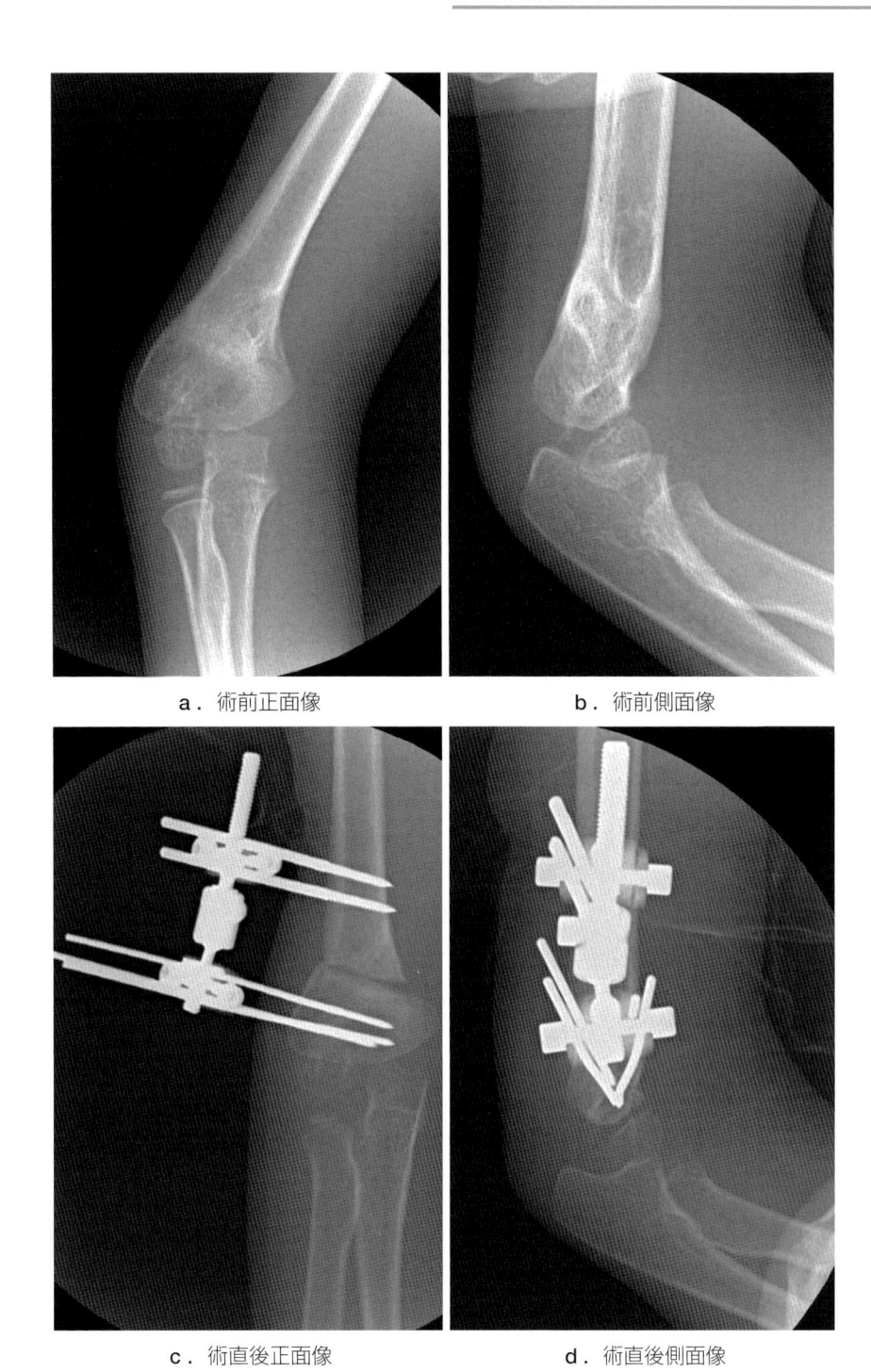

c．術直後正面像　　　　　　　d．術直後側面像

図3．術前後の肘関節X線像

けていた．手術時年齢は平均7.8歳であり，手術までの期間は平均33.4ヵ月，経過観察期間は平均26ヵ月であった．矯正骨切りの角度は外反矯正が平均25.0°，屈曲矯正が平均13.7°であった．顆上骨折後の症例には，全例回旋変形に対する矯正（平均20.7°）を追加した．創外固定器装着期間は平均9.9週であったが，矯正損失することなく骨切り部の骨癒合を得ることができていた．

しかしながら，本術式を行った患児の平均年齢が7.8歳であり，体格が大きい症例については，創外固定器のボールジョイント部の強度のこともあるので，適応は慎重にすべきであると考えている．

術後合併症としては，衝突により創外固定器を破損した症例を1例，ピン刺入部の浅部感染を3例，尺骨神経障害を1例に認めた．感染例は抗生物質の投与で鎮静化し，神経障害は保存的治療で術後2ヵ月で回復した．

内反左右差は術前平均25.0°が最終調査時には平均0.4°に，回旋左右差は術前平均20.7°が最終調査時には平均0.7°になっていた．

内反・回旋左右差が残存した症例が1例（症例11）あったが，この症例は3歳男児で，健側も外顆骨折後の変形

II．上　肢 ◆ 2．肘関節

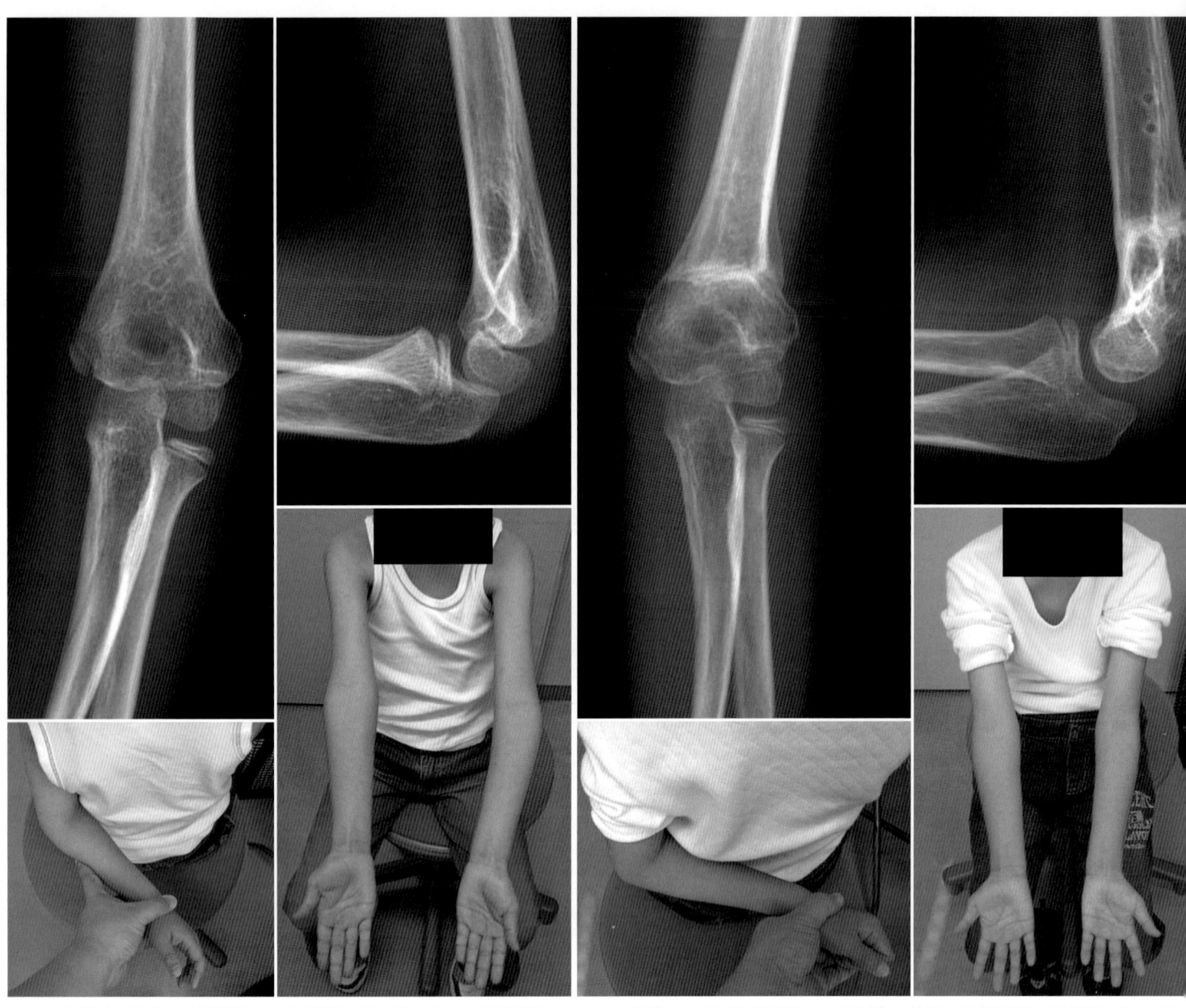

a．初診時X線像と外観所見．上腕骨顆上骨折後2年6ヵ月経過しており，20°外反・6°屈曲・15°外旋骨切り術を行った．

b．術後4ヵ月（抜釘術後2ヵ月）時X線像と外観所見．最終調査時には，疼痛および機能障害はなく，関節ROM，HEW角ともに健側，患側間で左右差なしであった．

図4．症例9．7歳，男

があったこと，骨化が未熟であり術前の計測が正確ではなかったことが原因であり，術後に矯正損失をきたしたものではなかった．

V．考　察

　内反肘変形に対する矯正骨切り術の方法については，さまざまな報告が過去にされており，それぞれ利点，欠点がある[5,6,9,10]．内旋変形に対する矯正は機能的に問題となることが少ないので，必要ないとの報告もあるが[11]，特に上腕骨顆上骨折後の内反肘変形は，遠位骨片の内反・内旋・過伸展変形により生じると考えられており[12,13]，筆者はすべての変形を矯正すべく，三次元での矯正骨切りを行ってきた．手術時期について，10歳以下の症例であれば過伸展変形については10°～30°の自然矯正が期待できるが，上腕骨の内反・内旋変形は自然矯正されることはなく[14]，矯正骨切り術後も再変形をきたす可能性がほとんどないことから[5]，成長終了をまつ必要はなく，受傷後1年経過していればいつでも手術を行うことができると考えている．

　小児においては骨切り術後の固定法としてKirschner鋼線による内固定や引き寄せ締結法を用いることが多

表1. 対象例一覧

症例	手術時年齢・性（歳）	患側	変形の原因	初回治療	手術までの期間（月）	経過観察期間（月）	肘関節屈曲	肘関節伸展	HEW角	前腕回内	前腕回外	肩関節内旋
							\multicolumn{6}{c}{患側, 健側間の差（術前）[°]}
1	14・女	右	先天性上腕骨滑車形成不全	先天性		23	5	30	20	35	0	0
2	9・女	右	上腕骨外顆骨折	観血的骨接合術	29	4	20	15	25	10	0	0
3	6・男	左	上腕骨外顆骨折	徒手整復, ギプス	45	73	0	15	30	0	0	0
4	9・男	右	上腕骨顆上骨折	経皮的鋼線刺入固定	46	47	15	−5	25	0	−10	35
5	6・男	右	上腕骨顆上骨折	経皮的鋼線刺入固定	40	6	5	−10	15	0	−20	20
6	8・男	左	上腕骨顆上骨折	経皮的鋼線刺入固定	28	54	5	−5	30	10	−20	30
7	8・男	左	上腕骨顆上骨折	徒手整復, ギプス	21	12	30	−10	25	0	−20	30
8	6・男	右	上腕骨顆上骨折	徒手整復, ギプス	36	3	−5	5	20	40	0	25
9	7・男	左	上腕骨顆上骨折	経皮的鋼線刺入固定	32	37	5	5	20	10	−10	30
10	8・男	左	上腕骨顆上骨折	経皮的鋼線刺入固定	14	36	10	−10	25	0	−10	30
11	3・男	左	上腕骨顆上骨折	徒手整復, ギプス	13	24	20	−1	35	0	−10	30
12	11・男	左	上腕骨顆上骨折	経皮的鋼線刺入固定	55	4	5	−5	20	10	−10	30
13	7・男	左	上腕骨顆上骨折	観血的骨接合術	12	4	25	20	35	10	−15	30
14	7・男	右	上腕骨遠位骨端線離開	観血的骨接合術	64	37	5	5	25	35	−30	0
平均	7.8				33.4	26	10.4	3.5	25	12.9	−11.1	20.7

症例	術後合併症 神経障害	術後合併症 ピン感染症	創外固定器装着期間（月）	肘関節屈曲	肘関節伸展	HEW角	前腕回内	前腕回外	肩関節内旋
				\multicolumn{6}{c}{患側, 健側間の差（最終調査時）[°]}
1	なし	あり・破損	13	5	25	0	20	10	0
2	なし	なし	11	20	15	0	0	0	0
3	なし	なし	7	−5	0	0	0	0	−10
4	なし	なし	9	−5	0	0	0	0	0
5	なし	なし	11	5	5	0	0	10	0
6	なし	なし	10	0	0	0	0	0	−5
7	あり	なし	12	0	5	0	−20	0	5
8	なし	なし	8	0	0	0	0	0	0
9	なし	なし	8	0	0	0	0	0	0
10	なし	なし	9	−5	−5	−5	0	0	0
11	なし	なし	7	10	10	10	0	0	20
12	なし	あり	11	5	20	0	0	0	0
13	なし	あり	11	−10	−10	0	0	0	0
14	なし	なし	11	5	−5	0	20	0	0
平均			9.9	2.5	4.3	0.4	2.9	0	0.7

く，おおむね良好な成績が得られるが，三次元矯正骨切り術の欠点としては，手技が煩雑であること，矯正角度が大きいと骨片間の接触面積が小さくなることで，骨片間の安定性が得られず，経過観察中に矯正損失を生じることがある[6]．また，プレート内固定は強固な固定が得られるが，骨端線未閉鎖の症例には適応しにくい．一方，創外固定法は感染の危険性やピン刺入部の管理を要することや，創瘢痕が残るといった問題点があるが，正しい変形矯正を行ううえで，骨片間の接触面積が小さくなったとしても良好な固定性が獲得できること，目的となる矯正角度が得られるまで微調整を何回でも行えることや，術後早期から自動運動を開始できるといった利点があり，筆者は小骨骨折用に開発されたdynafix system（DFS）ミニ固定器を用いて矯正骨切り後の骨片固定を行い，おおむね良好な結果を得てきた[15]．

まとめ

1）小児の内反肘変形に対する変形矯正骨切り後の固定に小骨骨折用に開発されたDFSミニ固定器を用いた14例を経験し，おおむね良好な結果を得た．

2）創外固定法はピン刺入部の管理を要することや創瘢痕が残るといった問題点があるが，術者が満足する矯正を得るまで何度も調整を繰り返し行えることや，強固な初期固定力が得られるといった利点がある．

文献

1) 宗重　博，村上恒二，生田義和ほか：内反肘による遅発性尺骨神経麻痺の6例—内旋・伸展変形との関係について．日肘関節研会誌 **1**：119-120，1994
2) 大高良基，寺嶋博史，関口昌之ほか：内反肘に伴う尺骨神経麻痺の5症例．骨・関節・靱帯 **16**：549-553，2003
3) 阿部宗昭：内反肘変形に合併する肘関節不安定症．MB Orthop **8**：45-50，1995
4) 矢渡健一，安里英樹，長嶺順信ほか：内反肘に伴う肘関節後外側回旋不安定症の1例．整外と災外 **53**：371-376，2004
5) 阿部宗昭：小児上腕骨顆上骨折—後遺変形の治療．骨・関節・靱帯 **16**：1167-1175，2003
6) 安里英樹，金谷文則，森山朝裕ほか：内反肘に対する矯正骨切り術．整外と災外 **45**：384-387，1996
7) Oppenheim WL, Clader TJ, Smith C et al：Supracondylar humeral osteotomy for traumatic childhood cubitus varus deformity. Clin Orthop **188**：34-39, 1984
8) Yamamoto I, Ishii S, Usui M et al：Supracondylar osteotomy of the humerus to correct cubitus varus. Clin Orthop **201**：179-185, 1985
9) Kim HT, Lee JS, Yoo CI：Management of cubitus varus and valgus. J Bone Joint Surg **87-A**：771-780, 2005
10) Takagi T, Takayama S, Nakamura T et al：Supracondylar osteotomy of the humerus to correct cubitus varus ; do both internal rotation and extension deformities need to be corrected? J Bone Joint Surg **92-A**：1619-1626, 2010
11) Usui M, Ishii S, Miyano S et al：Three-dimensional corrective osteotomy for treatment of cubitus varus after supracondylar fracture of the humerus in children. J Shoulder Elbow Surg **4**：17-22, 1995
12) 小嶋　充：小児上腕骨顆上骨折後に生ずる内反肘の発生機序と予防についての検討．新潟医会誌 **104**：23-35，1990
13) 柴田常博，安倍吉則，田代尚久ほか：小児上腕骨顆上骨折の長期成績—内反肘に着目して．骨折 **31**：121-124，2009
14) 水野耕作：小児上腕骨顆上骨折ならびに外顆骨折の変形とその自己矯正能について．整・災外 **33**：41-50，1990
15) 戸祭正喜，田中寿一，吉矢晋一：小児上肢変形矯正骨切り術後の固定にDFSミニ固定器を用いた3例．日創外固定骨延長会誌 **19**：19-23，2008

*　　　*　　　*

II. 上肢 ● 3. 手関節

手掌部小皮切手根管開放術の治療成績*

森澤 妥　吉田 篤　河野友祐　高山真一郎**

[別冊整形外科 66：45〜48, 2014]

はじめに

　特発性手根管症候群の手術は広く一般整形外科医が修得するべき手技であり，安全，確実な手技が望まれる．筆者らは手掌中央部の小皮切でKnifeLight（Stryker 社，Kalamazoo）[図1] を用いて手根管開放術を行っており[1〜3]，その治療成績を報告する．

I．対象および方法

　対象は，2009年以降に手術をした特発性手根管症候群116例126手である．性別は男性28例28手，女性88例98手，手術時年齢は平均64（34〜94）歳，術後経過観察期間は平均22（1〜54）ヵ月であった．術前の浜田分類[4]でgrade I が68手，grade II が50手，grade III が8手であった．手術適応は初診時に知覚障害のみであればまず保存的治療を行い，約3ヵ月間経過観察し，改善のない場合に手術を施行した．なお，母指球筋に高度の萎縮がみられ，対立不能，perfect O 不能，巧緻運動障害が主訴に含まれる場合は母指対立再建術を施行し，本検討には含めていない．本術式では，手掌部に約1.5 cmの小皮切を加えKnifeLight を用いて屈筋支帯を切離した．KnifeLight は先端がコの字状の鈍なプラスチックでできており，その間に刃を有する．コの字状の部分で屈筋支帯を挟み込めばそれ以外に切れるものはなく安全である．また，先端部分に発光機能を有している．これによって術野の視野が良好になり，先端がどこまですすんだかが皮

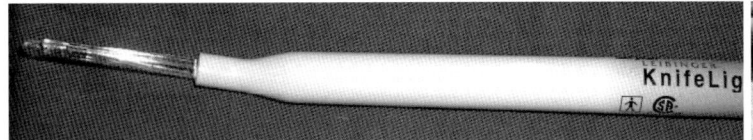

a．KnifeLight

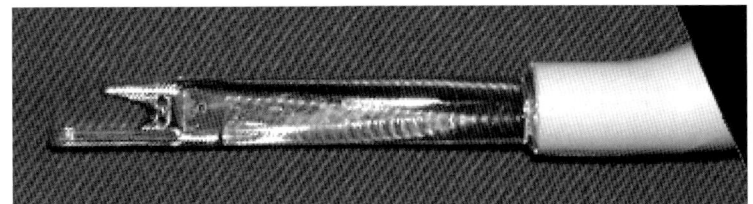

b．先端部．コの字状の鈍なプラスチックでできており，その間に刃を有する．先端に発光機能を有している．

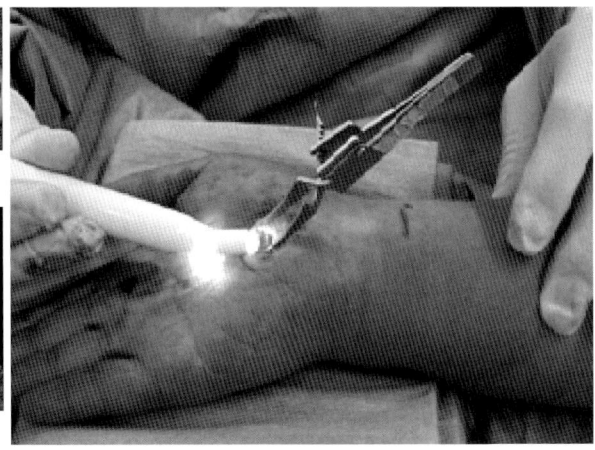

c．屈筋支帯を切離しているところ

図1．KnifeLight

Key words

carpal tunnel syndrome, thenar muscle branch, pillar pain

*Outcome of small skin incision carpal tunnel release for idiopathic carpal tunnel syndrome
**Y. Morisawa（医長）：国立病院機構埼玉病院リハビリテーション科（〒351-0102　和光市諏訪2-1；Dept. of Rihabilitation, Saitama National Hospital, Wako）；A. Yoshida（医長），Y. Kawano：同病院整形外科；S. Takayama（部長）：国立成育医療研究センター外科系専門診療部．

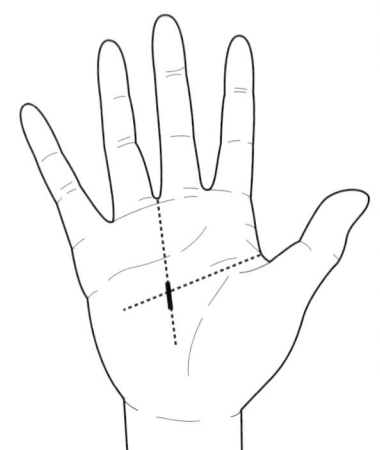

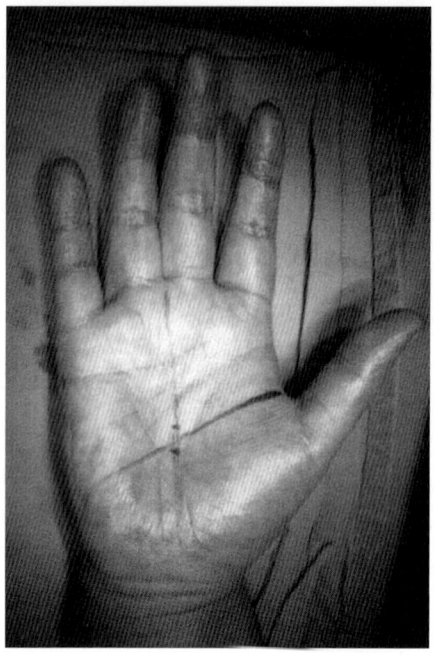

図2. 皮 切（約1.5 cm）

表1. 成績（浜田分類）

術前	最終診察時		
	good	fair	poor
grade I	60	8	0
grade II	35	15	0
grade III	5	3	0

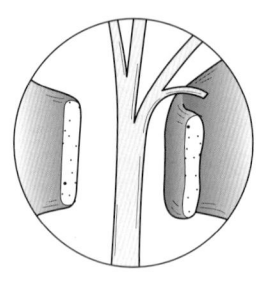

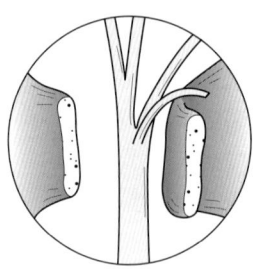

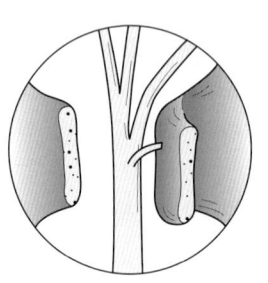

報告者（年）	extraligamentous type	subligamentous type	transligamentous type
Tountas（1987）			
剖検例（%）	96.7	2.1	1.2
手術例（%）	81.5	9.8	8.7
Imamura（2003）			
手術例（%）	94.0	3.0	3.0

図3. 正中神経反回枝の分岐（文献13より引用改変）

膚の上からみてわかる．

　手術はまず局所麻酔下に Kaplan の cardinal line と中環指間の縦線の交点に 1.5 cm の縦皮切を入れ（図2），皮下を愛護的に剝離する．手掌腱膜が展開されるとそれを縦切し，屈筋支帯の遠位を同定する．手掌腱膜と屈筋支帯の間を鈍的に剝離する．これにより手掌腱膜を温存する．さらに屈筋支帯の背側も十分に剝離する．屈筋支帯尺側に小切開を入れ，手関節をやや背屈し長掌筋腱尺側を目標として KnifeLight を挿入し，掌側手首皮線まで屈筋支帯を切離する．この際，KnifeLight で盲目的に押し切りするというのではなく，挿入前に十分にその掌側・背側を剝離しておき，KnifeLight を挿入する道を作成し，そこへ挿入している．すなわち，KnifeLight を挿入する前に小エレバトリウム（エレバ）で手掌腱膜と屈筋支帯の間と屈筋支帯の背側を掌側手首皮線まで愛護的に剝離しているが，これは ① KnifeLight を挿入しやすくする，② 手掌腱膜を温存する，③ 屈筋支帯と正中神経の癒着を剝離するためである．手掌腱膜を温存することで術後の正中神経手掌皮枝障害，いわゆる pillar pain を減らせると考えている．KnifeLight での屈筋支帯の切離後，小エレバが容易に手根管内手関節近位まで挿入できることを確認し，さらに神経鉤で皮切の中枢側の皮膚と手掌腱膜を持ち上げ，屈筋支帯の切り残しがないことを確認する．また，屈筋支帯遠位で正中神経を剝離し正中神経反

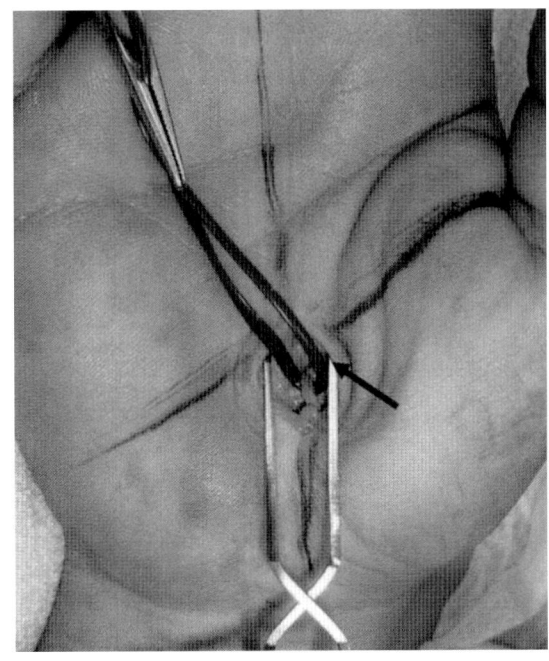

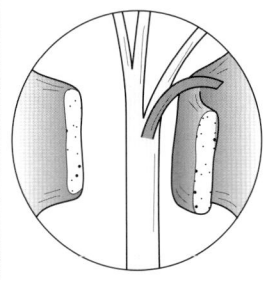

図4. Subligamentous type（矢印）の1例

回枝を確認する．後療法は，約5日間の手関節やや背屈位でのギプスシーネ固定とし，手指の運動は術直後より行わせている．

検討項目は術後成績を浜田の評価基準[4]で3段階に評価し，術後自覚症状を visual analogue scale（VAS）[100：耐えられない痛みがある，0：痛くない]で評価した．

II．結　果

全例で夜間痛・強いしびれは術後早期に消失した．浜田の評価は表1のごとくでpoorはなかった．VASは術前平均87が最終診察時8と改善した．術中神経・動脈損傷はなかった．最終診察時，創部痛，有痛性瘢痕，pillar painを訴える患者はいなかった．

III．考　察

手根管症候群の手術方法は現在，大きく分けると直視下法と鏡視下法とに分類される．直視下法は掌側手首皮線を近位へ越える標準開放術と，小皮切開放術に分類される．標準開放術は術後の創部痛，肥厚性瘢痕，pillar painが問題とされており，現在は症例を選んでしか施行していない．鏡視下法は低侵襲ではあるが，① 特殊な器材が必要，② 手技習熟のための訓練が必要，③ 正中神経反回枝の確認ができない，④ 不慣れな手術操作での神経・血管損傷が問題としてあげられる[5〜7]．小皮切開放術では ① 手掌と手関節での二皮切，② 手掌のみ，③ 手関節のみの一皮切の方法がある．本術式は，手掌のみの一皮切に該当する．本術式の利点は，① 安全，② 確実，③ 屈筋支帯切離後に直視下に神経の状態，除圧を確認可能，④ 屈筋支帯開切離後に正中神経反回枝を確認可能，⑤ 神経剥離が可能である，⑥ 手掌腱膜を温存しており正中神経手掌皮枝損傷，いわゆる pillar pain を生じにくい，⑦ 手掌小皮切で有痛性瘢痕が生じにくいことがあげられる．本術式では術中に直接，母指球筋枝も含めて神経の除圧を確認しているので，術後の愁訴の遺残に対して ① 神経の除圧不十分，② 屈筋支帯の切離不十分，の可能性を考慮する必要がない．鏡視下法（特に2-portal）では通常，術中に神経はみえず，屈筋支帯を切離して脂肪の下垂で除圧を判断している．その場合，屈筋支帯の切離部位が橈側あるいは尺側へ偏位していると除圧不十分になる可能性がある．また，通常，神経は主に屈筋支帯で掌側から圧迫はされているが，まれに掌側のみではなく周囲と癒着・圧迫をきたしている症例もある．このような症例では，単に屈筋支帯のみを切離しただけでは除圧不十分になる可能性があると考えられる．

一般に手根管開放術で問題とされることは，① 正中神経反回枝損傷，② pillar painである．①に関しては，図3[8,9]のように正中神経反回枝の分岐に変異がある．そのうち，約1〜8％で反回枝が屈筋支帯を貫通する，いわゆる transligamentous type が存在し，神経損傷を起こしやすいとの指摘がある．実際，本術式では屈筋支帯を切開している最中は屈筋支帯を直接は確認できない．ただ，反回枝の変異の多くは橈側で分岐しているとされてお

り[10]．本研究でも損傷例がなかったことを考えると，屈筋支帯の尺側で切離することで反回枝損傷を可能な限り回避しうると考えている．しかし，反回枝が屈筋支帯の尺側を貫通するtransligamentous typeでは損傷の可能性を完全には否定はできない．中村ら[6]もこの点を指摘しているが，実際に神経損傷はなかったと報告している．この点は，鏡視下法でも神経損傷を生じる可能性はあり，小皮切法，鏡視下法を含めての問題点と思われる．また，subligamentous typeに関しては本術式では展開中に母指球筋枝は確認可能であり，神経損傷を回避できるが，鏡視下法（特に2-portal）で盲目的に遠位のportalを作成すると神経損傷を生じる可能性がある（図4）．②のpillar painに関しては本術式では手掌腱膜をできる限り温存しており，これによりpillar painの発生を少なくしていると考えている．正中神経手掌皮枝を損傷するとpillar region[10,11]に痛みが生じるとされている．Arcanら[12]，児島ら[11]によると，手根管症候群手術の手掌部の皮膚切開の際，術野に神経枝がありこれを温存することで術後のpillar painを減らせたと報告している．筆者らは①皮切はできるだけpillar regionを避ける，②皮切部皮下の愛護的な剝離をする，③手掌腱膜と屈筋支帯の丁寧な剝離を行うことでpillar painを回避可能と考えており，本研究では回避しえた．中村ら[6]，壷井ら[7]もKnife-Lightを用いた手掌部一皮切での報告で，pillar painの減少を認めたとしている．

まとめ

1) 特発性手根管症候群に対するKnifeLightを用いた小皮切開放術の治療成績を報告した．

2) 本術式は安全，確実であり，成績も良好であった．

3) 特発性手根管症候群の手術方法として本術式は有用であった．

文献

1) 森澤 妥，高山真一郎，仲尾保志ほか：手根管症候群再手術例の検討．日手会誌 **21**：648-652，2004
2) 森澤 妥，児玉隆夫，藤田貴也ほか：小皮切手根管開放術の治療成績．臨整外 **42**：149-153，2007
3) 森澤 妥，高山真一郎，児玉隆夫ほか：長期透析患者の手根管症候群に対する小皮切手根管開放術の治療成績．整形外科 **58**：1545-1549，2007
4) 浜田良機，井出隆俊，山口利仁：手根管症候群の治療成績．日手会誌 **2**：156-159，1985
5) Heim RH, Vaziri S：Evaluation of carpal tunnel release using the Knifelight instrument. J Hand Surg **28-B**：251-254, 2003
6) 中村敏夫已，中河庸治，小野浩史ほか：Knife Lightを使用した手根管症候群の治療成績．日手会誌 **16**：579-583，1999
7) 壷井朋哉，橋本晋平，林 浩之ほか：Knife Lightを用いた手根管症候群の治療．中部整災誌 **43**：1361-1362，2000
8) 今村宏太郎：正中神経反回枝の変異―手根管症候群手術例の検討．日手会誌 **20**：54-56，2003
9) Tountas CP, Bihrle DM, MacDonald CJ et al：Variations of the median nerve in the carpal canal. J Hand Surg **12-A**：708-712, 1987
10) 梁瀬義章：手根管症候群の治療―小皮切の立場から．整・災外 **45**：1121-1126，2002
11) 児島忠雄，平瀬雄一，松浦慎太郎ほか：手根管症候群における掌側皮神経確認の重要性．日手会誌 **17**：435-438，2000
12) Arcan U, Arneze ZM, Bajrovic F et al：Surgical technique to reduce scar discomfort after carpal tunnel surgery. J Hand Surg **27-A**：821-827, 2002
13) 金谷文則：手根管症候群の手術療法．MB Orthop **8**：49-59，1995

* * *

手掌部小皮切法による直視下手根管開放術

小林明正

はじめに

手根管症候群に対する手根管開放術は，皮膚切開（皮切）が前腕部まで及ぶ従来法が主流であった．その後，鏡視下手術が考案され，術式も確立し皮切もわずかなことから盛んに行われるようになった．しかし，一方では腱・神経損傷という重篤な合併症が報告されるようになった．これらの治療法の変遷を経て，近年，皮切を手掌部に限定した小切開での手技が考案された．筆者が行っている手掌部での小皮切による手根管開放術の術式の実際とその注意点について報告する．

I. 皮膚切開

皮膚切開を加える部位に局所麻酔（1％リドカイン塩酸塩使用）を行う．空気止血帯を装着し，母指球皮線の尺側に2～2.5 cm程度の皮切を加える．近位は手首皮線から遠位1～1.5 cmまでとする（図1）．

II. 横手根靱帯にいたるまでの操作

皮下脂肪組織を愛護的に剥離する．手掌腱膜を一部切離して横手根靱帯（以下，靱帯）の表層にいたる．露出した靱帯の直上部から線維方向に沿って，モスキート鉗子や小剪刀などを用いて注意深く靱帯線維を剥離しつつ

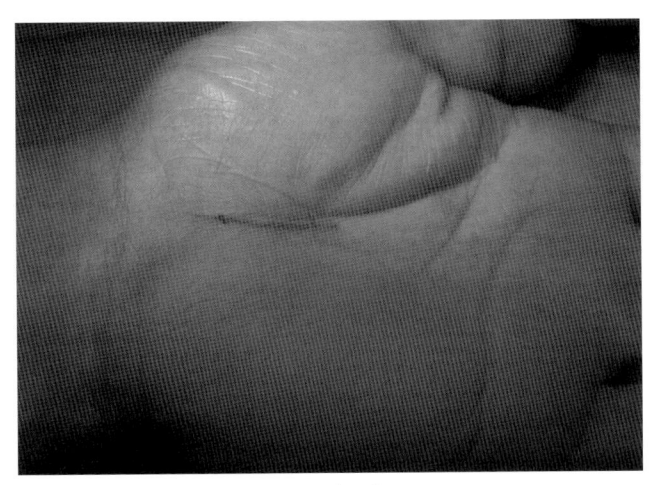

図1．皮切

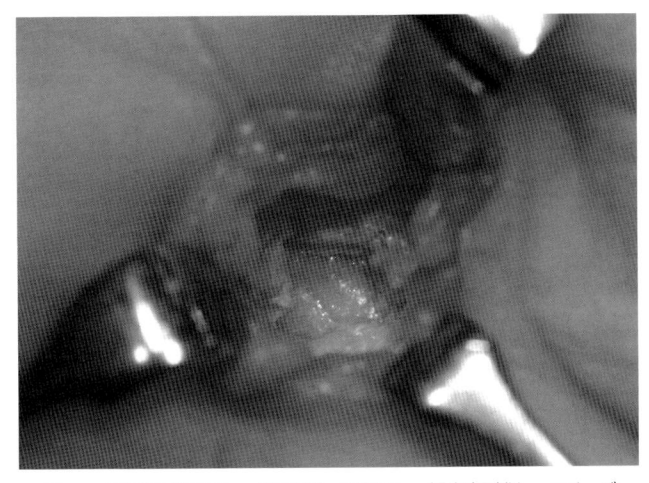

図2．横手根靱帯の一部切離．靱帯の一部を切離し，エレバの先端が挿入できる小孔を開ける．

Key words

carpal tunnel syndrome, open carpal tunnel release, minimal palmar incision technique

*Minimal palmar incision open carpal tunnel release
**A. Kobayashi（副院長）：相模台病院整形外科（〒252-0001 座間市相模が丘6-24-28；Dept. of Orthop. Surg., Sagamidai Hospital, Zama）.

II. 上 肢 ◆ 3. 手関節

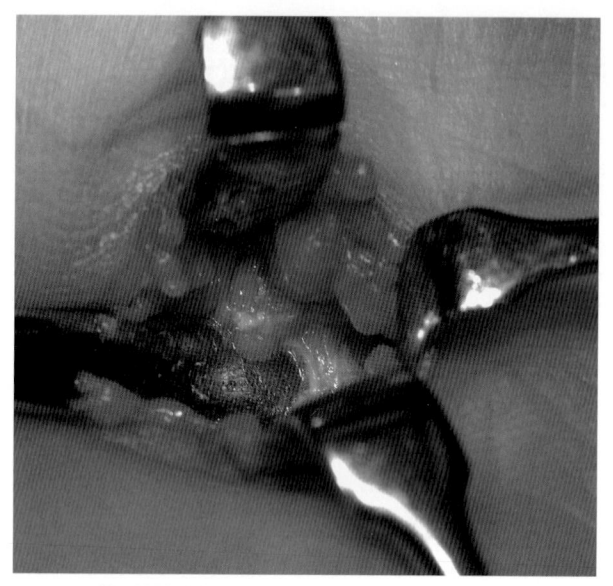

図3. 横手根靱帯遠位側の切離. エレバ先端を靱帯裏面に挿入する.

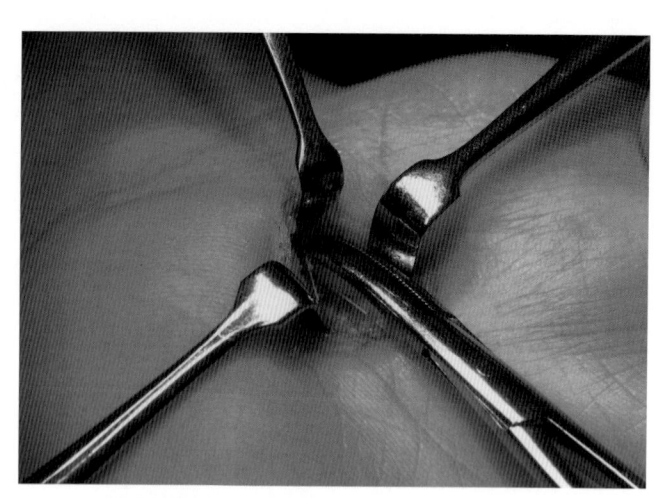

図4. 横手根靱帯近位側の剥離. 手掌腱膜と靱帯の間をモスキート鉗子を用いて鈍的に剥離する.

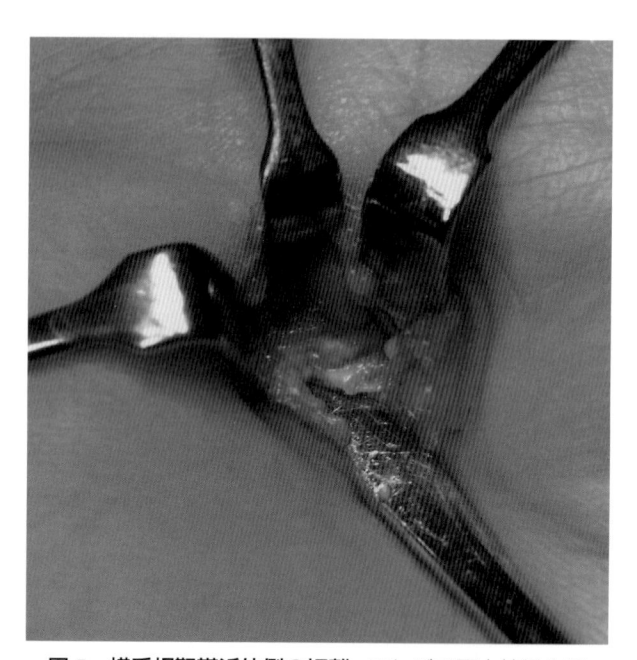

図5. 横手根靱帯近位側の切離. エレバで正中神経や屈筋腱を保護しつつ靱帯裏面に先端を挿入する.

深部にすすむ. 手根管内にいたると, 急激に抵抗力がなくなり, 茶褐色を呈する屈筋腱周囲の滑膜などがみえてくる. これらの組織は靱帯とは明らかに異なり, 判別は容易である. 小剪刀で慎重に靱帯の一部を切離し, 小エレバトリウム (エレバ) の先端が靱帯の裏面下に挿入できうる程度の小孔を開ける (図2). この部位は, 手根管の中央部から遠位1/3付近に相当する.

III. 横手根靱帯遠位側の切離

エレバの先端を小孔から靱帯裏面下に慎重に1 cm程度, 環指に向けて挿入する (図3). このエレバ上を尖刃刀の刃を上向きにしてゆっくりと靱帯を切離する. 靱帯の切離部位に合わせてエレバの先端を遠位方向にすすめる. この部分は靱帯が比較的肥厚した部位であり, 切離の際に抵抗力を感じる. そのため, 尖刃刀がエレバ上から決してすべり落ちないように注意する. 最後に, モスキート鉗子で切離した靱帯をさらに離開させて, 靱帯が完全に切離されていることを確認する.

IV. 横手根靱帯近位側の切離

次に術者は靱帯の近位側が正面から観察できる位置, すなわち患者の手指のほうに移動する. 術者は靱帯の近位側をのぞき込めるよう, かがみ込むような低い姿勢を保持する. 手掌腱膜と靱帯間を手首皮線を1 cm程度越えた近位側まで, モスキート鉗子を用いて鈍的にかつ十分に剥離する (図4). エレバを靱帯裏面下に挿入し, 直視可能な範囲でエレバにて正中神経や屈筋腱を靱帯裏面から離しつつ, これらの組織を保護しておく (図5).

正中神経掌枝の走行には変異があり, 手首皮線より近位3〜6 cmの部位で本幹橈側より分岐する型がもっとも多い. この掌枝を損傷しないよう, 小剪刀を用いて靱帯を注意深く切離する. 方向は長掌筋腱の尺側縁に向かって切っていく. 靱帯の近位には掌側手根靱帯が存在して

いるので，小剪刀でこの掌側手根靱帯の遠位部までさらに切離する．

最後に，靱帯が完全に切離され手根管が全体にわたり開放されたことを確認する（図6）．さらに，正中神経など手根管内の状態を観察する．空気止血帯を解除して，止血操作を行う．創部を生理食塩水で洗浄して皮膚のみ縫合する．術後は創部にガーゼをおき，弾力包帯で固定する．

V．成　　績

❶対　　象

2008年4月〜2013年12月に当院において本術式を用いた手根管症候群症例中，4ヵ月以上経過観察しえた症例の術後成績を検討した．症例は男性13例，女性33例の計46例51手であった．右18例，左23例，両側5例で手術時平均年齢は64（39〜84）歳であった．発生原因別では，長期血液透析例は13例14手（シャント側，非シャント側ともに7手）で，特発性は33例37手であった．進行度は浜田分類を用いた．すなわちgrade I（知覚障害のみ）は22手，grade II（知覚障害と軽度の母指球筋萎縮）は25手，grade III（母指球筋萎縮と高度の母指対立運動障害）は4手であった．術後成績は，正中神経領域の知覚障害の程度，手掌部痛（pillar pain）の有無および術後合併症に関して調査した．

❷結　　果

術後の平均経過観察期間は17（4〜70）ヵ月であった．知覚障害の改善度は消失27手，軽度残存21手，中等度の改善3手で94％の症例で満足のいく結果を得た．知覚障害の不変・増悪例は認めなかった．浜田分類別では明らかな差異はみられなかった．また，長期血液透析例では知覚障害の消失5手，軽度残存8手，中等度の改善1手と，知覚障害が残存する症例が多い傾向がみられた．手掌部痛に関しては，なしが45手（88％）であった．一

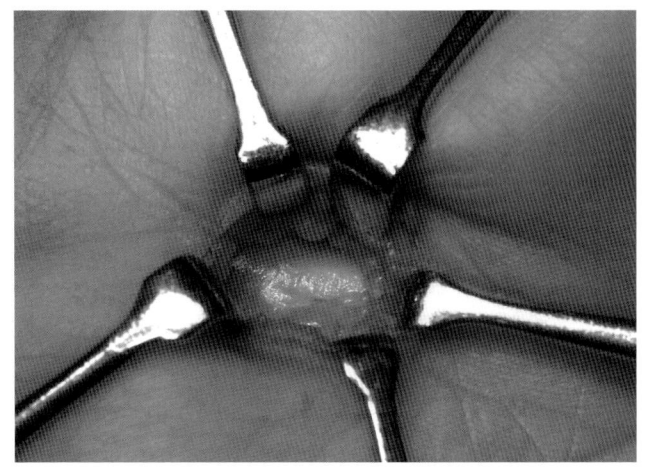

図6．手根管の開放． 靱帯切離後，手根管が完全に開放されていることを確認する．

方，軽度の疼痛を認めたのは6手で，全例術後6ヵ月以内の症例であった．さらに，創部感染症あるいは正中神経本幹および指神経や血管損傷など重篤な合併症は皆無であった．手掌部のみの小皮切で行う本術式は，症状の改善が得られ合併症の併発も少なく，短時間でより安全に行いうる治療法である．

VI．問　題　点

手根管周囲の解剖を理解したうえで本術式を行うべきである．靱帯切離時に安全が確認できないとき，あるいは正中神経や屈筋腱の解剖学的変異を認める際には，本術式にとらわれることなく，皮切を延長するなどして，安全性を確認してから確実に手術を行うべきである．

ま　と　め

1）手掌部の小皮切による直視下手根管開放術の術式および問題点について述べた．

2）本術式は，症状の改善が得られ，短時間で安全に行いうる治療法である．

＊　　　＊　　　＊

近位指節間関節伸展障害によるばね指手術

吉村 光生

はじめに

ばね指は日常多く遭遇する疾患であり，また一般に予後は良好とされ，治癒するのが当たり前と思われているが，近位指節間（PIP）関節に伸展障害のある症例では完全に治癒しない症例を経験する．ばね指の手術的治療ではA1プーリーを切開する．しかしPIP関節に伸展障害のある症例に対しては，A1プーリーの切開に加えてA2プーリーの切開が必要と考え，2010年11月から施行した．A2プーリーを切開すると腱浮き上がり現象の発生を危惧する意見が多いが，腱鞘切開以外の軟部組織に操作を加えないなど手術法を工夫することにより，腱浮き上がり現象などの合併症を経験していない．

I. 対象および方法

2007年5月～2012年4月に手術的治療を行ったばね指のうち，PIP関節に5°以上の伸展障害を合併した症例69例87指について手術した．そのうち，2007年5月～2010年10月に手術した46例62指はA1プーリーを切開した．2010年11月～2011年6月はA1プーリーの切開のみの症例と，さらにA2プーリーの切開を追加した症例が混在するなど試行錯誤した．2011年7月以降は，PIP関節に5°以上の伸展障害があれば全例にA1およびA2プーリーの切開を行った．血液透析例やリウマチ例は除外した（表1）．

A1プーリーのみ切開した症例は46例62指で，男性13例17指，女性33例45指で，平均年齢は男性60.0歳，女性62.7歳で，罹患指は示指7，中指38，環指16，小指

表1．A1およびA2プーリー切開例

症　例	23（男10，女13）例，25（男11，女14）指
年　齢（歳）	53～79（平均66.0）
罹患指（指）	示指：3 中指：15 環指：7

1であった．A1とA2プーリーを切開した症例は男性10例11指，女性13例14指で，平均年齢は男性63.6歳，女性67.8歳で，罹患指は示指3，中指15，環指7であった．

❶ 麻　酔

浸潤神経ブロック[1]を手関節やや中枢部で行っているが，母指・示指・中指では正中神経，小指は尺骨神経，環指は正中・尺骨神経をブロックする．浸潤神経ブロックを利用する理由は，局所麻酔と比較して麻酔時の疼痛がはるかに少ないという患者の評価のためである．そのため現在では局所麻酔で手術することはほとんどない．

❷ 手　術

中手指節（MP）関節やや末梢部掌側に1～2cmの斜皮切を加える（図1a, b）．曲がり小モスキート鉗子および手の外科小筋鉤2～3本を用いて（図2a, b），皮下組織を鈍的に分けて腱鞘に達し，さらに中枢および末梢へ腱鞘直上をあくまで鈍的に剥離していく．その間メスや剪刀で皮下組織や指間靱帯などを切開することはまったく行わない．形成外科用剪刀で腱鞘の切開を開始し，直下にあるA1プーリーを切開し（図3a），次いで末梢に向

Key words

trigger finger, tenosynovitis, A2 pulley, open release

*Surgical treatment of trigger finger with flexion contracture of proximal interphalangeal joint
　要旨は第25回日本臨床整形外科学会において発表した．
**M. Yoshimura（院長）：吉村整形外科医院　〒910-0011　福井市大手3-7-1；Yoshimura Orthopedic Clinic, Fukui．

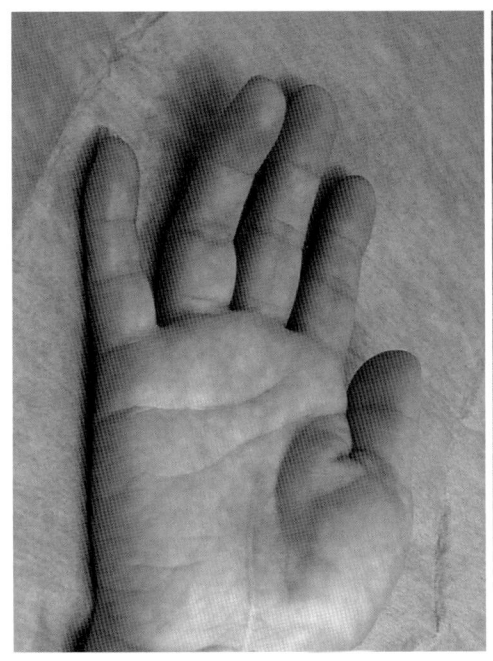

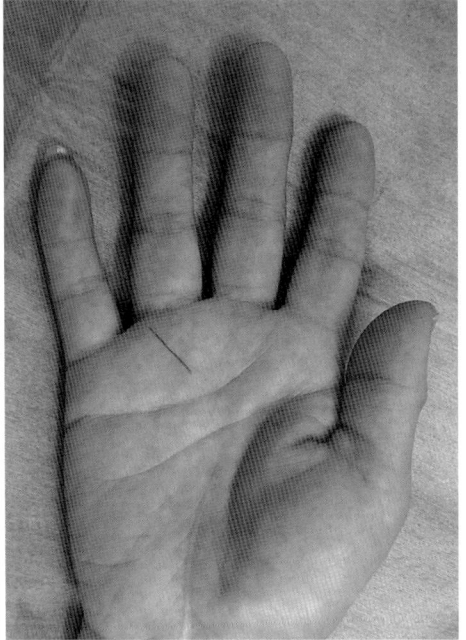

a．術前の PIP 関節伸展障害　　　　　　　　b．MP 関節掌側に小斜皮切

図 1. 64 歳, 女. 右環指弾発指. 弾発現象と PIP 関節に 16°の屈曲拘縮および他動伸展時痛. 24 年前に手根管症候群の手術を受けている.

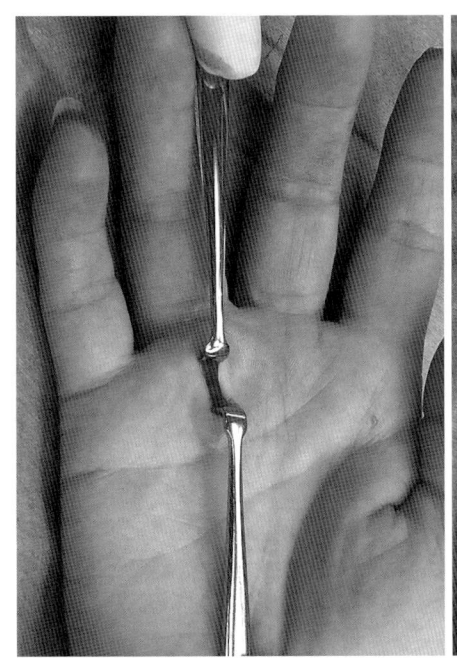

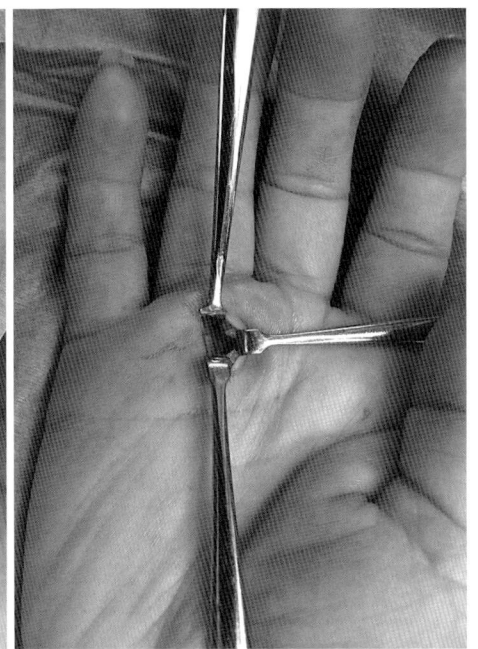

a．A1 プーリーの展開　　　　　　　　b．A1 プーリーの展開と指神経の防護

図 2. 手の外科小筋鉤 2〜3 本を用いて鈍的に腱鞘に達し, 中枢および末梢に向かって鈍的に剥離をすすめる.

かって腱鞘を切開する (図 3b). A1 プーリーを切開した時点で, PIP 関節の伸展障害が改善しないことがほとんどで, A2 プーリーの切開を追加していくと, PIP 関節の完全伸展が可能となる. 屈筋腱の肥厚が A1 プーリーより末梢に認められる症例が少なくない (図 4a).

❸ 後 療 法

術後, 念のため指基節部にバンド (図 5) を装着して圧迫を試みているが, バンドを利用しなくても腱浮き上がり現象をきたした症例は経験していない. 術後 PIP 関節に可動域制限がある症例に対しては積極的にリハビリ

II. 上　肢 ◆ 4. 指関節

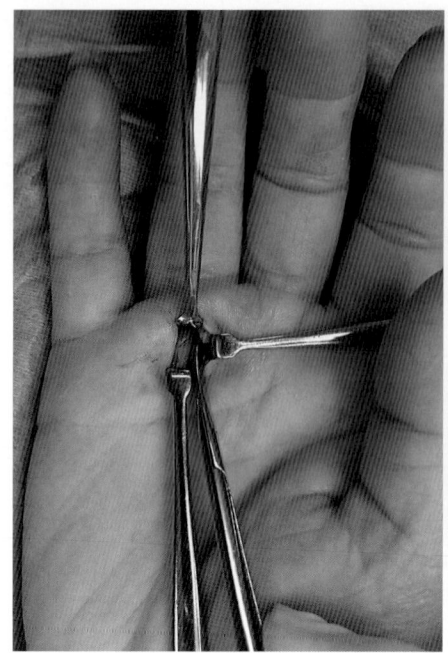

a．形成外科用曲がり剪刀でA1プーリーを切開

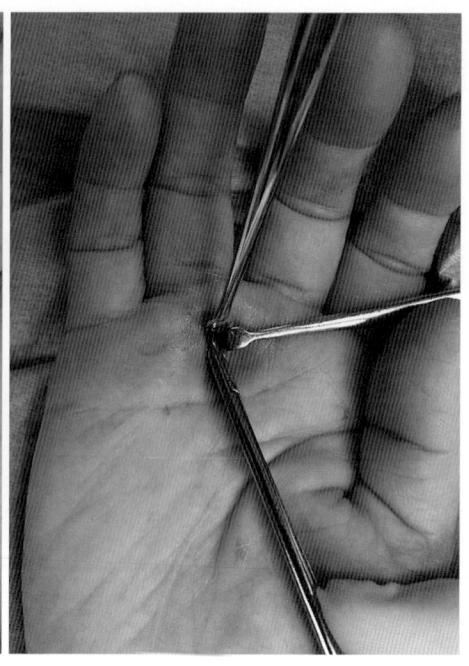

b．末梢に向かってA2プーリーを切開し，PIP関節の屈曲拘縮が解除されたことを確認する．

図3．A2プーリーの切開

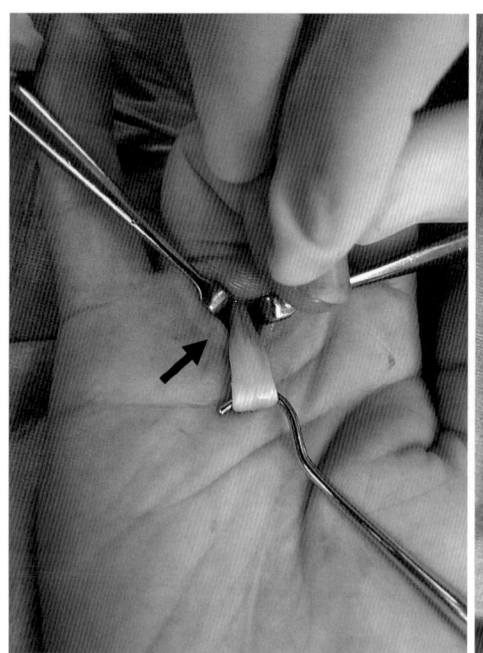

a．浅指屈筋腱はA2プーリーで絞扼されている（矢印）．

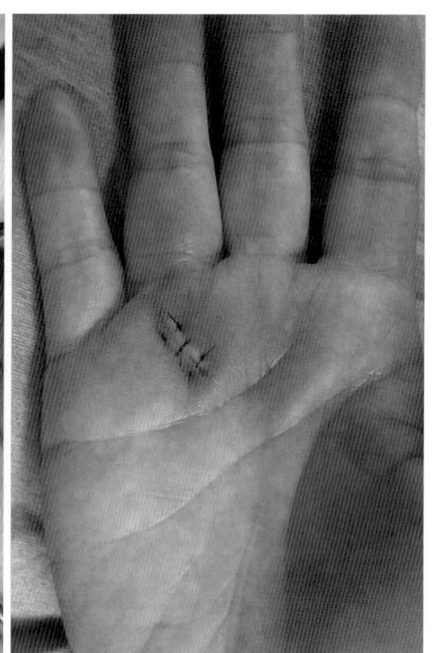

b．皮膚の閉鎖

図4．屈筋腱の観察と創閉鎖

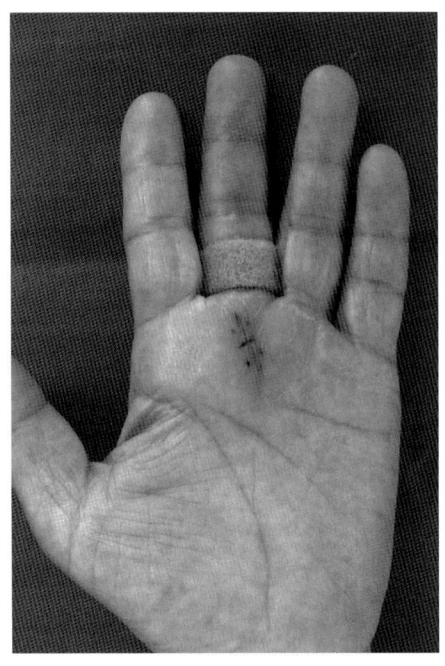

図5. バンドを腱浮き上がり現象予防のため指基節部に装着

表2. A1プーリーおよびA2プーリー切開例の術後成績

術　　前		術　　後（指）			
伸展障害(°)	指数(指)	正常	改善	不変	悪化
5〜9	5	5			
10〜14	8	7	1		
15〜19	4	1	3		
20以上	8	3	5		
計	25	16	9		

表3. A1プーリー切開例の術後成績

術　　前		術　　後（指）			
伸展障害(°)	指数(指)	正常	改善	不変	悪化
5〜9	10	8	1	1	
10〜14	16	8	5	1	2
15〜19	9	4	4	1	
20以上	9	1	7	1	
計	44	21	17	3	3

テーションを行っている．

II. 結　果

　手術的治療を行ったばね指のうち，PIP関節に5°以上の伸展障害を合併した症例69例87指を手術した．手術後の経過をみると，疼痛や腫脹のため術後1週時には伸展障害が悪化する症例があるが，術後2週には改善するため，手術成績は術後2週以上経過後に判定した．69例87指のうちA1とA2プーリーを切開した症例は23例25指で，術前のPIP関節の伸展障害は6°〜26°，平均14.8°であった．術後伸展障害が消失したのは16指，改善したもの9指で，不変や悪化例はなかった（表2）．

　一方，A1プーリーのみ切開した症例は46例62指で，このうち2週間以上経時的に連続して調査した39例44指について述べる．術前のPIP関節の伸展障害は6°〜28°，平均13.9°で，伸展障害の程度は5°〜9°が10指，10°〜14°が16指，15°〜19°が9指，20°以上が9指であった．術後成績は伸展障害の消失21指，改善17指，改善なし3指，悪化3指であった（表3）．術前20°以上の伸展障害例の治癒率のみについてみると，A1プーリー切開例では9例中1例（11.1％）であったが，A1およびA2プーリー切開例では8例中3例（37.5％）であった．

III. 考　察

　母指ばね指の手術の結果は良好であるが，ほかの指，特に中指では拘縮を残す症例がある．A1プーリーの切開のみではPIP関節の伸展障害が改善しない症例に対して，2010年11月からは症例によってはA2プーリーの切開を追加し[2]，さらに2011年7月から現在にいたるまで，PIP関節の伸展障害のある症例に対しては全例A2プーリーを切開している．術中所見としてPIP関節の伸展障害がA1プーリーの切開のみでは改善しないが，A2プーリーの切開をすすめるにつれて改善していくのを確認できる．

　ばね指の治療として腱鞘内注射が主としてすすめられているが，問題点として手掌部での腱鞘内注射の疼痛がかなり強いこと，治癒率が必ずしも高くないことなどがある．腱鞘内注射の疼痛と手術に際して行う浸潤神経ブロックの疼痛について患者の感想を聞くと，後者がはるかに痛くないという結果であった．ステロイド注射による治癒率は56％との報告[3]もあり，手術的治療[4]に比べて低い．それゆえ，当院では原則として腱鞘内注射はせず，経過観察にとどめるか，または手術的治療を選択することが多い傾向にある．

　腱鞘切開の範囲としてA1プーリーとされているが，Fioriniら[5]によるとA1プーリーの長さはもっとも長い中指で平均10.7 mmと決して広くない．しかし，実際に行

われる手術では，切り残しを危惧して，多少広範囲に切開している可能性がある．その結果，西尾ら[6]はA2プーリーまで切開が及んだ結果，術後のPIP関節の伸展障害の原因になっている可能性を指摘し，貞廣ら[7]もA2プーリーの切開による腱浮き上がり現象の発生を述べているが，当院では1例も経験していない．

　術前の伸展障害の程度と術後の回復についてみると，伸展障害の軽度の症例ではあまり差はなかったが，伸展障害が20°以上の症例の改善率はA1プーリーのみの切開群では11.1％であったが，A1およびA2プーリー切開群では37.5％と改善率がよかった．PIP関節の伸展障害が20°以上の症例に対しては，A1およびA2プーリーの切開が必要と考えており，そのために皮膚切開や腱鞘切開の方法などを工夫することにより腱浮き上がり現象を防止できると考えている．筆者は皮膚切開と腱鞘の切開のみは剪刀を使用するが，その他の皮下組織や靱帯などすべての組織は鈍的に扱い切開しないことが腱浮き上がり現象の予防にもっとも重要であると考える．筆者は手掌部の1皮切で行っているが，峯ら[8]は手掌部と指基節近位部掌側の2皮切で行っている．いずれにしても最低限，A2プーリー部の軟部組織に切開を加えないことが重要である．

まとめ

1）ばね指のうちPIP関節に伸展障害のあった症例に対し，A1プーリーの切開を46例62指に，A1およびA2プーリーの切開を23例25指に行った．

2）PIP関節に20°以上の伸展障害のある症例の改善率は，A1プーリー切開例では11.1％であったが，A1およびA2プーリーを切開した例では37.5％と有効であった．

3）皮膚切開と腱鞘の切開のみは剪刀を使用するが，その他のすべての組織は鈍的に扱い，切開しないことが腱浮き上がり現象の防止にもっとも重要であると考えた．

文　献

1）吉村光生，尾島朋宏：浸潤神経ブロックの整形外科への応用．日臨整誌 **34**：243-247, 2009
2）吉村光生：ばね指の外科的治療—PIP関節伸展障害例について．日臨整誌 **38**：88-91, 2013
3）Rozental TD, Zurakowski D, Blazar PE：Trigger finger；prognostic indicators of recurrence following corticosteroid injection. J Bone Joint Surg **90**-A：1665-1672, 2008
4）Bruijnzeel H, Neuhaus V, Fostvedt S et al：Adverse events of open A1 pulley release for idiopathic trigger finger. J Hand Surg **37**-A：1650-1656, 2012
5）Fiorini HJ, Santos JB, Hirakawa CK et al：Anatomical study of the A1 pulley；length and location by means of cutaneous landmarks on the palmar surface. J Hand Surg **36**-A：464-468, 2011
6）西尾泰彦，三浪三千男，加藤貞利ほか：ばね指の術後に残存するPIP関節の屈曲拘縮にかかわる危険因子．日手会誌 **25**：223-236, 2008
7）貞廣哲郎，中島紀綱，柴田俊博：PIP関節の拘縮を伴うばね指の手術—「たかがばね指，されどばね指」．第56回日本手外科学会学術集会抄録集 **1-3**, p2-7, 2013
8）峯　博子，鶴田敏幸：A2 pulleyを完全切離した指腱鞘炎の長期成績．日手会誌 **30**：552-556, 2014

*　　　*　　　*

上肢に発生した神経鞘腫に対する自家静脈 wrapping
──術後神経脱落症状は防止できるのか

金　潤壽　富田泰次　根本高幸　岩﨑幸治

はじめに

　神経鞘腫の摘出後に神経脱落症状が遺残することは決して少なくなく，術後に新たに知覚障害や運動麻痺が生じた場合，手術に対する満足度はきわめて低い結果となる．そのため，術前にこれらの症状に対する十分な説明と，手術時には顕微鏡や神経刺激装置などを使用するなどの細心の注意が必要である．さらに，筆者らは腫瘍を摘出した際に生じた神経損傷に対しても，なんらかの追加処置が必要と考え，自家静脈による wrapping をこれまで行ってきた．本稿では筆者らの行ってきた手術手技やその注意点，また手術適応，治療成績，合併症などについて述べる．

I．手術適応

　手術は上肢の神経鞘腫に対し，神経束になんらかの処置を加えたものや，神経上膜を切離し核出術が可能であっても，神経上膜の修復が困難で，神経束が露出したものを本法の適応とした．特に日常生活において接触する機会が多く，周囲から圧迫を受けやすい前腕から指尖に生じた腫瘍がよい適応である．

II．手術手技

　手術は腫瘍を摘出後，前腕や手背の皮下にみられる静脈に，1 cm の皮切を 2 ないし 3 ヵ所加え静脈を確認した後，これを周囲組織から剝離し採取する（図1）．採取す

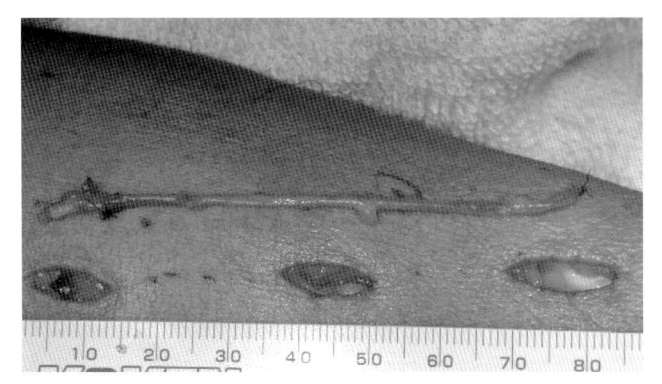

図1．静脈採取

る静脈の長さは腫瘍の大きさにもよるが，長軸の 2 倍程度の長さは必要で，できれば腫瘍が生じた部位の神経と同程度の径をもつ静脈が望ましい．しかし，前腕の正中神経や尺骨神経などに生じた腫瘍の場合，同程度の径をもつ静脈を採取することは困難であるため，前腕の橈側や背側にある比較的太い静脈を長めに採取するほうが安心である．採取した静脈は，wrapping する前に管腔を生理食塩水で洗浄し，スプレッダーで内皮細胞を傷つけずに管腔を広げておく．

　Vein wrapping の手技は Masear ら[1] が報告した方法に従った．腫瘍と同程度の径を有する静脈が採取できた場合は，静脈に縦のスリットを入れ，これを顕微鏡下に損傷した部位に，静脈の内膜側が神経と接するようスリーブ状に被覆し，スリットを 9-0 ナイロンで縫合した．その後，損傷あるいは露出した神経束を十分に被覆した静脈が移動しないように，静脈の両端を健常な神経上膜に 2, 3 針縫合する．また，前述したように太い神経に生じ

Key words
vein wrapping, schwannoma, neurinoma, peripheral nerve tumor

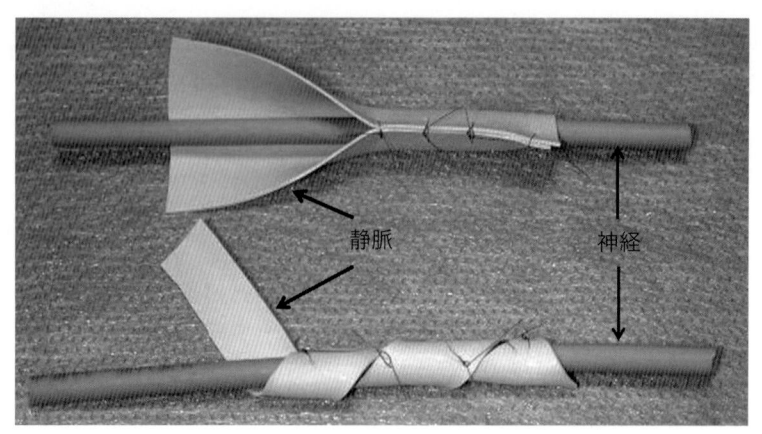

図2. Wrapping 手技（上：sleeve，下：spiral）

た腫瘍の場合，筒状に vein wrapping を行うことが困難なため，縦にスリットを入れた静脈を螺旋状に神経に巻き付け，隣り合う静脈を縫合し両端を神経上膜に縫合した（図2）．

III. 後療法

術後，シーネによる外固定を行い，術後10日前後に抜糸，外固定を除去した．その後，創部の炎症が鎮静化するまでは，患部に強い圧迫などの刺激を加えないように生活指導を行った．

IV. 対象および方法

対象は本疾患に対して本法を行った7例7神経で，男性4例，女性3例である．初診時年齢は31～76（平均52）歳．損傷を受けた神経は橈骨神経，正中神経，尺骨神経がそれぞれ2例，掌側指神経が1例で，経過観察期間は16週～2年2ヵ月（平均11ヵ月）であった．Vein wrapping 時の神経束の処置は，罹患神経束の切離が4例，そのうち1例は神経束の縫合を行い，残りの3例は核出が可能であったため処置は加えていない．これらの症例に対し，しびれや錯感覚（paresthesia），疼痛の有無，知覚回復の程度，Tinel 徴候などを術前と比較し調査した．

V. 結果

術前にしびれや錯感覚，疼痛のあった6例に症状の消失や改善がみられ，Semmes-Weinstein（S-W）モノフィラメントテストや2点識別覚検査などの知覚検査で異常を認めた3例は，正常な知覚に改善した．また，Tinel 徴候は7例すべての症例で消失していた．神経束を切除した1例に術後，軽度のしびれと触覚低下（S-Wモノフィ

ラメントテスト3.61）を認めたが，錯感覚や疼痛はなく2点識別覚は4mm以下と正常域であった．また，橈骨神経に発生した症例で術後，後骨間神経麻痺が生じたが，3ヵ月後に完全回復した．

VI. 症例提示

症　例．68歳，男．

20年前に左前腕掌側の腫瘤に気づいていたが，特に症状がみられなかったために放置していたところ，徐々に増大傾向を示してきたため当科を受診した．術前に行ったS-Wモノフィラメントテストで知覚障害と Tinel 徴候を認めた．腫瘤は正中神経より発生した神経鞘腫で，神経束を損傷しないよう核出を行った後，前腕より採取した静脈で，神経束をおおうように螺旋状に wrapping を行った．術後，新たに生じた神経脱落症状はなく，Tinel 徴候は消失し知覚障害もほぼ正常となった（図3）．

VII. 考察

神経鞘腫は，上肢の有痛性軟部腫瘍の中で，もっとも多く[2]，そのため良性腫瘍でありながらも手術の適応となることが少なくない．しかし，術後に神経脱落症状をきたすとの報告は多く，その発生率は少ないとは言い難い．Park ら[3]は上肢において腫瘍核出術を行った56例の本疾患のうち，73%の症例に神経脱落症状がみられ，最終的に30%の症例で遺残したと報告している．また，伊原ら[4]は上肢発生の神経鞘腫22例中，術後新たに神経障害が9例（41%）に出現し，最終的には6例（27%）が遺残したと述べている．一方，山根ら[5]は罹患神経束を切除しているのにもかかわらず，神経脱落症状の出現が一時的なのは，罹患神経束がすでに機能を失っているためであると考察した．しかし，神経束を切離した場合，

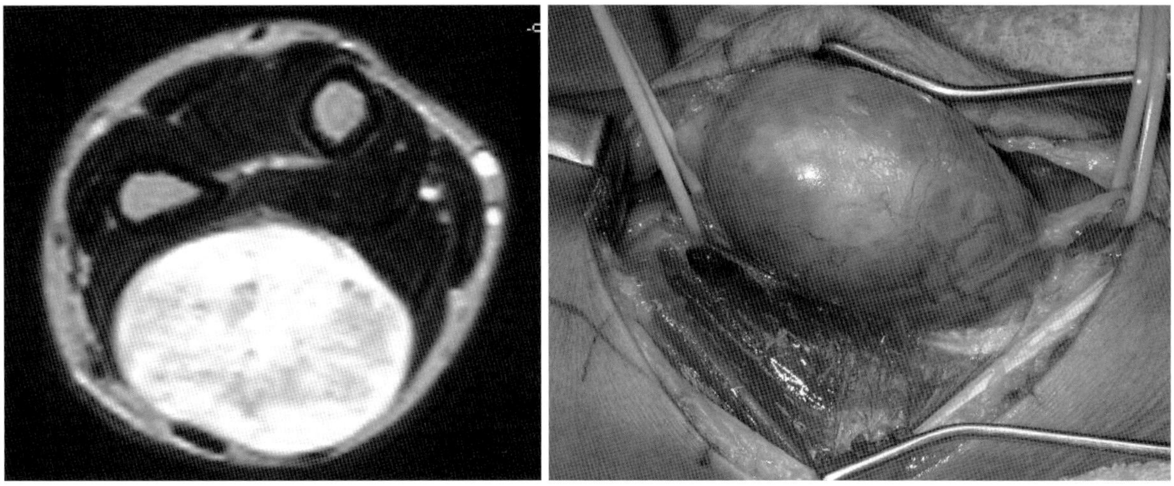

a. MRI T2 強調画像
b. 術中所見
c. Wrapping 後 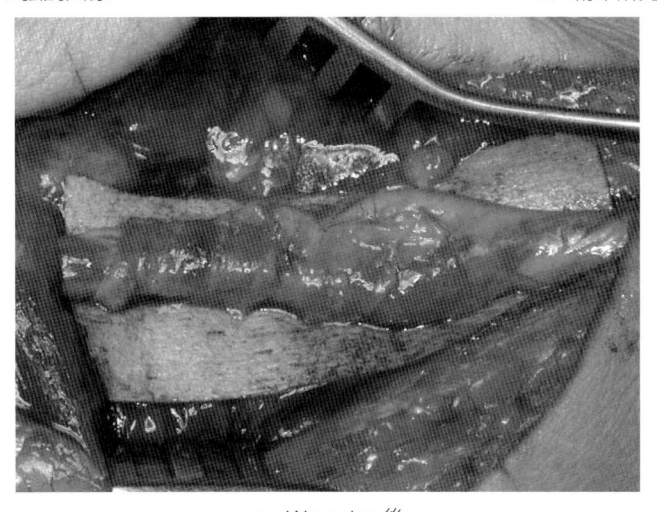
図3. 症例. 68歳, 男

術後神経脱落症状が100％に出現したとの報告も散見される[6,7]. 知覚などの機能が残存しているか, 消失しているかの臨床的診断が困難な現状では, 神経束に障害を与えた場合, なんらかの処置が必要と考えている.

1989年, Masearら[1]は神経剝離後の癒着防止や軸索成長, 神経腫発生の防止を目的に119例にvein wrappingを行い, 良好な臨床結果を報告した. その後, vein wrappingの効果について組織学的な実験結果や基礎研究の報告もあり, その有用性が指摘されている. Murakamiら[8]は, ラット坐骨神経モデルを用いてvein wrappingの効果と作用機序の検討を行ったところ, 行動学的, 組織学的に改善を認め, 作用機序として血管内皮細胞から放出される成長因子の関与を示唆している.

Vein wrappingは高い癒着防止効果があり, 自家静脈を使用するためコラーゲンのように吸収されることはなく, 抗原性もみられない. さらに組織学的に栄養血管の新生も確認されていることから, 長期にわたって安定した治療効果が期待できる, 安価で簡便な治療法である.

まとめ

上肢の神経鞘腫摘出術により生じた神経脱落症状は, 日常生活に著しい支障をきたすことから, 本法は簡便でありながらもきわめて高い効果を示す治療法と考えた.

文献

1) Masear VR, Colgin S：The treatment of epineural scarring with allograft vein wrapping. Hand Clin 12：773-779, 1996
2) 北川泰之, 玉井健介, 金　竜ほか：上肢の有痛性軟部腫瘍. 日手会誌 29：861-864, 2012
3) Park MJ, Seo KN, Kang HJ：Neurologial deficit after surgical enucleation of schwannomas of the upper limb. J Bone Joint Surg 91-B：1482-1486, 2009
4) 伊原公一郎, 重冨光則, 村松慶一ほか：上肢発生神経鞘腫の治療成績. 日手会誌 20：735-738, 2003
5) 山根慎太郎, 三浪明男, 加藤博之ほか：腕神経叢に発生

した神経鞘腫．日手会誌 **19**：167-170，2002
6) Sawada T, Sano M, Ogihara H et al：The relationship between pre-operative symptoms, operative findings and postoperative complication in schwannomas. J Hand Surg **31-B**：629-634, 2006
7) 木村理夫，三木勇治，松下　隆：四肢に発生した神経鞘腫の治療成績―術後神経脱落症状についての検討．日手会誌 **26**：191-194，2010
8) Murakami K, Kuniyoshi K, Iwakura N et al：Vein wrapping for chronic nerve constricion injury in a rat model；study showing increases in VEGF and HGF production and prevention of pain-associated behaviors and nerve damage. J Bone Joint Surg **96-A**：859-867, 2014

*　　　*　　　*

Ⅲ. 下　　肢

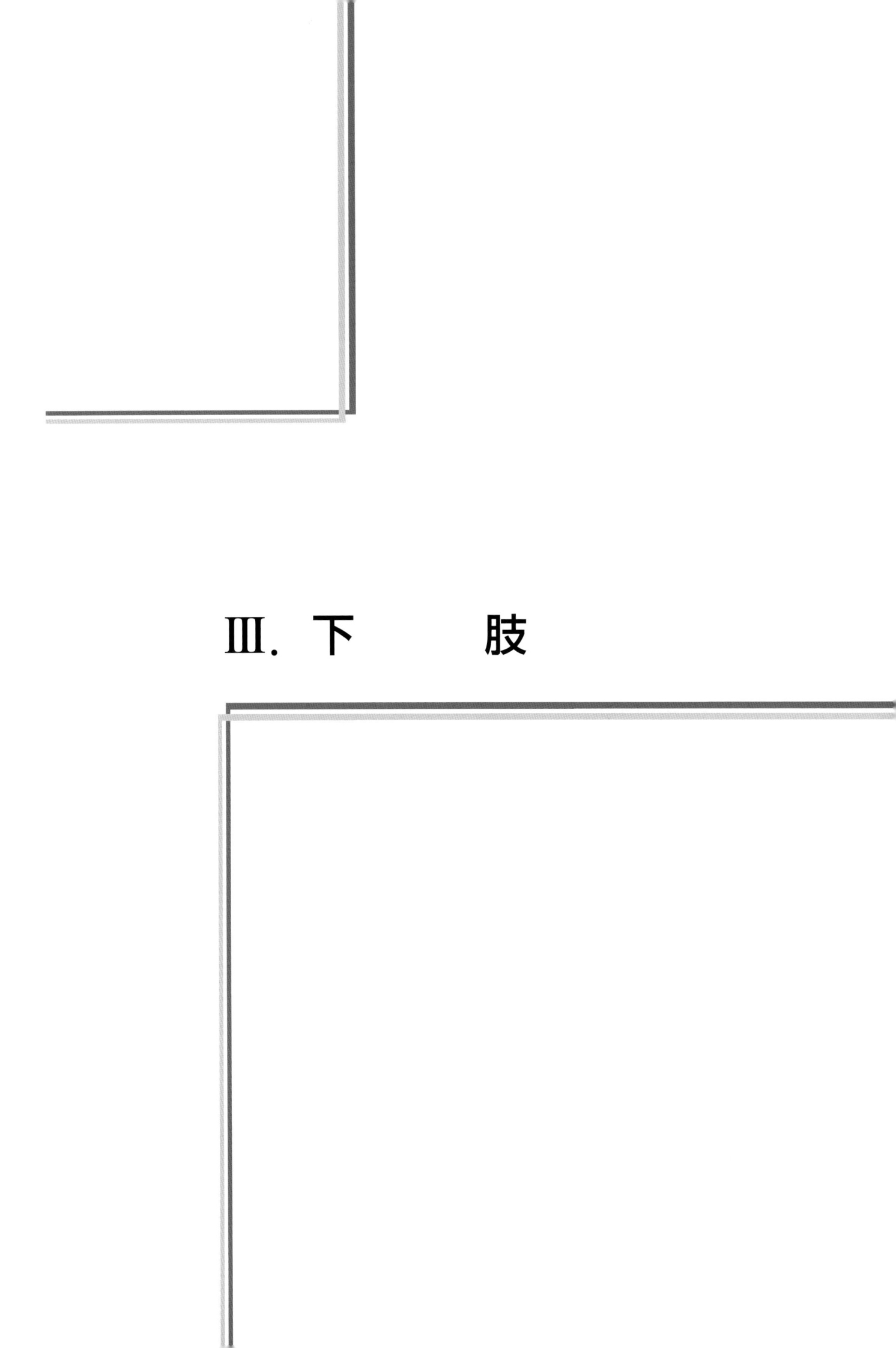

人工股関節再置換術時の セメントカップ抜去における工夫
―― 器具の開発と使用経験

遠藤裕介　宮島洋登　香川洋平　藤井洋佑　井上博登
藤原一夫　尾﨑敏文

はじめに

　人工股関節再置換術において，セメントカップを除去するためには，弛みがある場合は弛みの部分からてこにして引き抜く，弛みがない場合は残存壁を損傷しないように留意しながら，平ノミや弯曲ノミを使用しカップフランジ部もしくはセメント部を削掘して抜去する．

　セメントカップではカップ-セメントの界面，セメント-骨の界面が存在するが，それらにまったく弛みがなくとも，長期経過した症例ではポリエチレンの偏摩耗により再置換を要する場合がある．筆者には，そのような

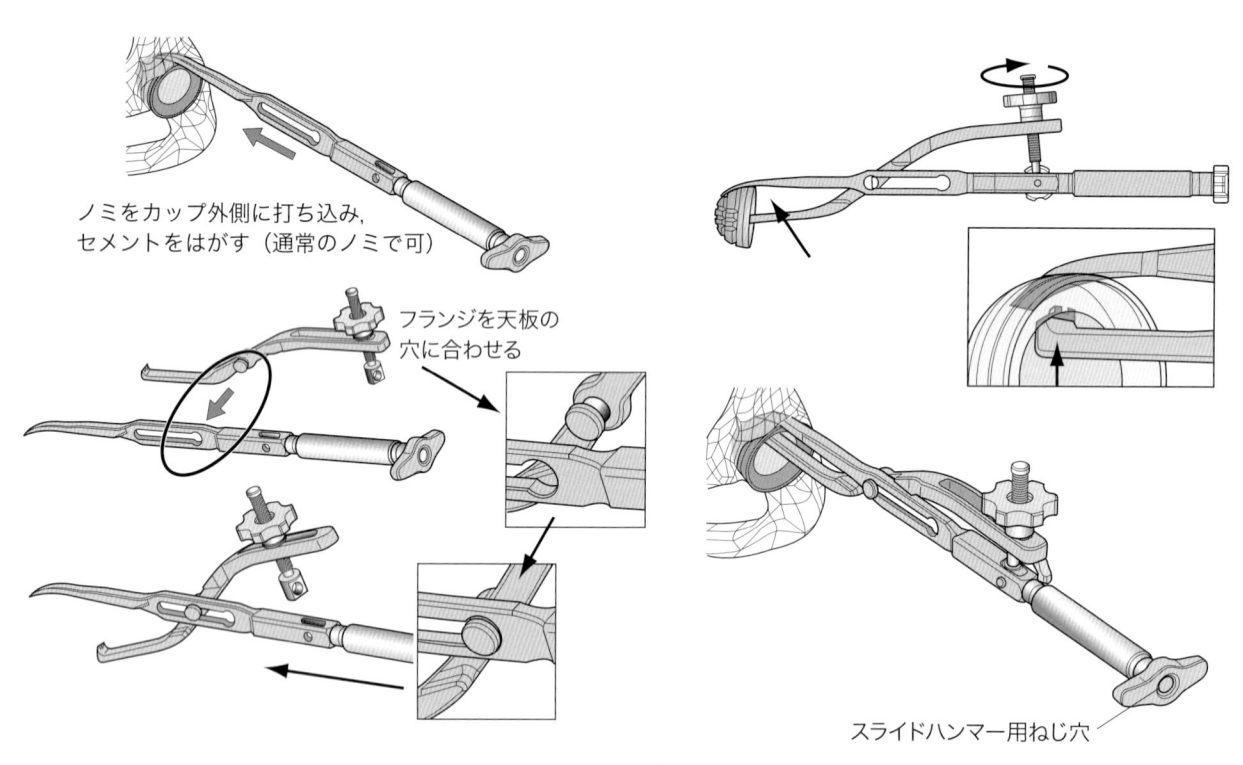

ノミをカップ外側に打ち込み，セメントをはがす（通常のノミで可）

フランジを天板の穴に合わせる

スライドハンマー用ねじ穴

図1．抜去器の使用方法

Key words

revision surgery, cemented cup, removal implement

*A new removal implement for easily extracting a cemented cup in revision hip arthroplasty
　要旨は第44回日本人工関節学会において発表した．
**H. Endo：岡山大学大学院運動器医療材料開発講座（Dept. of Medical Materials for Musculoskeletal Reconstruction, Okayama University Graduate School of Medicine, Okayama）；H. Miyajima：京セラメディカル社中四国営業部岡山営業課；Y. Kagawa, Y. Fujii, H. Inoue：岡山大学整形外科；K. Fujiwara（准教授）：岡山大学大学院運動器知能化システム開発講座；T. Ozaki（教授）：岡山大学整形外科．

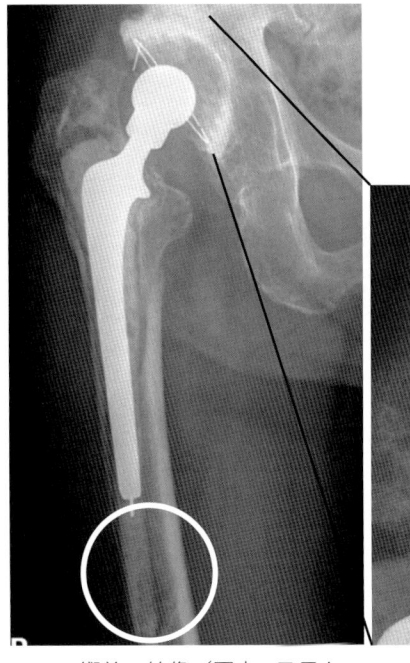

a．術前X線像（円内：ステム例の弛み）
b．カップ周囲拡大図．弛みは認められない．
c．臼蓋CT横断像
d．臼蓋CT冠状断像
図2．症例．76歳，男．Vancouver分類 type B3，Paprosky分類 typeⅣ

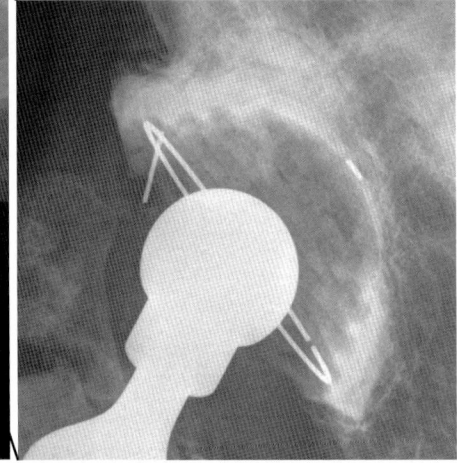

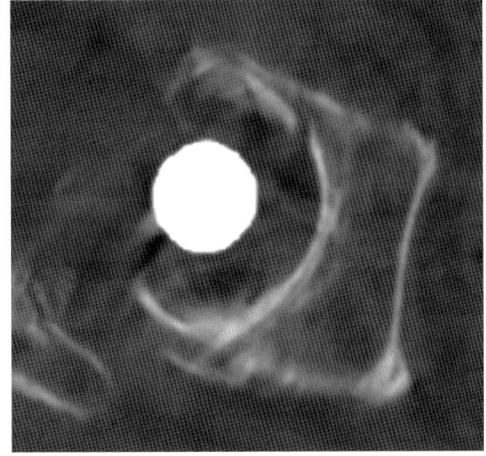

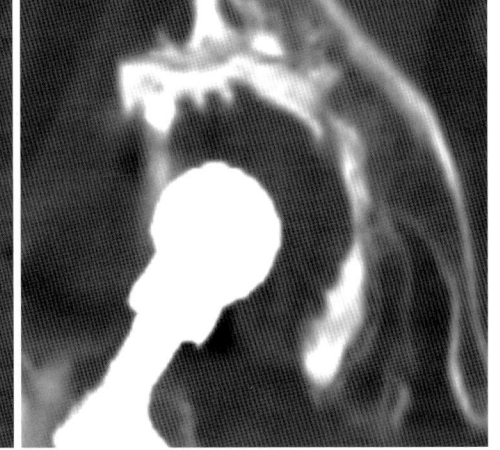

症例で壁を損傷しないように全周にカップ周囲をノミで解離し時間がかかったうえに壁を欠損した症例や，X線像上では明らかに弛みがあり術中もセメント-骨間での動きがあるにもかかわらずアンカーや軟部組織の介在により抜去に手間どった症例の経験がある．

セメントカップに対する抜去器を京セラメディカル社（大阪）の協力により開発・作成したので紹介する．

Ⅰ．抜去器と使用方法

抜去器は術野を妨げない長いアームのあるノミパーツと，カップを挟み込むツメパーツ，その二つを接続するクランプねじの三つのパーツから構成され，ノミパーツの溝部にツメパーツを組み込み，クランプねじで一体化して把持することができる．セメントカップが弛んでいない場合でも，まずノミパーツのノミ部の幅と同じ程度の平ノミで，カップのフランジ部もしくはカップ外縁から内側へ挿入部を作成する．カップ上方を狙うことが多いが，もっとも壁とカップに余裕のある部分を狙ってもよい．その後，ノミパーツのノミ部分を平ノミで作成した溝に2cm以上挿入して打ち込み，ツメパーツをノミパーツに取り付ける．この時点でノミ部分の挿入が甘いと，ツメパーツのツメ部がカップ内側に十分かからないので注意する．ツメパーツ部を先端方向にスライドさせ，ツメ部分をソケット内面に移動させる．しっかりとクランプねじを回してツメ部をカップ躍動面に食い込ませ，外側のノミパーツと挟み込んでカップを把持する（図1）．最後にノミパーツの頂部のねじ穴に既製品のス

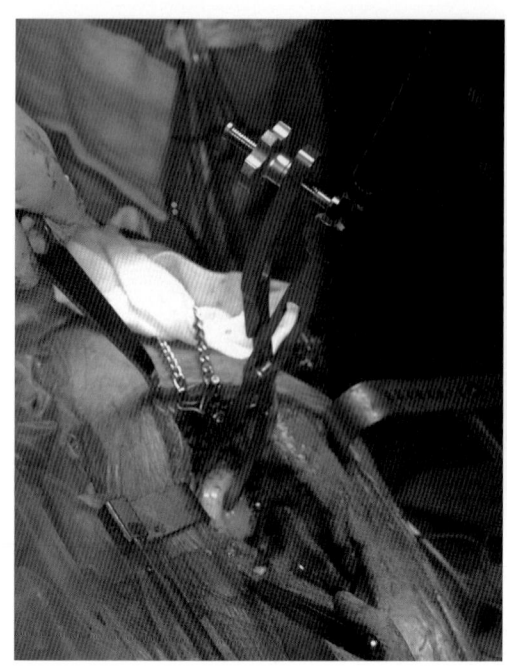

a．カップをクランプした状態　　　　　　b．抜去器の使用外観

図3．手術使用時の外観

ライディングハンマーを取り付け，バックアウトしてカップを抜去する．

Ⅱ．症例提示

症例．76歳，男．

9年前に他院でセメント人工股関節全置換術（THA）を施行されていた．転倒により右大腿部痛が出現し歩行困難となり，X線像上で右人工股関節周囲骨折（Vancouver分類 type B3）とステム先端の突出と弛み［American Academy of Orthopaedic Surgion（AAOS）分類 type Ⅲ，Paprosky分類 type Ⅳ）を認め当科へ紹介された．カップは外側上方で設置されていたが，X線像上もCT上も弛みは認めなかった（図2）．臼蓋側は再置換後の脱臼予防目的でヘッド径をかえるため，弛みは認めないがセメントカップを抜去することにした．術中所見でもカップにはまったく動きはなかったが，カップ上方にノミパーツを刺入し，ツメパーツでしっかりとクランプした後にスライディングハンマーを接合しバックアウトすることで容易に抜去できた（図3）．抜去したカップを観察すると大きな破損はなく，一部はカップに固着したセメントを認めたが，大部分はセメントとカップの間で解離した状態で抜去されていた（図4）．

カップ抜去後に臼蓋に残存するセメントをノミで除去すると，臼蓋は前後壁ともに温存された状態であり，リーミングをかけて同種骨chipを移植しセメントレスカップで再置換した（図5）．臼蓋展開後からのカップ抜去までは5分程度であり，カップ側の再置換終了までは20分程度の時間で可能であった．

Ⅲ．結　　果

開発した抜去器を用いて，ほかに弛みのない1例と弛みのある3例にセメントカップの抜去を行った．いずれの症例でも新たな骨欠損を生じることなく，容易にカップを抜去することが可能であった．

Ⅳ．考　　察

セメントカップは弛みを生じている場合には，弛みの部分にエレバトリウムなどを挿入してこじておき，リューエルなどでカップを掴んで引き抜くことが可能である．しかしセメントアンカーが効いている場合には骨や軟部組織との引っ掛かりがあり，弛んでいても抜去が容易ではない場合がある．強引にてこにしてこじると逆に残っている壁を欠損してしまう場合があり，また内側のアンカー部をノミで切除することにもリスクがある．

弛みのないセメントカップでは，骨欠損を生じないようにカップとセメント部にノミを入れて解離していくことになる．しかし，セメントマントルが薄い場合には薄刃や弯曲のノミを使用しても壁欠損を生じるリスクが高く，また一部でも連続性が残っていると抜去に難渋す

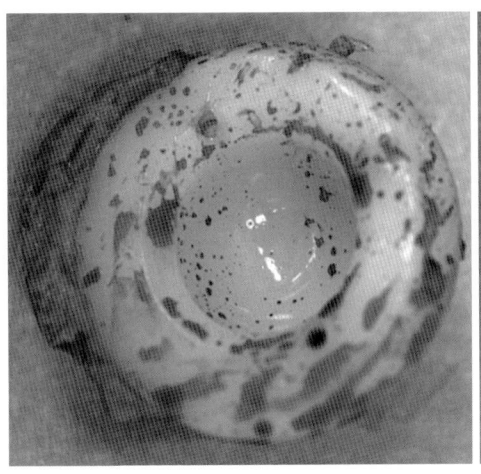

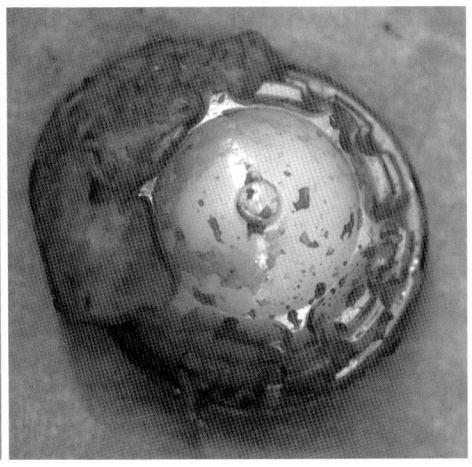

a. 抜去したカップ(左:関節面,右:裏面)

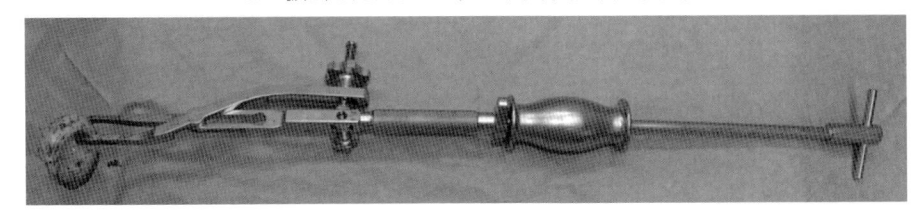

b. カップ抜去後の抜去器の全体像

図4. 抜去したカップと抜去器の外観

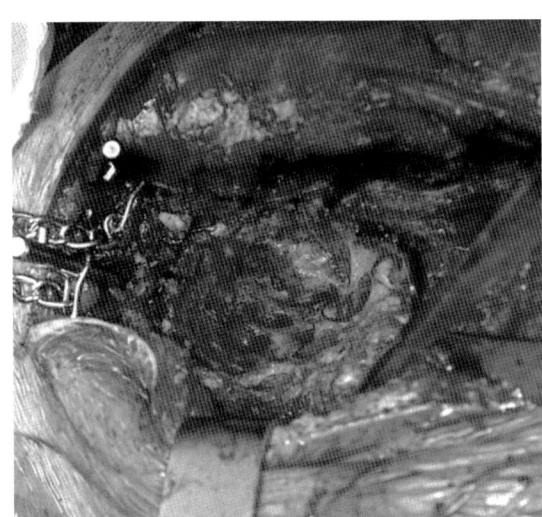

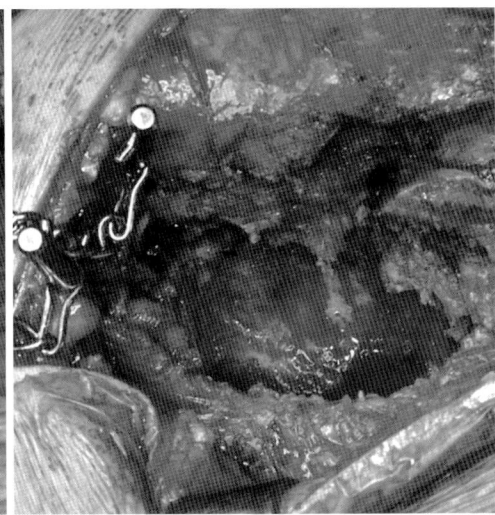

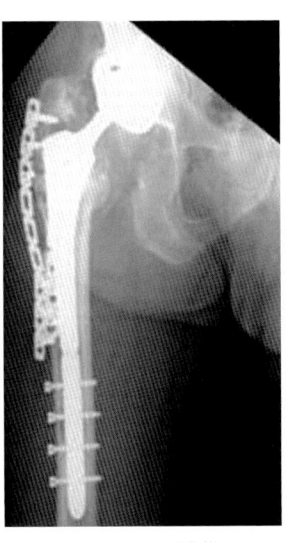

a. カップ抜去後
b. セメント除去後
c. 術後X線像

図5. カップ抜去後の臼蓋の所見と術後X線像

る.一般的には固定性が良好なセメントカップでは除去に関して大きな問題はないが,それでも臼蓋付近の骨へのノミの挿入により骨欠損を生じることがあるため,このようにこじ開けることは危険とされている[1].骨とセメント間の固定が強固な場合やノミが挿入できない場合においては,カップをエアトームやノミで十字に分割し切除する方法や小径の臼蓋リーマーでカップを削る方法が紹介されている[2].しかし,ポリエチレンカップをノミやエアトームで分割し切除するには時間がかかる.

また臼蓋リーマーでカップを削る場合には,周囲にポリエチレンの削りかすが散ることやアンカー部にトルクがかかると新たな欠損を生じる可能性がある.

今回作成したセメントカップ抜去器では,カップが弛んでいない状態でもカップもしくは辺縁の一部にノミを入れるだけで容易に抜去が可能であり,カップの挿入された方向からスライディングハンマーで抜去できる.抜去時には骨-セメントもしくはセメント-カップ間で弱い部分から引きはがされるので,弛んでいない場合にはセ

65

メントを残してカップのみ抜去されており，残存する臼蓋壁の骨欠損は比較的生じにくく，温存可能と考えられる．また短時間での抜去が可能となるため，手術時間の短縮と出血量の減少にも寄与できる．

まとめ

1）セメントカップの抜去器を開発した．
2）弛みのない2例と弛みのある3例に使用した．
3）弛みのないカップでも骨欠損なく，短時間での抜去が可能であり有用であった．

今回開発した抜去器は岡山大学知的財産に登録されているが，特許は京セラメディカル社に譲渡し登録されている．セメントカップに限定される抜去器具であるが，興味のある執刀医の先生方はぜひ京セラメディカル社に連絡いただき，セメントカップの抜去時に使用いただければ幸いである．

文　献

1) Breusch SJ（編），飯田寛和，田中千晶，藤田　裕（監訳）：セメント人工股関節置換術の真髄—Part 5，シュプリンガー・ジャパン社，東京，p405，2009
2) 兼氏　歩，松本忠美：インプラント抜去法．OS NOW Instruction **9**：125，2009

*　　　*　　　*

Ⅲ. 下 肢　1. 股関節

術野展開法を工夫した小切開股関節後方アプローチによるセメント人工股関節全置換術＊

岩瀬敏樹＊＊

[別冊整形外科66：67〜70, 2014]

はじめに

日本人工関節学会の2013年人工関節登録調査集計によると，初回人工股関節全置換術（THA）の49.69%，再置換手術の58.66%で後方アプローチが使用され，THAの標準的アプローチである[1]．後方アプローチは股関節外転筋群温存，正確なステム設置，術野拡大などに利点があるが，短所として術中体位変動によるカップ設置位置不良や寛骨臼展開の困難さに加え，後方軟部組織切離による脱臼リスクを伴う．

われわれは関節包切開や術野展開方法を工夫し，良好な術野展開での脱臼リスク軽減につながる正確なインプラント設置と，できる限り修復可能な後方軟部組織の切開・温存[2]を両立しているので紹介する．

Ⅰ．手術方法

❶皮膚切開から創の展開

仰臥位で両上前腸骨棘を指標とするソケットアライメントガイド（図1）を設置し側臥位とする[3,4]．皮膚切開は大転子後方1/3を通る10〜12 cmの斜切開とする．皮膚切開後，いわゆる"mobile window technique"で筋膜と脂肪層の間を剥離し，皮膚切開延長と同様の効果をもたらし，開創器などによる皮膚・皮下組織の過度の圧迫を避ける．筋膜は皮膚切開と同方向に切開し，Adson氏式開創器で展開する．

❷寛骨臼側の展開

下肢を内旋して梨状筋腱を切離後翻転し，関節包より

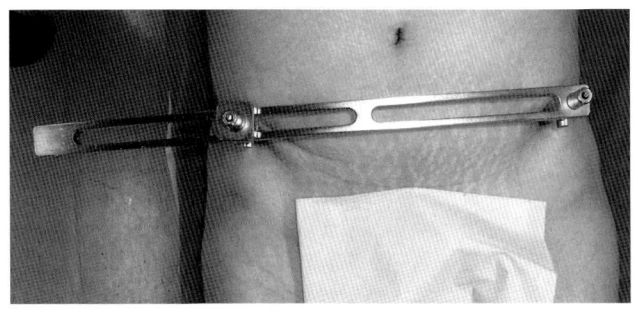

図1．両上前腸骨棘にSteinmannピンを刺入して設置されたソケットアライメントガイド

小殿筋を剥離して直角Hohmann鈎を関節包との間に挿入し，股関節包を後方から上方まで覗き見る．骨頭の頂点部から股関節包の切離を開始し，後方軟部組織を長く残すように転子間稜に向けて骨から剥離するように切離をすすめ，梨状筋以外の短外旋筋群も関節包と同時に切離する．関節包切開下縁は大腿骨頚部内側中央付近までとする．大腿骨頭を後方へ脱臼し，大腿骨頚部で骨切りし骨頭を切除する．

寛骨臼前上方の下前腸骨棘のやや遠位の腸骨壁に直角に曲がったHohmann鈎をかけ，大腿骨近位部を前方に移動させる．コブラ型Hohmann鈎を腸骨外側壁に穿ち中・小殿筋をよけて寛骨臼上壁部を展開し，Hohmann鈎は手術台の離被架で牽引する．カップホルダーの柄とHohmann鈎が干渉しないようにHohmann鈎の柄を短くしたものを使用している．

股関節包下方で閉鎖孔上縁を同定後，寛骨臼横靱帯までの関節包を切開し寛骨臼下縁を確実に同定する．閉鎖孔上縁に，図2に示した形状の鈎を挿入する．この鈎は

Key words

posterior approach, soft tissue repair, THA

＊Mini-incision posterior approach for cemented total hip arthroplasty
＊＊T. Iwase（科長）：浜松医療センター整形外科（〒432-8580　浜松市中区富塚町328；Dept. of Orthop. Surg., Hamamatsu Medical Center, Hamamatsu）.

Ⅲ. 下 肢 ◆ 1. 股関節

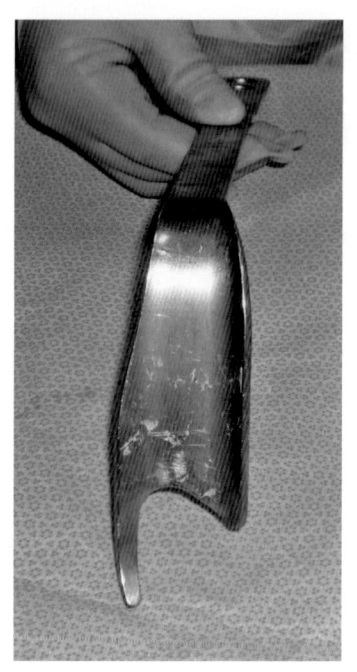

図2. 寛骨臼下縁を展開する鈎. 鈎先端の突起の長いほうを前方として寛骨臼下縁中央付近の閉鎖孔上縁に挿入し, 短い突起を利用して寛骨臼後下方の関節包を展開する. 左用と右用がある.

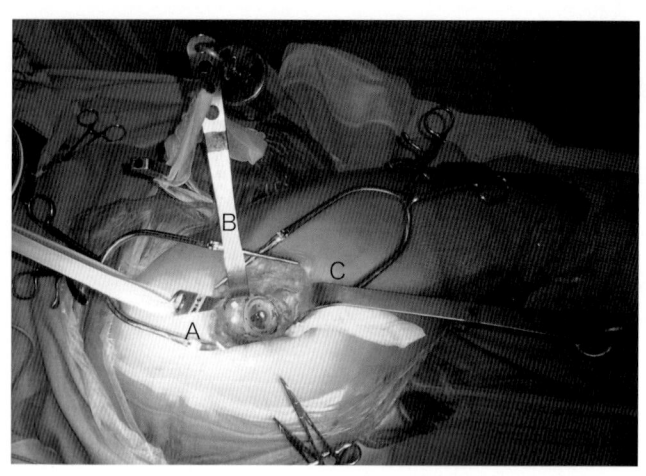

図3. 寛骨臼が展開された状態. 各種の鈎は重錘や離被架への牽引で自立式となっている. A：中・小殿筋をよける腸骨壁に穿たれたコブラ型Hohmann鈎. 紐により手術台の離被架に牽引. B：下前腸骨棘下方に穿たれ大腿骨を前方によけるためのHohmann鈎. アライメントガイドに固定され重錘で牽引されている. C：寛骨臼下縁を展開する鈎. 重錘で牽引されている.

左右の別があり, 鈎先端の突起の長いほうを前方として寛骨臼下縁中央付近の閉鎖孔上縁に挿入し, 短い突起を利用して寛骨臼後下方の関節包を確実に展開するように使用する. この際に同部にガーゼ端を挿入し, 閉鎖動脈などの損傷予防とこの部へのセメントリークの予防を計る. 股関節包後方は, Adson氏式開創器で展開し視野を広げる. この際, 関節包は切除せず寛骨臼周辺の骨から必要な範囲のみを剥離するにとどめる. これらの操作により, 関節包をほとんど切除せず寛骨臼の全周展開と股臼外側の骨移植操作が可能となる. 寛骨臼上外側への塊状骨移植などのため, 必要な範囲のみ関節包や大腿直筋反回枝の一部を骨から剥離する. 寛骨臼の展開に用いた各種の鈎は, アライメントガイドでの牽引や重錘の使用などで自立し, 助手による展開操作介助をほぼ要することなく安定した寛骨臼の全周展開が可能である (図3).

寛骨臼横靱帯の位置を下縁とするようにリーミング後, 必要な場合には骨欠損部への骨移植を施行しセメントカップを設置する. セメントカップホルダーの柄をソケットアライメントガイドに平行になるように設置すれば外方開角45°で設置され, カップホルダーのハンドルを体軸に対して後方に傾けることで, 術者の目的とする前方開角を得ることができる (図4). セメントプレッシャライザーやセメント硬化待機中に使用するプッシャーの柄は, オフセットをもつものを使用することで創縁への干渉や過度な圧迫などを生じずに寛骨臼やカップの開口面に対して正面から圧迫操作を加えることができる.

❸大腿骨側の展開

カップ設置操作の後大腿骨側操作に移り, 下肢を屈曲・内旋して操作をする. 大腿骨頚部骨切り部を挙上する際にHohmann鈎などで創縁を圧迫する可能性があるので, ガーゼなどを用いて創縁の損傷を防ぐ (図5). セメントステムを設置するための大腿骨側の展開でもっとも重要なポイントは, 大腿骨髄腔軸に対してステム自体はもちろんのこと, セメントガンなどのセメンティング操作に必要なインストゥルメントが大腿骨髄腔開口面にスムーズに挿入できることである.

小転子下に長柄のHohmann鈎を挿入し, 重錘を用いて安定させる. Exeter hip systemの中殿筋レトラクター (Stryker Orthopedics社, Mahwah)[5][図6]を用いて大転子端まで展開し, レトラクターをアライメントガイドにガーゼで締結し固定する. 大腿骨頚部エレベーターを用いて大腿骨前面を挙上するように重錘を用いて安定させる. これらの操作により, 助手1名が下肢を屈曲内旋位で保持するのみで大腿骨側操作準備が完了する (図5).

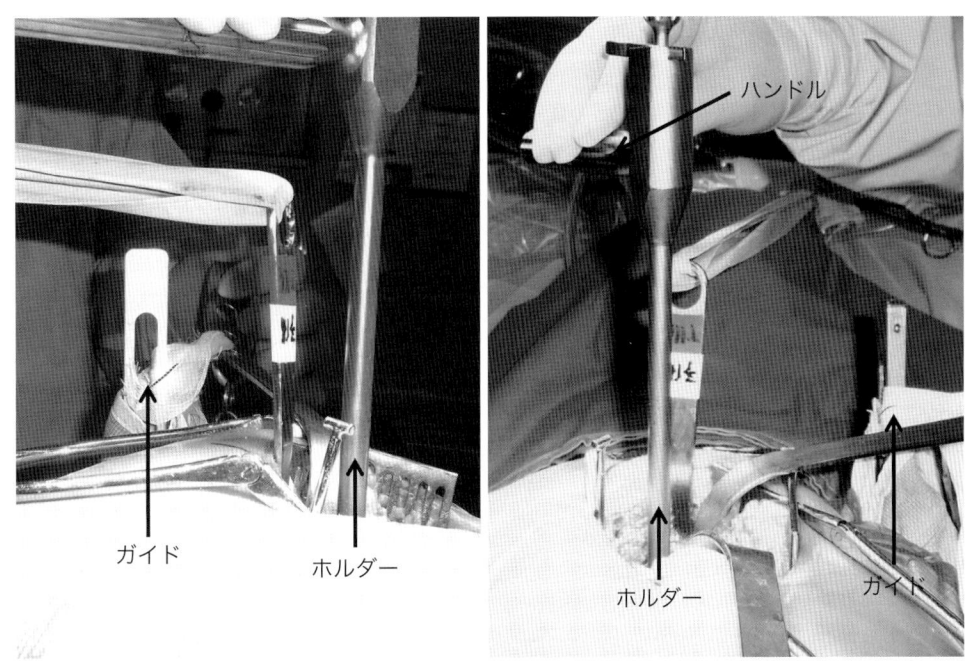

a．後方　　　　　　　　　　　　　　b．尾側

図4. セメントカップホルダーとアライメントガイドを後方（a）と尾側（b）からみて平行にするとカップの外方開角は45°となる. セメントカップホルダーのハンドルを患者の側方（術野上方）からみた体軸に対し希望するカップの前方開角分を後方に振る.

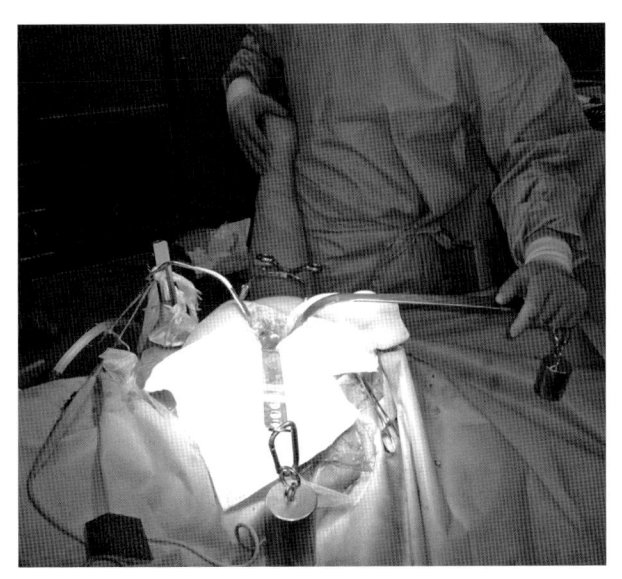

図5. 大腿骨頚部のステム挿入部の展開状態. 中殿筋レトラクターはアライメントガイドに固定され，大腿骨頚部エレベーターは重錘で牽引されている．助手は下腿と小転子下に挿入された長柄のHohmann鉤を保持する．創縁はガーゼで保護されている．

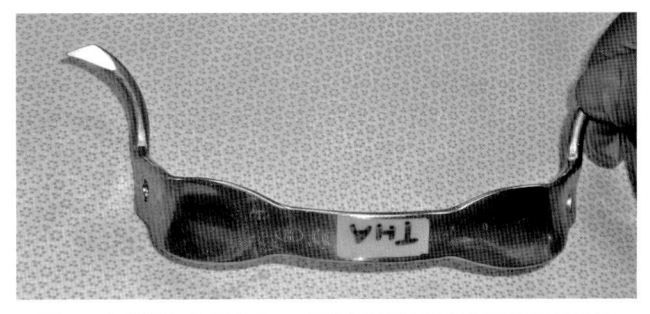

図6. 中殿筋レトラクター. 突起の部分を大転子前方から挿入し，中殿筋をよけることで大転子基部を広く展開できる．

❹創閉鎖

インプラント設置後，短外旋筋群と後方関節包組織は一塊として転子間稜に3ヵ所の骨孔を開けて縫着する．外閉鎖筋腱や梨状筋腱などを縫着部位の参照とする．術前の外旋位拘縮が高度な例では後方軟部組織も短縮しており，縫着が困難な場合があるので修復できる範囲のみ可及的に縫着する．大腿筋膜・皮下組織を層ごとに縫合し真皮縫合の後，創閉鎖し閉鎖的ドレッシングとする．

Ⅱ. 成　　績

本稿で紹介した術野展開法で，2012年1月～2014年3月にセメント使用THAを施行し術後3ヵ月以上経過観察したのは148例164関節（32～85歳，手術時平均年齢63.7歳）で，使用骨頭径は22 mmが59関節，26 mmが88関節，28 mmが17関節であった．術後後療法では，股関節外転枕などは使用せず，手術翌日より離床し全荷重歩行訓練を開始した．これらのうち術後脱臼を生じた

のは1例1関節で，この間の脱臼発生率は0.6％であった．この脱臼例は，術後2日目に睡眠導入剤の影響でふらついて尻餅をついて転倒し後方脱臼を生じたが，徒手整復を施行した後反復脱臼は認めていない．

まとめ

1）本稿で紹介した方法は，ソケットアライメントガイドを参照した正確なカップ設置アライメント確保が可能であること[3,4]，各種の鉤を利用し助手の介入を最小限にとどめ，関節包切除をせず股関節後方軟部組織を温存し[2]寛骨臼全体を展開できること，大腿骨側のステム挿入部の確実な展開の後に正確なステム設置アライメント獲得が容易であることなどが特徴である．

2）皮膚切開長にはこだわるべきではないが，通常は10〜12cm程度の皮膚切開長があれば，本方法で寛骨臼側，大腿骨側ともにセメンティング操作に必要な器具を容易に使用できる良好な展開を得ることが可能である．

3）展開に必要な器具は特殊なものや高価なものでなく，寛骨臼側の展開は準自立式に可能であり，特にセメントカップ設置時に助手はセメンティング操作の介助などに集中でき，有用である．

文献

1) 日本人工関節学会日本人工関節登録制度事務局：THAレジストリー統計．＜http://jsra.info/pdf/7-THA-2006-2-2013-3.pdf＞［Accessed 31 March 2014］
2) Kwon MS, Kuskowski M, Mulhall KJ et al：Does surgical approach affect total hip arthroplasty dislocation rates? Clin Orthop **447**：34-38, 2006
3) 漆谷英礼：人工股関節置換術における臼蓋ソケットガイド（臼蓋ソケット方向指示器）の作製．関節外科 **8**：117, 1989
4) Kanoh T, Hasegawa Y, Masui T et al：Accurate acetabular component orientation after total hip arthroplasty using an acetabular alignment guide. J Arthroplasty **25**：81-86, 2010
5) Howell JR：Exeter hip instrumentation. The Exeter Hip, ed by Ling RSM, Lee AJC, Gie GA et al, Exeter Hip Publishing, Exeter, p161-170, 2010

＊　　＊　　＊

III. 下　肢　◆　1. 股関節

内側を2mm薄くしたセメント固定型ソケットを用いた人工股関節全置換術[*]

丸山正昭　　若林真司　　太田浩史　　中曽根　潤[**]

[別冊整形外科 66：71〜75, 2014]

はじめに

われわれは，人工股関節全置換術（THA）においてセメント固定型 all polyethylene socket を用いているが，2001年2月より内側のポリエチレン厚を，2mm薄くしたフランジ型内側減厚クロスリンクポリエチレン（FL-R）ソケットを開発し，臨床に応用してきた．本稿では，このソケットの背景，意義と臨床成績について，1999年10月より使用してきた従来の形状（flanged crosslink polyethylene：FL）のソケットと比較・検討したので，報告する．

本研究で使用したFL-Rソケット（version 1）は，従来の all polyethylene socket の頂点より内側部分のポリエチレン厚を最大で2mm薄くした構造である．したがって，ソケットの荷重面に相当する部分（ソケットの頂点より上〜外側部分）のポリエチレン厚は，もとの外径のまま維持されている．開口部からみると，ソケット外周と骨頭は，同心円となっている．なお，このソケットには posterior wall がないため，その分，可動域が広くとれるほか，左右の別がない．FL-Rソケットのラインナップは，その外径が40〜50mmで，2mm刻みの計6個のサイズバリエーションを有している．なお，第1世代のこのソケットの内径（＝骨頭径）は，外径によらず一定の22.20mmである（図1，2）．

I. 対象および方法

1999年10月〜2009年2月に，亜脱臼性股関節症患者に対して施行した初回（primary）THA 332例（＝股関節

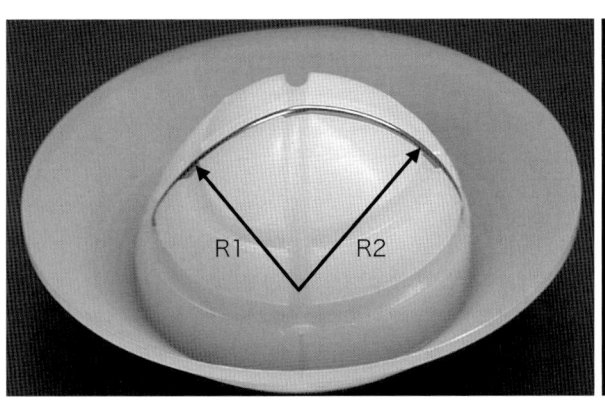

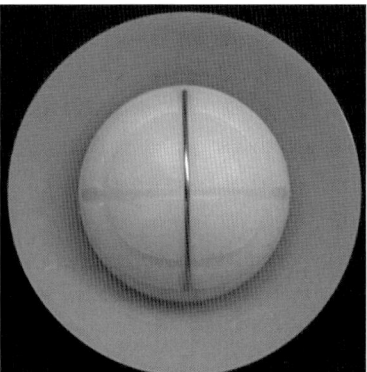

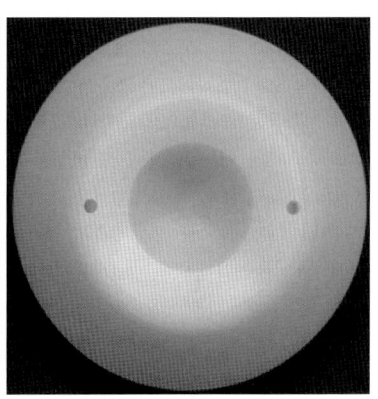

a．外　観（R1＜R2）　　　b．背　側　　　c．開口部側

図1．FL-Rソケット．ソケット内側の半径（R1）が，上〜外側のそれ（R2）に比べて，各サイズとも，2mm薄くなっている．Charnleyのoffset bore socketと異なるのは，開口部側からみても背側からみても正円で，ソケット中心と骨頭中心とは一致する点である．

Key words

medial polyethylene thickness reduction, small acetabulum, shallow acetabulum, DDH, THA

[*]Cemented socket with medial polyethylene thickness of two mm reduction in total hip arthroplasty
[**]M. Maruyama（部長）：長野厚生連篠ノ井総合病院整形外科（☎388-8004 長野市篠ノ井会666-1；Dept. of Orthop. Surg., Shinonoi General Hospital, Nagano）；S. Wakabayashi（部長）：まつもと医療センター中信松本病院整形外科；H. Ota（科長）：国民健康保険依田窪病院整形外科；J. Nakasone（科長）：長野県立木曽病院整形外科．

III. 下　肢 ◆ 1. 股関節

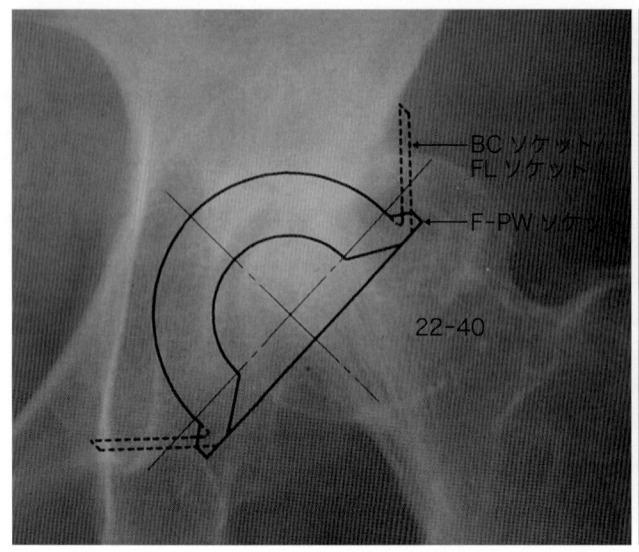

a. 通常の径 40 mm ソケット．外側ぎりぎりか，ややはみ出す可能性あり

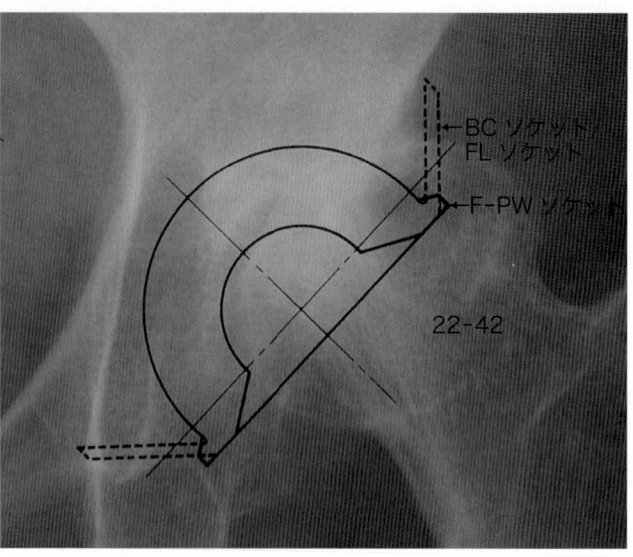

b. 通常の径 42 mm ソケット．内方化しても外側にはみ出す可能性あり

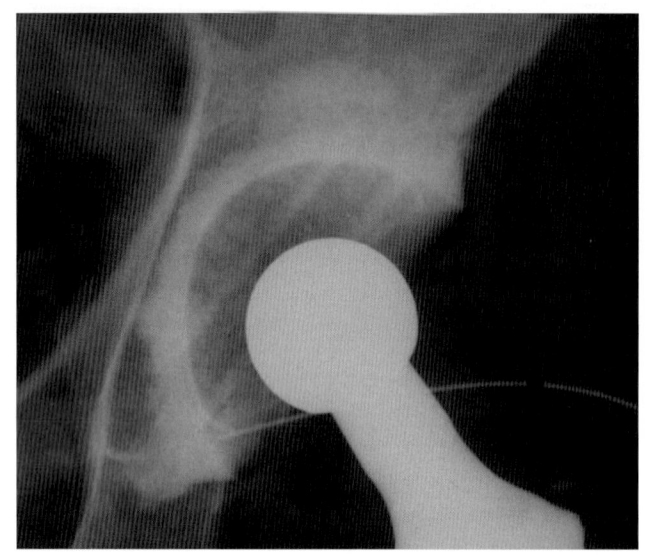

c. 術直後 X 線像（径 42 mm-FL-R ソケットを使用）

図 2. FL-R ソケットの有用性．通常であれば，外径が径 38～40 mm のソケットしか使用できない臼蓋のサイズであっても，FL-R ソケットを使用すれば，内側が 2 mm 薄い分だけ内方化できるので，骨移植をすることなく径 40～42 mm のソケットを適用できる．また，これよりも大きいソケットが適応となる症例でも，通常サイズの FL ソケットよりも荷重部のポリエチレンを厚くできるため，抗回転トルクや耐摩耗性の点において有利であると考えられる．

数）のうち，5 年以内に死亡した症例や重度の脳血管障害などにより寝たきりになってしまった 12 例を除く 320 例中，術後 5 年以上経過観察できた 308 例を研究対象とした．そのうち，FL ソケットを用いたのは 46 例，FL-R ソケットを用いたのは 262 例で，追跡率はそれぞれ 95.8%（46/48 例），96.3%（262/272 例）であった．症例の内訳と統計学的比較を表 1 に示す．

使用した THA の機種は，全例，京セラメディカル社（大阪）製 Cemented All Polyethylene Socket（Highly Cross Linked）［PHS］であり，ヘッドの材質はアルミナまたはジルコニアとした．また，ステムはセメント固定（PHS）を基本とし，比較的若年者を中心にセメントレス固定（PerFix）も用いた．臼蓋形成不全とその骨欠損の評価法は，Crowe 分類[1]を参考にして作成した COD（classification of dysplasia）分類[2]を用いて，浅い臼蓋（shallow acetabulum：SA）の症例を中心に FL-R ソケットを用いた（表 2）．FL ソケットを用いた 46 例のうち 3 ソケットのみ骨頭径が径 26 mm（ソケット外径は，52 mm）のものを用いたが，FL-R ソケットを含むほかの全例では，骨頭径が径 22 mm（ソケット外径は，50 mm 以下）のものを使用した．手術は全例，側臥位で後側方進入を用いて行い，術中に臼蓋の展開が困難であった 2 例を除き，

表1. 症例の内訳と統計学的比較

	FLソケット群	FL-Rソケット群	t検定
女：男(カッコ内は股関節数)	45：1(45：1)	219：11(249：13)	
年齢(歳)	62.1±9.5(36～81)	61.21±10.0(24～83)	NS
身長(cm)	153.2±7.5(134.0～168.2)	152.7±6.3(135.0～169.0)	NS
体重(kg)	56.9±13.4(40.7～105.0)	54.2±9.5(31.0～91.0)	NS
ソケットの外径(mm)	44.9±2.7(40～52)	46.3±2.0(40～50)	$p<0.05$
ソケットの外方開角(°)	41.9±6.0(34～54)	42.6±5.3(28～57)	NS
ソケットの設置高(mm)	3.3±5.0(-5～18)	1.1±4.7(-10～22)	$p<0.05$
経過観察期間(年)	11.4±2.3(6.0～14.1)	8.0±1.9(5.0～12.5)	$p<0.05$

NS：not significant，平均±標準偏差(最小値～最大値)

表2. 臼蓋形成不全の分類[2]と使用したソケット，および骨移植方法

a. FLソケット群

COD*	骨移植の方法			小計(股関節数)
	Ad-BBG	Ip-BBG	なし	
A	2	0	22	24
B	0	3	0	3
C	0	2	0	2
Cc	1	2	0	3
浅い股臼 D	7	1	1	9
浅い股臼 E	3	2	0	5
浅い股臼 F	0	0	0	0
計	13	10	23	46

骨移植を併用した症例の割合＝50%(23/46)

b. FL-Rソケット群

COD*	骨移植の方法					小計(股関節数)
	Ad-BBG	Ip-BBG	Ad+Ip-BBG	メッシュ	なし	
A	5	1	0	0	85	91
B	18	13	0	1	4	36
C	0	18	0	1	0	19
Cc	2	5	1	1	0	9
浅い股臼 D	52	1	0	0	15	68
浅い股臼 E	27	6	0	0	0	33
浅い股臼 F	5	1	0	0	0	6
計	109	45	1	3	104	262

骨移植を併用した症例の割合＝60.3%(158/262)

*classification of dysplasia[2]，Ad-BBG：additional bulk bone graft(付加型塊状骨移植)[2]，Ip-BBG：interpositional bulk bone graft(介在型塊状骨移植)[2]

大転子を切離せずに施行した．

X線像上，両側の涙痕を結んだ直線（L）に対して，ソケット開口部が何度開いているかを計測した値を，角度で表したものをソケットの外方開角(＝傾斜角)とし，外方開角45°のソケット下縁と直線Lとの距離をソケットの設置高と定義して，それぞれ計測した．なお，この距離は，ソケットの外方開角によって多少かわるので，外方開角が45°でない症例は，ソケットをその中心の周りに回転して45°とした場合のソケット下縁と直線Lとの距離とした．

臨床成績は，日本整形外科学会股関節機能判定基準（JOAスコア）により解析し，X線学的評価は，術後半年～1年ごとの定期診察時のX線像より，以下の場合を人工股関節の弛み（loosening）と定義した．①2mm以上の人工股関節部品（ソケットまたはステム）の移動，または②経時的に拡大する人工股関節部品の全周性の放射線透過帯（radiolucent zone：RLZ）を生じたもの．

II. 結　果

術後最終経過観察時のJOAスコアは，FLソケット群で術前39.3点が93.4点へ（$p<0.05$），FL-Rソケット群で術前39.2点が94.4点へ（$p<0.05$）とそれぞれ有意に改善していたが，両群間に統計学的な有意差はなかった．術後の脱臼率は，前者で2.2%（46例中，前方脱臼1例），後者で1.9%（262例中，前方脱臼1例，後方脱臼4例）であった．X線学的弛みは，FLソケット群で1例，FL-Rソケット群で2例（うち1例は再置換術施行）の計3例，いずれもソケット側に生じていたが，両群間で統計学的な有意差は認めなかった．なお，ステム側に弛みを生じた症例はなかった．

FL-Rソケット群では，その差はわずかではあるが，FLソケット群と比べて使用したソケットの外径が大きく，また原臼により近く設置されていた（表1）．なお，

ソケット設置高が 15 mm を超える症例は，FL ソケット群では 2 股［いずれも 18 mm 高位，Crowe 分類 type Ⅲ または type Ⅳ（COD 分類 C または Cc）で，介在型骨移植を併用した］，FL-R ソケット群では 5 股［4 股：20 mm 高位，1 股：22 mm 高位，いずれも Crowe 分類 type Ⅲ または type Ⅳ（COD 分類 C または Cc）で，併用した骨移植法は介在型骨移植 3 股，付加型骨移植 1 股，mesh + impaction morselized bone grafting 法 1 股］であった．その他の症例のソケット設置高は，いずれも 15 mm 未満で，ほぼ原臼にソケットを設置できていた．

Ⅲ．考　察

亜脱臼性股関節症の臼蓋形成不全股において，欧米人に比べて体格の小さい日本人では，股臼そのものが小さい患者も少なくない．歴史的にみると，こうした小柄な患者の小さい股臼やきわめて浅い股臼に対してセメント固定型 THA を行うために導入された offset bore acetabular cup（Charnley）があるが，このソケットはポリエチレンの磨耗が少ないうちから，socket migration を生じやすいことが 1996 年に報告されている[3]．この offset bore acetabular cup は，内側を薄くすることによりソケット中心と大腿骨頭中心が偏心性となった結果，骨頭からソケット外周へ不均一なトルクがかかることとなり，socket migration を誘起する一因となったと考えられる．FL-R ソケットは，偏心性でない点が，offset bore cup とは異なる（図 1）．また，FL-R ソケットは，通常の FL ソケットの内側を 2 mm 削っただけの構造であるが，これによりソケットの内方化を助け（図 2），塊状骨移植の被覆率を減少させることができる点において，THA の成績向上に貢献できたと考えている．

ところで，先述した offset bore などの人工股関節部品（ソケット）の成績がよくなかったこともあり，その後，浅い股臼に対する THA はソケットのデザイン改良ではなく，骨側の再建，すなわち臼底を打ち抜いてソケットを Köhler 線を越えて内方に設置する medial protrusion technique（cementless socket）や[4,5]，臼底を丸く骨切りして内方に移動させる acetabular medial wall displacement osteotomy[6]（cementless socket），さらに，臼底を計画的に骨折させて内方化する medial advancement of the acetabular floor[7]（cemented socket）などの，寛骨臼再建（acetabuloplasty，または cotyloplasty）が多く報告されてきた．これらは，寛骨臼に対して骨移植を行わずに再建する方法であるが，骨移植を併用した再建法の良好な成績も多数，報告されている[2,8～10]．この点，THA の歴史において大腿骨側がセメント/セメントレステーパードステムや cemented polished stem などの人工股関節部品（ステム）のデザイン改良に主眼がおかれてきたことと対照的である．なお，ソケット内方化の手段としては，先述したようにさまざまな方法があるものの，過度な内方化はボーンストックを温存できないばかりでなく（ゆえに再置換術時に不利となる），ソケットの固定性が甘くなった結果，弛みの原因になったり[5]，骨性インピンジメントを誘起するため（近位部大腿骨と恥・坐骨が接近することがその理由），われわれは，これらの寛骨臼再建法[4～7]を推奨していない．

初回 THA におけるソケットの高位設置は，bone impingement の増大やボーンストックの減少，股関節外転筋力の低下[11]，さらに THA 再置換術の増加[12,13]といった問題を生じてくることから，われわれは，ソケットの原臼設置を目標として手術を行ってきた．どこまでのソケット設置高を原臼設置とみなしてよいかに関しての定説はないが，これを「15 mm 未満」とすれば，われわれの 308 例中 301 例では，原臼設置できていたことになる．しかしながら，このほかの 7 例は，いずれも Crowe 分類 type Ⅲ，または type Ⅳ（COD 分類 C，または，Cc[2]）の症例で，股関節の拘縮が強かったため，もしくは，過延長による末梢神経障害を回避する目的から，高位設置とせざるをえなかったものである．ソケットの高位設置に関しては，ある程度までなら許容できるという報告もある[14,15]が，これらの報告でも一貫しているのは，外方設置は避けるべきであるという点である．ソケットを高位設置せざるをえない症例であっても，FL-R ソケットは股関節の回転中心をわずか 2 mm ではあるが内方化できる点において，有利であると考えている．

FL-R ソケットは当初，浅い臼蓋や小柄な患者向けに，従来のソケットでは径 38 mm しか入らない場合でも，径 40 mm のサイズが入るよう，内側のポリエチレン厚を 2 mm 薄くしたものを作製したのが始まりである．その後，FL-R ソケットはサイズによらず，従来の FL ソケットと横径が同じでも，近位方向の厚さを 2 mm 厚くできること（図 1，2）や，KT-plate（京セラメディカル社）に対応したソケットも，標準的なサイズよりも 2 mm 厚い（= 大きい）ものを選択できることから，径 40 mm より大きいソケットも作製し，臨床的に使用してきた．このソケットは，その外径と内径の中心が一致している点で，偏心性の offset bore socket（前述）とは，基本的な形状が異なる．したがって，ソケットに偏心性のトルクがかからないため，成績のよくなかった offset bore socket と比べればよい成績であった．通常，小柄もしくは浅い臼蓋をもつ患者では，その股臼の前後径も狭いことが多い．こうした患者になるべくソケットを内方化して挿入する

ためには，本シリーズで用いた FL-R ソケットのように内側を薄くしたのみでは，不十分かもしれない．しかしながら，ソケットの前後を削るということは，開口部からみた場合，ソケットが不整円や楕円となる可能性が高く，この場合，骨頭中心と同心円をなす原則が崩れるため，偏心性のトルクが生じる可能性がある．Offset bore socket の反省をふまえて，このデザイン変更には慎重であるべきと考えている．

本研究では，posterior wall がない FL-R ソケットを使用した．Posterior wall は，Charnley のコンセプトではソケットの前開き角を 0°とするため，後方の安定性を獲得して後方脱臼を防ぐために，low friction arthroplasty で導入されたデザインである．しかし，われわれは当初，ソケットを適度な前開き角（20°前後）に挿入すれば，posterior wall がなくとも後方の安定性が得られると考えた．また posterior wall は，股関節伸展位で外旋した際，socket-neck impingement の支点となって，前方脱臼を生じやすくする可能性があり，ソケットが後下方へ回旋した位置で固定されると，この傾向は強くなる．さらに，posterior wall があると，内側を薄くした FL-R ソケットの場合，左右別々にソケットのラインナップを揃えなければならず，その煩雑さを回避する目的もあり，本来あった posterior wall を除去したわけである．その結果，FL-R ソケットでは，関節の可動域はやや広くなったものの，術後の脱臼が 2％弱の症例に生じてしまった．この値は，従来の FL ソケットと比べて，多くはないものの，もっと減らせる可能性があると考えている．術中所見では，posterior wall のついている FL ソケットのほうが，適切な位置に posterior wall をもってきさえすれば，後方脱臼に対して安定していた．そこで現在では，外旋時のインピンジメントを避け，中等度（60°程度）の股関節屈曲角付近から後方安定性が発揮できるよう，posterior wall が後上方についたデザインで，外径に応じて内径（＝骨頭径）の大きな形状も取り入れつつ，新型の FL-R ソケット（version 2）を作製し臨床的に使用している．

ま と め

内側部分のポリエチレン厚を最大で 2 mm 薄くした構造をもつ all polyethylene cemented socket は，小さい股臼または浅い臼蓋形成不全股に対する THA において股関節中心を内方化し，骨移植を行う場合でもその骨性被覆を少なくできる点で有効であり，ソケットの原臼設置，および THA の臨床成績向上に貢献できる可能性がある．

文　献

1) Crowe JF, Mani VJ, Ranawat CS：Total hip replacement in congenital dislocation and dysplasia of the hip. J Bone Joint Surg 61-A：15-23, 1979
2) 丸山正昭，若林真司，天正恵治ほか：臼蓋形成不全股に対する圧縮砕片状と付加型塊状骨移植を併用した人工股関節の有用性．別冊整形外科 65：154-158，2014
3) Izquierdo-Avino RJ, Siney PD, Wroblewski BM：Polyethylene wear in the Charnley offset bore acetabular cup；a radiological analysis. J Bone Joint Surg 78-B：82-84, 1996
4) Dorr LD, Tawakkol S, Moorthy M et al：Medial protrusio technique for placement of a porous-coated, hemispherical acetabular component without cement in a total hip arthroplasty in patients who have acetabular dysplasia. J Bone Joint Surg 81-A：83-92, 1999
5) Kim YL, Nam KW, Yoo JJ et al：Cotyloplasty in cementless total hip arthroplasty for an insufficient acetabulum. Clin Orthop Surg 2：148-153, 2010
6) Zhang H, Huang Y, Zhou YX et al：Acetabular medial wall displacement ostcotomy in total hip arthroplasty；a technique to optimize the acetabular recon struction in acetabular dysplasia. J Arthroplasty 20：562-567, 2005
7) Hartofilakidis G, Stamos K, Karachalios T et al：Congenital hip disease in adults；classification of acetabular deficiencies and operative treatment with acetabuloplasty combined with total hip arthroplasty. J Bone Joint Surg 78-A：683-692, 1996
8) Kobayashi S, Saito N, Nawata M et al：Total hip arthroplasty with bulk femoral head autograft for acetabular reconstruction in developmental dysplasia of the hip. J Bone Joint Surg 85-A：615-621, 2003
9) Masui T, Iwase T, Kouyama A et al：Autogenous bulk structural bone grafting for reconstruction of the acetabulum in primary total hip arthroplasty；average 12-year follow-up. Nagoya J Med Sci 71：145-150, 2009
10) Kim M, Kadowaki T：High long-term survival of bulk femoral head autograft for acetabular reconstruction in cementless THA for developmental hip dysplasia. Clin Orthop 468：1611-1620, 2010
11) Kiyama T, Naito M, Shitama H et al：Effect of superior placement of the hip center on abductor muscle strength in total hip arthroplasty. J Arthroplasty 24：240-245, 2009
12) Stans AA, Pagnano MW, Shaughnessy WJ et al：Results of total hip arthroplasty for Crowe type III developmental hip dysplasia. Clin Orthop 348：149-157, 1998
13) Pagnano MW, Hanssen AD, Lewallen DG et al：The effect of superior placement of the acetabular component on the rate of loosening after total hip Arthroplasty. J Bone Joint Surg 78-A：1004-1014, 1996
14) Russotti GM, Harris WH：Proximal placement of the acetabular component in total hip arthroplasty；a long-term follow-up study. J Bone Joint Surg 73-A：587-592, 1991
15) Kaneuji A, Sugimori T, Ichiseki T et al：Minimum ten-year results of a porous acetabular component for Crowe I to III hip dysplasia using an elevated hip center. J Arthroplasty 24：187-194, 2009

Ⅲ．下 肢 ◆ 1．股関節

良好な中～長期成績をみすえた最小侵襲人工股関節全置換術（MIS-THA）の導入
―― 合併症を防ぎつつ，いかに MIS を導入するか*

齋藤　彰　平川和男　髙栁　聡　名倉誠朗　落合俊輔**

[別冊整形外科 66：76～79, 2014]

はじめに

最小侵襲手術（MIS）による人工股関節全置換術（THA）の実施は，米国で1998年に最初に発表された小皮切のTHAの報告から数えてもいまだ15年程度である[1]．その後，筋腱切離を伴わない手術法が順次開発され，わが国でも導入されるようになり，当院でも2006年よりOCM（modified Watson-Jones）approach[2]を導入している．2013年の日本人工関節登録調査によると，primary THA の約37%の症例でMISの手法が導入されている．ただ，日本国内に導入されて10年未満と期間が短く，また現時点でMISの明確な定義がないことから，これまでMIS-THAに関する合併症の発生率や中～長期的な成績の報告は少ない．

そこで，われわれは当院で施行したMIS-THAで5年以上追跡しえた症例の生存率，術後合併症および術後X線像のアライメントに関して調査を行い，より合併症の少ないMISの手技について検討を加えた．

Ⅰ．対象および方法

2004年9月～2008年9月に当院で施行したprimary THA 1,410例のうち，MISで施行した1,255例（21～89歳，平均61歳）を対象とした．なお，MISについては明確な定義がないため，筋腱切離を伴わないアプローチに加え，小皮切のアプローチも対象に加えた．内訳は，2-incision approach が49例，OCM approach が189例，mini-one anterolateral (mini-one) approach が1,017例であった．対象疾患は，形成不全に伴う二次性股関節症が90%を占めた（図1）．

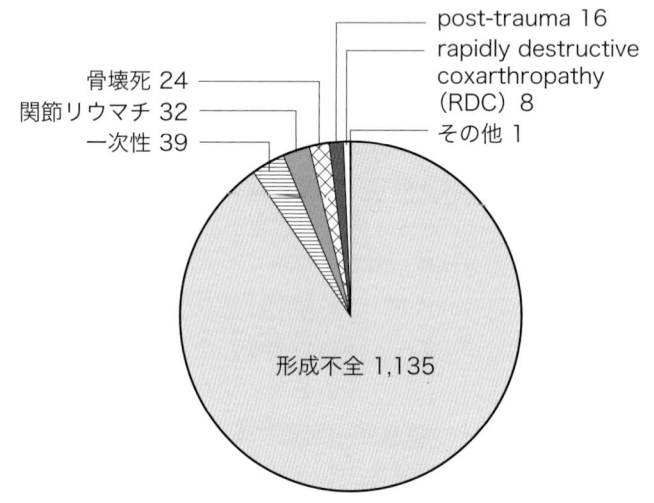

図1．対象疾患の内訳

術中・術後の合併症に加え，再手術の有無および術後X線像のアライメントについての検討を行った．なお，アライメントに関しては，股関節のX線正面像で，臼蓋カップ外方開角度を40°を設置目標として[3] ±10°を許容範囲とし，それから外れるものおよび大腿骨ステムとしては，内・外反5°を基準として[4]，さらにそれから外れるものをアライメント不良として判断した．合併症および再手術の発生率については，χ^2検定，Yates 補正で比較

Key words
MIS-THA, mid-term result, complication

---

*Introduction of less invasive surgical approach in total hip arthroplasty with small learning curve
要旨は第44回日本人工関節学会において発表した．
**A. Saito（医長），K. Hirakawa（院長），S. Takayanagi（部長），N. Nakura（医長），S. Ochiai：湘南鎌倉人工関節センター整形外科（☎247-0061　鎌倉市台5-4-17；Dept. of Orthop. Surg., Shonan Kamakura Joint Reconstruction Center, Kamakura）．

表1. 合併症ならびに再手術症例の内訳

合併症	発生例(例)	再手術(例)
骨折	15	0
感染	3	3
脱臼	5	2
神経麻痺	2	0
骨溶解または弛み	2	1
コンポーネント移動 カップ	3	3
ステム	3	1
合計	33	10

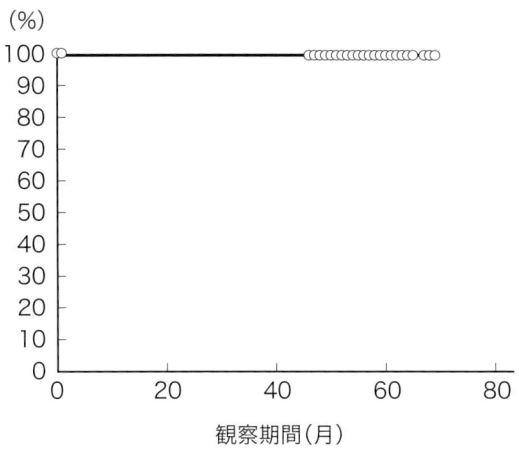

図2. 再手術をエンドポイントとした場合の生存率曲線

表2. アプローチ別の合併症

合併症	2-incision	OCM	mini-one	合計
骨折	2	0	13	15
感染	0	0	3	3
脱臼	0	2	3	5
神経麻痺	0	0	2	2
骨溶解または弛み	0	0	2	2
コンポーネント移動	0	1	5	6
合計	2(4.1%)	3(1.6%)	28(2.7%)	33

表3. アプローチ別の再手術

合併症	2-incision	OCM	mini-one	合計
骨折	0	0	0	0
感染	0	0	3	3
脱臼	0	1	1	2
神経麻痺	0	0	0	0
骨溶解または弛み	0	0	1	1
コンポーネント移動	0	0	4	4
合計	0(0%)	1(0.5%)	9(0.9%)	10

表4. アライメント不良例

OCM	18(9.5%)
mini-one	57(5.6%)
合計	75(6.0%)

した．

II. 結　果

対象例のうち，7例は股関節以外の疾患で死亡し，109例については逸脱であり，経過観察できたのは1,146例で平均81（61〜97）ヵ月，経過観察率は91％であった．術中，術後の合併症は，全体の33例（2.6％）に生じ，うち再手術にいたったのは10例（0.8％）であった（表1）．再手術をエンドポイントとした場合のKaplan-Meier法の生存率は99％であった（図2）．アプローチ別にみた場合，合併症はOCMが3例（1.6％），mini-oneが28例（2.7％）であり，再手術はOCMが1例（0.5％），mini-oneが9例（0.9％）であり，合併症，再手術の発生率ともに，アプローチによる有意差は認めなかった（表2, 3）．また，アライメント不良に関しては，全体の75例（6.0％）に生じたが，OCMで18例（9.5％），mini-oneで57例（5.6％）であり，これについても有意差を認めなかった（表4）．

III. 下 肢 ◆ 1. 股関節

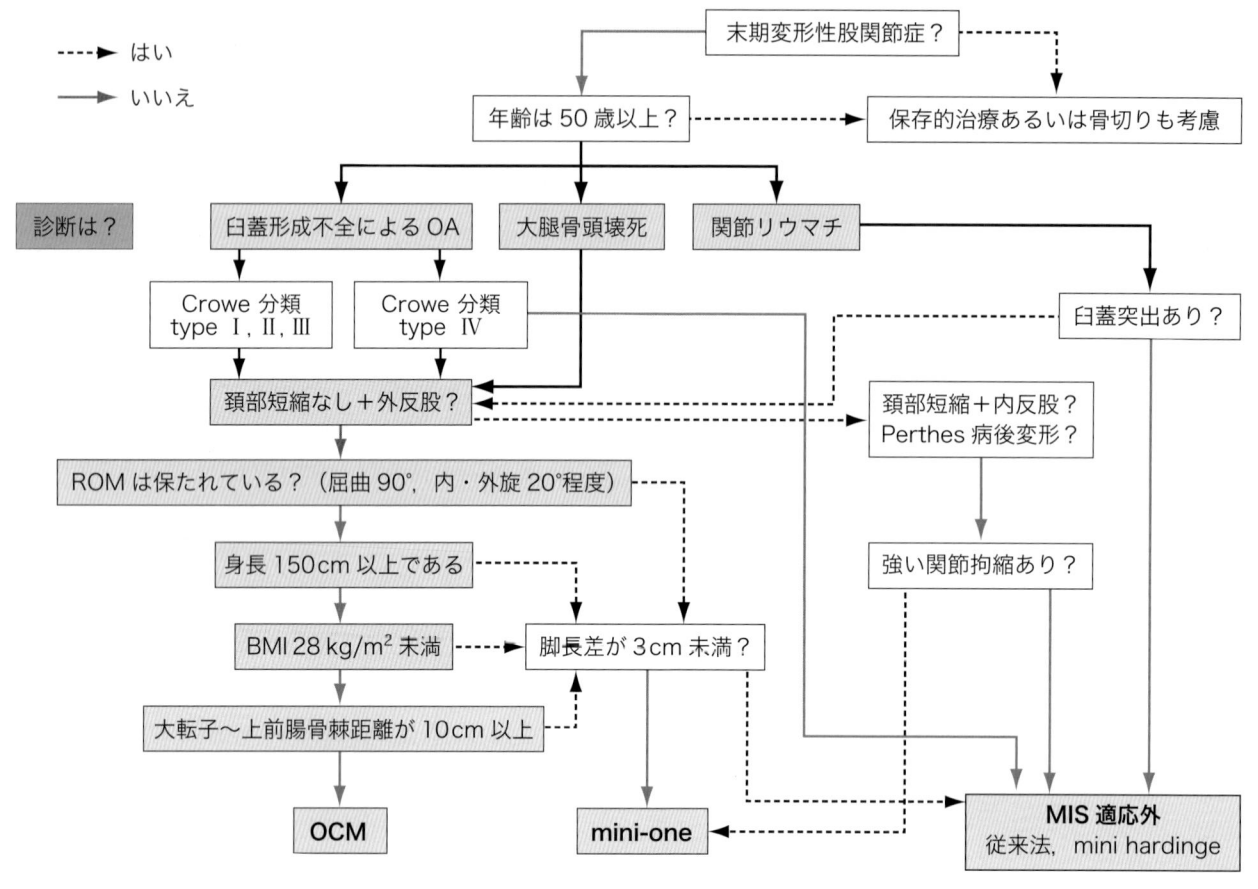

図3. 当センターにおける術式選択方法

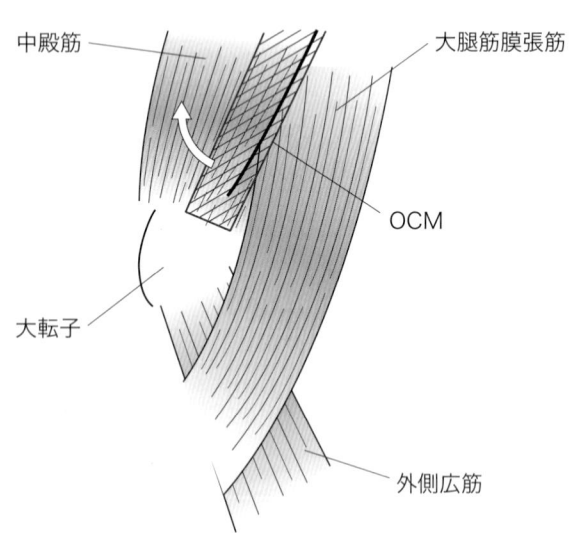

図4. OCM approach と mini-one approach の関節内への進入方向

III. 考　　察

筋腱切離を伴わないアプローチによる THA における問題点としては，導入初期のラーニングカーブの存在な

らびに早期の合併症の増大が多く報告されている[5,6]．一方，小切開による THA では，10年以上の経過観察で，conventional THA と遜色ない臨床成績も報告されている[7]．このことからも，今後 MIS の手技を導入していく際にいかに術後早期の合併症を防ぐかが，安定した中期以上の成績を獲得するうえでも重要と考えられる．この点，厚生労働省の政策科学推進研究事業が2007年に発表した調査（全国289施設3,301例）によれば，わが国における THA の合併症は全体で236例（7.8％）である[8]．ほぼ同時期に当院で施行した mini-one ならびに OCM approach では，これと比較して合併症の増大は認めなかったことから，当院における MIS-THA では，文献上報告されているラーニングカーブが存在しないといえる．

　当センターでは，患者の年齢ならびに骨粗鬆症の有無，Crowe 分類による変形の程度，body mass index（BMI）や骨切り手術の既往の有無などの患者要因のみならず，術者についても OCM approach で手術を行う前に，mini-one approach での300例以上の執刀経験を要求するなど，術者側要因も含めたうえで，mini-one と OCM のアプローチを使い分ける方針を採用している（図3）．今後，合併症・再手術を増大させない範囲で，患者要因・術者側要因ともに，どこまで筋腱切離を伴わないアプロー

チを拡大させてよいのかは，今後の課題である．しかし，ラーニングカーブを当然のものとして MIS を導入するのではなく，まず小切開で開始し，順次筋腱切離を伴わないアプローチを採用していくことが，合併症を最小限に抑えながら MIS-THA を導入するうえで重要と考えられる．

また，当センターで採用している OCM approach ならびに mini-one approach については，中殿筋の前方から入るか，中殿筋の前方 1/3 程度を剝離するかの違いはあるものの（図 4），ともに股関節に anterolateral の方向から入るアプローチであり，OCM approach で手術を開始したものの，どうしても術中に困難になった場合には mini-one approach に変更することも可能であり，当センターでも手術途中でのアプローチ変更の経験がある．現在 conventional THA を行っている施設において，今後新たに MIS の手技を採用する段階であれば，前述のように患者側要因・術者側要因のみならず，途中でアプローチを変更するオプションを残しておくことで，ラーニングカーブに伴う術後早期の合併症の増大を防ぐことが重要と考える．また今回の再手術では，術後のアライメント不良が原因となったものはなかったが，全体の 6.0% にアライメント不良が生じたため，これに伴う長期的な成績不良例が生じてくるかどうかは，今後も経過観察が必要であると考えた．

ま と め

当院で施行した MIS-THA では，MIS 導入に伴う初期の合併症増加はみられず，5 年以上の生存率も良好であったが，長期的な成績については，今後も経過観察を要する．

文 献

1) Crockett HC：Mini incision for total hip arthroplasty ; scientific presentation, AAOS, New Orleans, 1998
2) Bertin KC, Rottinger H：Antero-lateral mini incision hip replacement surgery ; a modified Watson-Jones approach. Clin Orthop **429**：248-255, 2004
3) Hirakawa K, Mitsugi N, Koshino T et al：Effect of acetabular cup position and orientation in cemented total hip arthroplasty. Clin Orthop **388**：135-142, 2001
4) Min BW, Song KS, Bae KC et al：The effect of stem alignment on results of total hip arthroplasty with cementless tapered-wedge femoral component. J Arthroplasty **23**：418-423, 2008
5) Goosen JH, Kollen BJ, Castelein RM et al：Minimally invasive versus classic procedures in total hip arthroplasty ; a double-blind randomized controlled trial. Clin Orthop **469**：200-208, 2011
6) Spaans AJ, van den Hout JA, Bolder SB：High complication rate in the early experience of minimally invasive total hip arthroplasty by the direct anterior approach. Acta Orthop **83**：342-346, 2012
7) Floren M, Lester DK：Durability of implant fixation after less-invasive total hip arthroplasty. J Arthroplasty **21**：783-790, 2006
8) 厚生労働省：外科手術のアウトカム要因の解析と評価方法に関する研究．2007.11 中間報告

* * *

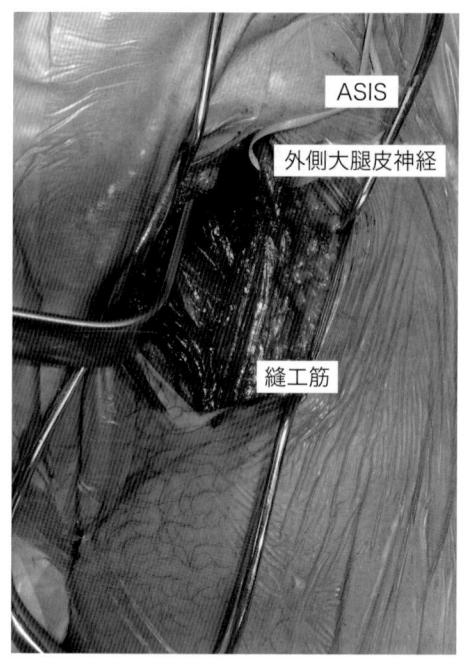

図2. 骨盤内進入後の術野（左股関節）．
外側大腿皮神経をテープでよけ，縫工筋内側より骨盤内に進入している．

付着部を切離せず，ASISより近位方向に5mm程度剥がすのみにとどめる．縫工筋間をスプリットして腸骨内側へ進入するが，縫工筋をスプリットせず筋の内側から進入することも可能である．腸骨筋を腸骨内側から骨膜下に弓状線まで剥離する．その後，四側面を展開しCPO用の開創鉤を設置する．

以降の骨切り手技は通常のCPOと同様である．

❸ 恥骨骨切り

CPO用の2股恥骨レトラクターを恥骨上を滑らすようになるべく内側に挿入し，X線透視像で骨切り部位を確認する．恥骨骨切り部の前後にエレバトリウムを挿入し近くを走行する閉鎖動静脈を含めた軟部組織を保護し，骨盤水平線に対し45°程度傾けて骨切りを行う．

❹ 坐骨骨切り

エレバトリウムを恥骨下縁から関節包遠位に沿って垂直に挿入し，先端が坐骨前面に当たることを確認する．エレバトリウムを2本入れ，鈍的にスペースを広げ坐骨骨切り用ノミを同部に挿入する．X線透視正面像および斜位45°像で，ノミの刃先が寛骨臼遠位の切痕部にあることおよび刃先の方向を確認し，刃先の全長を刺入する．

❺ 腸骨骨切り

刃先が前方へ倒れたCPO用の弯曲ノミを使用する．X線透視斜位45°像で，ノミが寛骨臼の1cm程度後方を通過するように角度を設定し，X線透視正面像で下前腸骨棘の近位から四側面の骨切りにつながるように，かつ回転骨片の厚みが十分あるように骨切りを行う．ノミの弯曲に沿ってサージエアトームで骨切り予定部分の表面に骨溝を作成する．骨切りは四側面から開始する．弓状線近くの骨溝からノミの柄を垂直に立てる方向に刺入し，打ち込みすすめるに従い柄を倒していく．骨切り面の球面を意識し，適宜用指的に四側面の骨切り部を確認し刺入部をずらし，先端の方向をかえ骨切りしていく．

❻ 寛骨臼回転および固定

腸骨骨切り部からスプレッダーを打ち込み，骨切りを完成させる．下肢を牽引しつつ回転骨片に端鋭鉤をかけ寛骨臼を回転する．2.0mmのKirschner鋼線で仮固定し，X線透視像で臼蓋の被覆状態や後捻になっていないことを確認し最終的にスクリュー固定する．CPOの際にはASISを骨切りしているため移動骨片より固定スクリューを入れるのが一般的であるが，経縫工筋進入によるCPOでは腸骨稜から固定用のスクリューを入れることも可能である．

❼ 閉　創

ドレーン挿入後，皮下・皮膚を縫合し閉創する．

II. 成　績

2011年4月～2013年7月に経縫工筋進入でCPOを施行した6関節を対象とした．手術時年齢は平均36.8（19～47）歳であった．X線計測ではcenter-edge（CE）角は術前平均6.5°（-5°～13°）から術後平均28.3°（15°～38°）に改善した．手術時間は平均138.8（110～190）分であった．

III. 症例提示

症　例．41歳，男．
左臼蓋形成不全による初期股関節症の患者に対して，経縫工筋進入によるCPOを行った．術前CE角0°から術後25°に改善した（図3）．

IV. 考　察

寛骨臼形成不全は，わが国における変形性股関節症の原因として最多を占め，若年時に早期診断，早期治療を行い変形性股関節症への進行を予防することが肝要であ

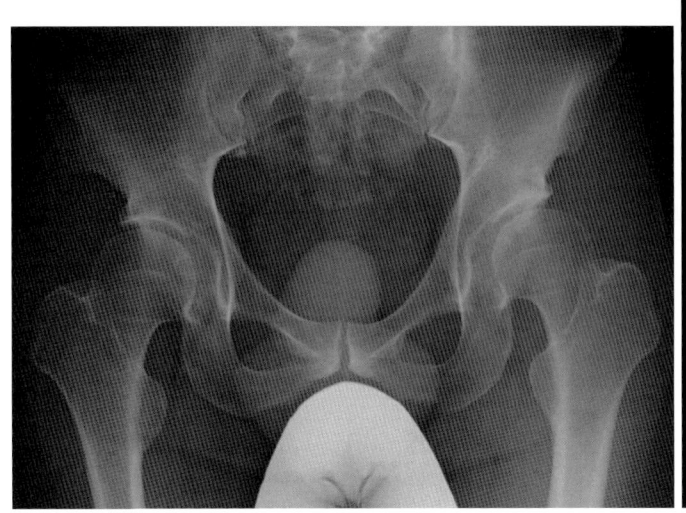

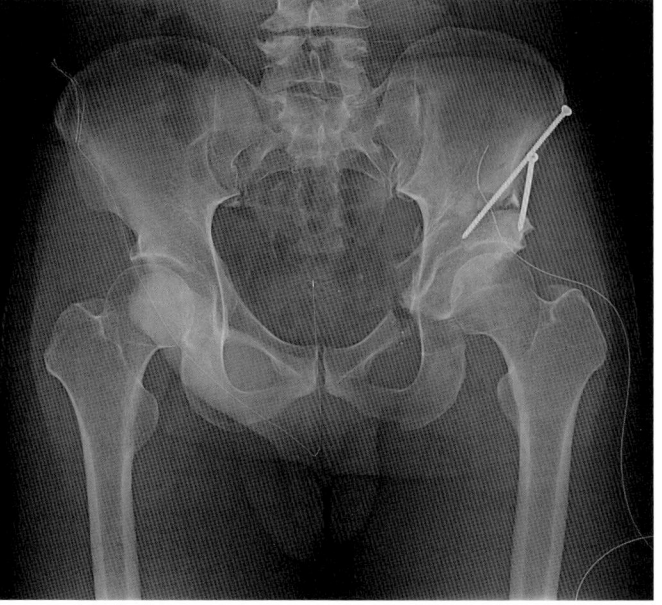

a．術前　　　　　　　　　　　　　　b．術後．移動骨片をスクリュー2本で固定している．
図3．症例．41歳，男．経縫工筋進入CPO例．X線像

る．軟骨性臼蓋で被覆する手術方法として，日本ではRAOがよく知られている．RAOの進入法としては，Smith-PetersenアプローチとMooreアプローチを併用したものや，大転子を骨切りして股関節にいたるアプローチが使用されているが，皮切が大きいことに加え外転筋群を広範に剥離するため，術後の外転筋群の回復に時間を要することが報告されている．

Naitoらは小切開で骨盤内から寛骨臼を骨切りするCPOを報告した[1]．外転筋群を剥離しないため，早期の筋力回復が特徴である．しかし，展開時に大腿筋膜張筋の一部を剥離しASISの矩形骨切りを要することに加え，浅層では膝外側に向かう大腿筋膜張筋の走向の方向に展開し，深層では大腿直筋の内側から進入するため筋間を剥離する範囲が若干広くなる．また遠位の坐骨骨切り時には軟部組織が緊張しがちである．一方，Torelsenらが報告した経縫工筋進入は，CPOと同様に筋腱付着部を切離せずに進入する優れた進入法である[2]．Troelsenらの報告では鼡径靭帯のASISへの付着部を切離しているが，われわれは切離せず近位方向に少し剥離することで十分な術野を得ている．浅層と深層の展開が同方向であることから軟部組織の剥離が少なく，軟部組織をあまり緊張させずに容易に展開できる．

経縫工筋進入は，外側大腿皮神経の同定を要し骨切り時にも皮神経が術野を横切っていることから，外側大腿皮神経領域の知覚障害が出やすいという欠点がある．しかし，CPOに比し皮切の方向が内側よりになるため目立ちにくく整容的に利点があることに加え，ASISを骨切りしないため腸骨稜から回転骨片を固定することができるのも利点である．

ま と め

経縫工筋進入で施行するCPOの手術手技を紹介し，若干の考察を加え報告した．

文　献

1) Naito M, Shiramizu K, Akiyoshi Y et al：Curved periacetabular osteotomy for treatment of dysplastic hip. Clin Orthop **433**：129-135, 2005
2) Troelsen A, Elmengaard B, Søballe K：A new minimally invasive transsartorial approach for periacetabular osteotomy. J Bone Joint Surg **90-A**：493-498, 2008

＊　　　＊　　　＊

III. 下 肢　1. 股関節

寛骨臼回転骨切り術の工夫
―― 関節内治療

山崎琢磨　　安永裕司　　越智光夫

はじめに

寛骨臼回転骨切り術（rotational acetabular osteotomy：RAO）は，寛骨臼形成不全に対して関節軟骨による骨頭被覆，荷重部関節面の適合性と不安定化した骨頭位の改善を図り，関節症の進行を抑制する術式である[1]．前・初期股関節症に対するRAOは良好な長期成績が報告され，確立された術式となっている[2,3]．しかし，若年例で初期股関節症であってもRAO後早期に関節症の進行を認めることがある．一方，高齢で進行期股関節症を呈する症例であってもRAO後にきわめて良好な関節モデリングを示し，長期的に経過の良好な症例も存在する．より安定したRAOの成績を獲得するためには，現状の病態を客観的に評価して，今後の治療方針を立てる必要がある．本稿では当科で試みてきたRAO症例における関節内評価や術式の工夫について述べる．

I. 術中関節内鏡視による関節軟骨評価

当科では，RAOの成績向上のための工夫として，1994年より術中に関節鏡による関節軟骨の評価を行ってきた．X線像では，初期股関節症であっても軟骨下骨が露出する高度な軟骨変性も認められる[4]．また，初期股関節症例で術後関節適合性が良好でも，Outerbridge分類grade 4の高度な軟骨変性があるとRAO後早期に関節症の進行の可能性があり[4]，Millisらは，骨切り術後の荷重負荷に耐えられるだけの軟骨が存在しなければ，periacetabular osteotomy（PAO）の良好な成績は期待できないと述べている[6]．当科で行った家兎を用いた基礎研究でも，荷重環境が大きく変化する術後早期に寛骨臼関節面内側部に軟骨細胞が集簇し，臼窩には軟骨化生と軟骨下骨形成などの変化が生じることを報告している[7]．つまり，RAOの術後成績にもっとも影響を及ぼす組織は関節軟骨であると考えられ，実際の関節軟骨の状態を把握しておくことは後療法を検討するうえでもきわめて重要である．

術中関節内鏡視では，骨切り部の展開まで行う際に，前方から外側までの関節包を充分に展開しておき，関節裂隙の高位を確認し関節内に生理食塩水を注入する．助手に患肢を牽引させておくと注射針や器具の挿入が行いやすい．前外側関節包に小切開を加えて関節鏡を挿入し，荷重部軟骨を観察する．

II. MRIによる関節軟骨の質的評価

近年，関節軟骨の質的評価を目的としたMRI撮像法が報告され，delayed gadolinium-enhanced MRI（dGEMRIC）[8]，MR-Arthrography，T1 rho[9]あるいはT2 mapping MRI[10]などが用いられている．当科では2010年よりRAO症例を中心とした術前後のT2 mapping MRIによる関節軟骨の質的評価を行ってきた．

T2 mapping MRIの撮像には8ch cardiac phased array coilを用い，撮影条件はFSE T2, TR = 1500, TE = 8.6, 17.2, 25.8, 34.3, 42.9, 51.5, 60.1, 68.7, BW = 31 kHz, FOV = 18, slice thick = 4.0 mm, matrix size = 256×160, 2NEX,

Key words
rotational acetabular osteotomy, articular cartilage, intraarticular treatment

*The new trials in rotational acetabular osteotomy
要旨は第40回日本股関節学会において発表した．
**T. Yamasaki（診療講師）：広島大学大学院整形外科（Dept. of Orthop. Surg., Graduate School of Biomedical Sciences, Hiroshima University, Hiroshima）；Y. Yasunaga（副所長）：広島県立身体障害者リハビリテーションセンター；M. Ochi（教授）：広島大学大学院整形外科．

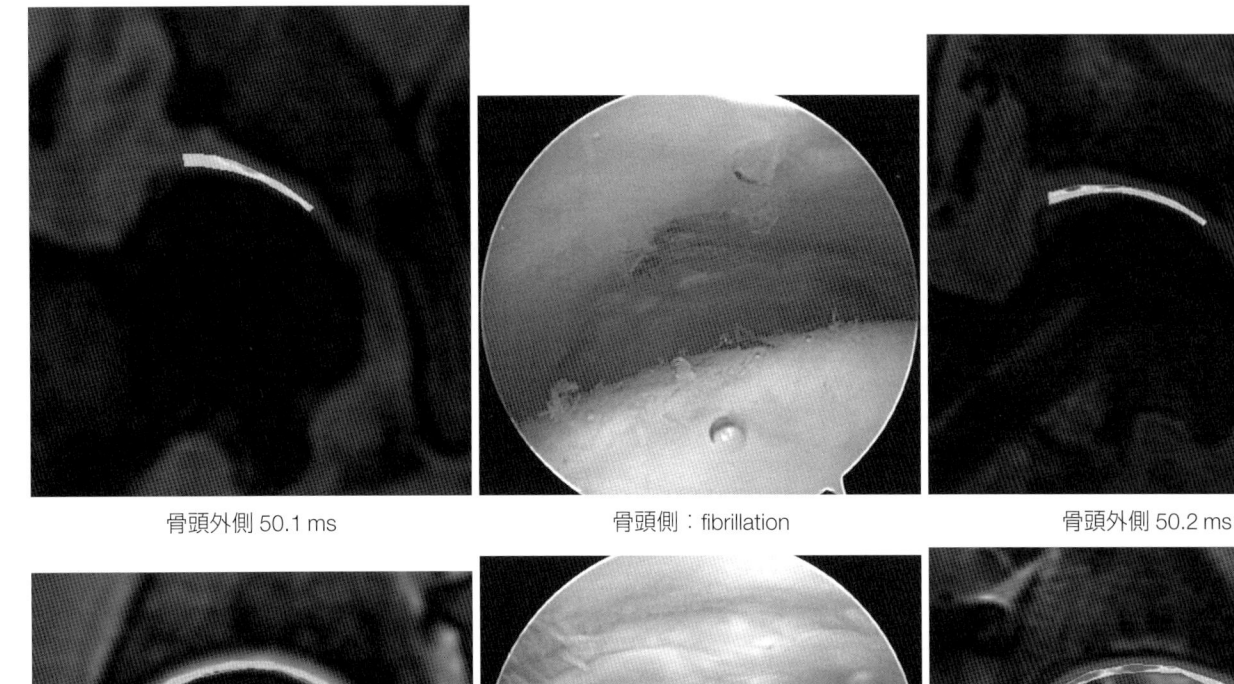

寛骨臼回転骨切り術の工夫

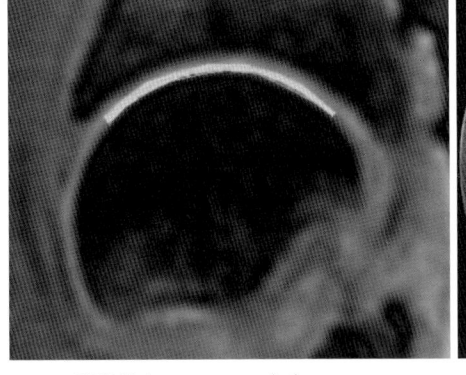

骨頭外側 50.1 ms　　　　　　　骨頭側：fibrillation　　　　　　骨頭外側 50.2 ms

骨頭前方 41.5 ms，中央 40.6 ms　臼蓋側：fibrillation　　　　　　骨頭前方 50.2 ms，中央 62.1 ms
a. 術前の骨頭荷重部外側軟骨のT2値は軽度高値
b. 術中の鏡視像では骨頭側・寛骨臼側ともに広範なfibrillationを認める．
c. 術後6ヵ月時に骨頭外側のT2値に変化なし，骨頭前方および頂部のT2値が上昇

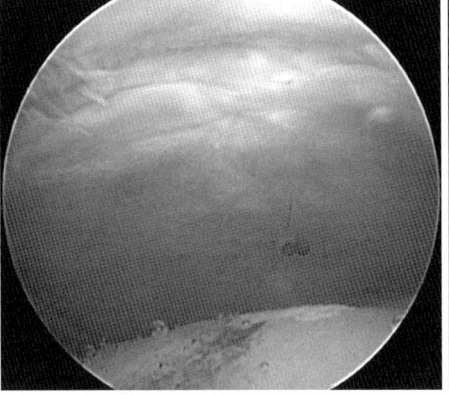

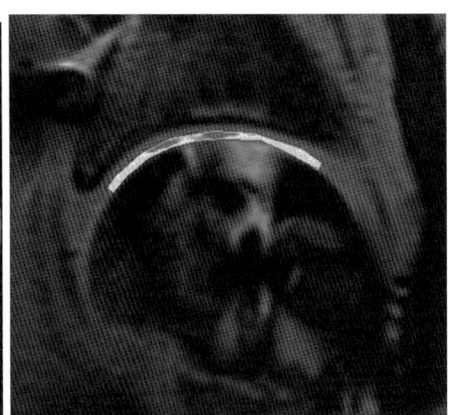

図1．症例．46歳，女．進行期股関節症（RAO＋大腿骨外反骨切り術併用例）

fat sat, no phase wrap, scan time = 8：03 としている．撮影手順はT2強調画像で患側股関節の冠状断像，矢状断像を撮像し，それらの画像から骨頭中心を通り，軟骨面に垂直な冠状断像，矢状断像を使用する．評価には，骨頭軟骨および寛骨臼軟骨の軟骨層を各々6つの区域に分け（冠状断像：荷重部内側・中央・外側，矢状断像：荷重部前方・中央・後方），画像解析にはBaum（大阪大学より提供）を用いて各部位の平均T2値を計測する．本条件で撮像した健常股関節軟骨の当科における平均T2値は 38.39±1.09 ms であった．

III. 症例提示

症 例．46歳，女．
進行期股関節症に対しRAO＋大腿骨外反骨切り術を施行した．術前の骨頭外側のT2値は 50.1 ms と軽度高値であり，鏡視では骨頭側および寛骨臼側の広範囲に fibrillation を認めた．術後6ヵ月時のT2値では骨頭外側に変化がなかったが，骨頭前方・頂部のT2値は上昇していた（図1）．

IV. 術後関節モデリングの早期獲得のための寛骨臼窩への multiple drilling

RAOの手術効果は骨頭被覆および骨頭位の改善にあるが，寛骨臼形成不全股では寛骨臼月状面の面積が狭く，RAOによっても術直後に改善するものではない．つまり，寛骨臼荷重部の軟骨下骨である soucil の長さは術直後には変化しないが，RAO後のX線像経過の検討から，術後3年以内に soucil 内側および外側が延長することが判明している[11]．Soucil の長さと骨頭にかかる合力については，soucil が短いほど骨頭にかかる合力は増大するとされている．Soucil の延長で示されるRAO後の関

89

III. 下肢 ◆ 1. 股関節

節モデリングは，寛骨臼側の荷重面積の拡大を示すものと考えられる．当科では寛骨臼側の荷重部における関節モデリングを術後早期に獲得するために，2001年より術中鏡視時に寛骨臼窩の辺縁に multiple drilling を試みてきた[12]．関節内鏡視の項で述べた手技と同様に関節鏡を挿入して寛骨臼窩を観察しながら，さらに前方関節包に小切開を1ヵ所加え，2.0 mm Kirschner 鋼線を用いて関節面内側縁と寛骨臼窩の境界部に6〜8ヵ所程度のドリリングを行う（図2）．術後2年までに soucil が有意に延長し，寛骨臼荷重面の拡大が得られることが期待される（図3）[12]．

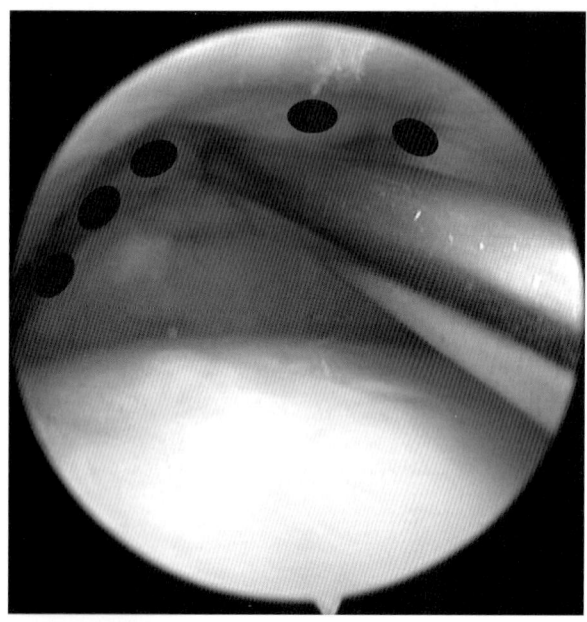

V. 高度変性軟骨の修復のための microfracture 法

進行期股関節症や初期股関節症の一部の症例にも，術中関節鏡視により寛骨臼側や骨頭側に高度の軟骨変性を認める場合がある[4,5]．このような症例に対して，2008年よりRAOに併用した高度変性軟骨に対する関節内治療である microfracture 法を試みてきた．寛骨臼窩への multiple drilling と同様の手技で器具を挿入するが，処置を行う関節面に応じて30°あるいは45°程度の角度がついた microfracture 用オールを用いる．自験例の microfracture 後のT2値の変化では，術後より有意にT2値の減少を認め，術後2年で正常値付近まで改善を認めている．当科ではほかの関節温存手術にも高度変性軟骨に対する関節内治療として本法を用いており，線維軟骨の誘導による関節面の修復を試みている（図4）．

まとめ

1）RAOの治療成績を向上させるために当科で行ってきた関節軟骨評価や，関節内処置について報告した．

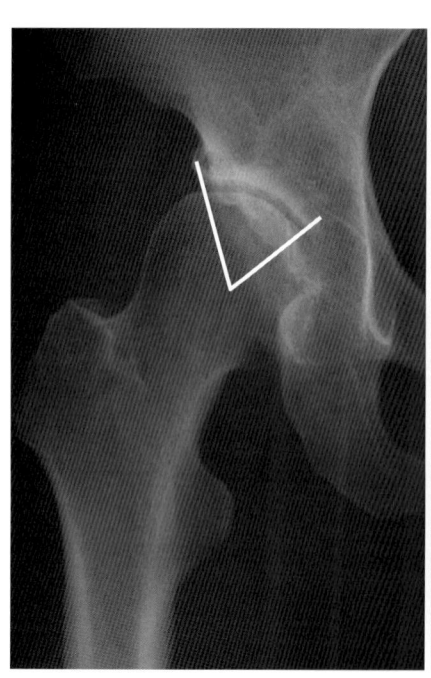

図2. 寛骨臼窩への multiple drilling. RAO中に関節包を展開した後，前外側より鏡視下に Kirschner 鋼線を用いて寛骨臼窩辺縁部に約6〜8ヵ所ほどのドリリングを施行

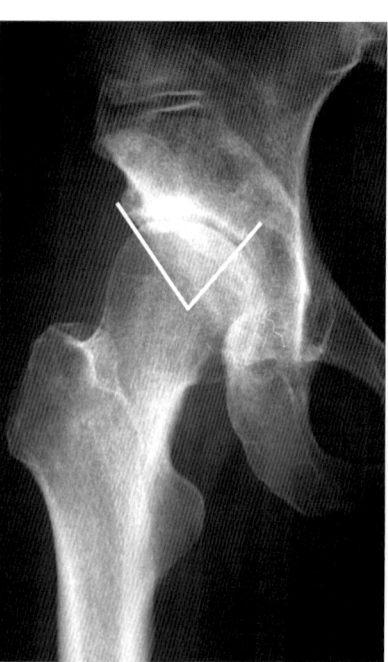

a. 術前　　b. 術直後．Soucil が示す荷重面の領域に変化は認めない．　　c. 術後1年．荷重面の拡大が示唆される．

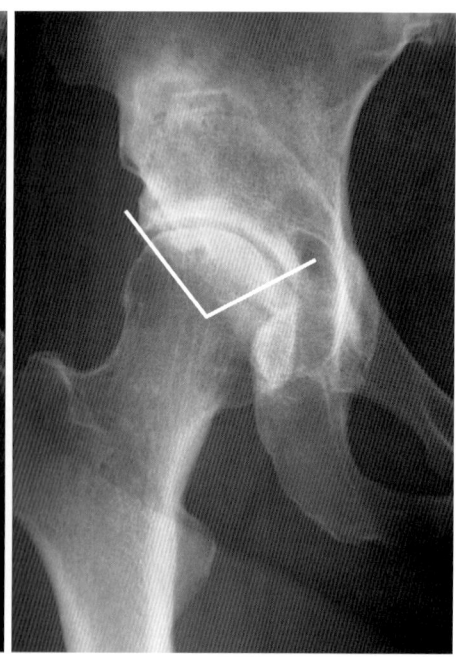

図3. Multiple drilling を併用した症例の術後経過

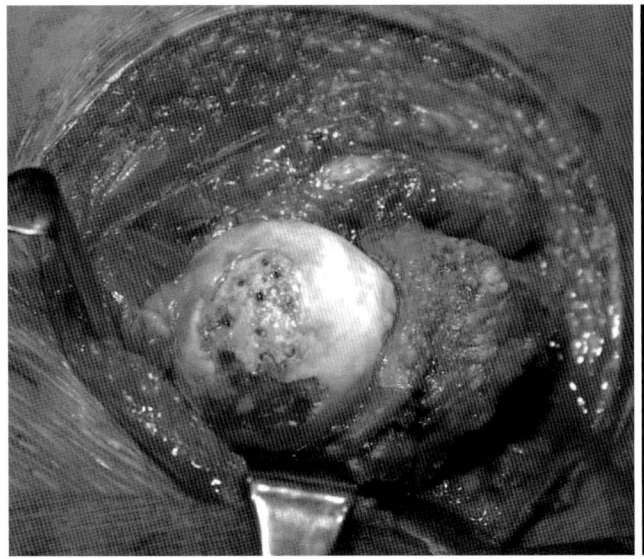

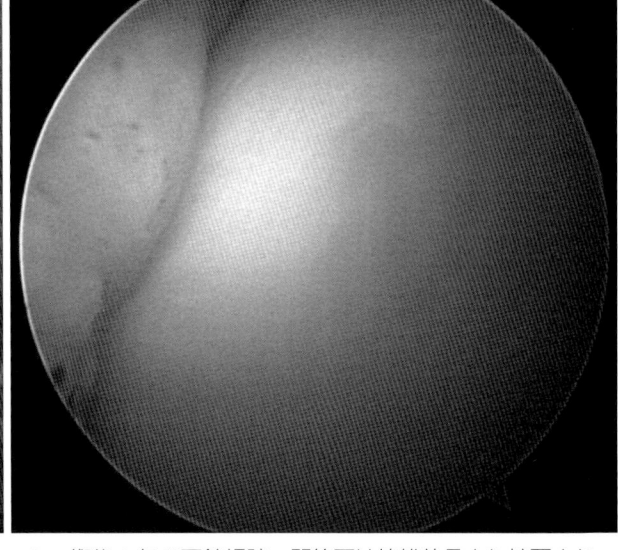

a. 軟骨下骨露出部にmicrofracture法を施行

b. 術後2年の再鏡視時．関節面は線維軟骨より被覆されている．

図4．Microfracture法による線維軟骨の誘導（骨頭回転骨切り術症例）

2）正確な術前評価による手術適応症例の選択を行い，また関節軟骨への処置を併用することにより関節温存手術の適応拡大，成績の安定化が図れるものと考えた．

文　献

1) Ninomiya S, Tagawa H：Rotational acetabular osteotomy. J Bone Joint Surg **66-A**：430-436, 1984
2) Yasunaga Y, Yamasaki T, Ochi M：Patient selection criteria for periacetabular osteotomy or rotational acetabular osteotomy. Clin Orthop **470**：3342-3354, 2012
3) Okano K, Enomoto H, Osaki M et al：Outcome of rotational acetabular osteotomy for early hip osteoarthritis secondary to dysplasia related to femoral head shape；49 hips followed for 10-17 years. Acta Orthop **79**：12-17, 2008
4) Noguchi Y, Miura H, Takasugi S et al：Cartilage and labrum degeneration in the dysplastic hip generally originates in the anterosuperior weight-bearing area；an arthroscopic observation. Arthroscopy **15**：496-506, 1999
5) Yasunaga Y, Ikuta Y, Shimogaki K et al：The state of the articular cartilage at the time of surgery as an indication for rotational acetabular osteotomy. J Bone Joint Surg **83-B**：1001-1004, 2001
6) Millis MB, Murphy SB, Poss R：Osteotomies about the hip for the prevention and treatment of osteoarthrosis. Instr Course Lect **45**：209-226, 1996
7) Shimogaki K, Yasunaga Y, Ochi M：A histological study of articular cartilage after rotational acetabular osteotomy for hip dysplasia. J Bone Joint Surg **87-B**：1019-1023, 2005
8) Kim YJ, Jaramillo D, Millis MB et al：Assessment of early osteoarthritis in hip dysplasia with delayed gadolinium-enhanced magnetic resonance imaging of cartilage. J Bone Joint Surg **85-A**：1987-1992, 2003
9) Duvvuri U, Reddy R, Patel SD et al：T1rho-relaxation in articular cartilage；effects of enzymatic degradation. Magn Reson Med **38**：863-867, 1997
10) Watanabe A, Boesch C, Siebenrock K et al：T2 mapping of hip articular cartilage in healthy volunteers at 3 T；a study of topographic variation. J Magn Reson Imaging **26**：165-171, 2007
11) Yasunaga Y, Ikuta Y, Shigenobu T et al：Rotational acetabular osteotomy for hip dysplasia；spontaneous medial enlargement of the acetabulum. Acta Orthop Scand **72**：8-12, 2001
12) Yamasaki T, Yasunaga Y, Terayama H et al：Multiple drilling of the acetabular fossa induce early joint remodeling after rotational acetabular osteotomy for hip dysplasia. Arch Orthop Trauma Surg **128**：909-913, 2008

＊　　　＊　　　＊

大腿骨頭壊死症に対する濃縮自家骨髄血移植術の実際

吉岡友和　三島　初　赤荻　博　菅谷　久　青戸克哉
和田大志　山崎正志

はじめに

　大腿骨頭壊死症（osteonecrosis of the femoral head：ONFH）はなんらかの理由で大腿骨頭が壊死に陥り，骨頭に圧潰が生じ股関節機能が失われ，患者の生活の質（QOL）が著しく低下する難治性疾患である．本邦での"特発性"ONFHに関する疫学調査（2004年）では，1年間の受療者数が11,400名，新患数は2,200名と推定され，確定診断時年齢は男性40歳代，女性30歳代と若年者に好発することが明らかとなっている[1]．手術的治療としては人工骨頭置換術・人工股関節全置換術（THA）が65％と大半を占め，骨頭温存手術の中心は骨切り術で，全体の25％を占める[1]．一般に，若年者に対する人工物置換術はその長期耐用性から推奨できず，骨切り術は日本で発展してきた手術法の一つであるが，高度な手技が必要であり一般的な手術とは言い難い．したがって，これらにかわる骨頭温存をめざした安全・効率的で低侵襲な治療法の開発が望まれる．

I．ONFHに対する骨髄血を用いた骨頭温存手術の背景

　ONFHに対する自家骨髄血を用いた骨頭温存手術は，骨壊死部とその周囲に骨髄間葉系幹細胞を供給することにより壊死骨部の修復を促進し，骨頭の圧潰発生や進行を停止または遅らせようとする治療法で，Hernigouら[2]によって2002年に最初に報告された．2011年，Gangjiら[3]は骨頭減圧術（core decompression：CD）のみを行った群と，CDに加え骨髄血から分離・抽出した単核細胞を移植した群との5年成績を比較し，骨髄単核細胞移植群の臨床成績がより良好であったと報告している．
　当科では，2002年，Ochiaiら[4~6]がKienböck病に対し，橈骨から採取した骨髄血を用いて治療を行ったのが最初である．ONFHに対する応用は2003年，三島ら[7]が簡便な手法で骨髄血を濃縮[8]し，一期的に壊死部に移植する術式である濃縮自家骨髄血移植術（concentrated autologous bone marrow aspirate transplantation：CABMAT）を開発し，2003年4月〜2014年5月に250例387関節に治療を行ってきた．本稿では，現在の術式を中心にわれわれが行っている治療を概説する．

II．骨髄血採取

　牽引手術台を用いて仰臥位ですべての手技を行う．両側上前腸骨棘（ASIS）近位1横指部を刺入点とし，Bone Marrow Harvest Needle（13 G×3 inch：Medical Device Technologies社，Gainesville）を用いて（図1），テルモ血液バッグMAP液（テルモ社，東京）から回収した抗凝固薬［acid citrate dextrose（ACD）-A液］1.0 mlを含む20 mlシリンジに1回あたり骨髄血5.0 mlを吸引採取し，ボーンマロウコレクションシステム（BioAccess社，Baltimore）に計400 mlを目標に回収する．目標量に達したらボーンマロウコレクションシステムからテルモ血液バッグへ骨髄血を移し，遠心分離行程へとすすむ．術者と第一助手の2人で両側同時に骨髄血の穿刺吸引を行う．

Key words

osteonecrosis of the femoral head, concentrated bone marrow aspirate, one step joint preserving surgery

*Clinical use of concentrated autologous bone marrow aspirate transplantation for the treatment of osteonecrosis of the femoral head

**T. Yoshioka（病院講師）：筑波大学整形外科（Dept. of Orthop. Surg., Faculty of Medicine, University of Tsukuba, Tsukuba）/同大学附属病院リハビリテーション部；H. Mishima（講師）：同大学整形外科；H. Akaogi（科長）：同大学整形外科/茨城西南医療センター病院整形外科；H. Sugaya, K. Aoto, H. Wada, M. Yamazaki（教授）：同大学整形外科.

❶刺 入 点

ASIS遠位を刺入点とすると，外側大腿皮神経損傷の危険性があるため十分注意する．皮膚の刺入点は1ヵ所とし，骨への刺入点も原則1ヵ所とする．骨髄血の流出が不良の場合は，①深さをかえる，②骨刺入点はかえずに方向をかえる，③骨刺入点をかえる，の順番で対応する．骨への刺入点が複数になると十分な吸引圧がかからなくなることがあるため，注意を要する．

❷骨髄穿刺針刺入時のコツ

腸骨稜の外板と内板を左手の母指と示指で触知し，幅のもっとも広い部位を同定する（近位にいくに従い徐々に幅は狭くなる）．最初に18G針を刺入し，皮膚から骨までの深さと部位を試験的に確認した後に，骨髄穿刺針を刺入する．骨に針の先端が当たったら脇を締め，骨髄穿刺針をもった右手を時計回り・反時計回りに交互に回転させ，針先端が骨を削って骨髄内へと入っていく感触を得ながらゆっくりとすすめる．このとき，左手の母指と示指で針の皮膚刺入部を軽く把持しておくと安定して操作が可能である．骨質は個々の症例によって異なる．ステロイド性ONFH症例では，骨質が不良で針が骨を削ってすすんでいく感覚がないまま不用意に深くまですすんでしまうことがあり，注意を要する．

❸穿刺方向と深さ

穿刺方向は体軸に対して垂直方向，目標とする深さは針が安定して固定される程度でよい．CTで確認すると深くなるほど外板と内板の距離は近くなり，骨髄スペースが狭くなるため骨髄血の流出は不良となる．また深く刺入して内板を穿破した場合，血管や骨盤内臓器損傷の危険性がある．体軸に対して垂直方向に穿刺すれば骨盤・腸骨稜の形態上内板を穿破する危険は少ないと考えており，骨髄血の流出が不良の場合，針の刺入方向をかえることはあるが，内板方向（骨盤腔側）に向けて刺入する際は注意を要する．

❹骨髄血吸引時のコツ

1回あたりの採取量は5mlとする．採取する量を多くすると末梢血が混入し，骨髄血が希釈される．1回目の吸引で2.5mlの骨髄血が得られたら，骨髄穿刺針を45°回転し，2回目の吸引でさらに2.5mlを吸引する．針の先端は斜めにカットされていることから，穿刺針を回転させることで同一の刺入点から骨髄内の有核細胞を360°方向で回収していく．吸引の際は内筒を素早く引いて一気に陰圧をかけ，その状態で骨髄血が吸引されてくるのを待機する．

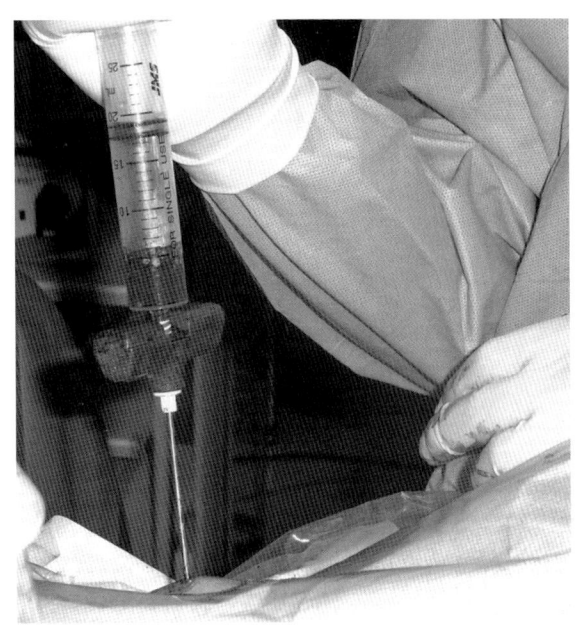

図1．骨髄血吸引採取

Ⅲ．骨髄血濃縮

当大学附属病院輸血部内で行う．大容量遠心機（Kubota model 9900，大容量スイングロータRS-7002）[Kubota社，東京]を用いて重遠心を2回繰り返し（1回目：2,000rpm，10分，2回目：3,600rpm，7分，室温），buffy-coat層を分離・抽出する[8]．通常，採取骨髄血量の1/10に濃縮され，遠心分離に要する時間は約1時間である．

❶赤血球分離

1回目の遠心で赤血球を分離・抽出する．4つのバッグが連なるチューブをスイングロータの底面側にして遠心を行う．終了したらスイングロータからバッグを取り出し，分離スタンドに設置する．有核細胞層がバッグ底面から15mmの位置に達するまで赤血球を分離・抽出する（図2）．

❷乏血小板血漿分離

2回目の遠心で乏血小板血漿を分離・抽出する．赤血球を分離・抽出したバッグを切り離し，三つのバッグが連なるチューブを1回目の遠心時とは反対にスイングロータの上側とし遠心を行う．遠心が終了したらバッグを分離スタンドに設置し，加圧することにより有核細胞層上40mmまでの血漿を残し，その上の乏血小板血漿層を分離・抽出する（図2）．

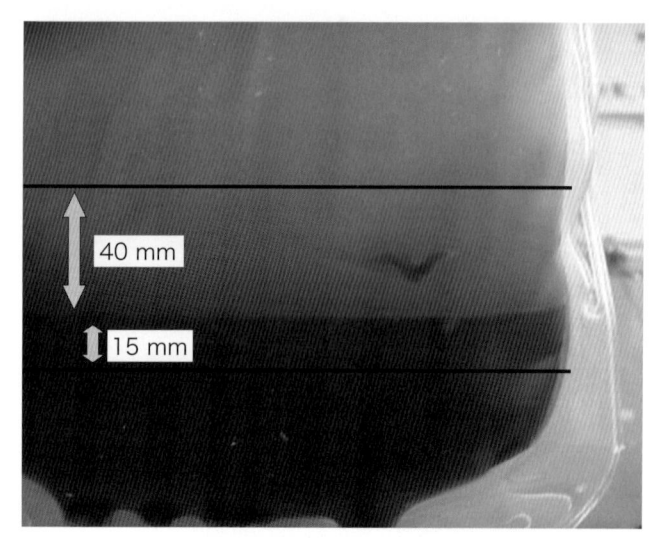

図2. 有核細胞層を中心とするbuffy-coat層

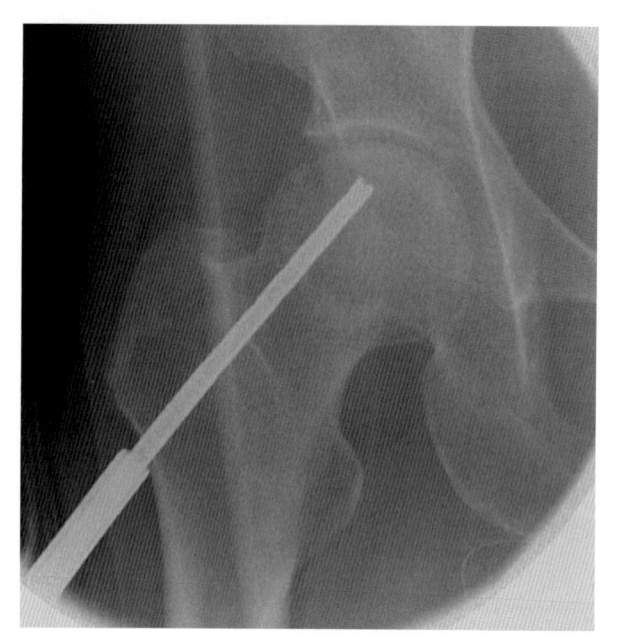

図3. 骨頭減圧術（CD）

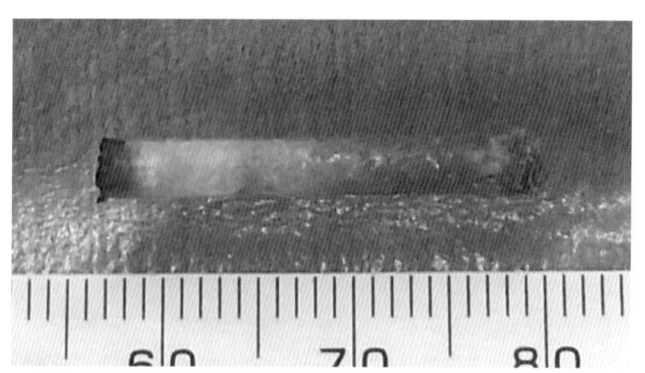

図4. CD時に採取した骨柱（左側：壊死層，中央：修復層，右側：正常骨髄層）

❸遠心分離と赤血球層・乏血小板層分離・抽出のコツ

分離された赤血球・有核細胞層・血漿層が乱れないよう，慎重にバッグを取り扱うことが重要である．また，骨髄血を回収したバッグ内に空気が残っていると遠心時にバッグが破裂する可能性があり，あらかじめ抜いておく．チューブの破損の危険性もゼロではないため，綿包帯で保護する．

Ⅳ．CDと骨穿孔術

股関節を軽度外旋位とし，透視下に行う．透視装置（C-arm）は術側の反対側から体軸に対して直角に設置する．股関節を軽度外旋位とすることで，側面像を評価する際に頸部軸の描出が容易となる．術前に評価した画像と術中透視画像をもとに壊死中心部に向けて大腿外側から経皮的にガイドピン（径2.4 mm）を刺入する．骨刺入部は小転子頂上の近位で大腿骨外側皮質骨の薄い部分とする．帯状硬化層の手前まですすめたら，4.8 mm中空ドリル（イソメディカルシステムズ社，東京）をガイドピンと同じ位置まで刺入し，ガイドピンを抜去する．中空ドリルが帯状硬化層を貫く感触を確認しながら，慎重に壊死層へとCDを行う（図3）．壊死部に達したら骨をくりぬくように，ドリルをすすめずにその場で回転させ，逆回転として抜去する．通常，2 cm前後の骨柱（正常骨髄層・修復層・壊死層）が採取可能である（図4）．次に，ガイドピン（径2.4 mm）で壊死部の局所循環動態改善と正常骨髄との連通孔を作製することを目的に，原則2カ所の骨穿孔術を追加し（図5），最後にCDを行ったドリル孔にガイドピンを挿入しておく．

❶CDのコツ

組織像で確認すると，壊死部にも骨小腔の空胞化を伴うものの骨梁構造が存在し，この構造は力学的役割を担っていると考える．したがって軟骨下骨までドリルをすすめすぎることは，これらの構造の破綻による圧潰発生の危険性を助長する可能性もあり注意を要する．壊死の部位と範囲によって壊死中心部への適正なアプローチ経路は異なるが，ドリルの骨刺入孔は小転子頂上の近位レベルの高さで対応可能である．遠位の皮質骨が厚い部位に強斜位でドリリングすると骨孔径が大きくなるため，転倒時の骨折の危険性があり注意を要する．大腿骨頸部骨折術後など外傷性ONFH症例では内固定材料が挿

a．正面像　　　　　　　　　　　　　　b．側面像

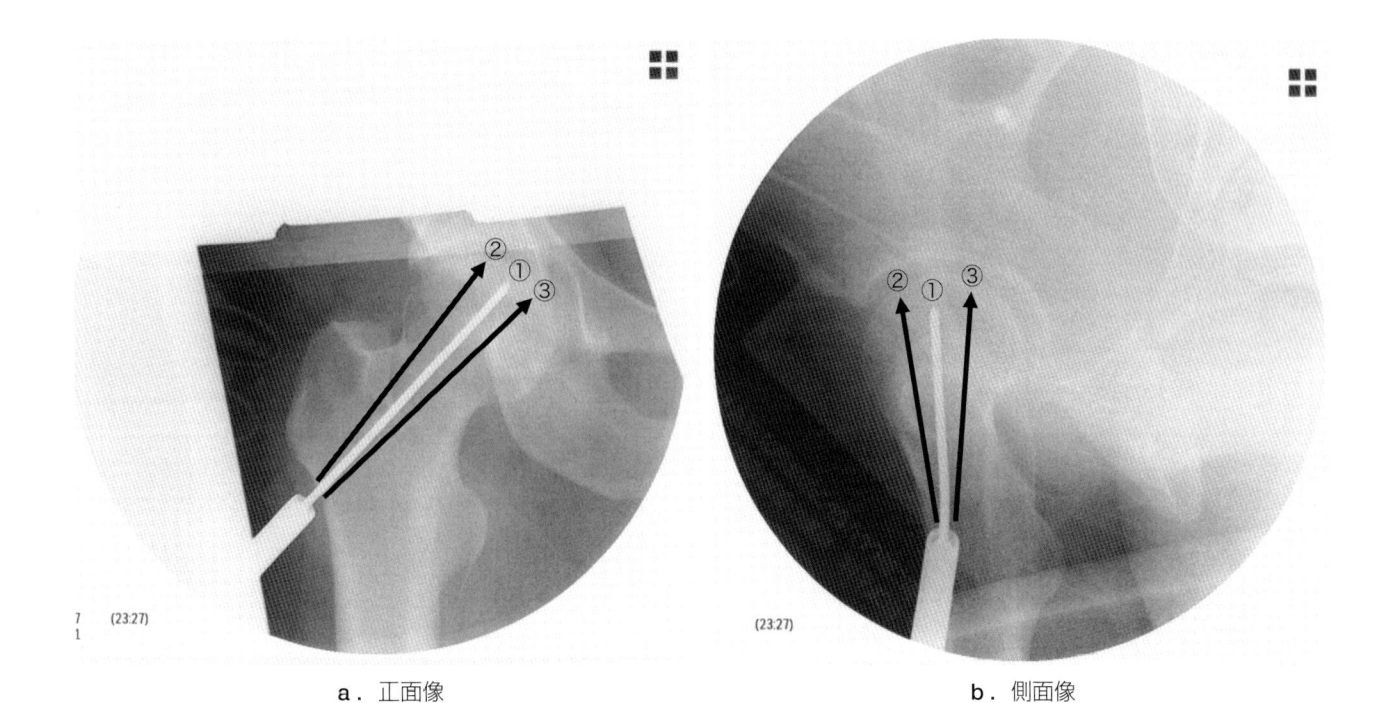

図5．骨穿孔術［① 壊死中心部（CD），② 前外側，③ 後内側］

入されている．この場合は，MRIで壊死部と内固定材料との位置関係を把握し，骨癒合が得られていれば内固定材料を一部抜去した後にその骨孔を利用してCDを行う．

❷骨穿孔術のコツ

CDを行った刺入孔を利用して行う．壊死の部位と範囲を画像で十分に確認し，CDを行ったドリル孔と近くなりすぎぬよう，前外側や後内側に向けて扇状に帯状硬化層を穿孔する（図5）．壊死範囲が小さい症例では，骨穿孔術は行わずCDのみとする．

V．股関節鏡による関節内診断と治療

2014年1月より，術前MRIで関節液貯留がある症例に対して股関節鏡視下関節内洗浄と必要に応じて滑膜切除を行い，プローブを用いて圧潰部の不安定性を評価している．貯留関節液は黄色透明から血性のものまで多様であり，10 ml以上採取される症例もある．

●股関節鏡のコツ

CDと骨穿孔術を行う際は牽引を行わず股関節外旋位とするが，股関節鏡を行う際は下肢を牽引し，股関節内旋位とする．anterolateral portalとmid-anterior portalを作製できたら股関節を内・外旋し，それぞれのポータルから圧潰部を評価する．

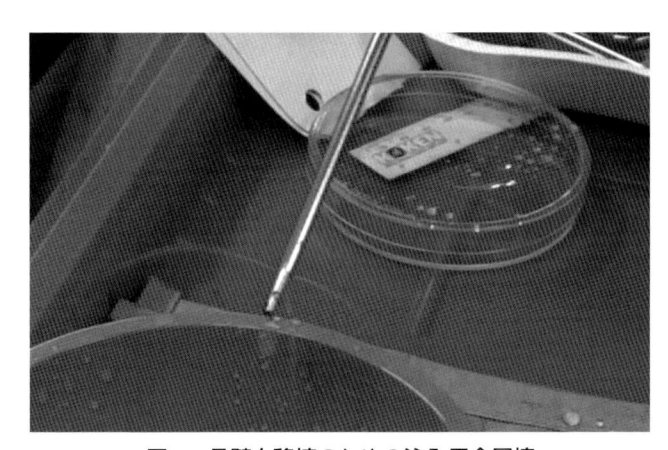

図6．骨髄血移植のための注入用金属棒

VI．濃縮骨髄血移植

先端部に4方向に孔がある注入用金属棒（径3.8 mm：イソメディカルシステムズ社）［図6］を先に作製したCDのドリル孔に挿入し，壊死部へ濃縮骨髄血10～20 mlを移植する．手術時間は2時間30分程度である．

❶注入用金属棒挿入のコツ

肥満症例では皮下組織が厚く，注入用金属棒をガイドピンと入れ替えてドリル孔に挿入するのに時間がかかることがある．その場合は，ガイドピン越しにドリルガイドを挿入してガイドピンとの入れ替え作業を行うと容易

95

に挿入が可能である．

❷濃縮骨髄血注入時のコツ

壊死範囲が広いほど注入時の抵抗は少ないが，1～2分かけながらゆっくりと注入する．注入時の抵抗が強い場合は，金属棒を手前に少し引くか，回転させることで改善することが多い．

VII．後療法

術後6週間は術側下肢免荷とする．6週から1/3荷重，8週から1/2荷重，10週から2/3荷重，12週で全荷重としている．坐位保持は許可し，可動域訓練や筋力維持・強化訓練を行う．股関節鏡視下手術を行った症例では，癒着性関節包炎予防のために翌日から持続的他動運動（CPM）を開始する．入院期間は片側例で術後1～2週間，両側例は術後約10週間である．

VIII．骨髄血の評価

2012年11月～2014年2月に行った37例（ステロイド性19例，アルコール性6例，外傷性10例，狭義特発性2例，平均年齢41.9歳）に対し，骨髄血＋ACD-A液＋バッグ総重量，ACD-A液使用量，濃縮後骨髄血量，骨髄血量濃縮率，有核細胞・血小板・赤血球濃縮率，移植コロニー形成線維芽細胞（CFU-F）数，CFU-F濃縮率の平均値を評価項目とした検討では，総重量336.3±94.8 g，ACD-A液使用量83.9±19.2 ml，濃縮後骨髄血量38.5±11.4 ml，骨髄血量濃縮率8.4±3.0倍，有核細胞/血小板/赤血球濃縮率3.9±1.7/6.6±2.7/1.3±0.6倍，移植CFU-F数1661.3±1586.8個，CFU-F濃縮率6.6±4.6倍であった．

また，注入した濃縮骨髄血中の細胞評価としてフローサイトメトリーでCD31, 73, 105, 166, 271陽性，CD45陰性細胞濃度と比率を測定し，液性因子の評価として線維芽細胞増殖因子（FGF）-2，トランスフォーミング増殖因子（TGF）-β1，血小板由来成長因子（PDGF）-BB，インスリン様成長因子（IGF）-1，血管内皮細胞増殖因子（VEGF）濃度の測定を末梢血と骨髄血で行い[9]，症例を重ねて解析を継続中である．

IX．成績

術前MRIで骨髄浮腫，関節液貯留を認める症例は，術直後から股関節痛の著明な改善を認める．術後平均5年以上経過例の治療成績［特発性ONFH 123例213関節，平均年齢40.1歳，平均経過観察期間5.0（2.0～9.7）年］

では，THAをエンドポイントとした生存率は72.0％であり，THA移行の最大予測因子は厚生労働省特発性大腿骨頭壊死症調査研究班による病型・病期分類type C2であった．現時点では，type C1・stage 3 Aまでの症例に対しては本術式による骨頭温存効果が期待できると考えており[10～13]，type C2・stage 3Bに対しては治療戦略のさらなる改良が必要である．

X．有害事象

これまでに感染や神経・血管損傷，異所性骨化，深部静脈血栓症や肺塞栓（脂肪塞栓含む）など重篤な合併症を生じた症例はない．また，腫瘍形成を認めた症例もない．

まとめ

1）われわれが行っているONFHに対する骨頭温存を目的としたCABMATの手術手技を概説した．

2）本法は予見的細胞選別や培養操作を行わずに，骨髄血採取・濃縮・壊死部への移植を一期的に行う低侵襲手術である．

3）生体骨髄内での形質を保持したままの細胞と血小板を濃縮し，液性成分として移植可能な術式であると考えているが，移植骨髄血の詳細と骨壊死に対する作用機序についてさらなる解析を行い，適応と限界を見極めていく必要がある．

文献

1) Fukushima W, Fujioka M, Kubo T et al：Nationwide epidemiologic survey of idiopathic osteonecrosis of the femoral head. Clin Orthop **468**：2715-2724, 2010
2) Hernigou P, Beaujean F：Treatment of osteonecrosis with autologous bone marrow grafting. Clin Orthop **405**：14-23, 2002
3) Gangji V, De Maertelaer V, Hauzeur JP：Autologous bone marrow cell implantation in the treatment of non-traumatic osteonecrosis of the femoral head；five year follow-up of a prospective controlled study. Bone **49**：1005-1009, 2011
4) Ogawa T, Ishii T, Mishima H et al：Effectiveness of bone marrow transplantation for revitalizing a severely necrotic small bone；experimental rabbit model. J Orthop Sci **15**：381-388, 2010
5) Ogawa T, Ishii T, Mishima H et al：Is low-intensity pulsed ultrasound effective for revitalizing a severely necrotic small bone？；an experimental rabbit model. Ultrasound Med Biol **37**：2028-2036, 2011
6) Ogawa T, Ochiai N, Nishiura Y et al：A new treatment strategy for Kienböck's disease；combination of bone marrow transfusion, low-intensity pulsed ultrasound therapy, and external fixation. J Orthop Sci **18**：230-237, 2013

7) 三島　初, 赤荻　博, 酒井晋介ほか：大腿骨頭壊死に対する濃縮自家骨髄血移植術(CABMAT)による治療. 整・災外 **52**：983-993, 2009
8) Sakai S, Mishima H, Ishii T et al：Concentration of bone marrow aspirate for osteogenic repair using simple centrifugal methods. Acta Orthop **79**：445-448, 2008
9) Yoshioka T, Mishima H, Akaogi H et al：Clinical use of concentrated autologous bone marrow aspirate transplantation (CABMAT) for osteonecrosis of the femoral head and bone non-union. Advances in Medicine and Biology 48, Nova Science Publishers, Hauppauge, p273-288, 2012
10) 赤荻　博, 三島　初, 酒井晋介ほか：大腿骨頭壊死に対する自家骨髄細胞移植の短期成績. Hip Joint **32**：169-175, 2006
11) 赤荻　博, 三島　初, 酒井晋介ほか：大腿骨頭壊死に対する自家骨髄血移植術の短期成績. Hip Joint **33**：40-46, 2007
12) 赤荻　博, 三島　初, 吉岡友和ほか：特発性大腿骨頭壊死に対する濃縮自家骨髄血移植術の術後成績. Hip Joint **36**：537-541, 2010
13) Yoshioka T, Mishima H, Akaogi H et al：Concentrated autologous bone marrow aspirate transplantation treatment for corticosteroid-induced osteonecrosis of the femoral head in systemic lupus erythematosus. Int Orthop **35**：823-829, 2011

＊　　　＊　　　＊

III. 下 肢 ◆ 1. 股関節

後側方進入法による人工骨頭置換術に対する脱臼対策*

赤坂嘉之　間部　毅　吉田勇治　道下和彦**

[別冊整形外科 66：98〜101, 2014]

はじめに

大腿骨頚部骨折に対する人工骨頭置換術では，術後早期合併症の一つに脱臼がある．後側方進入法は前方系進入法と比べて脱臼のリスクが高く，軟部組織修復が必要である．本稿では，高齢者大腿骨頚部骨折に対して後側方進入法で人工骨頭置換術を行う際に，われわれが行っている後方軟部組織の修復法について紹介する．

I. 手術方法

❶体位と展開

体位は側臥位で固定し，通常の後側方進入法[1]で皮切から短外旋筋群の同定まで行う．

❷後方軟部組織の切離

梨状筋以外の短外旋筋群と関節包をそれぞれの層で，大転子後方付着部から切離する．まず，坐骨神経に注意

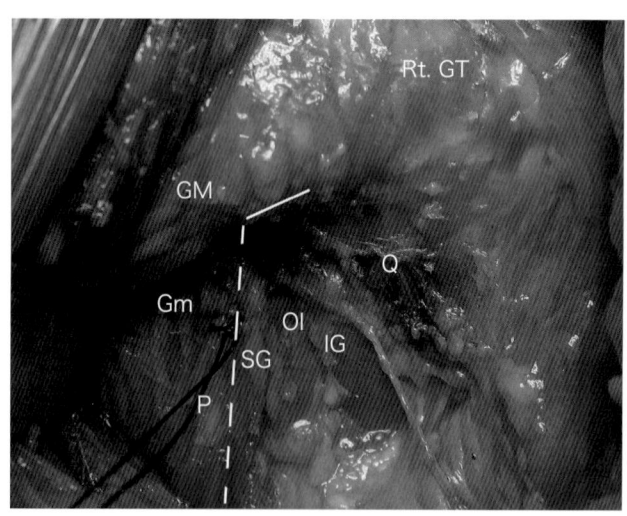

a．短外旋筋群の切離．梨状筋をレトラクターで近位へよけて温存する．P：梨状筋，SG：上双子筋，OI：内閉鎖筋，IG：下双子筋，Q：大腿方形筋，Rt. GT：右大転子，GM：中殿筋，Gm：小殿筋

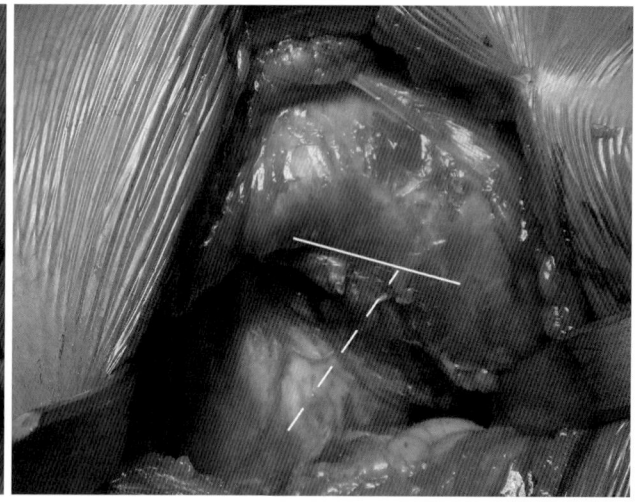

b．関節包のT字切開．横切開（実線），縦切開（点線）

図1．後方軟部組織の切離

Key words

hemiarthroplasty, dislocation, posterior soft tissue repair

*Posterior soft tissue repair in bipolar hemiarthroplasty for femoral neck fractures performed with posterolateral approach
**Y. Akasaka(医長)：独立行政法人地域医療機能推進機構湯河原病院整形外科（☎259-0396　神奈川県足柄下郡湯河原町宮上 438；Dept. of Orthop. Surg., Japan Community Health Care Organization Yugawara Hospital, Kanagawa）；T. Manabe (部長)：同病院リハビリテーション科；Y. Yoshida（部長），K. Michishita(部長)：同病院整形外科．

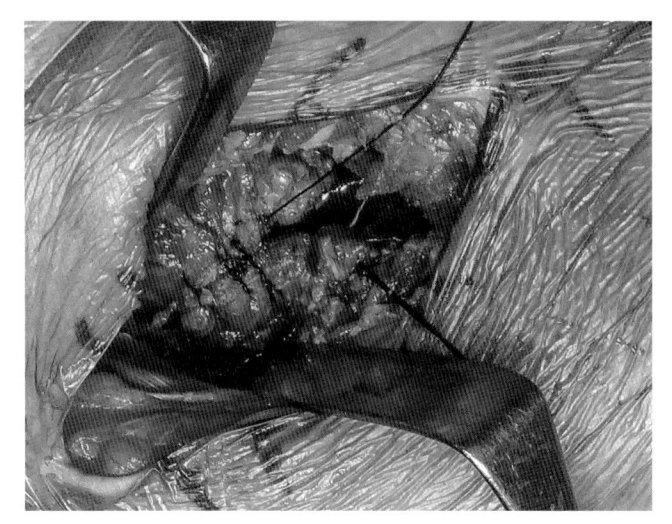

a．術中所見

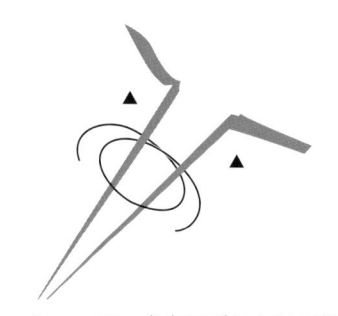

b．シェーマ．糸を二重にかけて縫合している．▲の箇所には，関節包を牽引するための糸をかけている．

図2．関節包の縫合

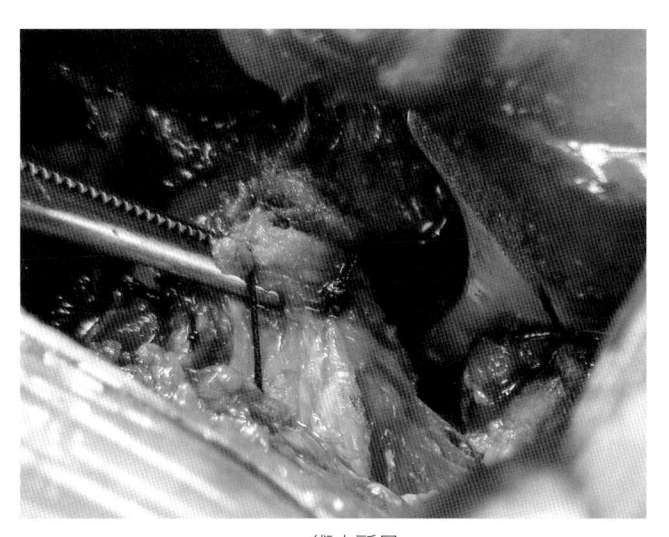

a．術中所見

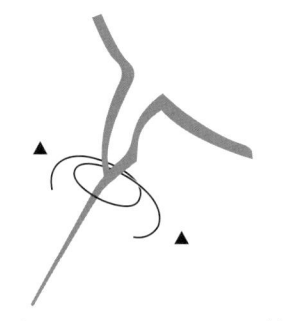

b．シェーマ．Köcherで▲の箇所をつまみ，巾着状に縫縮する．▲は，図2bと同様である．

図3．ステムネック周囲の巾着状縫縮

しながら短外旋筋群を同定し，梨状筋には糸でマーキングをする．続いて，梨状筋を除く短外旋筋群（上双子筋，内閉鎖筋，下双子筋）を大腿骨付着部から切離する（図1a）．関節包表面を寛骨臼縁まできれいに露出し，マーキングした梨状筋を保護しながら，関節包を転子間稜近傍から横方向に切開をする．さらに，関節唇を損傷しないように注意し，寛骨臼縁にいたる縦方向の切開を追加し，T字の関節包切開を完成させる（図1b）．

❸ インプランテーション

大腿骨側操作中は，マーキングした梨状筋を損傷しないように二双鉤などで保護しながら，正確なアライメントでステムを挿入する．関節包修復前に，前方・後方不安定性を確認する．後方脱臼ポイントの確認は，股関節屈曲90°，内転0°，内旋60°での安定をめざして調整する．股関節を軽く伸展させて膝関節の動きを解放した際に，キックするような動きの有無を確認するDrop kickテストでは，過度の脚延長の可能性について検証する．

❹ 関節包の縫合

関節包をしっかりと縫合するために，1-0非吸収糸を二重にかけている．まずT字に切開した縦切開部を，寛骨臼縁から1-0非吸収糸で縫合する（図2）．横切開部は，縦切開との交点から5 mm程度離れた箇所および交

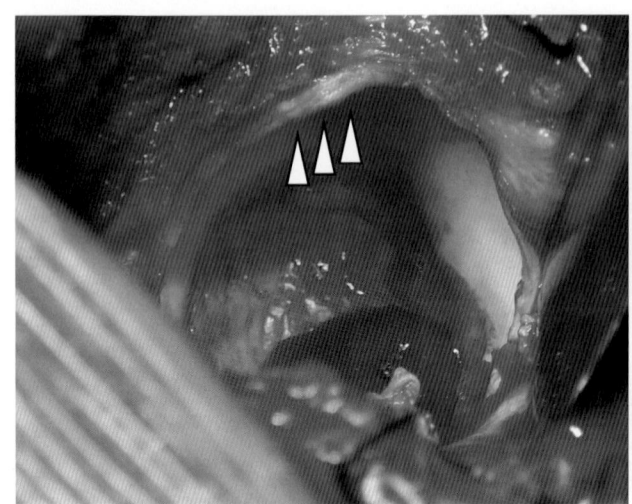

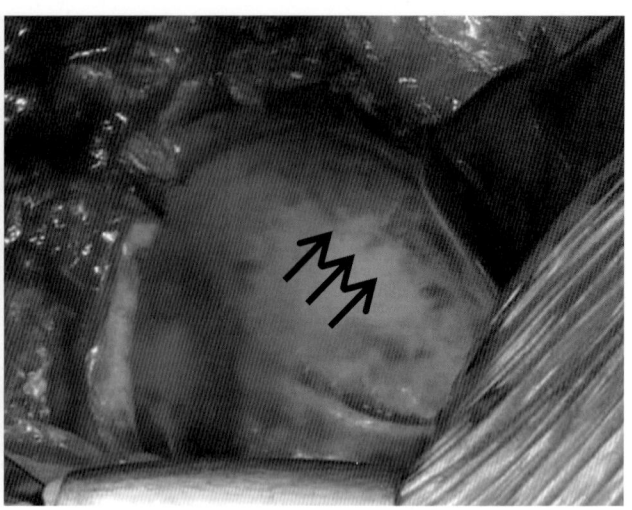

a．関節唇（矢頭）は厚みを失い，変性している．

b．関節軟骨（矢印）は赤色を呈し，損傷している．本例ではTHAを行った．

図4．高齢者大腿骨頚部骨折における術中所見

点で縫合して，ステムネックレベルで巾着状に縫縮する（図3）．

❺短外旋筋群の縫合

梨状筋の連続性と緊張を最終確認する．梨状筋以外の短外旋筋群は，中殿筋後方腱性部分に，過度の緊張とならないように縫合する．

❻閉　創

ネック周囲に，3mm径の持続吸引ドレーンを留置して閉創する．

❼後療法

外転枕は2～3週間使用する．ドレーン抜去後から全荷重で車椅子移乗，歩行訓練を行い，患者コンプライアンスに応じて，深屈曲制限など禁忌肢位を可能な範囲で指導する．

II．手技上の注意点

大腿骨頚部骨折では，後方関節包を突き破ることがある．このような場合でも，大腿骨側付着部から剝離して，大腿骨側に関節包を残さないようにする．関節包には筋肉ほどの伸縮性はないため，切離した関節包の寛骨臼縁からの長さが長いほど，修復操作に都合がよいからである．

関節包は巾着状に縫縮するが，ステムネック周囲を過度に締め付けないように注意する．解剖学的な径に合わせて，ステムネック周囲に余裕ができるようにしている．過度に縫縮した場合，股関節可動域を制限する効果はあるが，関節包への負荷が強くかかり，縫合の破綻が予想される．われわれは，股関節屈曲30°，内転0°，内旋50°程度で前述の2ヵ所で縫合し，屈曲内旋時にも関節包に強い緊張がかからないようにしている．

III．成　績

2009年10月から大腿骨頚部骨折に対して行った人工骨頭置換術は，77（男性13，女性64）例77関節，平均年齢は82.2（57～97）歳であった．全例で梨状筋を切離，後方修復をしており，術後脱臼は1関節であった．2012年11月以降，大腿骨頚部骨折20（男性1，女性19）例21関節に対して本法を行った．平均年齢は78.9（59～87）歳で，梨状筋は21関節で温存し，術後脱臼はなかった．

IV．考　察

当院では再置換術まで含めた人工股関節手術を，原則として後側方進入法で行っている．後側方進入法は術後脱臼が懸念される[2,3]が，人工股関節全置換術（THA）においてさまざまな後方軟部組織の温存・修復手技とその効果が示されている[4,5]．しかし，THAと違い人工骨頭置換術では，寛骨臼側の関節軟骨・関節唇には操作を加えず，意図的な脚延長を必要としない．このことから，次の3点に気をつけて手術を行い，これまで脱臼は経験していない．①正確なアライメントでのインプランテーション，②梨状筋の非切離，③T字切開した関節包・関節包靱帯のステムネック部分での巾着状縫縮である．

後方関節包と関節包靱帯の一つである坐骨大腿靱帯は，転子間稜よりも近位の大腿骨頸に付着している．関節包表面は関節包靱帯におおわれて補強されているが，伸縮性に乏しく，後方関節包は前方よりも薄い[6]．後方修復における大転子への関節包縫着は，内旋制動効果[7]はあるが，関節包靱帯の大転子までの長さの点で解剖学的に無理があり，強度についても不安が残る．また，高齢者大腿骨頸部骨折で寛骨臼の軟骨や関節唇の状態を術中観察すると，変性や損傷をみつける[8]ことがある（図4）．アウターヘッド吸着性を低下させる所見である．このことからも，切開した関節包を縫合して，関節安定性を少しでも高めるのがよいと考えている．

大腿骨頸にくびれを形成する輪帯は，関節包を裏打ちする線維で[6]，牽引に対する制動作用[9]が報告されている．われわれは関節包T字切開の横切部分を，ステムネックレベルで輪帯に似せて巾着状に縫合する方法を行っている．縦切部分の縫合は，関節包・関節包靱帯-関節唇-関節軟骨におけるアウターヘッド吸着性を高め，ステムネックレベルでの巾着状縫合にはアウターヘッドを拘束し，引き下がり防止効果を期待している．また，関節包縫合による大腿骨との連続性はないが，屈曲と内転を制限する坐骨大腿靱帯の働きを再現し，脱臼の危険を減らす効果も見込める．

外旋筋群に関して，梨状筋は大転子上縁に停止し，それ以外の短外旋筋群は大転子内側の転子窩に停止する[6,10]．梨状筋の一部はステム挿入ポイントと重なるが，梨状筋を後方から直視して近位によけながらのステム設置は可能である．使用するステムは髄腔占拠型ステムよりも，前後幅の狭い骨温存型ステムが操作しやすい．

THAでは，脚延長による軟部緊張は関節安定性を増すが，脚長不等は歩行不安定で患者不満足につながる[12]ことがある．ネック長のトライアル時に，温存した梨状筋の緊張具合を触診し，適切な脚長・オフセットを判断する一助としている．梨状筋の温存は，後方安定性[11]のみならず，過度の脚延長を避けることにも有用である．

高齢者大腿骨頸部骨折に対する人工骨頭置換術では，筋腱非切離などの前方系進入法[3,13,14]を選択する意見もあるが，われわれは後側方進入法の弱点を補う方法で対応してきた．脱臼予防は多面的アプローチが必要であり，本稿で紹介した後方軟部組織の扱い方は，特殊な技術を必要とせず，比較的容易で効果的な工夫の一つである．

ま と め

1）高齢者大腿骨頸部骨折に対して後側方進入法による人工骨頭置換術を行う際の，後方軟部組織修復の一法について紹介した．

2）梨状筋を温存し，関節包を巾着状に縫縮する方法は，解剖学的に無理なく安定した関節機能を再建する．

文　献

1) Hoppenfeld S, deBoer P：Surgical exposures in orthopaedics. The Anatomic Approach, 3rd Ed, Lippincott Williams & Wilkins, Philadelphia, p426-433, 2003
2) Kwon MS, Kuskowski M, Mulhall KJ et al：Does surgical approach affect total hip arthroplasty dislocation rate? Clin Orthop 447：34-38, 2006
3) Enocson A, Tidermark J, Tornkvist H et al：Dislocation of hemiarthroplasty after femoral neck fracture；better outcome after the anterolateral approach in a prospective cohort study on 739 consecutive hips. Acta Orthop 79：211-217, 2008
4) 中田活也，山本浩司，廣田茂明：人工股関節置換術における術後脱臼克服のために―強化型上後方軟部組織修復法の有用性に対する比較研究．Hip Joint 31：178-185, 2005
5) Kim YS, Kwon SY, Sun DH et al：Modified posterior approach to total hip arthroplasty to enhance joint stability. Clin Orthop 466：294-299, 2008
6) Lang J, Wachsmuth W：ランツ下肢臨床解剖学．山田致知，津山直一（監訳），医学書院，東京，p132-189，1979
7) 藤井英紀，大谷卓也，川口泰彦ほか：THA後方進入法において後方軟部組織修復は術後の内旋可動域を制御できる―術前後の内旋角度の検討．Hip Joint 37：425-427, 2011
8) 赤石孝一，片野　博，井上　亮：転位型大腿骨頸部骨折が臼蓋軟骨および関節唇に与える影響．Hip Joint 39：414-418, 2013
9) Ito H, Song Y, Lindsey DP et al：The proximal capsule and the zona orbicularis contribute to hip joint stability in distraction. J Orthop Res 27：989-995, 2008
10) Ito Y, Matsushita I, Watanabe H et al：Anatomic mapping of short external rotators shows the limit of their preservation during total hip arthroplasty. Clin Orthop 470：1690-1695, 2012
11) Roche JJ, Jones CD, Khan RJ et al：The surgical anatomy of the piriformis tendon, with particular reference to total hip replacement；a cadaver study. J Bone Joint Surg 95-B：764-769, 2013
12) Konyves A, Bannister GC：The importance of leg length discrepancy after total hip arthroplasty. J Bone Joint Surg 87-B：155-157, 2005
13) 石井研史，小林雅史：前側方アプローチによる人工骨頭置換術の脱臼防止効果．Hip Joint 32：572-574, 2006
14) Baba T, Shitoto K, Kaneko K：Bipolar hemiarthroplasty for femoral neck fracture using the direct anterior approach. World J Orhtop 4：85-89, 2013

外側アプローチを使用した外反膝に対する人工膝関節全置換術
―― 外側膝蓋支帯形成：展開・縫合におけるわれわれの工夫

久保充彦　荒木　勧　熊谷康佑　塩路　傑　藤川ひとみ
上中一泰　奥村法昭　三村朋大　川崎　拓　松末吉隆

はじめに

　外反膝とは，大腿骨と脛骨の骨軸の外反角が10°以上の膝，つまり大腿脛骨角（FTA）170°以下の膝のことをいい，変形性膝関節症では比較的まれな変形であり，関節リウマチ，外傷後関節症，股関節疾患に伴う膝関節症などが主な原因である．人工膝関節全置換術（TKA）が必要な症例での頻度は欧米では約15％との報告[1]があるが，本邦ではさらに少ないと考えられる．その解剖学的特徴は外側支持機構の拘縮・内側支持機構の弛緩という軟部組織要素と，大腿骨外側顆部の低形成・脛骨外側顆部の骨欠損という骨性要素からなる．TKAにおけるアプローチには，内側アプローチと外側アプローチの2種類がある．一般的にTKAの対象となる患者は内反膝であるために内側傍膝蓋（medial para patella）アプローチ，mid vastus などの内側アプローチが用いられる．外側アプローチは1991年にKeblishにより外反膝に対するアプローチとしてはじめて報告された[2]．

　外反膝に対して多くの利点を有する外側アプローチであるが，実際には術者が不慣れなゆえに選択されにくい傾向がある．まず外側アプローチの利点を説明し，その手術手技について述べる．加えてその際にわれわれが行っている工夫を紹介する．

I. 外側アプローチの利点

❶ 皮弁血流障害・伏在神経損傷

　膝関節前面の血行は主に内側から供給される．したがって内側アプローチで進入した場合，外側解離のために外側へ剝離を行い外側へ大きな皮弁を作成すると血流障害から癒合不全，皮弁の壊死を生じる可能性がある．また膝関節前面の知覚は伏在神経膝蓋下枝により支配されており，内側アプローチではこれを傷つけ知覚異常を生じる可能性がある．しかし外側アプローチではこれら血流障害・神経損傷の心配はない．

❷ 膝蓋骨の血流障害

　内側アプローチでは膝蓋骨への内側からの血流を障害し，さらに外側解離を行うと外側からの血流も障害されることになる．結果として膝蓋骨への血流が断絶することになり，膝蓋骨骨折の危険性が生じる．外側アプローチでは内側からの血流は温存される．

❸ 靱帯バランスの獲得

　外反膝の軟部組織バランスの特徴を考えると，弛緩した内側支持機構をさらに剝離する内側アプローチよりも内側支持機構を剝離しない外側アプローチが理論上明らかに優れている．外側アプローチは展開そのものが解離となり，無駄な操作がなく効率的である．靱帯バランスの獲得ができれば，通常は後方安定型TKA（PS-TKA）で対応できる．

Key words
TKA, lateral approach, lateral retinacular plasty

*Total knee arthroplasty using lateral approach for valgus deformity knee
**M. Kubo, S. Araki, K. Kumagai, K. Shioji, H. Fujikawa, K. Uenaka, N. Okumura, T. Mimura, T. Kawasaki（講師）, Y. Matsusue（教授）：滋賀医科大学整形外科（Dept. of Orthop. Surg., Shiga University of Medical Science, Ohtsu）．

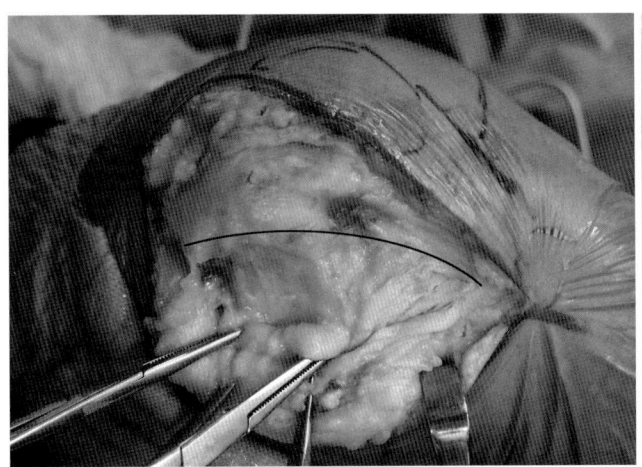

a．膝蓋支帯のみ切開．膝蓋支帯を膝蓋骨外側縁から切離してある．その深層に温存した関節包がみえる（黒線：切離した膝蓋支帯の中央側）．

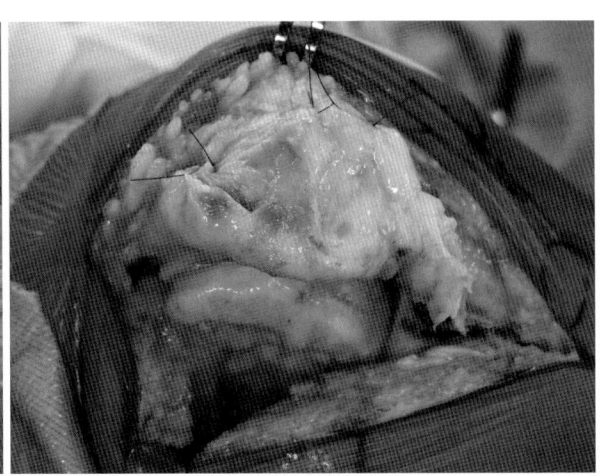

b．関節包を切開・反転．温存した関節包を反転し膝蓋骨前面に縫合してよけてある．

図1．症例1．77歳，女．術中所見（1）

❹骨欠損・外側支持機構に対する処置

外反膝での骨欠損は，脛骨外側顆部の特に後方に生じることが多い．骨移植を行う際，また骨補填材料を使用する際には十分な展開が必要であるが，内側アプローチでは後外側の視野がわるい．外側アプローチでは十分な視野が確保できるため処置が容易である．また外側支持機構（外側側副靱帯・膝窩筋腱）の処置も視野がよく容易である．

❺腓骨神経麻痺

外反膝で特に屈曲拘縮のある例では，術後腓骨神経麻痺の危険がある．内側アプローチで靱帯バランスを合わせようとすると，展開で過剰に剝離された内側に合わせて外側をさらに剝離することになり脚延長が生じる．これが腓骨神経麻痺の一因と考えられるが，外側アプローチでは麻痺の危険性が低くなる可能性がある．

II．外側アプローチの欠点

外側の良好な視野が得られる反面，内側の視野は得られにくい．特に脛骨内側縁は剝離操作をしないため，骨棘切除が必要な症例は注意を要する．

III．手術手技

❶皮膚切開

皮膚切開は正中やや外側のQ角に沿った縦切開とし，遠位では脛骨結節のやや外側に終わる．皮膚への血行を障害しないように皮下組織は剝離せず superficial fascial layer の深層で剝離することが重要である．

❷深層の展開

いわゆる外側傍膝蓋アプローチと同様に大腿直筋腱を外側縁で縦切開し，外側広筋・膝蓋支帯を膝蓋骨付着部から切離するが，この際，深層の関節包は温存する（図1a）．その後，表層の外側広筋・膝蓋支帯と深層の関節包の間を後方へ剝離し，関節包を可能な限り後方で切離する．この関節包を最後の縫合時に使用するため，術中は膝蓋骨前面に反転し縫合して温存する（図1b）．通常3cm程度の幅の関節包が温存できる．膝蓋下脂肪体は通常の内側アプローチと同様に，展開の妨げとなれば切除することが可能である．脛骨の外側前面では近位は腸脛靱帯，遠位は前脛骨筋につながる筋膜との連続性を保ったままで Gerdy 結節の付着部前方 1/3 程度を剝離する．この展開操作がすなわち外側の解離となる．

❸骨切り

骨切りは通常の手技と同様に行う．

❹靱帯バランスの獲得

その後は軟部組織のバランスがとれるように順次外側支持機構の剝離を行う．まずは Gerdy 結節からの腸脛靱帯の付着部の剝離を 2/3 程度まで追加する．この操作で靱帯バランスが獲得できなければ，諸家の報告どおり後方関節包，外側側副靱帯，膝窩筋腱の剝離を行う．

❺骨欠損の処置

骨欠損は通常，脛骨外側後方に存在する．骨移植が必

Ⅲ. 下 肢 ◆ 2. 膝関節

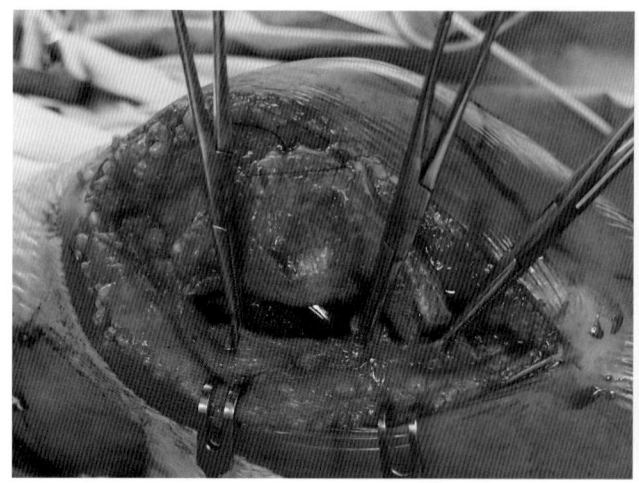

a. 外側広筋のみ縫合. 膝を屈曲し膝蓋骨を整復した位置で外側広筋のみ縫合してある. 膝蓋支帯（Köcher 3本で把持）を中央へ牽引しても膝蓋骨まで届かない.

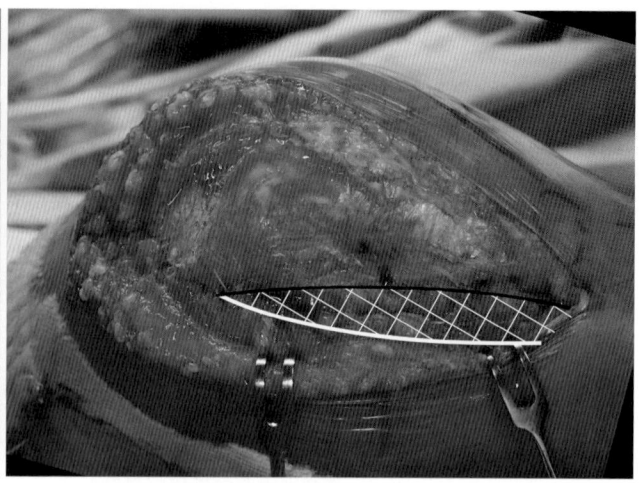

b. 縫合後. 膝蓋支帯は緊張が強く修復ができないため, 欠損部を関節包深層で補っており, 完全に閉鎖できている（黒線：切離した膝蓋支帯の中央側, 白線：切離した膝蓋支帯の末梢側, 網掛け：膝蓋支帯の欠損部を裏打ちしている関節包深層）.

図2. 症例1. 術中所見（2）

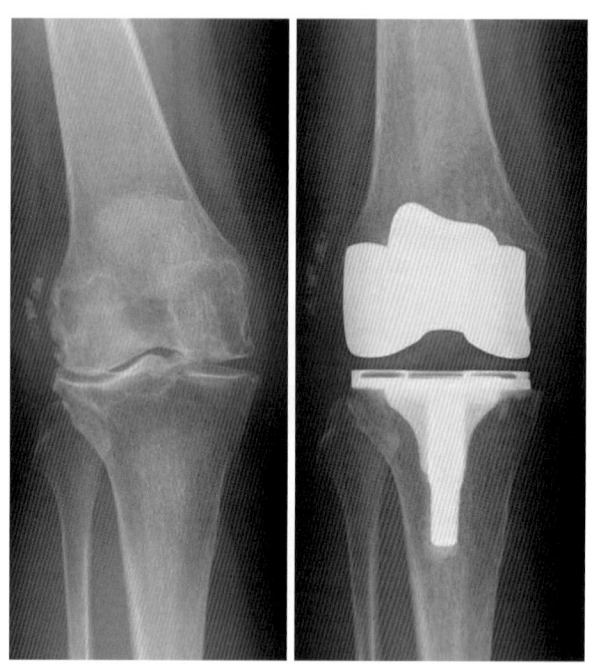

a. 術前　　　b. 術後
図3. 症例1. X線正面像

要な際に内側アプローチでは視野の確保が困難であるが, 外側アプローチでは容易である.

❻閉　　創

縫合時, 大腿直筋から外側広筋までは元の位置に縫合する. しかし外反膝の矯正後に膝蓋支帯が縫合できない状況にしばしば遭遇する（図2a）. また無理に縫合すると, 膝蓋大腿関節の圧の上昇・膝蓋大腿関節のアライメント異常を生じる可能性, 膝蓋骨の外側脱臼を生じる可能性さえある. そこで最初に温存した関節包を元の位置

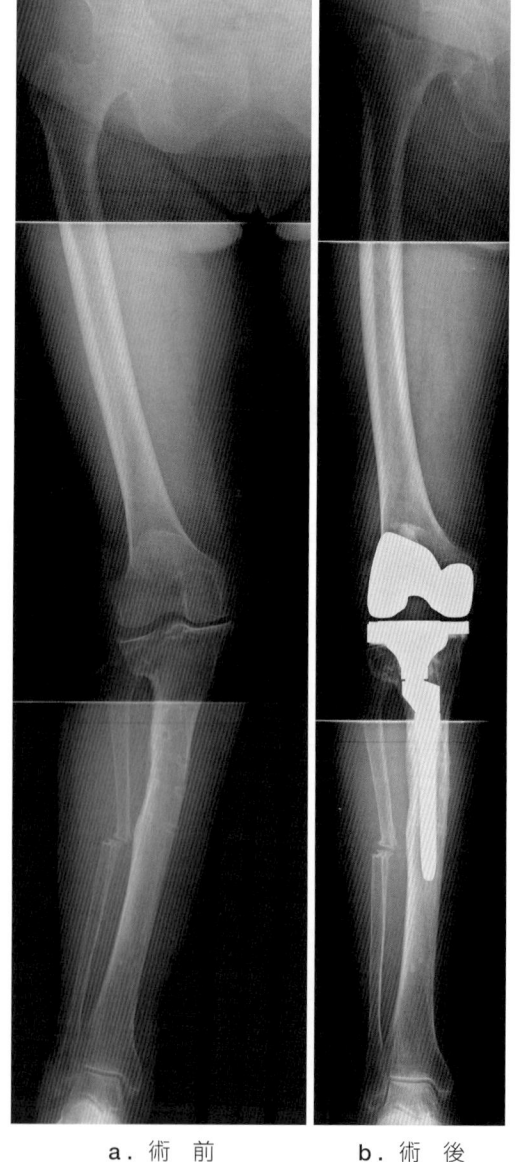

a. 術前　　　b. 術後
図4. 症例2. 75歳, 女. 下肢全長X線正面像

に戻し，膝蓋支帯を緊張がかからない位置で関節包に縫合するようにしている（図2b）．

過去には膝蓋下脂肪体を温存し縫合時に利用するとの報告が多いが，その欠点は膝蓋下脂肪体を術中すべて温存すると内側の術野確保の妨げになることである[3]．また膝蓋下脂肪体のみでは water-tight な十分な被覆ができず，ボリュームが元の膝蓋支帯，関節包とは明らかに異なり bulky である．このためわれわれは以上のような工夫を行っている．

IV．症例提示

症例1．77歳，女．

変形性膝関節症の術前FTA 165°の外反膝（図3a）に対し，上述の外側アプローチで進入しPS-TKAを施行した．Gerdy結節からの腸脛靱帯付着部の剝離を2/3程度行ったが，その他特に外側解離は行っていない．術後FTA 174°とアライメントが矯正され（図3b），良好な靱帯バランスが得られた．

症例2．75歳，女．

高位脛骨骨切り術後の術前FTA 154°の外反膝で，脛骨関節面の高度外反変形が存在した（図4a）．脛骨インプラント外側に骨補填材料の追加を要したが，靱帯バランスは良好でPS-TKAを施行した．術後FTA 174°で良好なアライメントが得られている（図4b）．

ま と め

1）外反膝に対するTKAでの外側アプローチの利点とその手技について説明し，われわれの工夫を報告した．

2）外側アプローチをただ不慣れであるとの理由のみで行わない術者が多いが，多くの利点を有しており今後試していただきたい．

文 献

1) Bechel FF : A sequential three-step lateral release for correcting fixed valgus knee deformity. Clin Orthop **260** : 170-175, 1990
2) Keblish PA : The lateral approach to the valgus knee ; surgical technique and analysis of 53 cases with over two-year follow-up evaluation. Clin Orthop **271** : 52-62, 1991
3) 勝呂　徹：手術手技—関節内への展開法—Lateral法．人工膝関節置換術—基礎と臨床，松野誠夫（編），文光堂，東京，p214-216, 2005

* * *

髄外ガイドを使用した人工膝関節全置換術
―― 私の工夫*

松本　和　秋山治彦**

はじめに

人工膝関節全置換術（TKA）において，大腿骨インプラント設置は髄内ガイド使用が一般的であるが，髄内ガイド使用では脂肪塞栓の頻度が高くなり，出血量も多くなると報告されている[1]．また，コンピュータナビゲーションシステムを使用したTKAは，より正確なインプラントの設置が可能である[2]という利点はあるが，高価であることが欠点である．そこでわれわれは低侵襲で安価かつ正確なインプラントの設置をめざし，髄外ガイドシステムを使用しているので，われわれの工夫を含めて報告する．

I. 対象および方法

2010年1月～2012年10月に髄外ガイドシステムを使用して初回TKAを行った65（男性12，女性53）例80膝を対象とした．平均年齢は73.7（53～86）歳，疾患内訳は変形性関節症74膝，関節リウマチ6膝である．使用機種はバイオメット社（東京）のVanguard RPを使用した．また，手術は2名の術者（術者A，術者B）で行っており，術者間の相違について検討を加えた．

まず術中の肢位により大腿骨頭中心が移動しないように，術前に患者の骨盤部を手術台に固定する．固定する際には，皮膚を痛めないよう保護用の透明フィルムを使用している．X線透視像を使用して骨頭中心を確認，専用のマグネットマーカーを貼付し術中の大腿骨頭中心の指標とする（図1）．さらに股関節の内・外旋を行い，大腿骨頭中心が大きくずれないかどうかを確認する．手術では，関節はInsallのアプローチで展開し，大腿骨を展開後，Whiteside lineをマーキング，同部位にレシプロソーでスリットを入れ，大腿骨前方皮質を指標として専用のSガイドを装着する（図2）．この際，Whiteside lineへレシプロソーでスリットを作成するが，スリットが不十分であるとSガイドを装着する際に顆部骨折をきたすことがあるので十分に注意を要する．続いて膝関節を伸展位とし，髄外ロッドを使用して術前マーキングした骨頭中心を指標としてカッティングガイドを装着，アライメントを確認した後にカッティングガイドをピンで固定し大腿骨遠位を骨切りする（図3）．骨切り後，インプラントをセメント固定する．

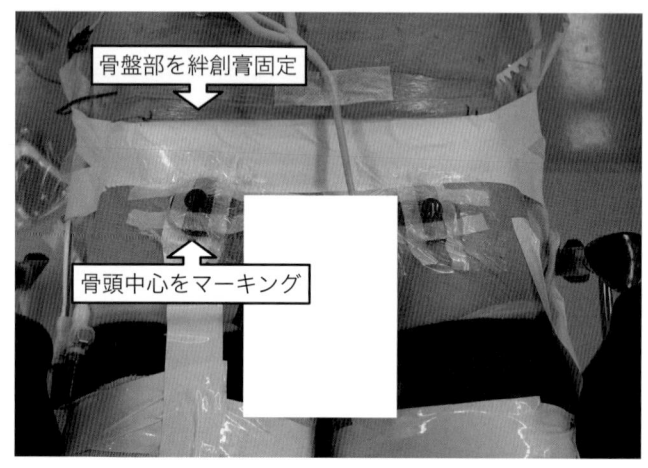

図1． 患者の骨盤部を手術台へ固定し，X線透視像を使用して骨頭中心をマーキングする．

Key words
TKA, extramedullary guided system, less invasive

*Total knee arthroplasty using extramedullary guided system
**K. Matsumoto（講師），H. Akiyama（教授）：岐阜大学整形外科（Dept. of Orthop. Surg., School of Medicine, Gifu University, Gifu）．

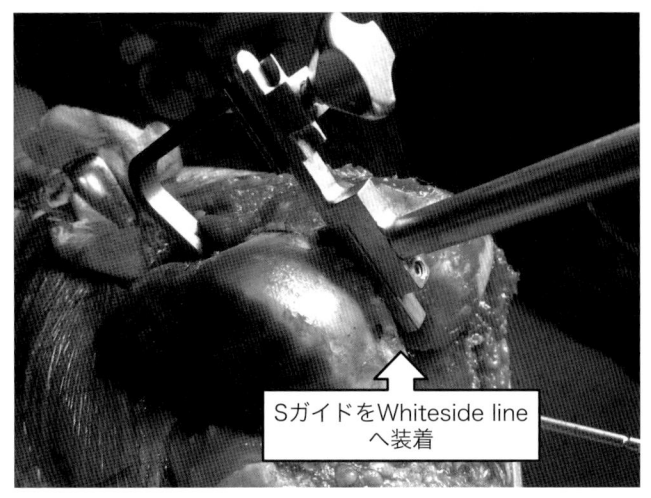

図2. Whiteside lineをマーキング，同部位にレシプロソーでスリットを入れ，大腿骨前方皮質を指標として専用のSガイドを装着する．

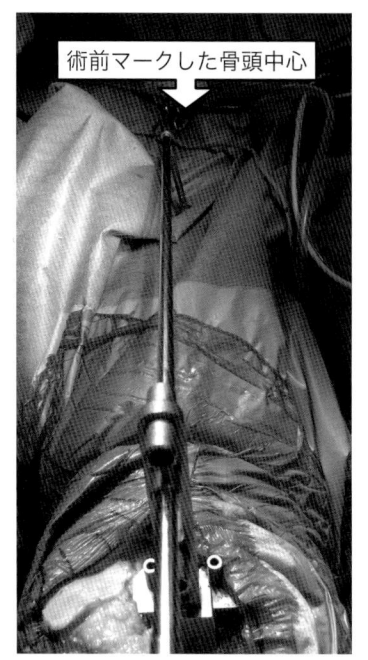

図3. 髄外ガイドを装着し，術前マーキングした骨頭中心を指標にアライメントを整えカッティングガイドを固定する．

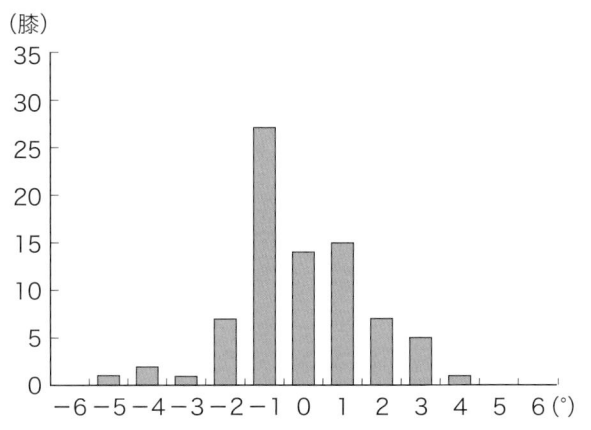

図4. 髄外ガイドを使用した80膝のα角．（＋）は外反

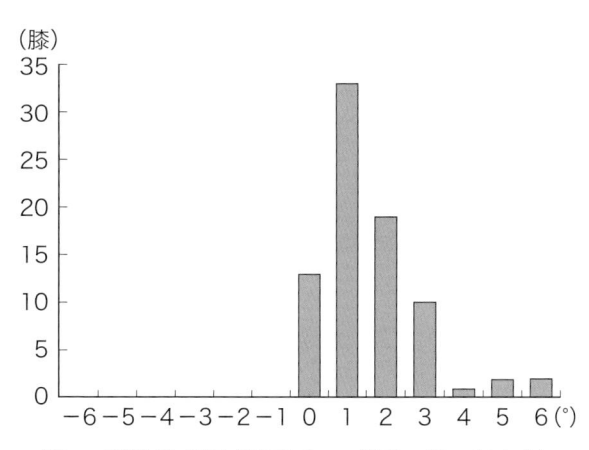

図5. 髄外ガイドを使用した80膝のγ角．（＋）は屈曲

II．評　　価

大腿骨コンポーネント設置の評価は，正面設置角は荷重位下肢全長X線正面像で大腿骨機能軸に対しての大腿骨コンポーネントの設置角（α角）を，側面設置角は膝単純X線側面像で大腿骨遠位骨軸に対するインプラントの設置角（γ角）を評価した．

III．結　　果

大腿骨髄外ガイドを使用した80膝のα角を比較すると，±3°以内に設置可能であったのは75膝（93.8％）であった（図4）．また，γ角は±3°以内に設置可能であったのは75膝（93.8％）であった（図5）．さらに，大腿骨髄外ガイドを使用した80膝において，2名の異なる術者A（A群）と術者B（B群）でその正確性を比較した．対象は術者Aが30膝，術者Bが50膝であった．α角を比

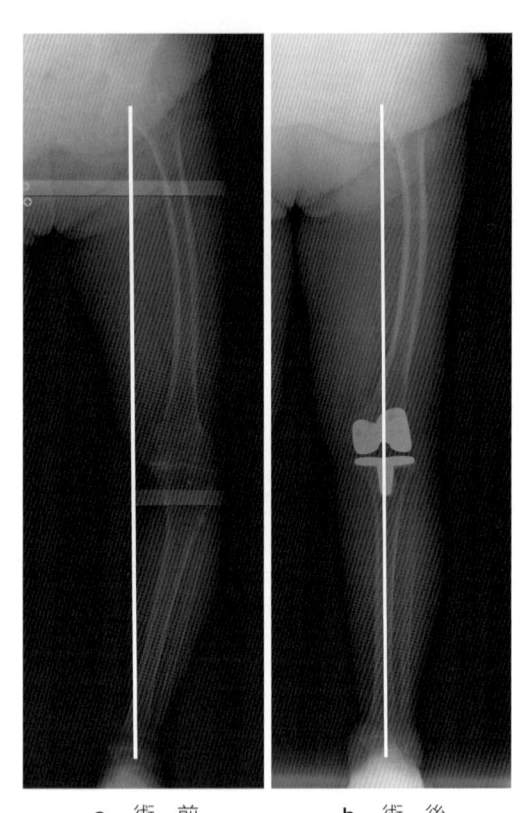

a. 術前　　b. 術後

図6. 症例. 72歳, 女. 術前, 内側関節裂隙の消失と著明な大腿骨外弯変形を認める. 術後, 荷重軸は良好に再現されている.

較すると, 予定設置角から±3°以内に設置されたのはA群27膝（90.0％), B群48膝（96.0％）であった. またγ角が±3°以内に設置されたのはA群29膝（96.7％), B群46膝（92.0％）であり, 術者間に有意差を認めなかった.

IV. 症例提示

症　例：72歳, 女.
主　訴：左膝関節痛.
既往歴：高血圧.
現病歴：10年前より両膝関節痛があり, 近医で関節内注射を含む保存的治療を行っていたが症状の改善はなく, 手術目的で当院を紹介され受診した.
経　過：外観上, 著明な内反変形を伴っており, 単純X線像では内側関節裂隙の消失, 骨棘形成を認め, 立位下肢全長の単純X線像では著明な大腿骨外弯変形を認めた（図6a). 本例に対し, 髄外ガイドを使用した左TKAを施行した. 術後立位正面像では荷重軸は良好に再現されており（図6b), α角, γ角はそれぞれ91.7°, 0.5°であった.

V. 考　察

TKAにおいて, 大腿骨インプラント設置は髄内ガイドを用いて行われるのが一般的であるが, 髄内へのガイド挿入は肺, 心臓への脂肪塞栓の頻度を増加させる[1]. また, コンピュータナビゲーションシステムを使用したインプラントの設置は, 従来法と比較してより正確なインプラント設置が可能であるが, 高価であるためすべての施設で利用できる訳ではない[2]. そのためわれわれは, より低侵襲, 安価で, 正確なインプラント設置をめざし, 2010年2月よりバイオメット社の髄外ガイドシステムを使用している.

髄内および髄外ガイドの比較は, 以前より報告されている. 1990年のEnghら[3]は72例のTKA患者に対して髄内ガイド使用群と髄内ガイド使用群との比較・検討を行っている. 結果, 髄内ガイド使用群では87.5％が4°～10°以内に設置可能であったが, 髄外ガイド使用群では68.8％にとどまり, 正確性は髄内ガイド群が優れていたと述べている. 一方Baldiniら[4]による最近の報告では, 100例のTKA患者に対し, 髄内ガイド使用群と独自に開発した髄外ガイド使用群とを比較・検討し, 同等の正確性をもって大腿骨インプラントの設置が可能と述べている. われわれの使用した髄外ガイドシステムは, 髄内ガイドと同等の正確性をもって設置可能であることを第41回日本人工関節学会で報告した[5]. 本検討でも94％の高い確率で±3°以内に設置可能であり, 術者間の比較・検討を行ったが, 術者によらず同等の正確性をもって大腿骨インプラントの設置が可能であった. このことは, 本システムは術者によらず, 高い確率でインプラント設置が可能なことを示している.

われわれの使用する髄外ガイドシステムは, 大腿骨外弯変形を有する症例や骨折後の関節外変形を有する患者でも使用可能である. 従来の髄内ガイドを使用した大腿骨インプラントの設置では, デバイスの許容範囲を超える変形を有する症例では正確なインプラントの設置が困難であり, コンピュータナビゲーションを使用するか, ある程度の矯正にとどめてインプラントを設置するしか手段がなかった. また, 狭小髄腔を有する症例では髄内ロッドの使用が限られるなど, すべての症例に使用可能な訳ではない. しかし, われわれの使用した髄外ガイドシステムでは, 大腿骨外弯変形を有する症例, 関節外変形を有する症例, 狭小髄腔を有する症例でも使用可能であり, 症例を選ばず使用できるという利点も有する.

本システムを使用する際に注意することは, 術前に手術台へ骨盤をしっかりと固定し, 骨頭中心の術中のずれ

を最小限にするよう工夫することである．TKAの際には膝関節の進展，屈曲，内旋，外旋を幾度となく繰り返す．その際，骨盤が固定されていないと骨頭中心がずれる危険性がある．また，術前に骨盤固定後，骨頭中心をマーキングした際，股関節の内・外旋で骨頭中心のずれがないかどうかを確認することも重要である．このような注意深い術前準備が，より正確なインプラントの設置を可能にすると確信している．

以上より，われわれの使用する髄外ガイドシステムは，症例を選ばず，また術者によらず正確な大腿骨コンポーネントの設置が可能である．最近ではポータブルナビゲーションシステムなど比較的安価で手軽なデバイスが使用され始めており，本システムとそれらを組み合わせることによって，術者によらずより精度の高いインプラントの設置が行えるようになると期待される．

まとめ

1) 大腿骨髄外ガイドを使用したTKAにおいて，大腿骨インプラント設置の正確性を評価した．

2) われわれの使用した大腿骨髄外ガイドは，術者によらず正確なインプラントの設置が可能と考えられた．

文　献

1) Kalairajah Y, Cossey AJ, Verrall GM et al：Are systemic emboli reduced in computer-assisted knee surgery? ；a prospective, randomised, clinical trial. J Bone Joint Surg **88**-B：198-202, 2006
2) Moskal JT, Capps SG, Mann JW et al：Navigated versus conventional total knee arthroplasty. J Knee Surg, 2013［Epub ahead of print］
3) Engh GA, Petersen TL：Comparative experience with intramedullary and extramedullary alignment in total knee arthroplasty. J Arthroplasty **5**：1-8, 1990
4) Baldini A, Adravanti P：Less invasive TKA；extramedullary femoral reference without navigation. Clin Orthop **466**：2694-2700, 2008
5) 森　敦幸，伊藤芳毅，松本　和ほか：大腿骨髄外ガイドを用いたTKAの正確性についての検討．第41回日本人工関節学会抄録集，p393，2011

* * *

後方経中隔ポータルによる膝関節後方病変への関節鏡視下アプローチ

大石　強　鈴木大介　藤田倫匡　山本和史　後迫宏紀
高橋正哲　松山幸弘

はじめに

膝関節後方病変に対する関節鏡視下アプローチは，前方2ポータルに後内側ポータルを追加してもその処置に苦慮する場合が多い．同病変へのアプローチとして経中隔ポータル（transseptal portal）による後側方2ポータルによるアプローチがあるが，後方ポータル作成時の膝関節周囲の神経・血管損傷が危惧される．われわれはこれまでにも本法を報告してきたが[1,2]症例の増加とともに応用範囲も広がった．われわれが行っている経中隔ポータル作成法を改めて紹介するとともに，これまでに施行した術式と合併症につき報告する．

I. 方　法

体位は仰臥位で，踵部を手術台に乗せ足板により固定し膝関節90°の屈曲位とした．まず前方病変の処置を前方2ポータルで行い，次いで後側方ポータル作成に移る．30°斜視鏡を前外側ポータルから顆間を通して後内側関節腔にすすめるが，大腿骨内顆外側（顆間側）の骨棘や内側関節裂隙が狭いため関節鏡が後内側コンパートメントに入りにくい場合は，関節鏡をすすめるところまですすめ，鈍棒と入れ替え膝を伸展していくと後内側コンパートメントに挿入することができる（図1a）．次いで後内側関節包を確認しながら，関節鏡の光源を目安として体表から23Gカテラン針を大腿骨内顆後縁に接して挿入する．脛骨関節面から約5～10 mmの部位である（図1b）．これはすぐ後方に位置する伏在神経損傷を回避するためである．関節内から確認しながら，23Gカテラン針に接してその前方に沿って尖刃で関節包まで切開し，後内側ポータルを作成する．このとき，関節鏡の光源により皮下に血管も確認できるので，血管のない部位に切開を加える．次に30°斜視鏡を前内側ポータルから顆間を通して後外側コンパートメントにすすめ，同様に大腿骨外顆後縁に接して後外側ポータルを作成する（図1c）．同部は腓骨頭先端から約1～2 cm近位である．このとき，必ず触診で総腓骨神経を確認し同神経損傷を回避する．後外側ポータル作成完了後，同ポータルから径4 mmのロッド/外套を挿入し，30°斜視鏡を中隔側へ回して中隔にロッドが当たっていることを確認する（図2）．ロッドを抜いて外套を中隔に押し当てる．次いで後内側ポータルから中隔を鏡視しつつ後外側ポータルから外套の中を通して，まず1.5 mm Kirschner鋼線で中隔を穿孔し適切な位置を確認する（図3a）．後十字靱帯（PCL）のすぐ後方である．次いで3.0 mm Kirschner鋼線で2～3ヵ所中隔を穿孔し孔を拡大後（図3b），ロッドを挿入し（図3c）後外側ポータル，中隔，後内側ポータルの順にロッドを皮膚上に出す．さらにロッド上で外套の先端を中隔部で何回も動かすことにより中隔を拡大させることができ，その後の器具の通りを滑らかにすることができる．術中は後内側と後外側ポータルに関節鏡と器具を交互に入れ，後方の処置をした（図4）．

Key words

arthroscopy, knee, transseptal portal

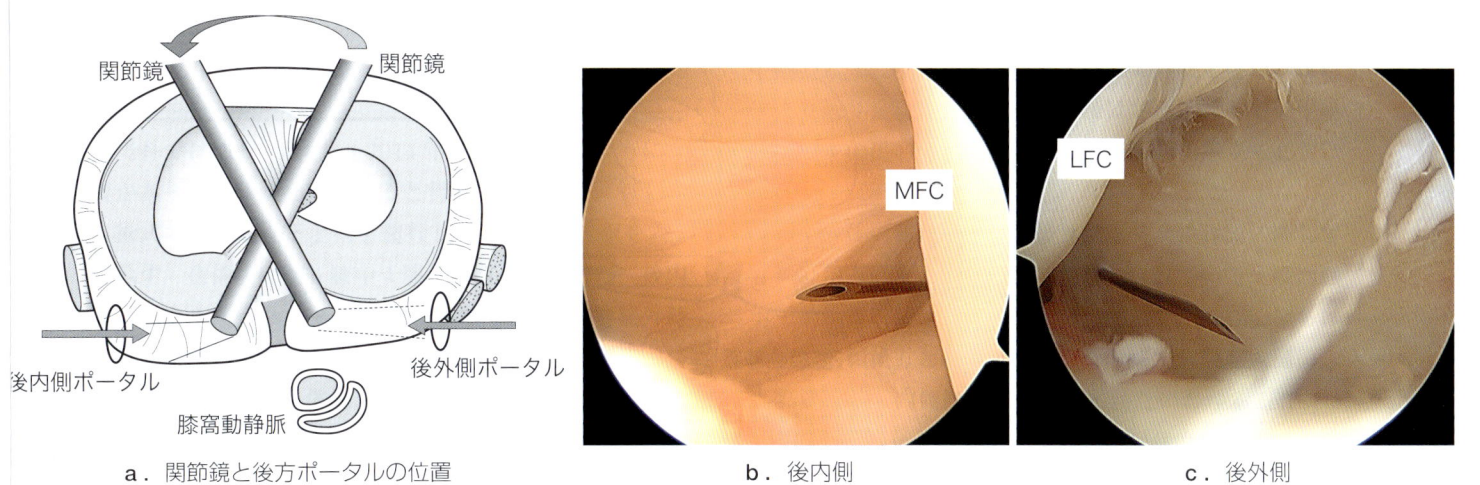

後方経中隔ポータルによる膝関節後方病変への関節鏡視下アプローチ

a．関節鏡と後方ポータルの位置　　　　　　　b．後内側　　　　　　　　　　　　c．後外側

図1. 後内側（b），後外側（c）ポータルの作成. MFC：大腿骨内顆，LFC：大腿骨外顆

a．後方中隔の鏡視　　　　　　　　　　　　　b．後外側関節包の保護

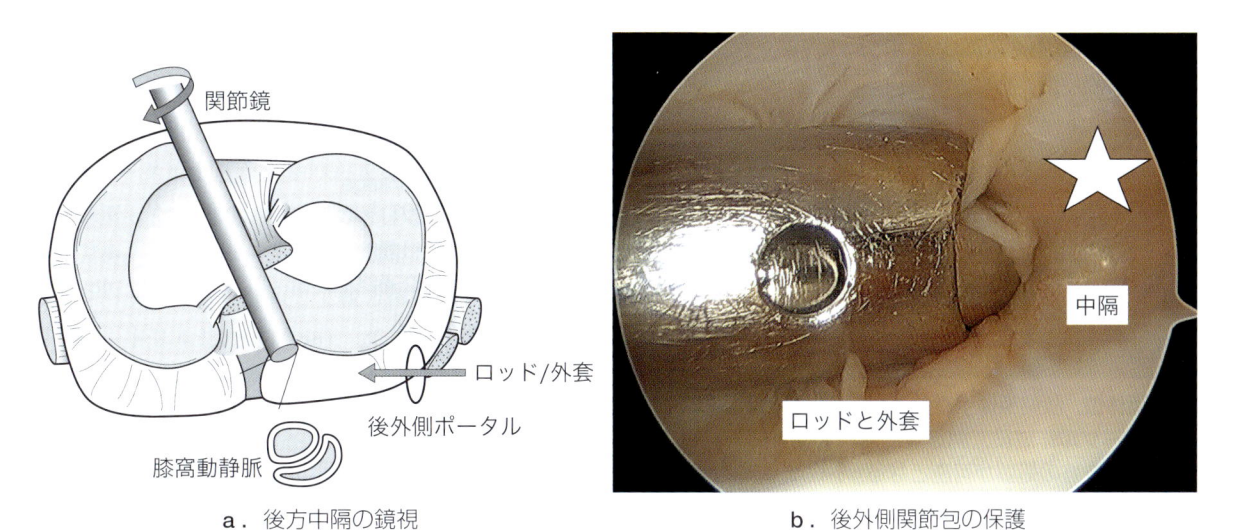

図2. 後外側関節包の保護. 30°斜視鏡を中隔（星印）に向け，後外側ポータルからロッド/外套を挿入し中隔に押し当てる．以降，助手に外套を中隔に押し当てたまま保持してもらう．

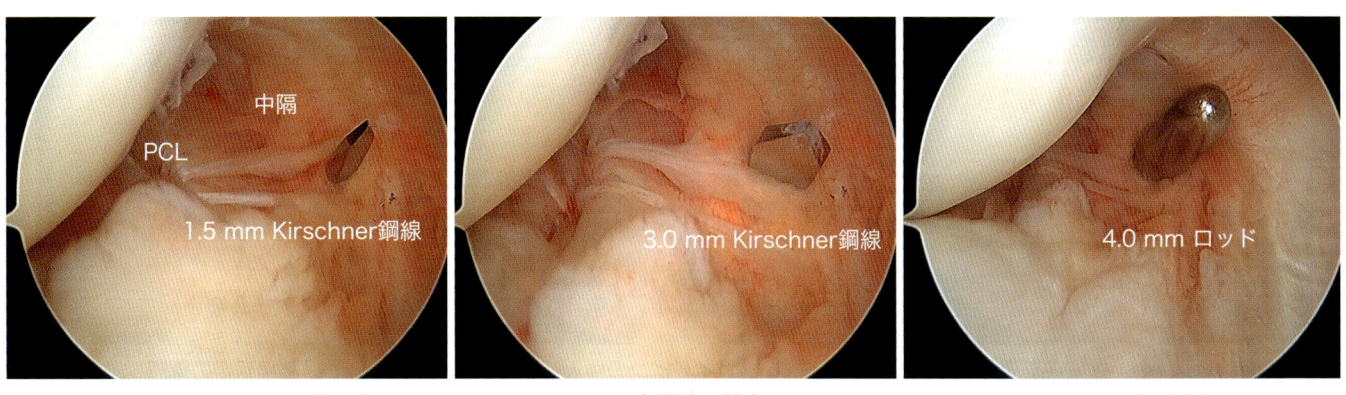

a．Kirschner鋼線による位置決め　　　　b．中隔孔の拡大　　　　　　　　c．ロッドの貫通

図3. 経中隔ポータルの作成. 後内側ポータルから中隔を鏡視しながら後外側ポータルから中隔に押し当てた外套内を通して1.5 mm Kirschner鋼線で位置決めし（a），3.0 mm Kirschner鋼線で経中隔ポータルを拡大（b），最後にロッドを通して完成する（c）．

えにわ病院式内側楔状開大型高位脛骨骨切り術の方法
―― 正確,容易かつ短時間で手術を行うプレート固定方法のコツ*

森　律明　木村正一**

はじめに

高位脛骨骨切り術（high tibial osteotomy：HTO）の成績を左右する因子として,正確な骨切りと矯正角の維持がありさまざまな術式が考えられてきた[1,2]．われわれは2004年より内側楔状開大型高位脛骨骨切り術（opening wedge HTO：OW-HTO）を取り入れ,これまで約600例行ってきた．本稿では正確,容易かつ短時間で手術を行えるOW-HTO術式を紹介する．

I. 手術適応

年齢や体重制限は特にない．関節リウマチや神経病性関節症（Charcot関節）,重度の骨粗鬆症の症例は除外される．X線病期分類（北大）stage IIおよびIIIの内側型変形性膝関節症（OA）や大腿骨内顆骨壊死の症例などがよい適応である．MRIで膝蓋大腿関節や外側の脛骨大腿関節,外側半月板,前十字靱帯（ACL）,後十字靱帯（PCL）に異常がないことが必要条件である．単純X線像で立位膝外側角（femorotibial angle：FTA）は185°以下,膝伸展制限は-15°未満が望ましい．OA stage IVでは,単顆型人工関節置換術（UKA）や人工膝関節全置換術（TKA）の適応であるが,年齢が比較的若く活動性が高い症例ではtime savingとしてOW-HTOの相対的適応がある．

II. 術前計画

立位膝X線正面像を用いて,まず縫工筋腱付着部あたりから近位脛腓関節付近に向かう骨切り線を作図する．術後のFTAが170°前後を目標に矯正角度を決め[3〜5],骨皮質間の矯正距離を決定する．

III. 手術方法の実際

骨切りに先立ち関節鏡視下手術を施行する．膝蓋大腿関節や外側脛骨大腿関節の軟骨,外側半月板やACL,PCLが正常であることを確認する．内側の軟骨下骨が露出されている場合は可及的にmicrofracture法を行う．

❶ 皮　切
脛骨近位内側鵞足より遠位に約10 cmの縦皮切を行う．

❷ 軟部組織剥離
膝蓋腱内側縁と縫工筋腱上縁を同定する．縫工筋腱上縁からエレバトリウムを脛骨に沿って挿入し,脛骨後方を十分に剥離する．

❸ 骨切り方法
鵞足よりイメージ下に近位脛腓関節付近に向けて2本のガイドワイヤーを挿入し,骨切り線を決定する．次に大腿骨下部に丸めた覆布を二つ入れて,約60°屈曲位にして,下腿三頭筋の緊張をとる（図1）．これにより脛骨

Key words
high tibial osteotomy, gonarthrosis, opening wedge

*Our novel procedure of opening wedge high tibial osteotomy in Eniwa hospital ; accurate and easy method of the plate fixation
**N. Mori, S. Kimura（部長）：我汝会えにわ病院整形外科（℡061-1449　恵庭市黄金中央2-1-1；Dept. of Orthop. Surg., Eniwa Hospital, Eniwa）．

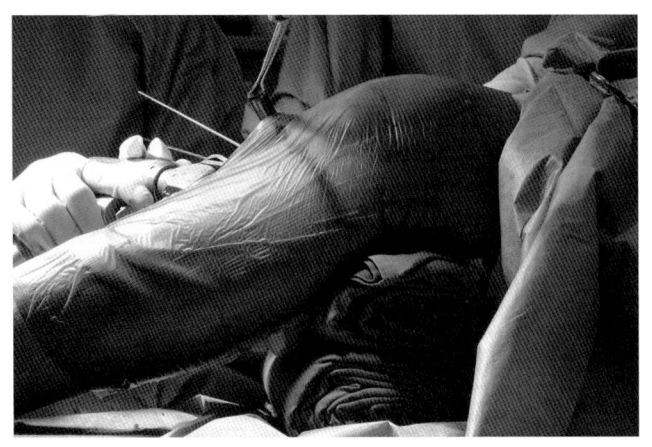

図1. 脛骨の骨切りを行う際には，大腿骨下部に丸めた覆布を2個重ねておく．

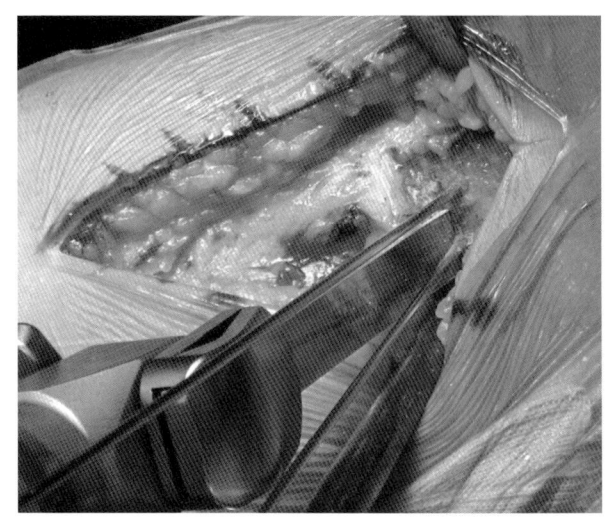

図2. 2本のガイドワイヤーの下方に沿って骨鋸で骨切りする．

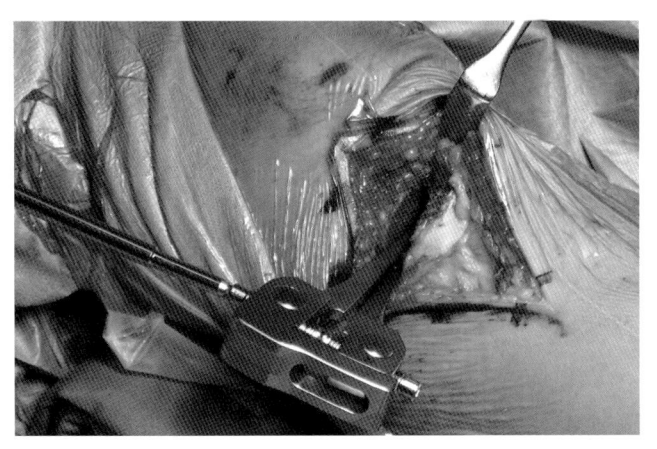

図3. オープナーはできるだけ脛骨骨切り部後方より挿入する．

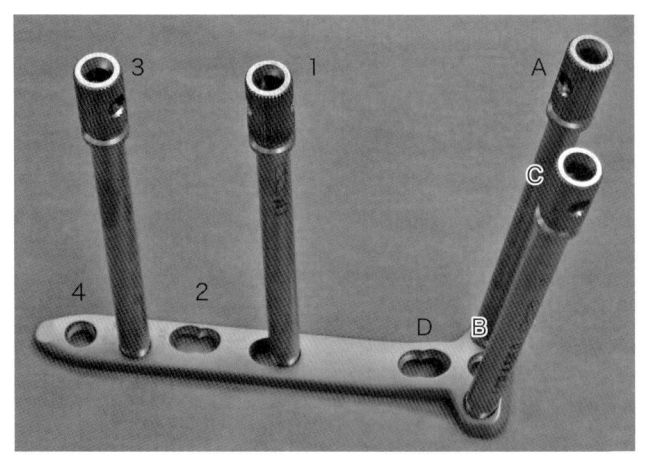

図4. TomoFix PlateのA，C，1，3の4ヵ所のホールにあらかじめドリルガイドを立てておく．

後方の神経血管束に余裕が得られ，損傷の予防になる．骨切りはガイドワイヤーに沿って骨鋸（bone saw）を用いて行う（図2）．脛骨後方骨皮質は15 mmの平ノミで切る．脛骨結節の骨切りは，膝蓋腱付着部を同定し，脛骨粗面後方の厚さが1横指以上になるように15 mmの平ノミで骨切りする．この際，助手に左膝外側を押さえてもらい，カウンターをかけてもらうと骨切りが行いやすい．

❹骨開大

HTOノミで骨開大を行うが，最初の1〜2本のHTOノミの挿入で骨切り部の抵抗を確認する．この際の抵抗が強く開大がうまくいかない場合，脛骨後方の骨切りや脛骨粗面の骨切りが不十分であることが多いので，再度骨切り部を確認する．HTOノミの抵抗が少なければ順次HTOノミを挿入し，術前の作図のおおよその開大幅までHTOノミの本数を増やし，骨開大を図る．通常は6〜8

本程度である．その後，開大に使用したHTOノミはすべて抜去し，TomoFix用オープナー（DePuy Synthes社，Warsaw）を挿入する．この際オープナーはできるだけ脛骨後方から挿入することが重要である．挿入の際，イメージ画像でその深さを確認する．必要な開大幅までオープナーを開大させ脛骨内側を開く（図3）．開大距離の決定は10 mmノミや15 mmノミを目安として行い，イメージ画像でも下肢アライメントを確認する．

❺固定方法

オープナーは入れたままとし，プレート固定を行う．オープナーを外し開大部に合わせた人工骨を挿入してからプレート固定をする従来の方法[3]と比較し，手術が容易かつ短時間に行える．あらかじめTomoFix Plate（DePuy Synthes社）のA，C，1，3の4ヵ所のホールにドリルガイドを立て（図4），助手がそれを把持し脛骨内側に当て

る．リーミングドリルを4本用意し，A→C→3→1の順に骨孔を開ける．1ヵ所骨孔を開けたら，ドリル先をそのまま骨に留置する．これを4ヵ所行った後（図5），A→C→3→1の順に留置したリーミングドリルを抜去し，スクリューを挿入する．残った4ヵ所のホールにドリルガイドを立てて，B→D→2→4の順にドリルしスクリューを挿入する．

❻人工骨挿入

最後にオープナーを外し，骨開大部に人工骨を挿入する．当院ではこれまでリン酸カルシウムペースト，β-リン酸三カルシウム（TCP）[図6]，何も挿入しない，コラーゲン使用人工骨の4通りの方法を経験した．それぞれ一長一短はあるが，臨床成績に大差はないと考えている．

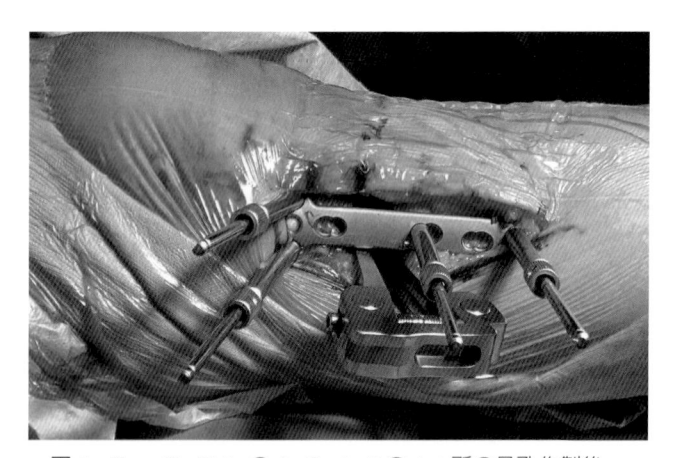

❼創閉鎖

骨切り部および関節内に吸引チューブを留置する．皮下組織はなるべく密に縫合し，皮膚は皮膚接合用テープで接着固定する．

Ⅳ. 後療法

痛みに応じて可及的早期に荷重を許可する．術後10日目までに両松葉歩行，術後17日目までに片松葉歩行を目標とし，術後3週目で退院を許可している．重労働やスポーツ復帰などは，定期的に外来で骨癒合を確認して決定している．

Ⅴ. 臨床成績

これまで上記の手術方法で手術を行い，骨開大部に①リン酸カルシウムペースト使用の場合，②何も挿入しない場合のそれぞれの臨床成績を述べる．

❶リン酸カルシウムペーストの使用

2003年11月〜2008年3月にOW-HTOを施行し，リン酸カルシウムペーストを使用した182（男性22，女性160）膝を対象とした．平均年齢59.2歳，平均経過観察

図5. TomoFix PlateのA, C, 1, 3の4ヵ所の骨孔作製後，リーミングドリルをそのまま留置すると，プレート固定も決定する．

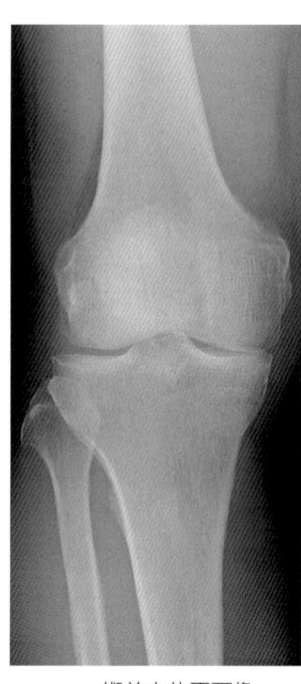

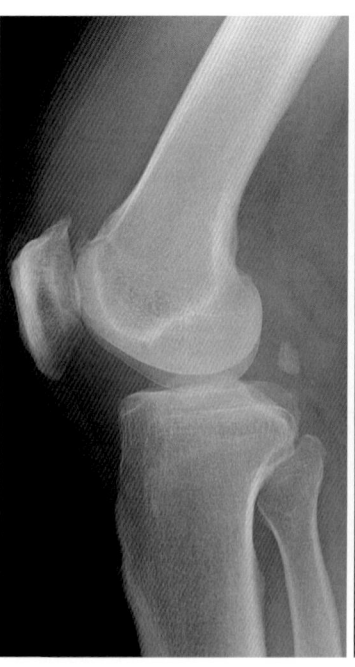

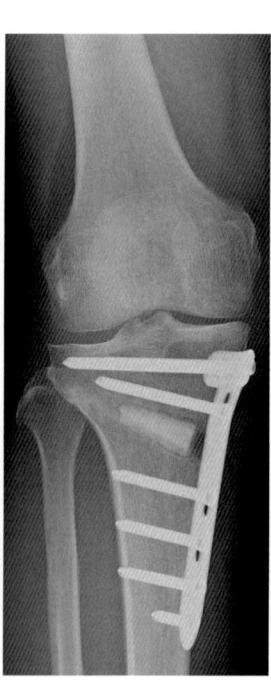

a．術前立位正面像　　b．術前側面像　　c．術後1ヵ月立位正面像　　d．術後1ヵ月側面像

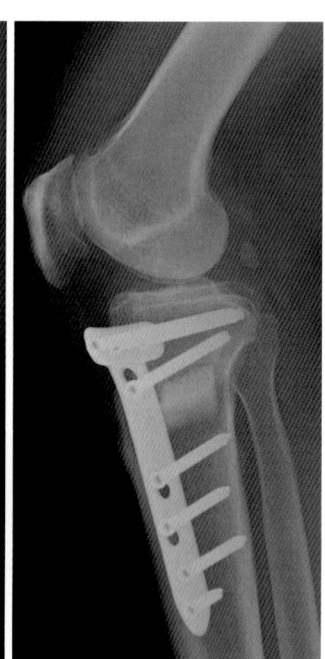

図6. 症例．62歳，男．変形性膝関節症．単純X線像

期間24.5ヵ月であった．結果は，FTAは術前平均181.3°から術直後平均167.9°と矯正され，最終経過観察時では平均167.9°と矯正損失はなかった．日本整形外科学会膝疾患治療成績判定基準（JOAスコア）は術前69.8点から術後84.6点まで有意に改善していた．

❷何も挿入しない場合

2010年3月～2011年3月にOW-HTOを施行した開大部に何も挿入しない35（男性10，女性25）膝を対象とした．平均年齢65.1歳，平均経過観察期間16ヵ月であった．結果は，FTAは術前平均180.5°から術直後平均169.1°と矯正され，最終経過観察時では平均169.4°と矯正損失はなかった．術前JOAスコアは59.2点から術後JOAスコア82.1点まで有意に改善していた．

ま と め

1) 当院で行っているOW-HTOの術式を紹介した．

2) オープナーを残し，あらかじめ4本のドリルガイドを立てたプレートで固定することにより，手術を容易かつ短時間で終えることがきた．

文 献

1) Coventry MB, Ilstrup DM, Wallrichs SL：Proximal tibial osteotomy；a critical long-term study of eighty-seven cases. J Bone Joint Surg **75-A**：196-201, 1993
2) Akizuki S, Shibakawa A, Takizawa T et al：The long-term outcome of high tibial osteotomy；a ten- to 20-year follow-up. J Bone Joint Surg **90-B**：592-596, 2008
3) Takeuchi R, Ishikawa H, Saito T et al：Medial opening wedge high tibial osteotomy with early full weight bearing. Arthroscopy **25**：46-53, 2009
4) Staubli AE, Simoni CD, Lobenhoffer P et al：Tomofix；a new LCP-concept for open wedge osteotomy of the medial proximal tibia-early results in 92 cases. Injury **34**：55-62, 2003
5) Koshino T, Yoshida T, Ara Y et al：Fifteen to twenty-eight years' follow-up results of high tibial valgus osteotomy for osteoarthritic knee. Knee **11**：439-444, 2004

* * *

III. 下 肢 ◆ 2. 膝関節

内側膝蓋大腿靱帯再建術の工夫*

鈴木智之　岡田葉平　杉　　憲　廣田亮介　大坪英則
山下敏彦**

はじめに

近年，膝蓋骨脱臼に対する内側膝蓋大腿靱帯（medial patellofemoral ligament：MPFL）の膝蓋骨制動効果が明らかになり，良好な再建術の成績が報告されている一方で，成績不良例や合併症とその要因に関する報告がなされ，特に大腿骨孔位置の重要性が強調されている[1]．われわれはMPFL再建術後成績に影響を及ぼす内因性危険因子を，多重ロジスティック解析の結果，大腿骨孔位置が成績にもっとも直結する因子であると報告した[7]．そこでToritsuka[2]，山田[3]らのMPFL再建術を基本とし，大腿骨孔の位置決定法と小皮切の工夫を実施しているので報告する．

手術手技

関節鏡視下で，膝蓋大腿（PF）関節の適合性と軟骨損傷を評価する．脛骨結節内側遠位に3cmの皮切をおき，薄筋腱を採取する．大腿骨内側上顆と内転筋結節を皮膚上から触れ，その中央を通る3cmの横皮切をおき，骨表面まで展開する．内側上顆と内転筋結節に直に指で触れる．触れがたい場合はより近位の内転筋腱を触れると容易に同定できる．この2点を結ぶ線を電気メスで描き，この線の中点より後方（線を越えて前方に刺入しない）にKirschner鋼線を挿入する[4,5]（図1）．膝蓋骨内側に3cmの横皮切をおき，膝蓋骨内側縁中央と近位1/3の2ヵ所にKirschner鋼線を平行に刺入する．大腿骨，脛骨骨孔位置を透視像で確認する[4,5]（図2）．膝屈曲30°で膝蓋骨のKirschner鋼線を把持し，膝蓋骨外方傾斜と外側変位を整復したまま膝蓋骨を大腿骨溝中央に保つ（図3）．Kirschner鋼線に糸を通し① in situ MPFL長を計測する（図4）．大腿骨側はEndo Button Drill（Smith & Nephew社，Andover）でオーバードリルし大腿骨長を計測する．大腿骨側に移植腱を②15mm程度引き込むよう，Endo Button CL（Smith & Nephew社）長を決定する．膝蓋骨側は20～25mmまでEndo Button Drillでオーバードリルし③15mm引き込む．先ほどの in situ MPFL長，大腿骨側引き込み15mm以上と膝蓋骨側15mmの総和と等しい薄筋腱2重折移植腱を作製する．（①＋②＋③）×2＝使用

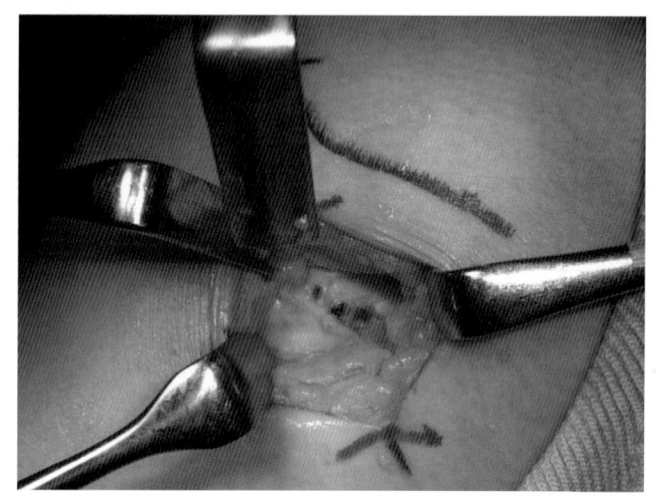

図1. 内側上顆と内転筋結節を指で触れて確認し，これらを結ぶ線の中点の後方にガイドピンを刺入する．

Key words

patella dislocation, medial patellofemoral ligament（MPFL）

*Bi-socket medial patellofemoral ligament reconstruction
要旨は第121回北海道整形災害外科学会，第5回日本関節鏡・膝・スポーツ整形外科学会，第87回日本整形外科学会学術総会において発表した．
**T. Suzuki, Y. Okada, A. Sugi, R. Hirota, H. Otsubo, T. Yamashita（教授）：札幌医科大学整形外科（Dept. of Orthop. Surg., School of Medicine, Sapporo Medical University, Sapporo）.

内側膝蓋大腿靱帯再建術の工夫

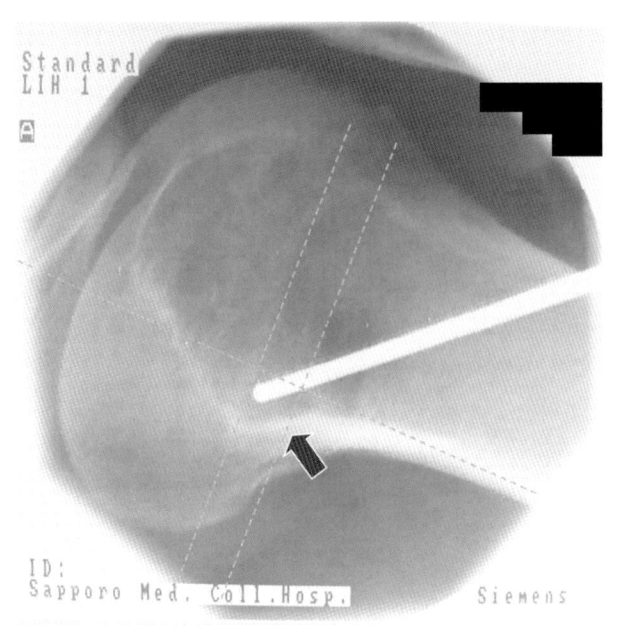

図2. 大腿骨側面像. 後方皮質延長線上かつBlumen-saat's lineの最後方点より近位に刺入されているか確認する（矢印）.

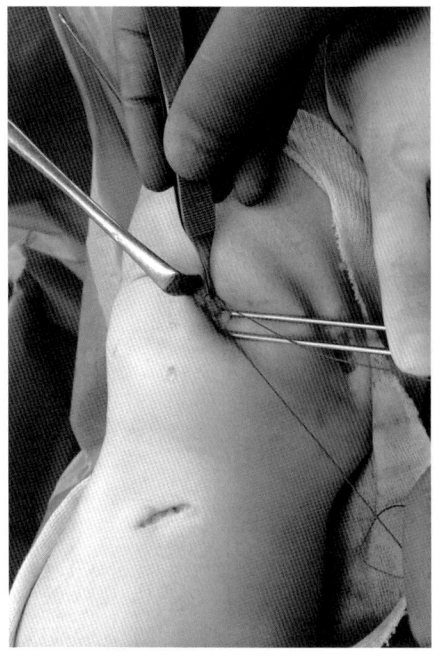

図3. Kirschner鋼線を把持し膝蓋骨整復位に保つ. 糸を大腿骨孔Kirschner鋼線に折り返し, 膝蓋骨孔Kirschner鋼線刺入部2ヵ所に印もしくは結び目をつける.

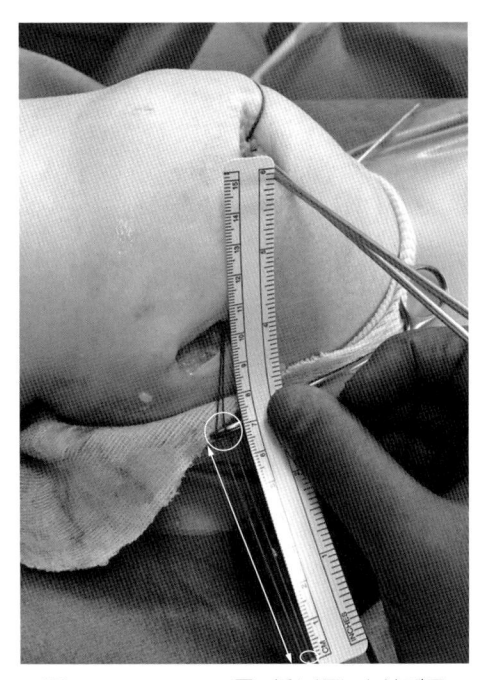

図4. In situ MPFL長. 折り返しと結び目間（矢印）を計測する. 本例では70 mmである.

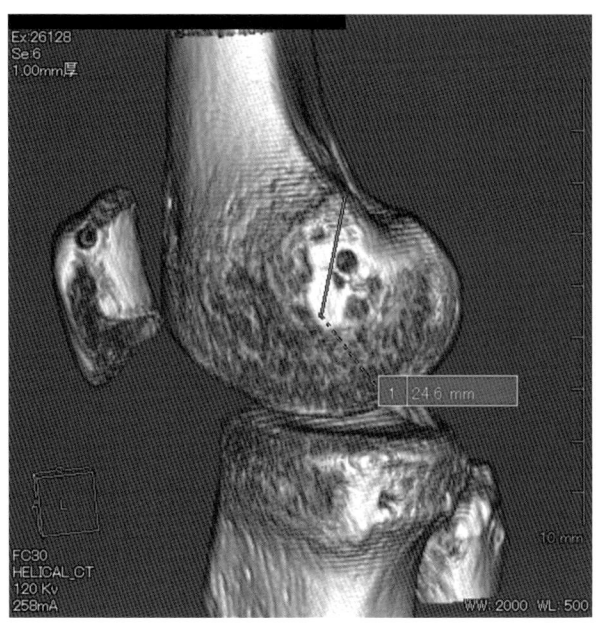

図5. 術後骨孔位置評価. 骨孔前縁は内転筋結節と大腿骨内上顆を結ぶ線を越えない.

する薄筋腱の長さとなる. 移植腱のループ側にEndo Button CLを通して大腿骨に固定し, 腱の二つの自由端にUltrabraid 2号（Smith & Nephew社）をかけ骨孔通過の後, Endo Buttonを介して膝蓋骨に締結する. 膝屈曲30°で腱を仮固定し, 膝蓋骨トラッキングを確認する. 膝深屈曲可能であることと伸展時に膝蓋骨外側に力を加えエ

119

ンドポイントを確認し締結する[4,5]．三つの確認事項すべてを満たすまで軟部バランスをとることが肝要である．後療法は1週後から可動域訓練および膝伸展位装具装着し，膝伸展位で全荷重歩行開始する．術後三次元（3-D）CT撮影を行い，大腿骨孔前縁が内転筋結節と内上顆を結ぶ線を越えていないことを確認する（図5）．

術中にこれら解剖学的指標を触診してガイドピンを刺入した後，透視で再確認する手技を導入後，術後骨孔位置が評価においてばらつきなく作成され，臨床成績も初期の対照群よりも有意に改善した[4,5]．

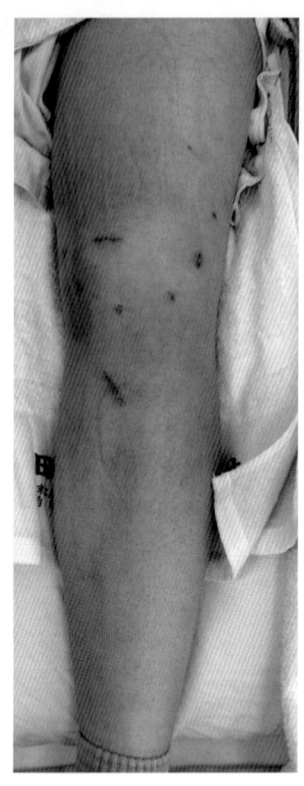

図6. 小皮切法． 3 cm
3ヵ所＋関節鏡ポータル

まとめ

1) もっとも成績を左右する大腿骨孔位置は，直視触診法で確実性が向上した[4,5]．

2) In situ MPFL長計測により大腿骨側をEndo Button CLで固定し，移植腱の初期緊張度を膝蓋骨側で調整するため，皮切が小さい（図6）．

3) 骨靱帯付着部の解剖学的特徴と初期固定強度，リモデリングを期待できる点においてanchor法よりpull-out法が優れる．骨端線開在例にも応用可能である[6]．

4) 薄筋腱（838±30 N）を用いることで正常MPFLの破断強度（208±90 N）を十分満たし，小さな骨孔で再建可能である．さらに，膝蓋骨側はソケット状に作製することにより危惧される膝蓋骨骨折の合併症は自験例75例において生じなかった．

文　献

1) Tanaka MJ, Bollier MJ, Andrish JT et al：Complication of medial patellofemoral ligament reconstruction；common technical errors and factors for success. J Bone Joint Surg **94-A**：e87（1-8），2012
2) Toritsuka Y, Amano H, Mae T et al：Dual tunnel medial patellofemoral ligament reconstruction for patients with patella dislocation using a semitendinosus tendon autograft. Knee **18**：214-219, 2011
3) 山田裕三，鳥塚之嘉，史野根生ほか：反復性膝蓋骨脱臼に対する自家半腱様筋腱を用いたbi-socket内側膝蓋大腿靱帯再建術．膝 **28**：120-124，2003
4) 岡田葉平，鈴木智之，小幡浩之ほか：MPFL再建術における3DCTを用いた大腿骨孔位置評価及び臨床成績．JOSKAS **38**：734-739，2013
5) 岡田葉平，鈴木智之，河村秀仁ほか：MPFL再建術における大腿骨孔作製方法のちがいによる骨孔位置と臨床成績の検討．北海道整災外誌 **54**：243-247，2013
6) 杉　憲，鈴木智之，岡田葉平ほか：大腿骨遠位骨端線閉鎖前後に左右のMPFL再建術を施行した一例―骨端線と付着部の関係．JOSKAS **39**：920-925，2014
7) 廣田亮介，鈴木智之，山下敏彦ほか：MPFL再建術後成績に影響を及ぼす内因性危険因子の検討．日整会誌 **88**：839，2014

*　　　*　　　*

膝蓋骨高位を伴う反復性膝蓋骨脱臼に対する手術的治療
——三次元脛骨粗面移動術の治療成績

大槻周平　中島幹雄　根尾昌志[**]

はじめに

反復性膝蓋骨脱臼や膝蓋骨不安定症にはさまざまな因子がかかわっているが[1]，特に膝蓋骨高位が及ぼす影響は大きいと考えられている．このような症例に対して，1938年にHauserが脛骨粗面遠位移動術を報告して以来良好な治療成績が報告されていたが[2]，中期成績では膝蓋大腿関節における関節症性変化を指摘した報告が散見されるようになった．その後，脛骨粗面を遠位に移動させず，内側へ移動させることを主眼としたElmslie-Trillat法，Fulkerson法などが報告され[3,4]，遠位移動術は敬遠されるようになった．近年では，骨切り術より低侵襲で解剖学的再建との考えで，膝蓋大腿靱帯（medial patello-femoral ligament：MPFL）再建術が報告され[5]，術後良好な成績が報告されている．確かに，症例を選べばMPFL再建術は低侵襲の手術方法であり，特に，骨端線閉鎖前の若年者に対しては成長障害を引き起こさないよい術式であると考えられる．しかしながら，膝蓋骨高位を伴った症例に対しては，MPFL再建術のみでは高位は矯正されず，膝蓋骨不安定症が残存するとの報告がある[6]．

膝蓋骨不安定症や反復性膝蓋骨脱臼に対する手術的治療については，前述したとおりさまざまな方法が報告されているが，膝蓋骨高位を伴う症例に限った手術方法の報告は少なく，いまだに議論の余地がある．われわれはこのような膝蓋骨高位を伴った症例に対して，遠位アライメント矯正法として脛骨粗面を斜め骨切りして内側前方へ移動させながら，下方へ引き下げる三次元脛骨粗面移動術を行っており，外側支帯切離，内側支帯縫縮術の近位アライメント矯正も併用している．本稿では，本術式の紹介および治療成績について報告する．

I. 手術方法

❶ 関節鏡

全例に関節鏡視を行っている．特に経過の長い症例ではすでに関節症性変化をきたしていることもあり，病態の把握が重要である．骨棘を含めた二次性の関節症性変化をすでにきたしている場合，手術後に作成される関節面を想定して，インピンジメントを起こしそうな領域は骨棘切除などの関節形成を行っている．本術式は，関節症性変化を伴う高齢者には術後成績が不良である症例もあり，若年者の早期手術を念頭におくべきである．

❷ 脛骨粗面骨切り術

脛骨粗面骨切り後の移動量において，膝蓋骨高位についてはInsall-Salvati（IS）およびCaton-Deschamps（CD）比を，下腿回旋については脛骨粗面-大腿骨滑車間距離（tibial tuberosity-trochlear groove distance：TT-TG distance）を参考に，これらの測定値が正常範囲となるように，遠位引き下げ量および内方移動量を計画して手術に臨んでいる．手術は全例，脛骨粗面を含む長さ45 mm，幅15 mm程度の骨片を前内側から後外側にかけて斜め骨切りしている（図1a）．骨切り後の脛骨粗面移動量は術前計画に準じて行っており，約10～15 mm内側および遠位へ移動させるのが一般的である．脛骨粗面の前方移動量

Key words

patellar dislocation, three-dimensional transfer, patella alta

---

[*]Three-dimensional transfer of the tibial tuberosity for recurrent patellar dislocation with patella alta
　要旨は第4回日本膝関節鏡・膝・スポーツ整形外科学会において発表した．
[**]S. Otsuki, M. Nakajima（准教授）, M. Neo（教授）：大阪医科大学整形外科（Dept. of Orthop. Surg., Osaka Medical College, Takatsuki）．

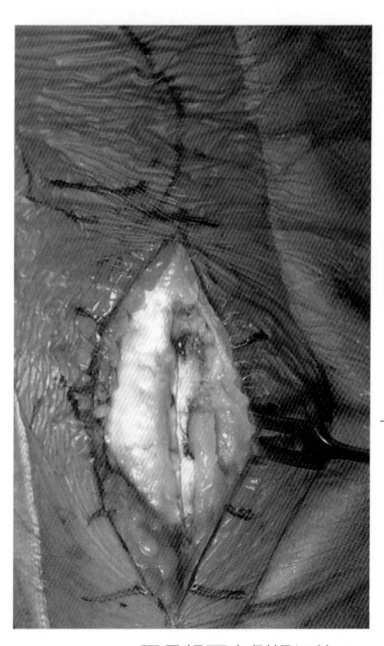

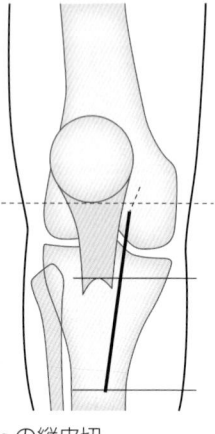

a. 脛骨粗面内側縁に約6cmの縦皮切

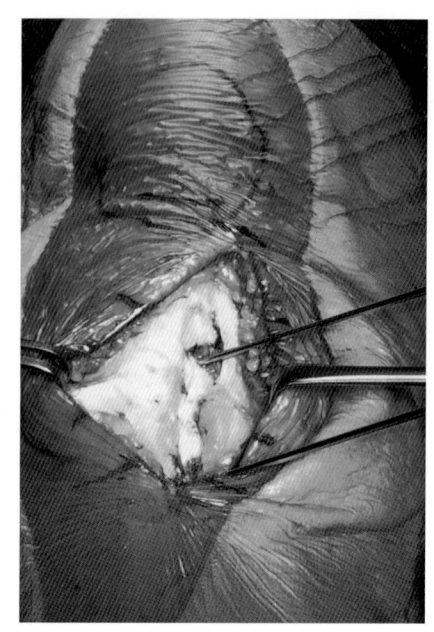

b. 脛骨粗面内側前方から外側後方へかけて骨切り

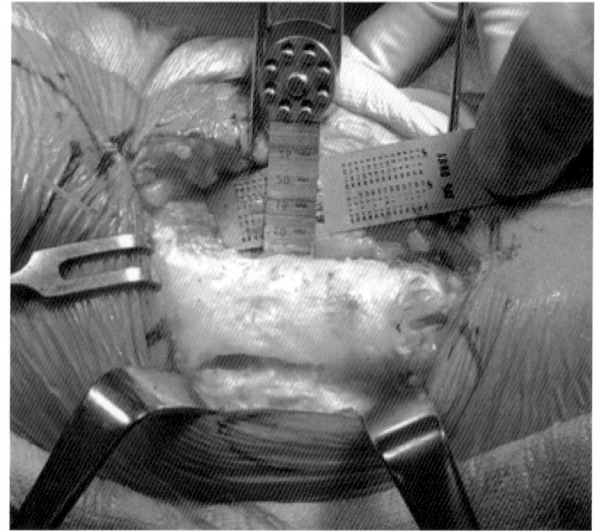

c. 45mm程度の骨切り

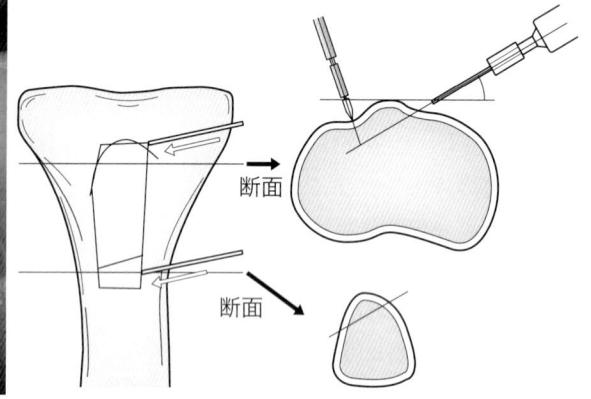

d. 脛骨粗面近位（上部白矢印）と遠位（下部白矢印）の骨切り

図1. 三次元脛骨粗面移動術の手術方法（文献7より引用改変）

は，斜め骨切りの角度を調整することにより，内方移動によって浮動する量として調節可能であるが，通常20°～30°程度の骨切りとしている．また，内側への移動量が多いほど前方への浮動効果は得られるが，移動後の骨片固定が不安定となるため注意が必要である（図1b～d）．骨切り後に生じた遠位骨片は，脛骨粗面骨切り部の矯正位を保持するため，脛骨粗面移動後の外側間隙に挟み込んでいる（図1e）．

❸膝蓋骨近位矯正術

外側支帯切離，内側支帯縫縮のアライメント矯正を併用している．縫縮の程度は脛骨粗面内側移動量や，術前の膝蓋骨傾斜を念頭におき，10～15mm程度としている（図1f）[7]．

本術式はこれまで18例23膝に施行し，平均手術時間106分，全例ターニケットを使用し術中出血量は少量である．術後後療法は2週間ニーブレイスを用いた伸展位固定で完全免荷とし，術後15日から1/2部分荷重を許可する．術後21日から軟性サポーター装着下による可動域（ROM）訓練を開始し，28日で全荷重を許可している．

II. 手術成績

本術式を行い20ヵ月以上経過観察が可能であった14

手術によって力のかかる方向

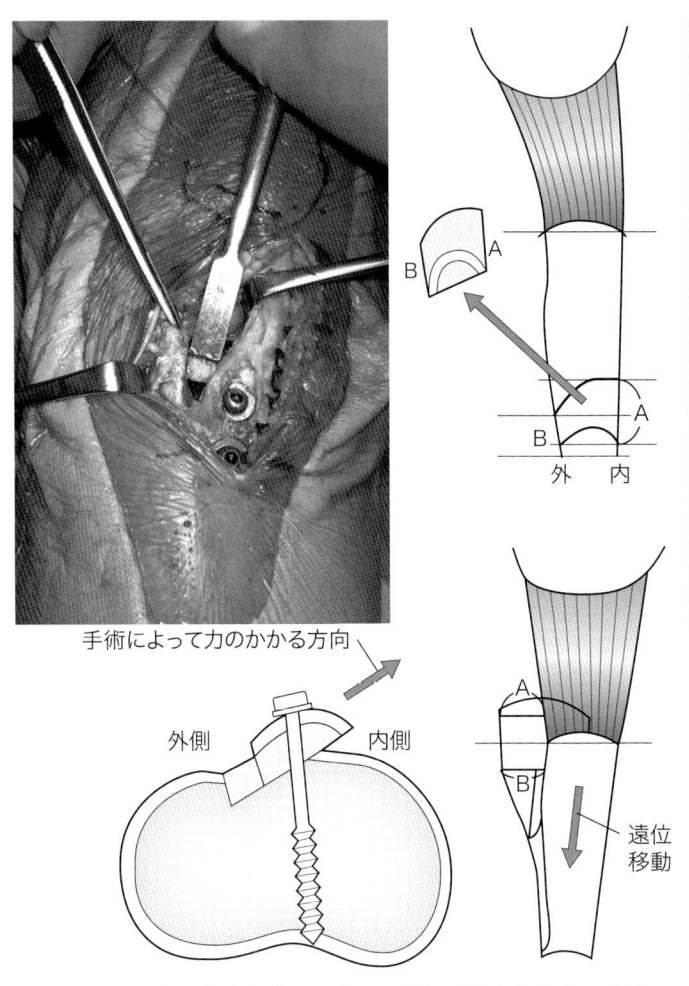

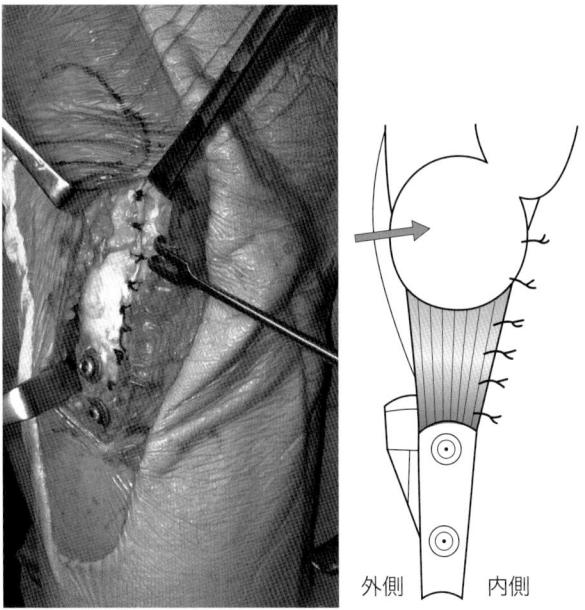

f．膝蓋骨近位矯正（矢印：手術によって力のかかる方向）

e．粗面遠位は遠位移動量に準じて骨切除量をあらかじめ決めておく．脛骨粗面を内下方へ移動し 2 本の 4.0 mm キャンセラススクリューで固定する．移動後にできた間隙には遠位の切離骨片を打ち込んで矯正位保持の工夫としている．

図 1（つづき）

例 17 膝（男性 2 例 3 膝，女性 12 例 14 膝）について，術前後の計測値と臨床成績である Lysholm，Kujala スコアの変化を検討した．

術前計測では，IS 比は 1.34±0.11，CD 比は 1.30±0.17，膝蓋骨傾斜角は 24.4°±7.2°と膝蓋骨高位および外側への偏位を認め，TT-TG distance は 17.5 mm であった．術後の IS 比は 0.95±0.19，CD 比は 0.86±0.11，膝蓋骨傾斜角は 12.0°±4.4°と膝蓋骨は整復され，TT-TG distance は 10.1 mm と正常範囲内となった．Lysholm スコアは術前 63.2 点から 94.3 点，Kujala スコアは 67.2 点から 94.0 点となり，臨床成績も著明に改善し，術後 ROM 制限の増悪もみられなかった．再脱臼は接触外傷により生じた 1 例のみであった（表 1，図 2）．

表 1．手術前後の膝関節形態と臨床成績の変化

	術前	最終経過観察時	p 値
FTA（°）	176.5	176.4	NS
IS 比	1.34	0.95*	<0.01
Caton-Deschamps	1.30	0.86	<0.01
顆間溝角（°）	147.4	147.8	NS
tilting angle（°）	24.4	12.0	<0.01
TT-TG（mm）	17.5	10.1	<0.01
Lysholm スコア（点）	63.2	94.3	<0.01
Kujala スコア（点）	67.2	94.0	<0.01

膝蓋骨亜脱臼：膝蓋骨傾斜角>20°，滑車低形成：顆間溝角>145°．*術前遠位膝蓋靱帯付着までの距離

III．考　察

膝蓋骨遠位移動は Hauser の報告以降，関節症性変化を

III. 下肢 ◆ 2. 膝関節

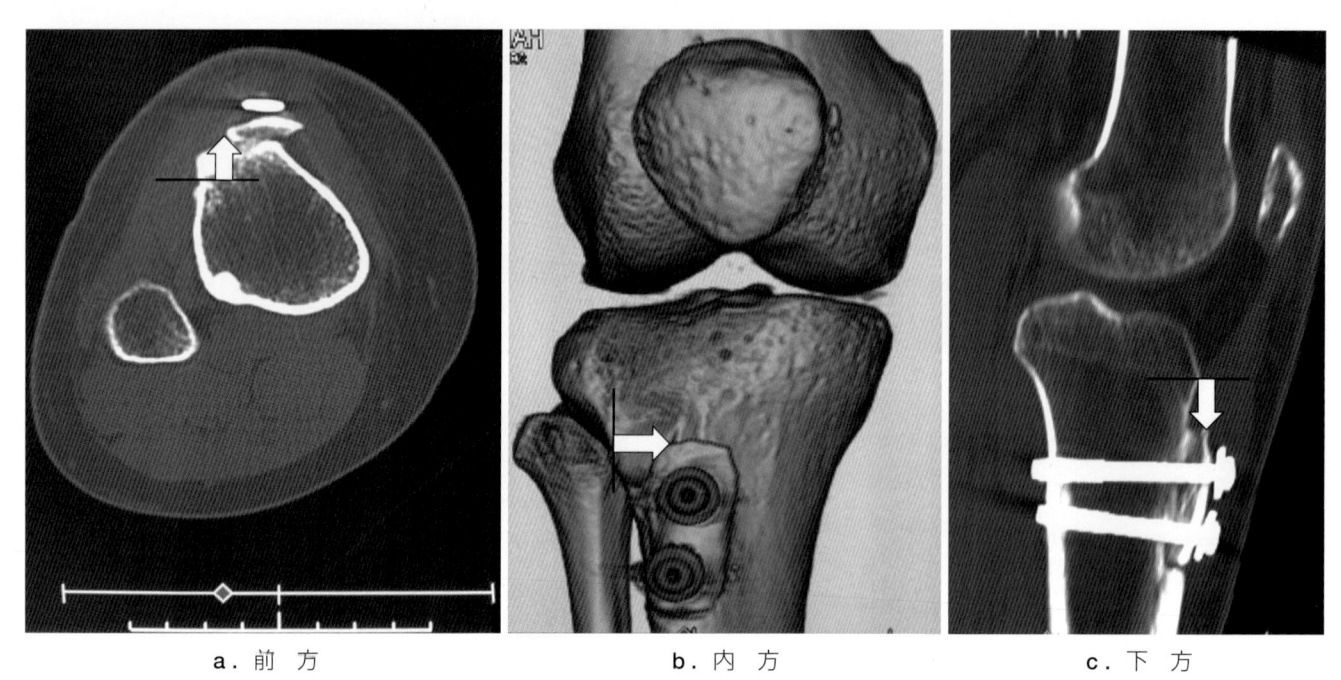

a. 前方　　　　　　　　　　　b. 内方　　　　　　　　　　　c. 下方

図2. 三次元脛骨粗面移動術術後のCT（文献7より引用改変）. 脛骨粗面は前方へ平均5.6 mm, 内方へ8.7 mm, 下方へ10.6 mm移動している（矢印）.

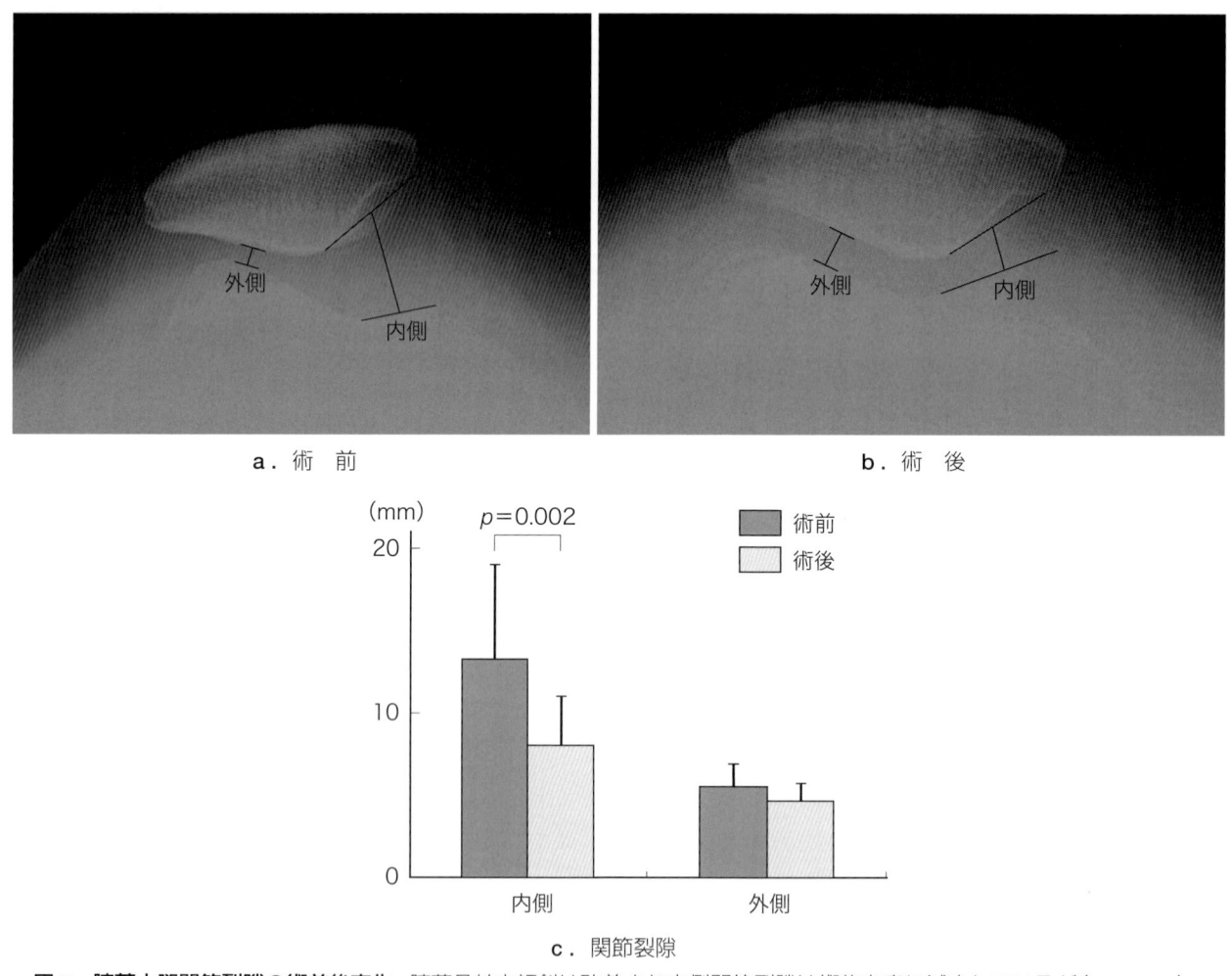

a. 術前　　　　　　　　　　　　　　　b. 術後

c. 関節裂隙

図3. 膝蓋大腿関節裂隙の術前後変化. 膝蓋骨外方傾斜は改善され内側関節裂隙は術後有意に減少しているが（$p=0.002$）, 外側関節裂隙は狭小化がみられない.

増悪させるとして敬遠される傾向にあった[2]．しかしながら本術式は，膝蓋骨高位の症例に限っての適応とし，脛骨粗面斜め骨切りに工夫を加えながら遠位移動することで矯正後の前方移動も同時に可能とし，膝蓋大腿関節圧の増加を防ぐことができる（図3）．本報告は，平均経過観察期間が4.5年ではあるが，関節裂隙の狭小化も進行せず，良好な膝ROMが保たれていた．また，術後膝蓋骨の不安定性は消失し，良好な臨床成績である．

膝蓋骨不安定症の診断や，術式選択に難渋することも臨床の現場では少なくない．本術式が適応となる患者の多くは，関節易弛緩性がみられ，自験例でも79％の症例でCarter 5徴のthumb signが陽性であった．膝蓋骨高位を伴う不安定症については，画像所見のみならず，thumb signのような診察所見も診断の一助となると考えている．

内固定材料抜去時に，関節鏡で膝蓋大腿関節の関節症性変化を全例観察している．その結果，軟骨変性が増悪した症例はみられなかったが，40歳以上の症例では術後の改善が若年者に比べて低い傾向がある．本術式の適応限界も含めて今後さらに検討を重ねていく必要がある．また，二次性の変形性膝蓋大腿関節症がすでに生じている症例では，解剖学的に良好な整復位を手術により獲得しても，骨棘などのインピンジメントによる症状がみられる場合がある．このようなことが予測される場合，脛骨粗面移動術を行った後に関節鏡視を再度施行し，術後の膝蓋大腿関節を評価すべきであると考える．その結果，新たなインピンジメントが生じていれば，関節鏡視下関節形成術を追加する必要などを，今後の検討課題としている．

ま と め

1）膝蓋骨高位を伴った反復性膝蓋骨脱臼に対して，われわれが行っている三次元脛骨粗面移動術の術式を紹介した．

2）膝蓋骨高位を伴った膝蓋骨不安定症では，近位再建術のみではなく，遠位矯正を併用する三次元脛骨粗面骨切り術が有用であると考える．

文 献

1) Servien E, Verdonk PC, Neyret P：Tibial tuberosity transfer for episodic patellar dislocation. Sports Med Arthrosc **15**：61-67, 2007
2) Hauser EDW：Total tendon transplant for slipping patella；a new operation for recurrent dislocation of the patella, 1938. Clin Orthop **452**：7-16, 2006
3) Cox JS：Evaluation of the Roux-Elmslie-Trillat procedure for knee extensor realignment. Am J Sports Med **10**：303-310, 1982
4) Fulkerson JP：Anteromedialization of the tibial tuberosity for patellofemoral malalignment. Clin Orthop **177**：176-181, 1983
5) Nomura E, Inoue M, Kobayashi S：Long-term follow-up and knee osteoarthritis change after medial patellofemoral ligament reconstruction for recurrent patellar dislocation. Am J Sports Med **35**：1851-1858, 2007
6) Tsuda E, Ishibashi Y, Yamamoto Y et al：Incidence and radiologic predictor of postoperative patellar instability after Fulkerson procedure of the tibial tuberosity for recurrent patellar dislocation. Knee Surg Sports Traumatol Arthrosc **20**：2058-2066, 2012
7) Otsuki S, Nakajima M, Oda S et al：Three-dimensional transfer of the tibial tuberosity for patellar instability with patella alta. J Orthop Sci **18**：437-442, 2013

* * *

アキレス腱縫合法
──強固な縫合をめざして

四本忠彦

はじめに

　断裂した腱を外科的に治療する場合，もっとも一般的な手技は，腱と腱を「縫合」することである．過去より，腱の縫合に関してはさまざまな方法が報告され，その数は枚挙にいとまがない．腱縫合の歴史は，手の no man's land における屈筋腱縫合の歴史といっても過言ではない．それまで腱には自己修復能がないとまでいわれてきた屈筋腱の治療に関して，Verdan[1]，Kleinert ら[2]が「縫合」した腱の修復や癒合を報告したのを皮切りに，多くの研究者により優れた報告がなされてきた．現在では，縫合法や術後療法などは数多く存在し，各研究者によって主張は異なるが，良好な腱の滑動性[3]や腱癒合の促進[4]などの理由から，腱縫合術後の早期運動療法がもっとも重要である点には相違がない．臨床的には術後の早期運動療法に耐えうる「強固」な腱縫合法が選択されるべきである．

I．縫合法と縫合糸の選択

　Gelberman ら[5]は，術後の断端間距離が 3 mm 以内であれば腱癒合に影響がないと報告した．「強固」な縫合とは，①張力が大きいことに加え，②断端間距離が小さいことであると考えられる．さまざまな縫合法を，縫合糸と腱の間の構造に着目すると，grasping 構造と locking 構造に分類される．Pennington[6]が Kessler 法を locking 構造に改良することで張力が増すとし，Hotokezaka ら[7]，Hatanaka ら[8,9]がその特性を明らかにしたことにより，grasping 構造より locking 構造をもつ縫合法にすべきであると考える．また，locking 構造を腱の両端で 1 回ずつ作製する（Pennington 法に代表される）single locking 構造に対し，複数回 locking 構造を作製する（Krackow 法[10]に代表される）multiple locking 構造があるが，Hotokezaka ら[7]や Yamagami ら[11]が multiple locking 構造は single locking 構造に比べ，張力は同等であるが断端間距離が大きくなると証明したことから，single locking 構造がよいと考えられる．

　縫合糸にもさまざまな種類があり，屈筋腱縫合で従来用いられてきたナイロンなどの単糸は，扱いは容易であるが張力が小さく伸びやすいという特性があり，それを補うために複数の糸を使用して強度を増す工夫がなされてきた．近年，ポリエステル編糸やポリエチレン混合編糸の高い張力と伸びにくい特性が注目され，Hatanaka らはこれらの張力の大きな編糸による single locking 構造をもつ中心縫合を推奨した．また糸結び結節（knot）の位置[12,13]，周囲補助縫合法の種類や糸の選択と中心縫合との組み合わせ[14]，ほかの縫合法との比較[15]や繰り返し運動試験[16]などを詳細に検討した結果，太いポリエチレン編糸を用いた 2-strand の single locking 構造の中心縫合である side locking loop 法[12]に，ポリプロピレン単糸で周囲補助縫合である cross stitch 法[17]の組み合わせが，現段階でもっとも強固な縫合法であると考えた．

　以上の結果をふまえ，筆者らはアキレス腱断裂に対し，本法を用いた縫合術後に装具や固定を一切行わない後療法を施行し，良好な成績を報告した[18]．その後多くの症例を経験し，良好な成績を得たので，本稿では強固な腱縫合術としての本法の有用性を報告する．

Key words

tendon repair, Achilles tendon rupture, braided polyblend suture

*Tendon suture method ; aim at a firm repair technique using braided polyblend suture for Achilles tendon rupture
**T. Yotsumoto（部長）：京都九条病院関節・スポーツ整形外科（〒601-8453　京都市南区唐橋羅門町 10 ; Dept. of Joint and Sports Orthop. Surg., Kyoto Kujo Hospital, Kyoto）．

II．対象および方法

対象は，2007～2012年に筆者が手術を行った，18～76（平均43）歳のアキレス腱断裂患者51（男性33，女性18）例51足である．受傷機転はスポーツ41例，外傷10例であった．術後経過観察期間は12～60（平均48.6）ヵ月であった．

手術は腰椎麻酔下あるいは全身麻酔下に腹臥位で行った．アキレス腱断裂部を中心に，近位は外側（腓腹神経を確認できるよう）から遠位内側（皮線を避けるよう）に向かう約7cmの皮切を加えた．パラテノンを腱実質部より丁寧に剝離しstay sutureをおいた．腱断端より近位，遠位それぞれ3cm以上を引き出し，中心縫合として5号ポリエチレン編糸（Fiber Wire：Arthlex社，Naples）でside-locking loop法[12]を行い，knotは腱に作製したslit内につくった（図1）．Knot作製の際は，近位・遠位のlocking loopに十分緊張がかかった状態で，足関節底背屈0°となる位置で縫合した（図2a）．その後，断端同士の線維を3-0号吸収性編糸で可及的に縫合し腱の太さを整え，周囲補助縫合として2-0号ポリプロピレン単糸で

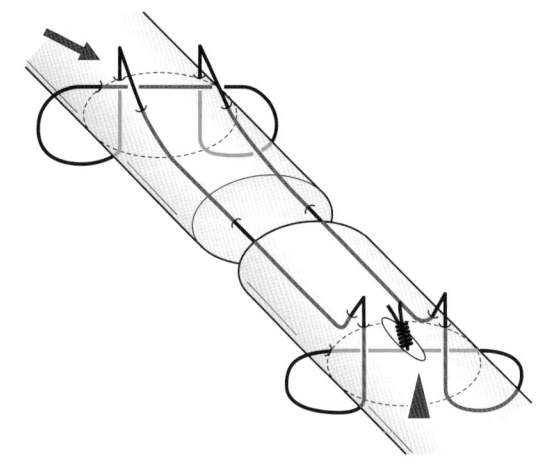

図1．Side-locking loop法[12]（文献18より引用改変）．Pennington法[6]を基盤にした2-strand single locking suture構造を有し，術者の目の前で容易・確実にlocking構造が作製できる（矢印）．Knotは腱に作製したslit内に埋没する（矢頭）．

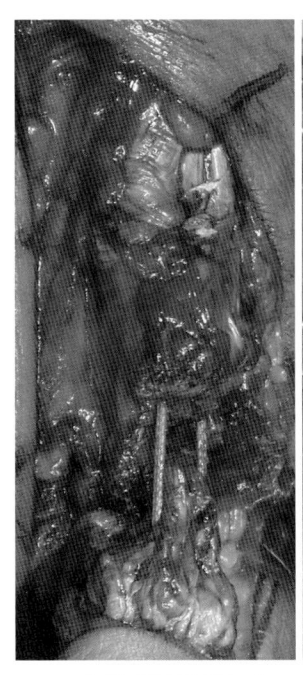

a．5号ポリエチレン編糸で中心縫合（side-locking loop法）を行う．足関節底背屈0°でknotを作製．Knotは後で腱内に埋没する．

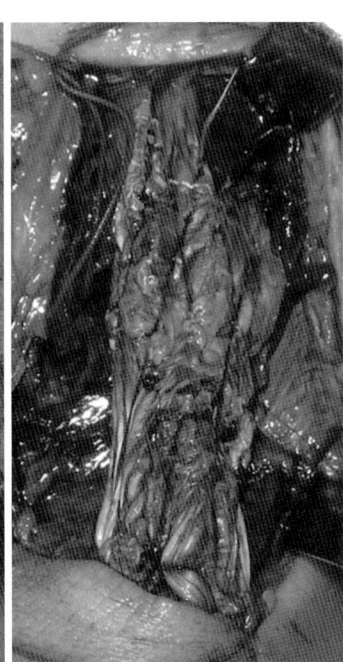

b．3-0号吸収性編糸で腱断端同士を腱の太さを整えるよう可及的に縫合し，2-0号ポリプロピレン単糸で周囲縫合（cross stitch法）を行う．

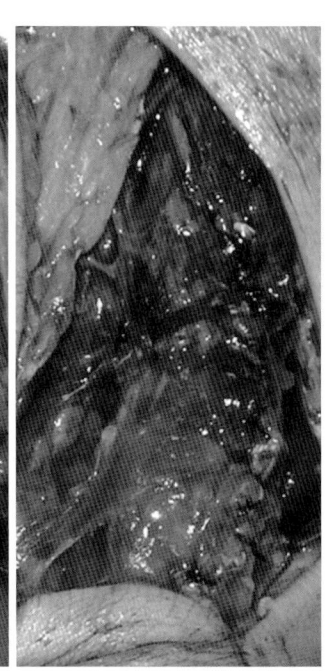

c．3-0号吸収性編糸でパラテノンを修復する．

図2．術中所見

cross stitch 法を行った（図 2b）．パラテノンを 3-0 号吸収性編糸で修復後（図 2c），筋膜・皮下・皮膚と各層ごとに縫合し，手術を終了した．

III. 後療法（図 3）

術後の固定や装具は一切用いず，術翌日から自・他動の足関節可動域（ROM）訓練を開始した．無理なく踵接地ができるよう，背屈 0°以上になった時点で部分荷重歩行訓練を開始し，術後 4 週より全荷重歩行訓練，術後 8 週より患側爪先立ち訓練，術後 12 週より重労働・スポーツへの復帰を許可した．

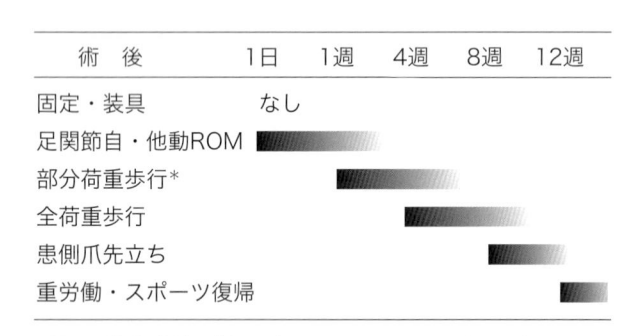

図 3. **術後療法**．＊部分荷重は，無理なく踵接地ができるよう，足関節背屈 0°以上になった時点で開始している．

IV. 評価項目

評価項目は，Achilles tendon rupture score（ATRS，100 点満点），患側足関節 ROM が健側と同等に回復した時期（週），患側爪先立ちが 20 回可能となった時期（週），重労働・スポーツ復帰時期（週）を調査した．腱の修復状態を確認するため術後の MRI を撮像した．

V. 結　果

全例で再断裂を認めなかった．1 例に術後皮膚表層感染を認めたが，創処置と抗生物質投与で治癒した．術後 6 ヵ月目の ATRS は平均 97.2（90〜100）点であった．術後平均 2.8（2〜6）週で患側足関節 ROM が健側と同等に回復し，術後平均 9.5（8〜16）週で患側爪先立ちが可能となった．また，術後平均 13.5（12〜18）週で重労働・スポーツへの復帰が可能であった．術後 12 週の MRI では腱の太さ・連続性ともに良好な修復を確認できた（図 4）．

VI. 考　察

さまざまな腱縫合の研究から，われわれはポリエチレン編糸を用いた side-locking loop 法とポリプロピレン単糸を用いた cross stitch 法の組み合わせが，張力が大きく

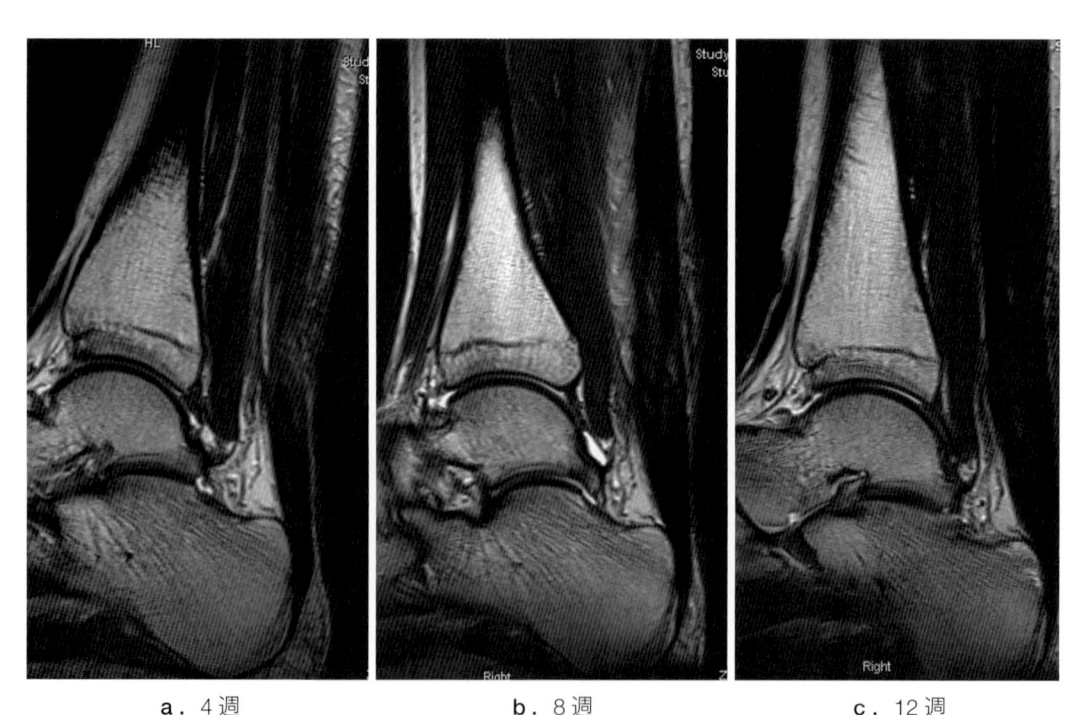

a. 4 週　　　b. 8 週　　　c. 12 週

図 4. **術後 MRI T2 強調画像**．12 週で腱の太さ・連続性ともに良好な修復を確認できる．

断端間距離が小さい，現段階でもっとも強固な腱縫合法と考えている．そこで本法を臨床でアキレス腱手術に導入し，良好な術後成績を得ることができた．

アキレス腱断裂に対する治療法には，保存的治療か手術的治療かの議論は尽きないが，重要なのは早期運動療法である．手術の治療の利点は，低い再断裂率，修復部の治癒促進[4]，スポーツなどへの早期復帰があげられ，多くの優れた臨床成績が報告されている[19]．また，装具歩行は素足歩行よりアキレス腱に負荷がかかる[20]などの報告もあることから，強固な腱縫合後に早期から素足歩行を行うことが，早期復帰につながると考えられる．初期張力が約 900 N に達する本法は，十分な安全域をもって術後早期からの自・他動運動にも耐えられるため，一般的に用いられる固定や装具を一切用いずに後療法を行うことができた．固定や装具を用いないため，患側に過度の負荷をかけないよう患者本人への説明と理解は十分になされなければならない．早期から動かすため，感染や皮膚離開など創部へも細心の注意を払うよう，ナース・セラピストを含めて徹底している．もちろん，患者の要求度や日常生活動作（ADL）への復帰目標レベルが大きくなければ，保存的治療も選択されるべきである．重労働やスポーツなど，できるだけ早期の社会復帰を望む患者には，本法は有用と考えている．

ま と め

1）さまざまな腱縫合の研究や自験例を含め，ポリエチレン編糸を用いた side-locking loop 法（中心縫合）とポリプロピレン単糸を用いた cross stitch 法（周囲補助縫合）の組み合わせが，われわれが現在考えうるもっとも強固な腱縫合である．

2）本法を用いたアキレス腱断裂に対する手術的治療・後療法は，早期社会復帰を望む患者の治療に有用である．

基礎研究・臨床研究に際し，ご指導を賜った内尾祐司先生（島根大学整形外科教授），森隆治先生（同大学整形外科），宮本亘先生（帝京大学整形外科）に深謝する．

文　献

1) Verdan C：Primary repair of flexor tendons. J Bone Joint Surg **42-A**：647-657, 1960
2) Kleinert HE, Kutz JE, Ashbell S et at：Primary repair of lacelated flexor tendon in "no man's land". J Bone Joint Surg **49-A**：577, 1967
3) Gelberman RH, Manske PR, Akeson W et al：Flexor tendon repair. J Orthop Res **4**：119-128, 1986
4) Pneumaticos SG, Noble PC, McGarvey WC et al：The effects of early mobilization in the healing of Achilles tendon repair. Foot Ankle Int **21**：551-557, 2000
5) Gelberman RH, Boyer MI, Brodt MD et al：The effect of gap formation at the repair site on the strength and excursion of intrasynovial flexor tendons；an experimental study on the early stages of tendon-healing in dogs. J Bone Joint Surg **81-A**：975-982, 1999
6) Pennington DG：The locking loop tendon suture. Plast Recontstr Surg **63**：648-652, 1979
7) Hotokezaka S, Manske PR：Differences between locking loops and grasping loops；effects on 2-strand core suture. J Hand Surg **22-A**：995-1003, 1997
8) Hatanaka H, Manske PR：Effect of suture size on locking and grasping flexor tendon repair techniques. Clin Orthop **375**：267-274, 2000
9) Hatanaka H, Zhang J, Manske PR：An *in vivo* study of locking and grasping techniques using a passive mobilization protocol in experimental animals. J Hand Surg **25-A**：260-269, 2000
10) Krackow KA, Thomas SC, Jones LC：A new stitch for ligament-tendon fixation. Brief note. J Bone Joint Surg **68-A**：764-766, 1986
11) Yamagami N, Mori R, Yotsumoto T et al：Biomechanical difference resulting from the combination of suture materials and repair techniques. J Orthop Sci **11**：614-619, 2006
12) Yotsumoto T, Mori R, Uchio Y et al：Optimum location of the locking loop and knot in tendon sutures based on the locking Kessler method. J Orthop Sci **10**：515-520, 2005
13) Komatsu F, Mori R, Uchio Y：Optimum surgical suture material and methods to obtain high tensile strength at knots；problems of conventional knots and the reinforcement effect of adhesive agent. J Orthop Sci **11**：70-74, 2006
14) Nozaki K, Mori R, Ryoke K et al：Comparison of elastic versus rigid suture material for peripheral sutures in tendon repair. Clin Biomech **27**：506-510, 2012
15) Yotsumoto T, Mori R, Hatanaka H et al：Optimally strong tendon repair using polyethylene strand；2-strand heavy-gauge locking technique vs multiple-strand technique. Clin Biomech **25**：835-839, 2010
16) Kuwata S, Mori R, Yotsumoto T et al：Flexor tendon repair using 2-strand side-locking loop technique to tolerate aggressive active mobilization immediately after surgery. Clin Biomech **22**：1083-1087, 2007
17) Silfverskiold KL, Andersson CH：Two new methods of tendon repair；an *in vitro* evaluation of tensile strength and gap formation. J Hand Surg **18-A**：58-65, 1993
18) Yotsumoto T, Miyamoto W, Uchio Y：Novel approach to repair of Achilles tendon rupture；early recovery without postoperative fixation or orthosis. Am J Sports Med **38**：287-292, 2010
19) Uchiyama E, Nomura A, Takeda Y et al：A modified operation for Achilles tendon ruptures. Am J Sports Med **35**：1739-1743, 2007
20) Froberg A, Komi P, Ishikawa M et al：Force in the Achilles tendon during walking with ankle foot orthosis. Am J Sports Med **37**：1200-1207, 2009

踵骨骨折に対するロッキングプレートを用いた最小侵襲プレート骨接合術の治療成績

藤原達司　杉本瑞生　中堀泰賢　久保範明　藤原桂樹

はじめに

踵骨関節内骨折に対する治療法として，L字外側拡大切開による観血的手術はもっとも一般的な術式であるが，高率な軟部組織の合併症が問題となる[1,2]．また本骨折の治療では，厳密な整復保持と同時に早期荷重が求められ，より強固な固定力を供与することが望ましい．このため，ロッキングプレートを用いた最小侵襲プレート骨接合法を考案した．本稿では，新鮮例から陳旧例まで踵骨関節内骨折に対する同法の治療成績とその特徴について報告する．

I．対象および方法

❶対象

対象は，2009年3月～2013年11月にロッキングプレートを用いて独自に考案した最小侵襲プレート骨接合術を施行し，かつ術後6ヵ月以上診療した症例とした．対象症例は17（男性8，女性9）例22足，受傷時平均年齢は52（17～80）歳，受傷側は右12足，左10足であった．骨折型は Essex-Lopresti 分類で tongue type 13足，depression type 8足，Sanders 分類 type Ⅱが9足，type Ⅲが11足，type Ⅳが1足，両分類不可が1足であった．受傷から手術までの期間を6週を境に新鮮例と陳旧例に分類すると，その期間は新鮮例（14例17足）で8.9（3～19）日，陳旧例（3例5足）で97（43～157）日であった．インプラントは AO Locking T-Plate（Synthes 社，New York）を5足，DARCO Calcaneal Locking Plate System（Wright Medical Technology 社，Memphis）を9足，Variax Foot Locking Plate（Stryker 社，Freiburg）を3足，Locking Calcaneal Plate（Synthes 社）を5足で使用した．術後平均診療期間は，新鮮例13.8（6～38）ヵ月，陳旧例26.3（23～29）ヵ月であった．

❷手術方法

4段階に分けて解説する．第1段階では，腓骨筋腱に沿って約3～4cmの外側横切開を加え，後距踵関節面を展開する（図1a）．第2段階では，2.4mm Kirschner 鋼線を踵骨隆起に外側から内側方向に刺入し，これを内・外反させながら踵骨隆起を下方に牽引し，体部圧潰の整復を行う（図1b）．陳旧例では，整復操作のためにまず骨折部と骨折部周囲の瘢痕組織を除去し，その後2.4mm Kirschner 鋼線で同様に整復し，踵骨隆起の下方と第5中足骨に3.0mm Steinmann pin を立て，創外固定で整復位を保持する．創外固定は，手術終了時に除去した．第3段階では，後距踵関節面を直視下に整復し，生じた空隙にβ-リン酸三カルシウム（TCP）を移植し，1.8mm Kirschner 鋼線を足底から距骨に向けて刺入し仮固定する（図1c）．第4段階で，踵骨外側壁の膨隆を圧迫し整復した後，ロッキングプレートを横切開部より皮下に挿入する．AO Locking T-Plate ではプレート縦軸の1ヵ所に，踵骨用ロッキングプレートではプレート前後端の2ヵ所にそれぞれ約1cmの皮膚切開を追加し，後距踵関

Key words

calcaneal fracture, MIS, locking plate

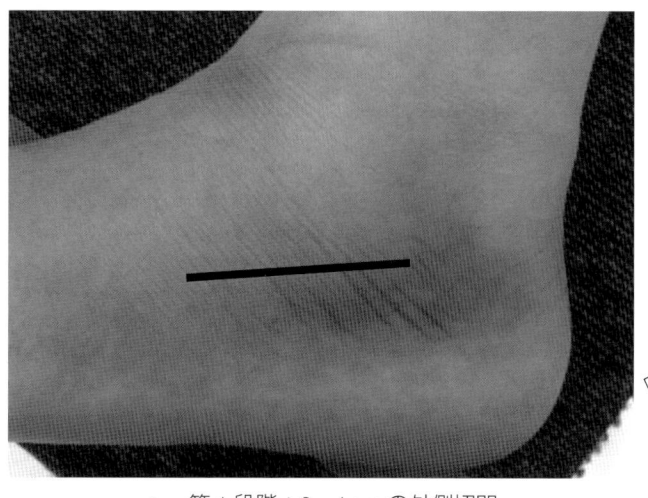

a．第1段階：3〜4 cm の外側切開

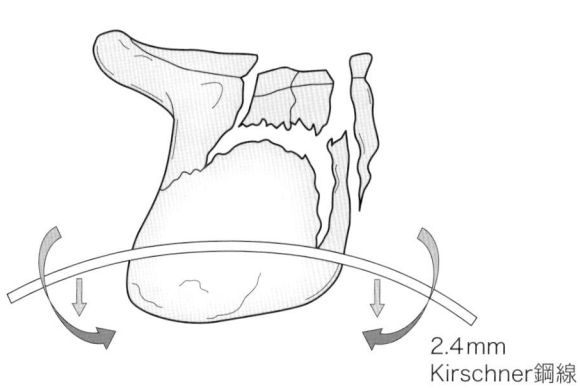

b．第2段階：2.4 mm Kirschner鋼線を刺入し内・外反させながら遠位に牽引し（矢印），踵骨体部圧潰を整復する．陳旧例では，術中のみ創外固定を併用する．

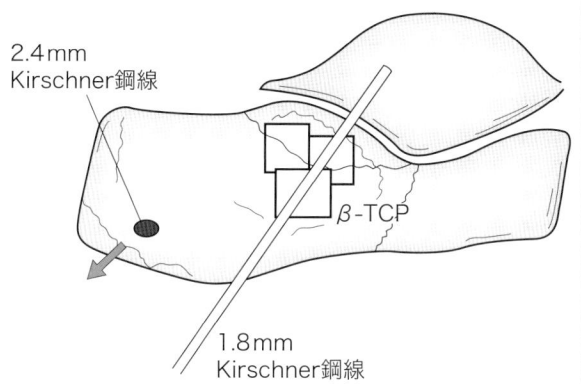

c．第3段階：後距踵関節面の整復

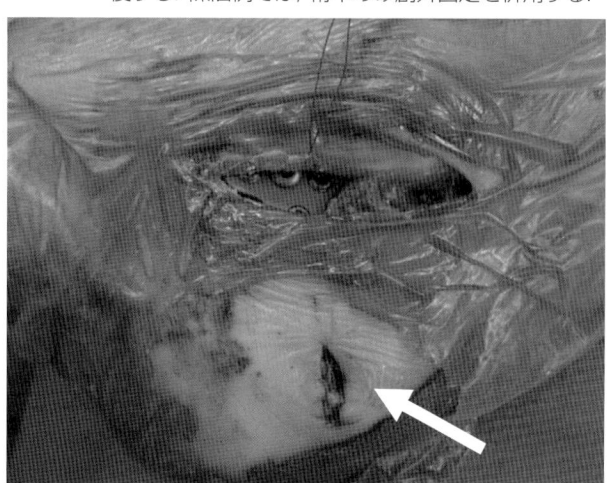

d．第4段階：ロッキングプレート固定．ロッキングスクリュー挿入可能なように皮切を追加する（矢印）．AO Locking T-Plate

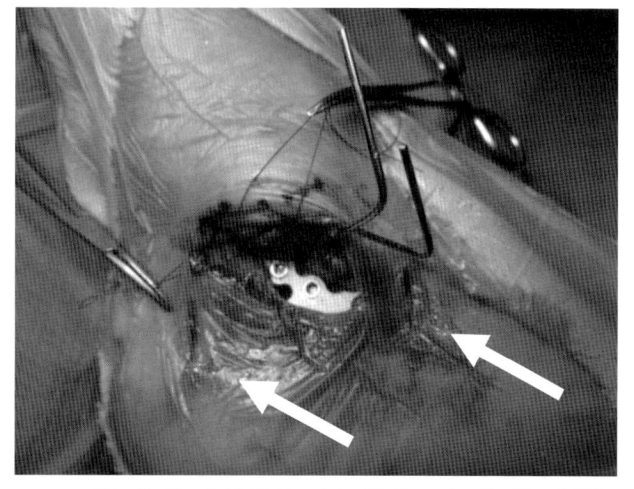

e．第4段階：踵骨用ロッキングプレート（矢印：皮切）

図1．手術方法

節の軟骨下骨を支持するようにロッキングスクリューを挿入し，その他のホールにも適宜挿入してプレート固定する（図1d）．後療法は，術後2週までに外固定を除去し足関節の運動を許可，荷重に関しては術後4週で1/3部分荷重を許可し，段階的に増荷重させ，7～8週で全荷重を許可した．両側骨折例に関しては，2週後より膝蓋腱支持（PTB）装具で歩行を許可し，装具を調整しながら同様のスケジュールで荷重を行った．

評価方法は，X線学的評価として，Böhler角，踵骨体部横径，2mm以上の後距踵関節面の不整合（gap・step-off）の有無を術前，術直後，最終診療時の画像を用いて評価した．また骨癒合や骨萎縮の有無について評価した．臨床評価として，American orthopaedics foot and ankle society score（AOFASスコア），Creighton-Nebraska health foundation score（CNHFスコア）を最終診療時に評価した．また軟部組織の合併症の有無，部分荷重・全荷重の開始時期，追加手術の有無について評価した．

II. 結　果

❶ X線評価

術前，術直後，最終診療時のBöhler角は新鮮例でそれぞれ-3.3°±8.4°，30.1°±7.3°，29.6°±6.4°，陳旧例で-20.4°±13.6°，28.2°±12.5°，24.8°±12.3°であった．踵骨体部横径に関しては，新鮮例でそれぞれ57.2±9.7mm，47.6±4.9mm，48.3±3.1mm，陳旧例で54.9±3.0mm，42.3±2.9mm，44.0±2.3mmであった．2mm以上の後距踵関節面の不整合は，術前では陳旧例の1例以外すべての症例で認められた．術直後，最終診療時ではすべての症例で2mm以上の不整合を認めなかった．全例で骨癒合が確認され，骨萎縮を認めた症例はなかった．

❷ 臨床評価

AOFASスコア，CNHFスコアは新鮮例でそれぞれ92.3±7.2点，90.6±8.4点，陳旧例でそれぞれ91（77～97）点，89（85～95）点であった．軟部組織合併症例は新鮮例での水疱形成1例で，その後の処置のみで治癒した．部分荷重開始は術後29（28～32）日より，全荷重は術後54.5（51～65）日より開始させた．追加手術は22足中8足で，手術創部での突っ張り感や異物感の改善目的に抜釘術を行った．全例で，腓骨筋腱とプレート間に瘢痕組織が介在し，癒着や接触を認めなかったが，皮下組織とプレートとの癒着は著明であった．抜釘術後，全例で異物感の消失を認めた．

III. 症例提示

症例1． 52歳，女．

軽微な外力で受傷し，当初は骨折を否定されていたが，その後転位が進行し，左踵骨骨折と診断され当科へ紹介となった（図2a～c）．合併症に重度の糖尿病があり，第2足趾の低温熱傷が1ヵ月経過しても治癒していない状態であった．受傷より154日目に手術を施行した．後療法は計画どおりで，7週に全荷重を許可した．最終診療時X線評価で矯正後損失をBöhler角21°，踵骨体部横径7mmを認めたが，骨萎縮なく骨癒合した．軟部組織の合併症はなく踵骨高は改善し（図2f），臨床評価はAOFASスコア97点，CNHFスコア85点であった．

IV. 考　察

L字型外側拡大切開法は，整復や内固定などの手術操作性に優れており，踵骨関節内骨折に対するもっとも一般的な術式であるが，その侵襲の高さより高率な軟部組織の合併症が問題視されている[1,2]．このため近年，同骨折に対する最小侵襲骨接合術の報告が散見されるようになり，その治療成績はL字型外側拡大切開法と比較して勝るとも劣らず，かつ軟部組織合併を軽減させる結果であった[3,4]．しかし，同骨折の治療の問題点は軟部組織の合併症だけではなく，関節面整合や踵骨横径を維持しつつ早期免荷を行い，骨萎縮や軟部組織ジストロフィーによる難治性疼痛を予防する[5,6]ことである．現在まで最小侵襲骨接合術は，スクリューやノンロッキングプレートで行われており，ロッキングプレートによる報告はない．近年踵骨骨折用ロッキングプレートの力学的優位性が，実験レベル[7]や臨床で実証されている[8]．このためロッキングプレートを用いた最小侵襲骨接合術を考案し，2009年3月より治療を開始した．当初は国内で使用可能な踵骨用ロッキングプレートは存在せず，橈骨遠位端骨折用AO Locking T-Plateを用いた．その後2010年12月より踵骨骨折用ロッキングプレートが市販され，以降同プレートを用いた最小侵襲骨接合法を施行した．特に術前合併症のない新鮮例の1例で術後水疱形成を認めたが，プレート後方の約1cmの縦小切開を行わずに横切開部を下方に牽引しながらスクリュー挿入したことが原因と考えている．術前計画どおりの皮切で手術した症例については，ヘビースモーカーや高body mass index（BMI）[33.2 kg/m^2]の症例，重度の糖尿病症例など軟部組織合併率が高いとされる症例を含んでいたが，すべての症例で軟部組織の合併症を認めなかった．矯正後損失につい

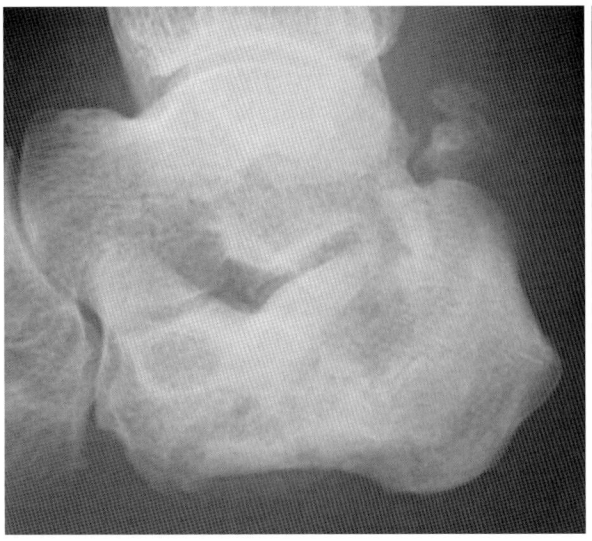

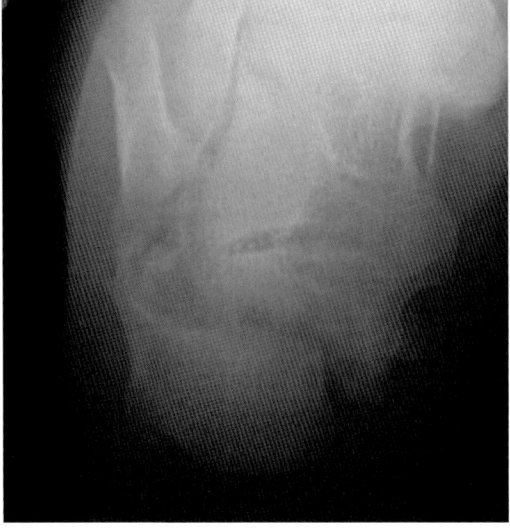

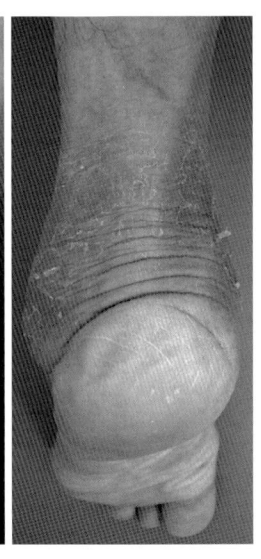

a．受傷時X線側面像
b．受傷時X線軸位像
c．受傷時踵後面外観
d．最終診療時X線側面像
e．最終診療時X線軸位像
f．最終診療時踵後面外観

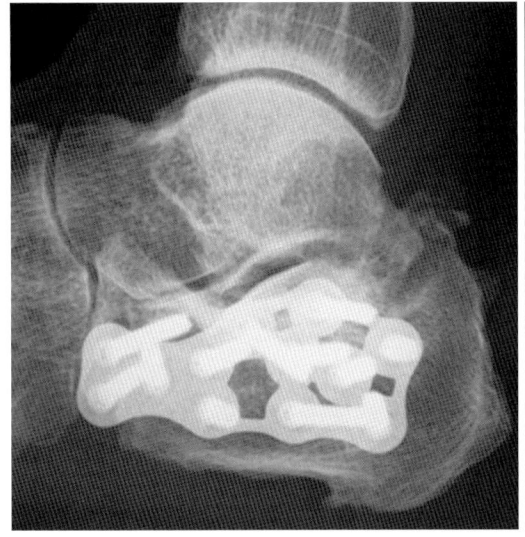

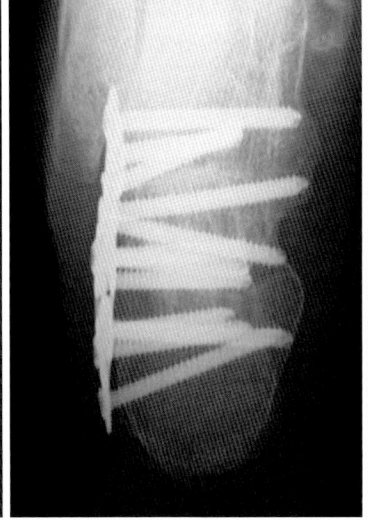

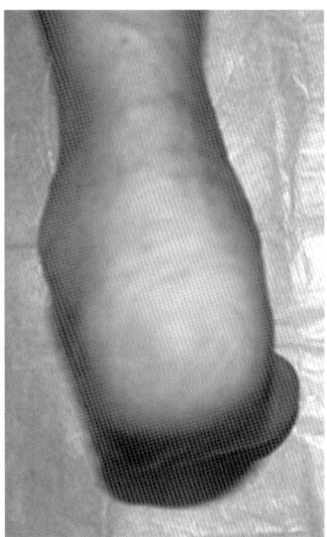

図2．症例1．52歳，女．左踵骨関節内骨折

ては，関節面の軟骨下骨直下にスクリューを挿入できていなかった陳旧例の1例で認められた．これらの結果より，当然のことであるが3ヵ所の皮切を設け，軟部組織を愛護的に扱い，かつスクリューを軟骨下骨直下に挿入することが本術式での要点である．短所としては，展開後はL字拡大外側切開への変更が困難であること，22足中8足と高率に外側の異物感を合併し，抜釘術を要した点があげられる．術中所見より，腓骨筋腱へのプレートの干渉はなく，全例で踵骨体部での皮下組織とプレートの癒着を著明に認めたことより，この著明な癒着が異物感の原因と考えている．以上，術中に配慮すべき点や短所などがあるものの，軟部組織の合併症を低減させかつ早期荷重が可能で，新鮮例から陳旧例まで臨床成績の満足いく結果であった同法は，踵骨関節内骨折に対して，特に軟部組織合併が懸念される症例に対して非常に有効な手術的治療であると考えた．

まとめ

1）新鮮例から陳旧例まで，踵骨関節内骨折に対してロッキングプレートを用いた最小侵襲プレート骨接合法を施行した．

2）本術式は，整復位を保持しつつ早期荷重が可能で，かつ軟部組織の合併率を軽減させる踵骨関節内骨折に対して非常に有効な治療法の一つであると考えられた．

文 献

1) Abidi NA, Dhawan S, Gruen GS et al：Wound-healing risk factors after open reduction and internal fixation of calcaneal fractures. Foot Ankle Int **19**：856-861, 1998

2) Folk JW, Starr AJ, Early JS：Early wound complications of operative treatment of calcaneus fractures；analysis of 190 fractures. J Orthop Trauma **13**：369-372, 1999
3) Kline AJ, Anderson RB, Davis WH et al：Minimally invasive technique versusan extensile lateral approach for intra-articular calcaneal fractures. Foot Ankle Int **34**：773-780, 2013
4) Xia S, Lu Y, Wang H et al：Open reduction and internal fixation with conventional plate via L-shaped lateral approach versus internal fixation with percutaneous plate via a sinus tarsi approach for calcaneal fractures；a randomized controlled trial. Int J Surg **12**：475-480, 2014
5) Paley D, Hall H：Intra-articular fractures of the calcaneus；a critical analysis of results and prognostic factors. J Bone Joint Surg **75-A**：342-354, 1993
6) Houghton GR：Weight relieving cast for comminuted os calcis fractures；a preliminary report. Injury **16**：63, 1984
7) Richter M, Gosling T, Zech S et al：A comparison of plates with and without locking screws in a calcaneal fracture model. Foot Ankle Int **26**：309-319, 2005
8) Kienast B, Gille J, Queitsch C et al：Early weight bearing of calcaneal fractures treated by intraoperative 3 D-fluoroscopy and locked-screw plate fixation. Open Orthop J **3**：69-74, 2009

* * *

III. 下肢 ◆ 3. 足関節

スポーツ選手の腓骨筋腱脱臼に対する縫合糸アンカーを用いた支帯修復術*

今井宗典　山崎哲也　明田真樹　齋藤知行**

はじめに

腓骨筋腱脱臼は，長腓骨筋腱が腓骨外果のfibrocartilaginous ridgeを乗り上げ前方へ逸脱するスポーツ外傷の一つであり，反復性脱臼に移行する場合が多く，その際は手術が必要といわれている．過去にさまざまな手術方法が報告されているが，筆者らは損傷組織の解剖学的修復を考慮し，2002年より縫合糸アンカーを用いた支帯修復術を行っている．本稿では，術式を紹介するとともに術後成績を調査したので報告する．

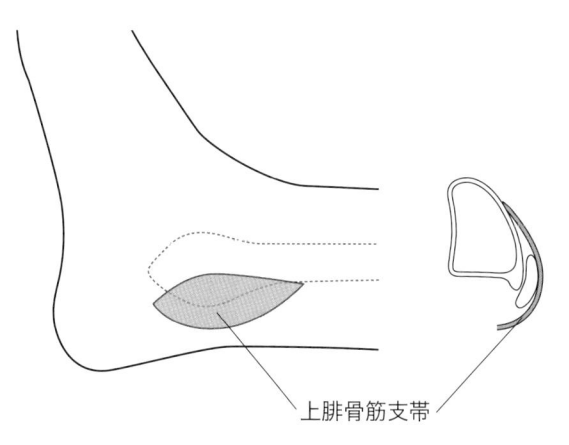

図1．腓骨外果後方に縦切開をおき上腓骨筋支帯を展開

I．対象および方法

2009～2013年に当科で腓骨筋支帯修復術を行った13例13足を対象とした．手術時年齢は平均17.5歳で，男性9例，女性4例，術後経過観察期間は平均2.0年であった．スポーツ種目はバスケットボールと野球が3例，サッカーが2例でその他が5例であった．初回受傷が明らかであったのは13例中12例で，受傷から診断までは平均3.6（0～27）ヵ月，受傷から手術までの期間は平均7.4ヵ月であった．受傷機転は内がえし捻挫が4例，外がえし捻挫が3例，着地の踏ん張りによるものが3例，不明が2例であった．

手術は全身麻酔下に仰臥位とし，腓骨筋腱を後方から押して脱臼が再現されることを確認する．駆血帯350 mmHgで駆血し，腓骨外果後方に約7 cmの縦切開をおき，皮下組織を剥離後，上腓骨筋支帯を展開する（図1）．支帯が骨膜と連続して剥がれた仮性嚢の形成と，腓骨筋腱溝の低形成がないことを確認後，支帯と骨膜移行部で縦切し長腓骨筋腱を露出，外果後方のfibrocartilaginous ridgeを乗り上げて逸脱・脱臼することを確認する（図2：脱臼時，図3：整復時）．Fibrocartilaginous ridgeの後方部分を鋭匙などで十分に新鮮化し，そこへ縫合糸アンカーを約1 cm間隔で3～4個挿入する（図4）．Fibrocartilaginous ridgeの損傷があれば，新鮮化してその部位にアンカーを挿入する．長腓骨筋腱を整復した状態で，腱をおおうように上腓骨筋支帯の後方部分をアンカーの糸で縫着する（図5）．次いで支帯前方の骨膜部分を折り重ねるようにアンカーの糸で縫着する（図6）．脱臼が制動されていることを確認し，止血して閉創とする．なお縫合糸アンカーは2011年まではPanalock（DePuy Mitek社，Raynham）を用いていたが，2012年以降はJugger Knot（Biomet社，Warsaw）を使用している．後療法は，

Key words

recurrent dislocation, peroneal tendon, repair, superior peroneal retinaculum, suture anchor

*Repair of the superior peroneal retinaculum with suture anchor for recurrent dislocation of the peroneal tendon in athletes
**S. Imai（医長），T. Yamazaki（スポーツ関節鏡センター部長），M. Akeda（医長）：横浜南共済病院整形外科（〒236-0037 横浜市金沢区六浦東1-21-1；Dept. of Orthop. Surg., Yokohama Minami Kyosai Hospital, Yokohama）；T. Saito（教授）：横浜市立大学整形外科．

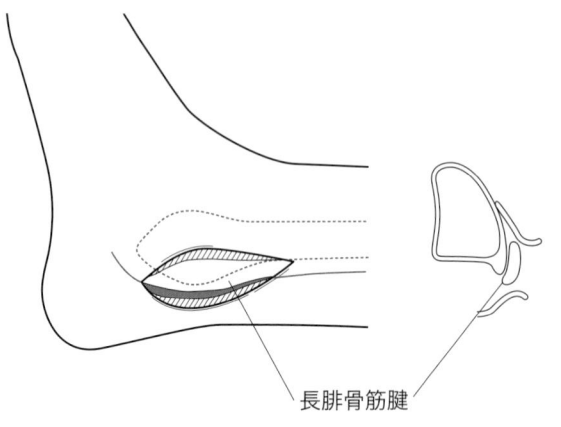

図2. 支帯を縦切して長腓骨筋腱を露出し，外果後方のfibrocartilaginous ridgeを乗り上げて脱臼することを確認（脱臼時）

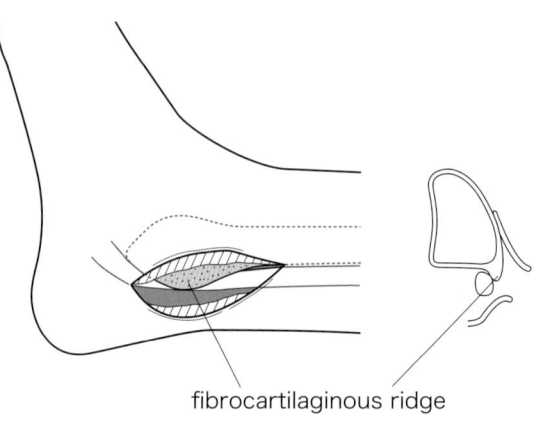

図3. 支帯を縦切して長腓骨筋腱を露出し，外果後方のfibrocartilaginous ridgeを乗り上げて脱臼することを確認（整復時）

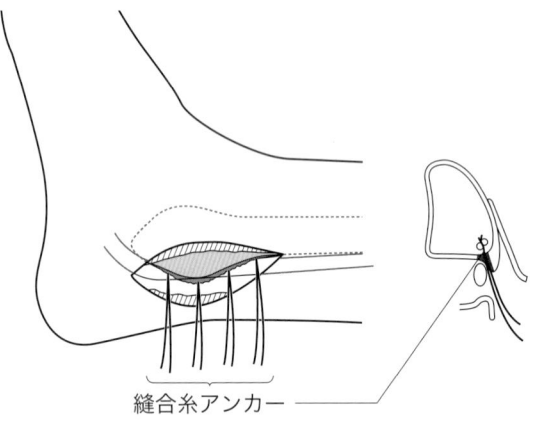

図4. Fibrocartilaginous ridgeより後方部分を新鮮化し，縫合糸アンカーを約1cm間隔で3～4個挿入

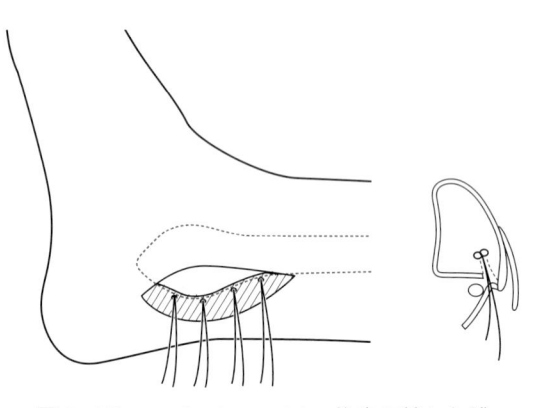

図5. Fibrocartilaginous ridge後方に接した腓骨へ支帯をしっかり縫合固着

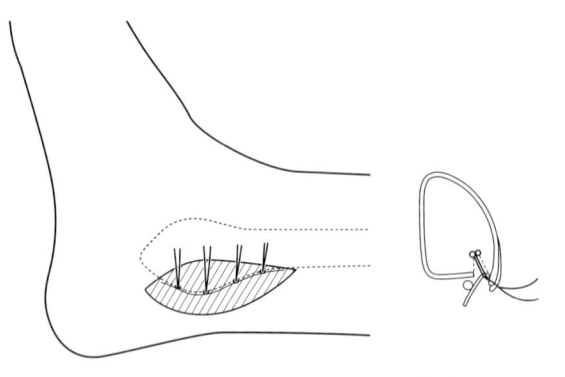

図6. Fibrocartilaginous ridgeを介して前方の骨膜も折り重ねるように重層縫合

術後1週で歩行ギプスとして退院し，術後1ヵ月でギプスカットして歩行開始した．2ヵ月でジョギング，3ヵ月以降でスポーツ復帰を許可した．

II. 結　果

手術時間は平均43分で，術後再脱臼を認めた症例はなく，軽度の創部違和感を2例で認めたが，全例でスポーツ復帰していた．

III. 考　察

腓骨筋には長腓骨筋・短腓骨筋・第三腓骨筋が存在するが，腓骨筋腱脱臼はほとんどが長腓骨筋腱の単独脱臼といわれている[1]．長腓骨筋は腓骨近位外側部と脛骨外側顆が起始で，腓骨外果後方の腓骨筋腱溝を通って外果

下端から前方に回り，立方骨の長腓骨筋腱溝から内側に回って第1楔状骨と第1中足骨頭に停止する．長大な遊離腱部を有した羽状筋である．上腓骨筋支帯は腓骨外果後方からアキレス腱と踵骨に向かって走る支帯であり，長・短腓骨筋腱が外果前方へ逸脱しないように働いている．腓骨筋腱脱臼には，腓骨筋腱溝や腓骨筋支帯の低形成が原因で起こる先天的なものと，外傷によるものとがあるといわれている．外傷の受傷時の足関節肢位について，外がえし，内がえし両方の報告があり，一定の見解を得られていない[2,3]．自験例でも受傷時の足関節肢位はさまざまであった．受傷時の足関節肢位にかかわらず，局所の受傷機序としては長腓骨筋が収縮して長腓骨筋腱が前方に押し出され，上腓骨筋支帯が損傷することで脱臼が起こると考えられる．上腓骨筋支帯の損傷形態について，Eckertら[4]やBrentら[5]は腓骨筋支帯が単独で腓骨外果骨膜から剝がれて仮性囊を形成するものをgrade 1，支帯とともにfibrocartilaginous ridge（原文ではfibrous lip）が剝がれてしまうものをgrade 2，支帯の外果付着部がfibrocartilaginous ridgeごと剝離骨折を起こすものをgrade 3，支帯が後方で断裂するものをgrade 4と分類しているが，自験例では1例がgrade 2でほかはすべてgrade 1であった．Oden[6]は，上腓骨筋支帯が腓骨外果骨膜から剝がれるものをtype I，腓骨筋支帯が前方で断裂するものをtype II，外果付着部が剝離骨折を起こすものをtype III，支帯が後方で断裂するものをtype IVと分類しているが，自験例では支帯そのものの明らかな断裂が認められた例はなくすべてtype Iであった．また腓骨筋腱脱臼のfibrocartilaginous ridgeの形態に着目した報告[7]では，術前のMRI所見で正常なfibrocartilaginous ridgeはなく，指摘困難，不明瞭化あるいは剝離を生じており，その質的低下も指摘されている．

腓骨筋腱脱臼はしばしば反復性となってスポーツに支障をきたすため，手術的治療が選択される場合が多い．新鮮例において，古東[8]は受傷直後から5週程度の免荷ギプス固定を行えば再脱臼しないとの報告をしているが，受傷直後に診断してギプスを巻くことは困難で，診断できたとしても長期の免荷を要することもあり，スポーツ選手に積極的にすすめられる方法とはいいがたい．

本病態に対する手術的治療としては，過去にDuVires法などの骨性制動術が報告されているが，骨吸収や骨折による再脱臼の報告も散見され[2,9]，またスポーツ選手の腓骨下端の骨形態を変化させることに疑問が残る．一方Das de法は損傷した上腓骨筋支帯を修復する制動術で，解剖学的で理にかなっており，長期成績も良好である[10,11]．日本国内でも広く用いられており，吸収糸を用いた例での再脱臼の報告はあるが[12,13]，それ以外はおおむね成績良好である[14,15]．筆者らは，手術所見からスポーツ外傷により生じた本病態について，上腓骨筋支帯が骨膜と連続して剝がれ仮性囊を形成すること，加えてfibrocartilaginous ridgeの質的低下も生じていると考えている．そのため手術に際しては，従来の支帯の縫合修復による仮性囊の閉鎖のみでは不十分であり，上腓骨筋支帯，fibrocartilaginous ridgeおよび骨膜からなる複合体の補強・再建が必要と判断する．そこで2002年よりfibrocartilaginous ridge後方に接した腓骨に縫合糸アンカーを挿入し，同部位へ支帯をしっかり縫合固着させ，かつfibrocartilaginous ridgeを介して重層縫合させる本術式を行っている．縫合糸アンカーについては，さまざまなものが報告されているが，現在使用しているJugger Knotは骨孔が1.4 mmと小さく，引き抜き強度も十分で有用といえる[16]．また，Eckertらの分類のgrade 2やgrade 3のような損傷形態であっても，同様の方法で修復可能である．欧米では，腓骨外果後方の骨皮質を沈めて腓骨筋腱の通り道をつくる腱溝形成術の報告が多いが[5,17]，スポーツによる外傷性の脱臼に関しては，受傷機序からしても支帯修復のみで十分と考えられる．本術式は手術手技も簡便で，現時点では良好な術後成績を得ており，推奨できる方法と考えた．

ま と め

1）腓骨筋腱脱臼は見逃しやすいスポーツ外傷の一つであり，診断されれば手術的治療が選択される場合が多い．

2）当科では縫合糸アンカーを用いた支帯修復術を行っており，良好な術後成績を得ている．

文　献

1) 北田　力：図説足の臨床，第3版，高倉義典，田中康仁，北田　力（編），メジカルビュー社，東京，p314-318，2010
2) Mason RB, Henderson JP：Traumatic peroneal tendon instability. Am J Sport Med **24**：652-658, 1996
3) Zoellner G, Clancy W Jr：Recurrent dislocation of the peroneal tendon. J Bone Joint Surg **61-A**：292-294, 1979
4) Eckert WR, Davis EA Jr：Acute rupture of the peroneal retinaculum. J Bone Joint Surg **58-A**：670-673, 1976
5) Ogawa BK, Thordarson DB：Current concepts review；peroneal tendon subluxation and dislocation. Foot Ankle Int **28**：1034-1040, 2007
6) Oden RR：Tendon injuries about the ankle result from skiing. Clin Orthop **216**：63-69, 1987
7) 小橋由紋子，山添真治，馬場　亮ほか：腓骨筋腱脱臼のMR所見―fibrous ridgeの形態に着目して考える．日足外会誌 **34**：76-82, 2013
8) 古東司朗：新鮮腓骨筋腱脱臼に対する保存的治療．別冊

整形外科 **25**：223-225，1992
9) 松本佳久，稲田　充，松永　寛ほか：Du Vries 法施行後腓骨筋腱再脱臼をきたした1例．骨折 **29**：394-397，2007
10) Das De S, Balasubramaniam P：A repair operation for recurrent dislocation of peroneal tendons. J Bone Joint Surg **67-B**：585-587, 1985
11) Hui JH, Das De S, Balasubramaniam P：The Shingapore operation for recurrent dislocation of peroneal tendons；long-term results. J Bone Joint Surg **80-B**：325-327, 1998
12) 井上敏生，吉村一朗，金澤一貴ほか：腓骨筋腱脱臼6例の術後成績．日足外会誌 **27**：76-79，2006
13) 白澤進一，仁賀定雄，長谷川元信ほか：腓骨筋腱脱臼に対する解剖学的修復術．第4回臨床解剖研究会記録，2000
14) 石橋恭之，原田征行，津田英一ほか：スポーツ外傷としての腓骨筋腱脱臼．青森スポ研誌 **8**：10-13，1999
15) 金澤和貴：プロ野球選手に生じた外傷性腓骨筋腱脱臼の1例．整形外科 **56**：1712-1714，2005
16) Barber FA, Herbert MA, Hapa O et al：Biomechanical analysis of pullout strength of rotator caff and grenoid anchors；2011 update. Arthroscopy **27**：895-905, 2011
17) Kollias SL, Ferkel RD：Fibular grooving for recurrent peroneal tendon subluxation. Am J Sport Med **25**：329-335, 1997

*　　　　*　　　　*

外反母趾に対する中足骨近位斜め骨切り術*

大澤誠也**

はじめに

外反母趾に対する手術方法は非常に多く存在する．Mann法に代表される中足骨近位三日月状骨切り術は良好な成績が報告されている[1~3]が，術中の骨切り部での安定感が得られにくい．われわれは外反母趾に対して中足骨近位斜め骨切り術を行っているので，その手術方法および治療成績を紹介する．

I. 手術方法および後療法

中等度以上の外反母趾に対して本方法を施行している．母趾中足趾節（MTP）関節背外側に約2.5cmの皮膚切開を行い，母趾内転筋の切離と外側関節包の縦切開を行う．側副靱帯の切離も行う．骨頭間横靱帯の切離は行っていない．次に，MTP関節から中足楔状関節にいたるまで足部内側に約9cmの皮膚切開を行う．内側関節包

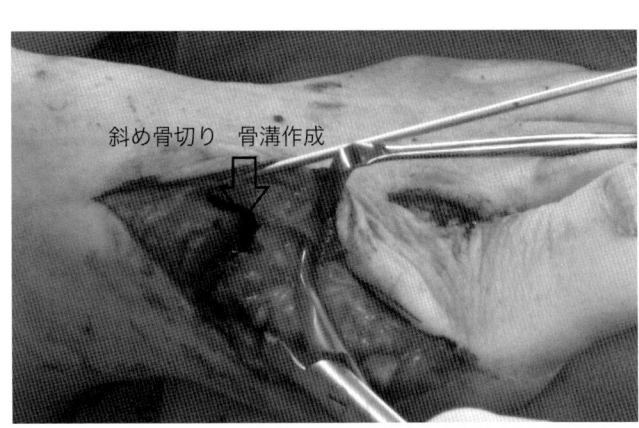

a．中足骨近位で斜め骨切りを行い，遠位骨片に骨溝を作成する．

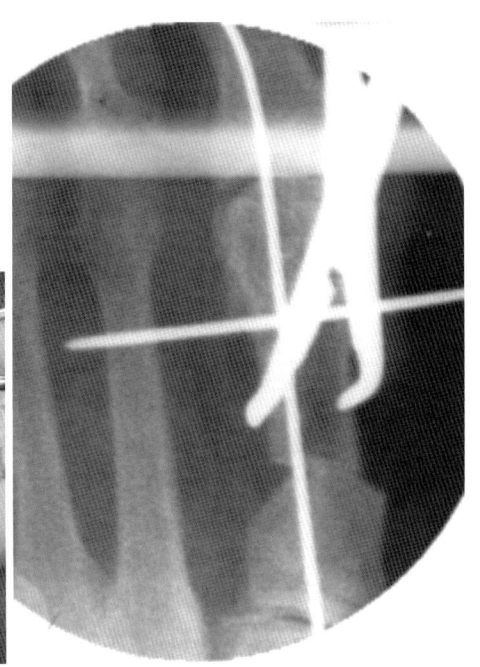

b．術中透視像．骨片同士を矯正してかみ合わせている．

図1．術中の操作

Key words

hallux valgus, proximal oblique metatarsal osteotomy, locking plate

*Proximal oblique metatarsal osteotomy for hallux valgus deformity
　要旨は第38回日本足の外科学会において発表した．
**S. Ohzawa（部長）：倉敷第一病院整形外科（☎710-0826 倉敷市老松町5-3-10；Dept. of Orthop. Surg., Kurashiki Daiichi Hospital, Kurashiki）.

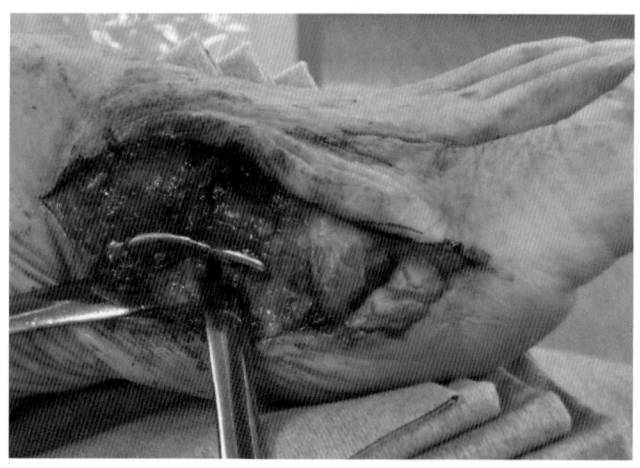

図2. 底側ロッキングプレートによる固定

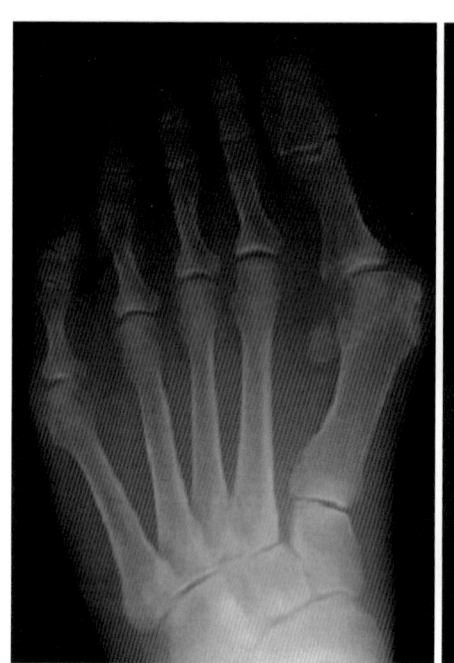

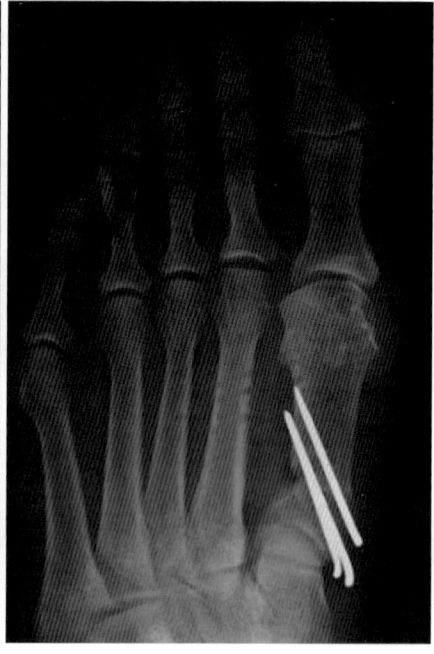

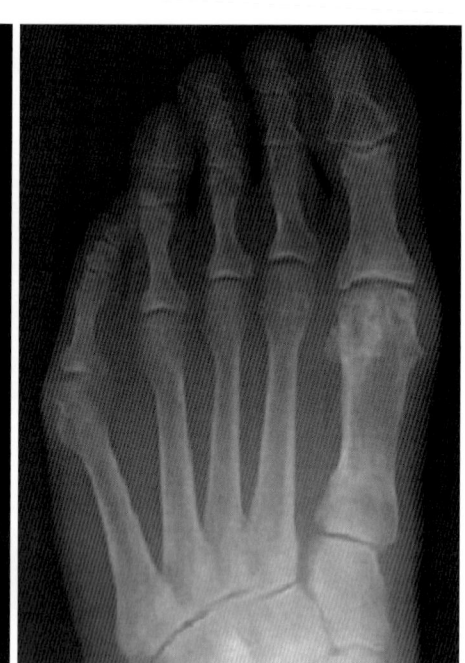

a. 術前（立位）　　　　b. 術直後　　　　c. 術後24カ月（立位）

図3. 症例1. 66歳, 女. X線像

にコの字状の切開を入れる．骨頭の骨隆起は特に切除はしていない．中足骨は中足楔状関節より約1.5 cmの部位で足底面に垂直に，内側近位から外側遠位に約20°の角度で斜め骨切りを行う．遠位骨片の背側中央にリューエルを用いて小さい切り込みを作成し（図1a），近位骨片の背外側に遠位骨片の切り込みをかみ合わせ，底側は近位骨片の下縁が遠位骨片の髄腔に入り込むようにして底屈し，矯正する．近位骨片は最大内反位になるようにする．また種子骨の位置を確認しながら遠位骨片を回外して矯正する（図1b）．固定には近位骨片より1.5 mmのKirschner鋼線3本を用いる．症例に応じて吸収性のピンやスクリューを追加する．最近ではより安定した固定と早期リハビリテーションおよび術後の再変形の防止をめざして，底側にロッキングプレートを沿わせて固定をしている（図2）．最後に内側関節包を縫縮する．矯正の操作は透視下に慎重に行っている．

後療法は外反母趾単独手術の場合は術後2週までシーネ固定を行い，以後踵を低くした硬性足底板と靴を作成し歩行を許可し，8週以降に前足部踏み返し歩行を許可した．

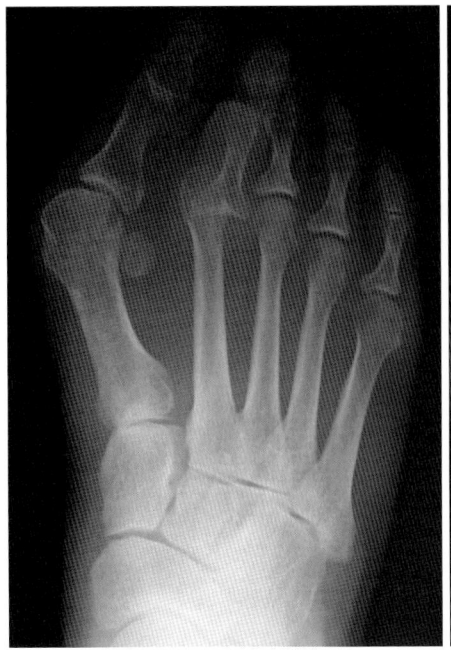

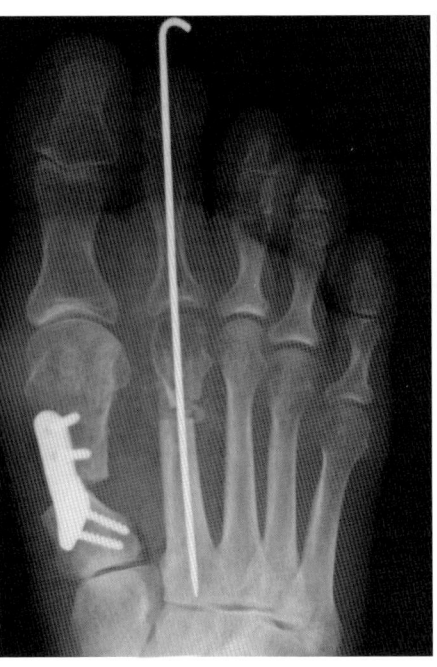

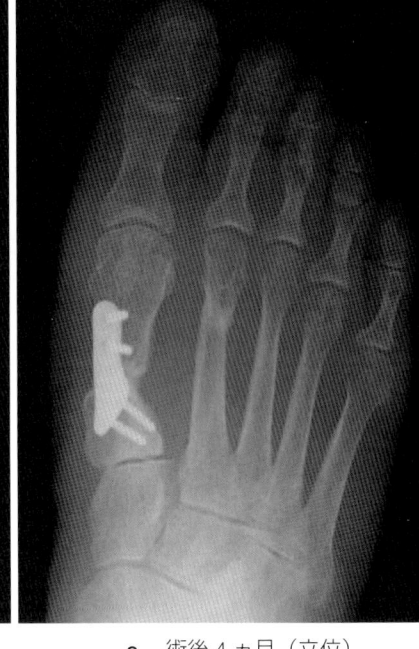

a．術前（立位）　　　　　　b．術直後　　　　　　c．術後 4 ヵ月（立位）

図 4．症例 2．62 歳，女．X 線像

II．症例提示

症例 1．66 歳，女．

術前第 1-第 2 中足骨間角（IMA）15°，外反母趾角（HVA）40°であった．Kirschner 鋼線を用いて固定した．術後 24 ヵ月で IMA 1°，HVA 10°である（図 3）．

症例 2．62 歳，女．

術前 IMA 18°，HVA 47°であった．プレートを用いて固定．第 2 MTP 関節の脱臼も整復した．術後 4 ヵ月で IMA 2°，HVA 8°である（図 4）．

III．治療成績および考察

2010 年以降に手術を行い，1 年以上経過した中等度以上の外反母趾 49 例 63 足の治療成績を検討した（随伴変形に対する手術症例は除く）．男性 3 例 3 足，女性 46 例 60 足であり，平均年齢は 61.0（35～78）歳，平均経過観察期間は 19.1（12～39）ヵ月であった．日本足の外科学会母趾判定基準（JSSF scale）では平均値で術前 53.1±6.9 点から術後 96.8±5.3 点と有意に改善した（$p<0.0001$）．IMA は平均値で術前 17.3°±2.9°から術後 4.3°±3.2°に，HVA は術前 41.6°±10.1°から術後 10.6°±8.1°といずれも有意に改善した（$p<0.0001$）．Kirschner 鋼線を中心とした固定で，水平面においては良好な矯正の維持がなされたが，矢状面において骨切り部での伸展変形による中足骨頭の背側挙上が 11％に認められた．近位骨切り術でよく指摘されている骨切り部での伸展変形については，本方法でも十分に防ぐにはいたらなかった．

そこで合併症を減らすべく，2013 年 11 月以降は底側にロッキングプレートを沿わせて固定している．メイラ社（名古屋）製の外反母趾 3D プレートは近位骨切り用のロッキングプレートであり，第 1 中足骨の底側に沿う構造になっている．底側のプレートは異物感がなく皮膚へのダメージも少ない．プレートを使用して固定し，術後 3 ヵ月以上経過した 18 例 19 足の短期成績を検討した．全例良好な骨癒合が得られており，臨床成績も良好である．経過観察期間が短いため正確な評価はまだできないが，今後症例数を重ねながら詳細な治療成績について検討していきたい．

中足骨近位斜め骨切り術については，井口ら[4,5]が報告しており良好な成績となっている．本術式は三日月状骨切り術と比較すると，骨片同士をしっかりかみ合わせることにより術中の安定感が得られやすい．大きな角度矯正，回旋矯正が可能で重度の変形にも対応できる．手術の際には近位骨片を最大内反位にして固定することが肝要である．

今後の課題は，重度外反母趾に対する治療成績の向上およびロッキングプレートでの固定による治療成績の検討である．特に近位骨切り術でときどきみられる骨切り部の伸展変形が，ロッキングプレートの使用により改善されるか，また後療法の短縮につながるか否かの検討が

必要である．

まとめ

1）中等度以上の外反母趾に対して中足骨近位斜め骨切り術を行い，良好な結果となった．
2）今後はロッキングプレートの使用により，さらなる治療成績の向上をめざしたい．

文　献

1) Okuda R, Kinoshita M, Yasuda T et al：Proximal metatarsal osteotomy for hallux valgus；comparison of outocome for moderate and severe deformities. Foot Ankle Int 29：664-670, 2008
2) Tanaka Y, Takakura Y, Kumai T et al：Proximal spherical metatarsal osteotomy for the foot with severe hallux valgus. Foot Ankle Int 29：1025-1030, 2008
3) Veri JP, Pirani SP, Claridge R：Crescentic proximal metatarsal osteotomy for moderate to severe hallux valgus；a mean 12.2 years follow-up study. Foot Ankle Int 22：817-822, 2001
4) 井口　傑：足のクリニックⅡ，南江堂，東京，2008
5) 畔柳裕二，井口　傑，橋本健史ほか：外反母趾に対する近位中足骨骨切り術の治療成績—術後10年経過例．日足外会誌 26：65-69, 2005

＊　　　＊　　　＊

外反母趾に対する遠位垂直骨切り術の手技と工夫*

西野剛史 吉村一朗 金澤和貴 萩尾友宣 蓑川 創
石松哲郎 浅野 圭 稲光秀明 内藤正俊**

[別冊整形外科 66：143～146，2014]

はじめに

Distal lineal metatarsal osteotomy（DLMO 法）は，簡便で低侵襲な手術法として近年注目されている．DLMO 法とは，第 1 中足骨を骨頭基部で骨軸に垂直に骨切りし，Kirschner 鋼線 1 本を末梢は骨外に，中枢は骨髄腔に挿入し骨切り部を固定するという手技である[1～3]．しかし，Kirschner 鋼線を第 1 中足骨近位骨片髄内へ挿入する際に，うまく挿入できずに時間を要することがある．当院では Kirschner 鋼線の第 1 中足骨近位骨片の髄内への挿入を容易にするために，Bösch ら[3]の使用しているガイドを改変したもの（図 1）を作成し使用している．また，Kirschner 鋼線 1 本による固定であるがゆえに，術後の固定性に不安がある．本稿では，当院において施行している，より低侵襲かつ固定性の向上のために多少の工夫を加えた DLMO 法について説明する．

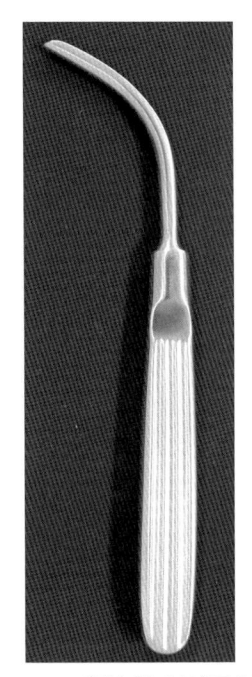

図 1．Kirschner 鋼線ガイド（田中医科器械製作所，外反母趾ガイドⅡ）

Ⅰ．手 術 手 技

仰臥位，空気止血帯で駆血して手術を行う．母趾中足趾節（MTP）関節内側の近位に約 1.5～2.0 cm の切開を加え，皮下を分け骨膜に到達する．第 1 中足骨の骨切り部の骨膜に縦切を加え（図 2），エレバトリウムで近位方向を中心に全周性に剝離を行い，外側の骨膜は切離せずに温存する（図 3）．次に 2.0 mm の Kirschner 鋼線を，遠位から母趾の趾尖部（爪内側角の 5 mm 中枢・5 mm 底側）へ向けて皮下に通しておく．骨切りは種子骨からおよそ 1 cm 近位に，中足骨軸に垂直にマイクロボーンソー・ノミを用いて行う（図 4）．このとき，反対側の神経血管束を損傷しないように，エレバトリウムなどで確実に保護して骨切りを行う．骨切りした後に，Kirschner 鋼線ガイド（田中医科器械製作所，東京）を近位骨片の骨切り面へかけ，近位骨片を内側へ引きずり出すとともに遠位骨片を外側へ押し込みながら Kirschner 鋼線をガイドに沿わせて，遠位から近位へ向けて近位骨片の髄内へ挿入する（図 5）．Kirschner 鋼線の挿入の深さは中足骨近位の physeal scar を越えるまでとする．イメージで Kirschner 鋼

Key words
hallux valgus，MIS，osteotomy，outcome

*Distal lineal metatarsal osteotomy for correction of hallux valgus
要旨は第 126 回西日本整形・災害外科学会において発表した．
**T. Nishino, I. Yoshimura（講師），K. Kanazawa, T. Hagio, S. Minokawa, T. Ishimatsu, K. Asano, H. Inamitsu, M. Naito（教授）：福岡大学整形外科（Dept. of Orthop. Surg., School of Medicine, Fukuoka University, Fukuoka）．

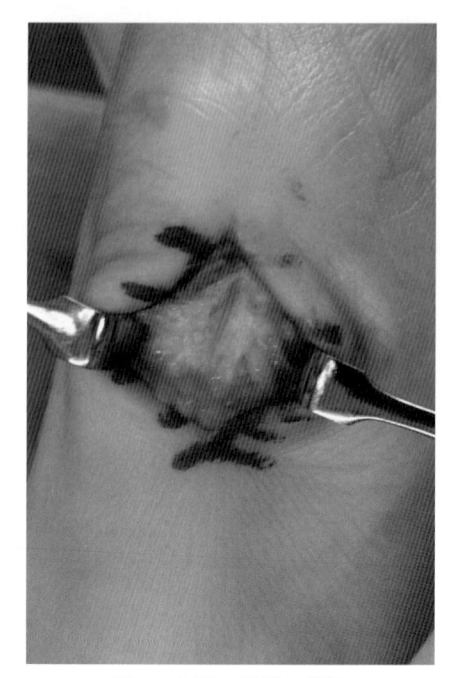

図2. 内側の骨膜を縦切

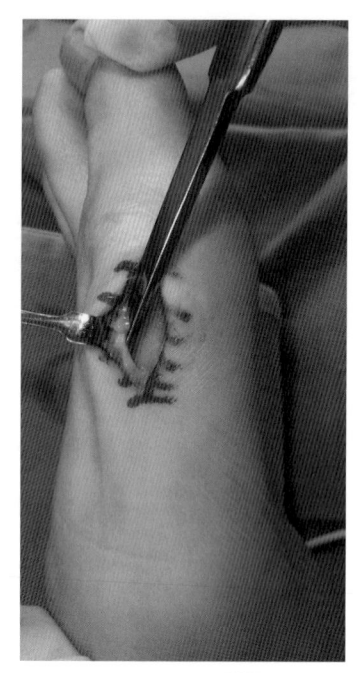

図3. 近位外側の骨膜を剥離

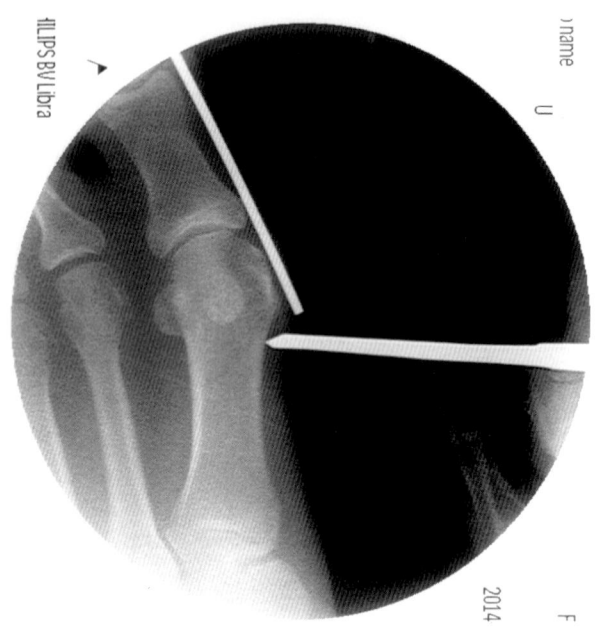

図4. 透視像で骨切り位置を確認

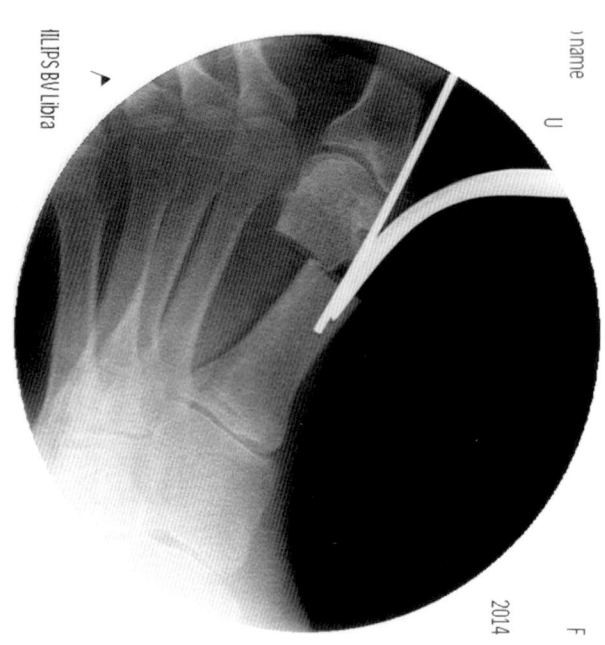

図5. ガイドを用いてKirschner鋼線を近位骨髄内に挿入

線が近位骨片の髄内へ挿入できていること，遠位骨片の脱転がないことを確認後に手術を終了する（図6）．Kirschner鋼線は母趾趾尖部でL字に曲げ，脱転と回転を防止するためにテープで爪に固定する（図7）．外固定は副子などによる固定は行わず，Coban（住友スリーエム社，東京）による8の字固定としている（図8）．術後後療法は，術後3日目からOrtho Wedge（DARCO International社，Huntington）装着で踵歩行を許可し，6週でKirschner鋼線を抜釘し，抜釘後は外反母趾矯正装具スー

パートービック（中村ブレイス社，大田）装着下に前足部荷重開始としている．

II．治療成績

対象は，2007年11月〜2013年8月に当科同一術者によりDLMO法を単独で施行した32（女性30，男性2）例46足で，手術時平均年齢は52.6歳，外反母趾角（HV角）は$33.0° \pm 7.9°$，中足骨間角（M1-M2角）は$13.8° \pm 2.9°$，

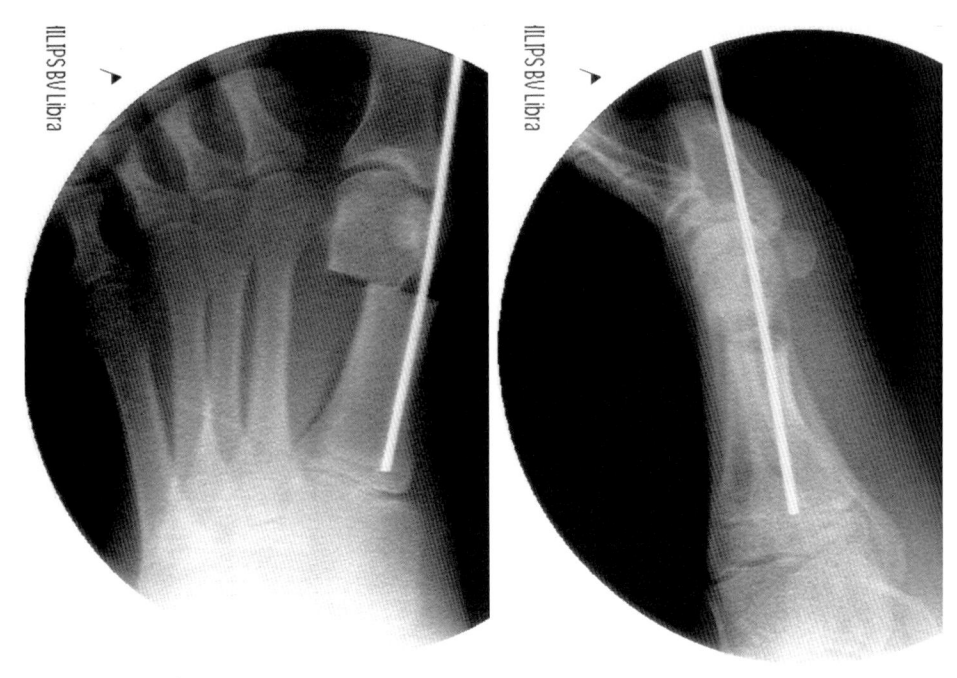

a．正面像　　　　　　　　　　b．側面像

図 6．Kirschner 鋼線挿入後の確認．単純 X 線像

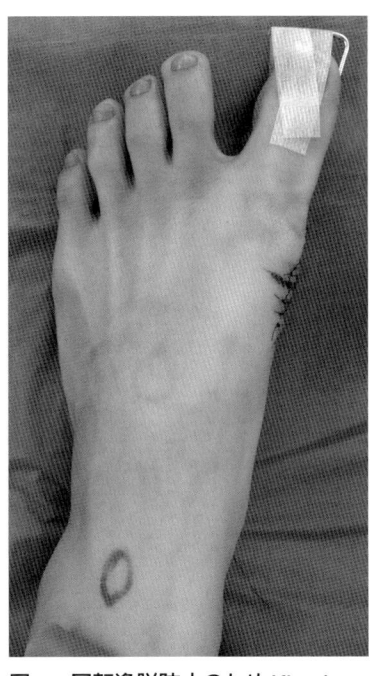

図 7．回転逸脱防止のため Kirschner 鋼線をテープで爪に固定

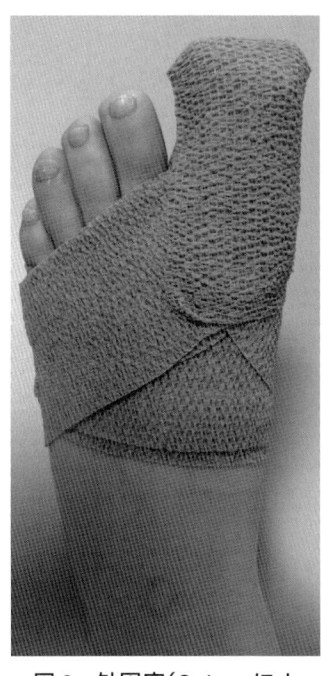

図 8．外固定（Coban による 8 の字固定）

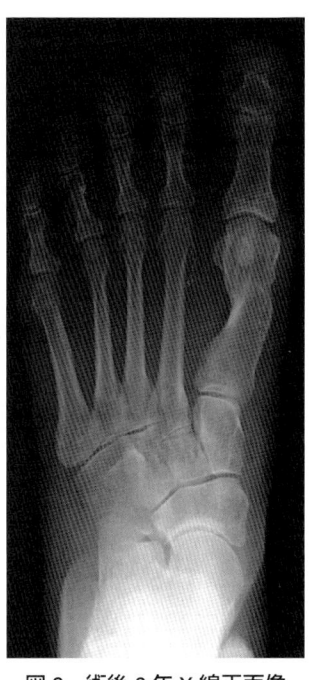

図 9．術後 2 年 X 線正面像

術前 Japanese Society for Surgery of the Foot（JSSF）スコアは 67.6±9.8 点である．手術時間は平均 23.8±7.9 分であり，治療成績は術後 HV 角 11.4°±5.1°，術後 M1-M2 角 6.4°±1.7°，術後 JSFF スコア 96.8±4.6 点と良好であった．術後 2 年経過時の荷重時 X 線正面像（図 9）を供覧する．HV 角が 20°以上の再発は 1 例であった．

これらの症例を Kirschner 鋼線ガイド使用群（G 群）と非使用群（N 群）に分けて比較すると，治療成績は HV 角が G 群 10.8°±5.0°，N 群 12.5°±5.3°（$p=0.47$），M1-M2 角が G 群 6.7°±1.7°，N 群 6.8°±1.7°（$p=0.21$），JFFS スコアが G 群 97.1±4.3 点，N 群 96.2±5.2 点（$p=0.54$）と統計学的に有意差は認めなかった．手術時間に

p=0.0003

29.8±9.3分   20.6±4.7分

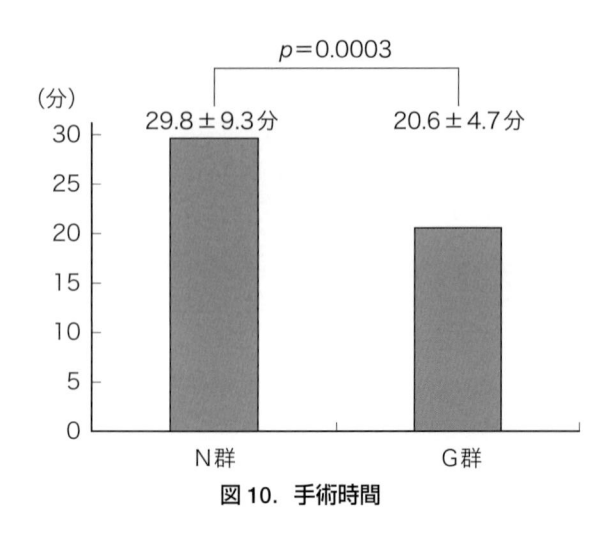

図10. 手術時間

おいてはG群20.6±4.7分に対してN群29.8±9.3分（p=0.0003）と，G群で有意に手術時間が短かった（図10）．

Ⅲ．考　察

手術時間が30分を超えた症例では術前HV角の大きなものが多く，このことは内転筋の拘縮があり，さらに遠位骨片の外側への移動量の増大が原因であると考えられる．これらの症例では，Kirschner鋼線ガイドの使用がより有用であると考えた．

ま　と　め

1）外反母趾に対するDLMO法による矯正術は，良好な治療成績が獲得されている．
2）外側の骨膜を温存することで，固定性の改善と血行の温存を期待する．
3）Kirschner鋼線ガイドの使用は，DLMO法における手術手技をより簡便なものとし，手術時間を短縮する点において有用と考えられた．

文　献

1) 井口　傑：外反母趾に対する直線状遠位中足骨骨切り術．日整会誌 **77**：S477，2003
2) Angthong C, Yoshimura I, Kanazawa K et al：Minimally invasive distal linear metatarsal osteotomy for correction of hallux valgus；a preliminary study of clinical outcome and analytical radiographic results via a mapping system. Arch Orthop Trauma Surg **133**：321-331, 2013
3) Bösch P, Wanke S, Legenstein R et al：Hallux valgus correction by the method of Bösch；a new technique with a seven to ten year follow-up. Foot Ankle Clin **5**：485-498, 2000

＊　　＊　　＊

内反足に対する Evans 法を用いた骨性矯正手術

落合達宏

はじめに

小児の内反足は特発性,症候性にかかわらず乳幼児期の初期治療後にも高い再発性,治療抵抗性を示すことがある.そのような例での学童期以降の内反足は二次的な足根骨の変形を伴うため,軟部組織解離術や腱移行術では不十分な場合があり,矯正位獲得と再発抑制において骨性手術がもっとも効果的な治療選択肢となる[1].本稿では,筆者の行う内反足に対する Evans 法[2]を用いた骨性矯正手術を解説するが,内方解離を併用しないことにこだわりがある.必要な筋腱延長術は行うものの,可能な限り後内側足部の展開[3]を行わないことで術後の皮膚壊死や瘢痕形成を避けるよう心がけている.

I. 内反足矯正の考え方

内反足は後足部に足根骨配列変位を生じ,その歪みが前足部にまで及ぶ複雑な変形である.それは距骨下関節が矢状面で42°,横断面で16°傾いている結果,変形が三次元的な挙動を示すことによる.すなわち,足部の底屈,足部内旋,内がえしが生じたことで前足部の内転,回外も続発してくる.したがって,内反足矯正では距骨下関節をいかに遊動させるかが重要で,骨性手術でも同様である.一方,足は距骨下関節を要に扇状に内側柱と外側柱が伸びるV字構造であるため,両者の長さの不均衡も変形要素となる.Evans 法は,相対的に長い外側柱を短縮させて内反の矯正を図るものである.

II. 内反足に対する Evans 法を用いた骨性矯正手術

手術は踵立方関節短縮固定術,いわゆる Evans 法を基本とし,個々の尖足や凹足,重症度に応じたオプションを追加術式とする.後脛骨筋腱筋内延長術,足底腱膜解離術は基本的に併用される.また,アキレス腱延長術は比較的多く,年長例では内側楔状骨延長術の必要性も高くなる.

III. 踵立方関節短縮固定術(Evans 法, calcaneocuboid shortening arthrodesis:CC)

踵立方関節短縮固定術は外側展開とし,皮膚壊死を避けるため皮膚と皮下組織を一塊として下伸筋支帯上で近位・遠位へ剝離する.踵骨外側で短腓骨筋腱を露出,続いて長腓骨筋腱を露出した後,近位は下腓骨筋支帯近位まで,遠位は立方骨遠位まで遊離する.短趾伸筋は下伸筋支帯とともに踵骨外側縁から遠位足背方向へ翻転し,踵立方関節と距舟関節を露出させる(図1a).

二分靱帯,背側踵立方靱帯とともに踵立方関節の関節軟骨および軟骨下骨をノミで切除する.距舟靱帯および関節包を一塊に解離,頸靱帯を解離し,外方解離とする.その後,ラミナスプレッダーを用いて切除した踵骨立方骨間の間隙を広げながら内側足部を観察し,底側踵舟靱帯(スプリング靱帯)および底側踵立方靱帯(短足底靱帯),長足底靱帯を切離し,内方解離とする(図1b).なお,これらの靱帯には長母趾屈筋腱と長趾屈筋腱が並走するため,足趾を屈伸させて誤切離を避ける.解離が十分であれば,この時点で前足部を外転回内させると距骨下関節が遊動し,距踵角が開大して矯正位となる.

Key words
clubfoot, varus foot, Evans procedure

---

*Bony corrective surgery for varus foot using Evans procedure
**T. Ochiai(医療療育局長):宮城県拓桃医療療育センター(〒982-0241 仙台市太白区秋保町湯元鹿乙20;Dept. of Orthop. Surg., Takuto Rehabilitation Center for Children, Sendai).

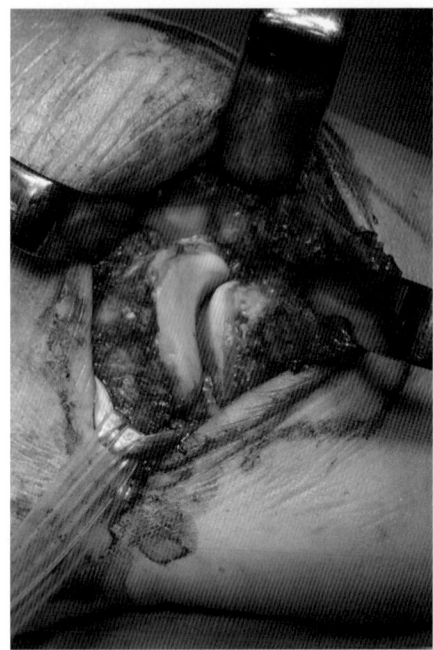

a. 短趾伸筋と下伸筋支帯を踵骨外側縁から遠位足背方向へ翻転し，関節包を切除する．

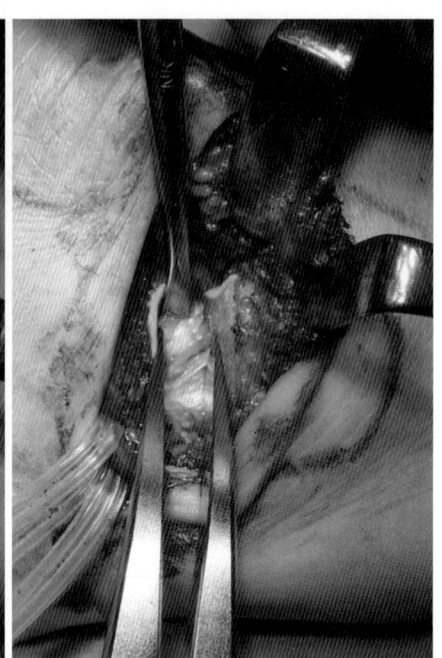

b. 踵立方関節をノミで切除すると間隙からスプリング靱帯（弯曲エレバトリウム上），短足底靱帯，長足底靱帯が確認できる．

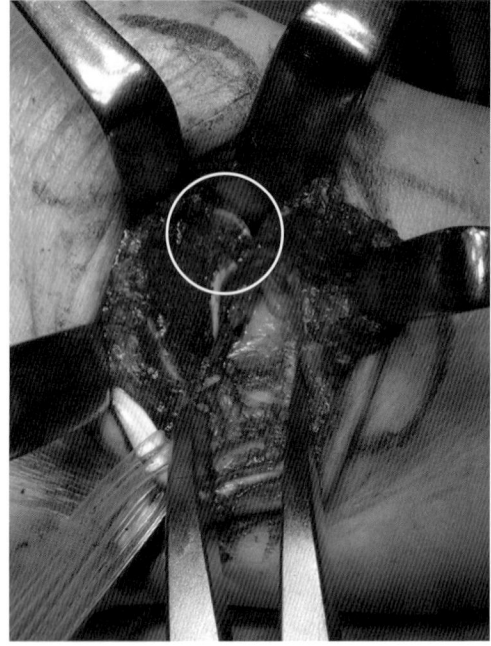

c. 外方と内方の解離後に間隙が開大するが，距骨下関節遊動を阻害する踵骨から舟状骨へ延びる骨突起が確認できる（円内）．

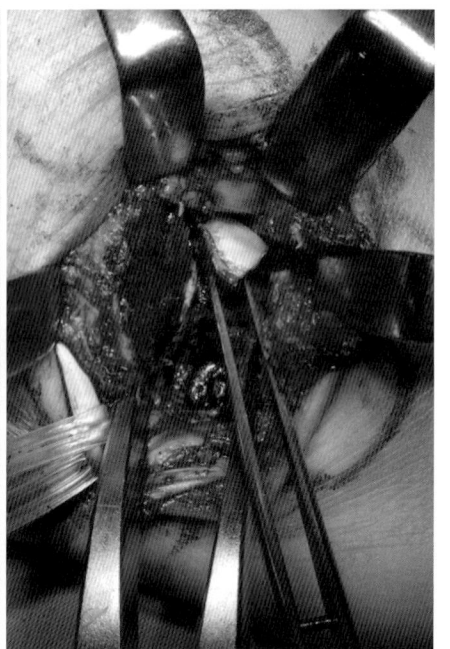

d. 骨突起をノミで切除したところ，距骨下関節が遊動した．

図1. 後足部外側展開（各図，左下の踵骨から反時計回りに立方骨，舟状骨，距骨）

IV. 距骨下関節遊動が困難な場合の対処法

まず，Ponseti法の徒手矯正のように，距骨頭を術者の母指で外方から圧迫しつつ前足部を外転させるストレッチを数回行ってみる．距舟関節背側の靱帯・関節包の解離が不十分な場合，さらに内方へ解離をすすめるが，第3腓骨筋腱や長趾伸筋腱を誤切離しないよう注意を払う．また，しばしば踵舟骨癒合症を思わせる踵舟靱帯付着部の踵骨背側突起から舟状骨へ延びる骨突起（アリク

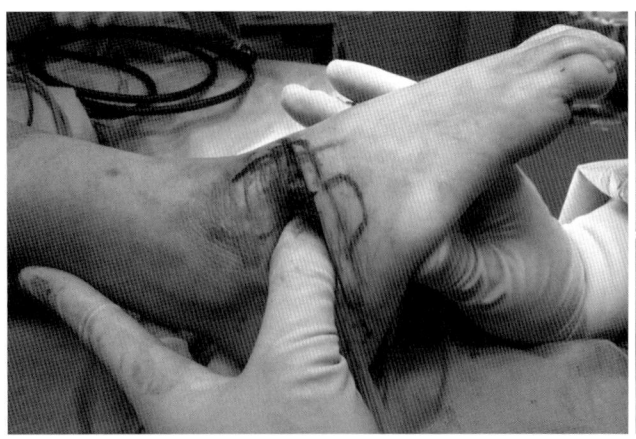

a. 踵骨外側面を内転方向へ圧迫，前足部を外転方向に引きながら第5中足骨基部を足底から足背方向へ圧迫する．

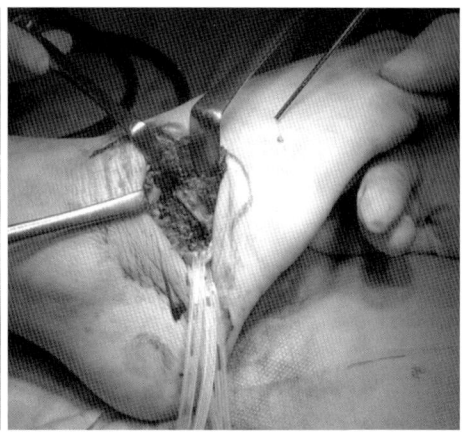

b. 立方骨外側縁を踵骨外側縁を越える外方に変位させ，軸方向にKirschner鋼線を刺入する．

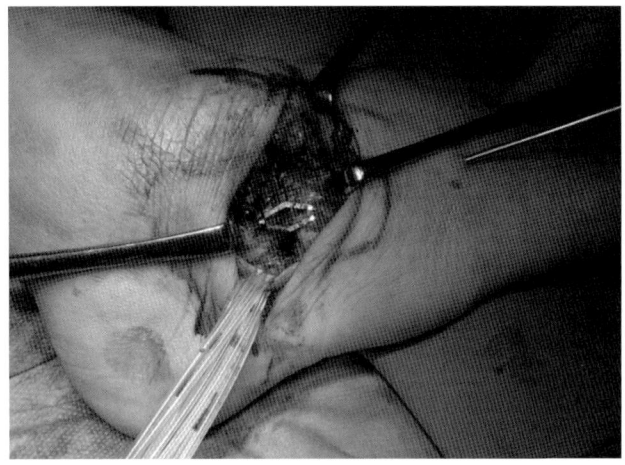

c. 骨ステープルを挿入しコンプレッションをかける．

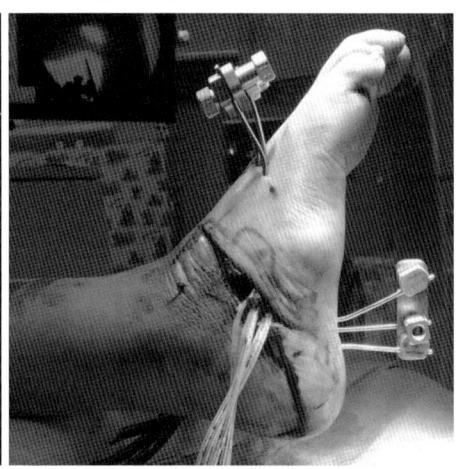

d. 踵立方関節固定と足関節の仮固定は簡易な創外固定とする．

図2．矯正と固定

イの鼻，anteater's nose）を認め，距骨下関節遊動の阻害因子となる．このような場合，距骨下関節が遊動するまで，前距骨関節面に向かう骨突起をノミで切除する必要がある（図1c, d）．

V．矯正と固定

十分な距骨下関節の可動性が得られたら，最終の矯正位を決定し固定する．右足の場合，左母趾で踵骨外側面を内転方向へ圧迫し，右手指を前足部にかけて外転方向に引きながら右母指で第5中足骨基部を足底から足背方向へ圧迫し，矯正位を吟味する．正しい矯正の指標は①距骨頭が舟状骨でおおわれて距舟関節が整復されていること，②立方骨外側縁が踵骨外側縁を超えて外方に変位していること，③第5中足骨基部が足底面より足背へわずかに浮き上がっていること，④膝屈曲位での大腿足部角（thigh-foot angle：TFA）が+20°以上あることである（図2a）．

矯正位を術者が保持し，助手が固定の操作を行う．2 mm径のKirschner鋼線を，経皮的に前足部から踵立方骨間を貫通して踵骨まで刺入する（図2b）．次に，骨ステープルを挿入し，ステープル脚間を狭めてコンプレッションをかける（図2c）．さらに，前足部からのKirschner鋼線を2本追加する．経皮ワイヤーの3本をIlizarov・ショートコネクション・プレートにボルトを用いて固定し，簡易な創外固定とする．新たなKirschner鋼線を足底から経皮的に3本刺入して足関節を中間位で仮固定，踵立方関節と同様にIlizarov・ショートコネクション・プレートに固定し，簡易な創外固定とする（図2d）．膝下ギプスを巻き手術を終了するが，縦割しギプスシーネとして鋼線除去まで使用する．6週間でKirschner鋼線を除去し，短下肢装具を作成した後，荷重を開始する．

図3. 治療効果

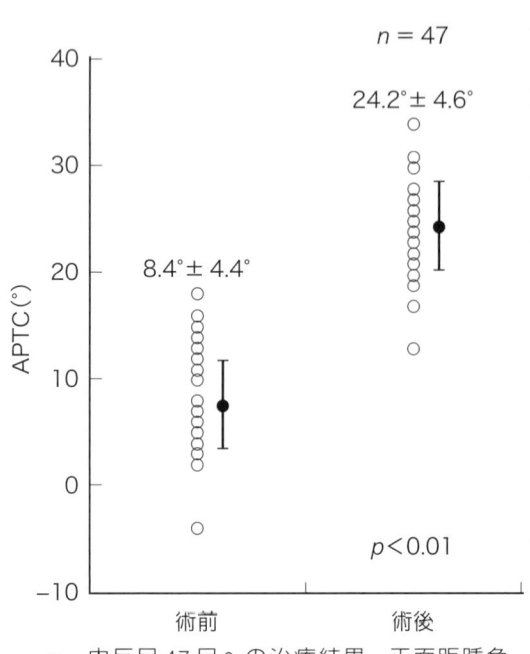

a. 内反足47足への治療結果．正面距踵角（APTC）は術前後で有意に改善している．
b. 術前．距骨外転と距舟関節の亜脱臼，踵骨外転と踵立方関節の亜脱臼を呈している．
c. 術後．距舟関節整復と踵立方関節固定が得られ内反足が改善している．

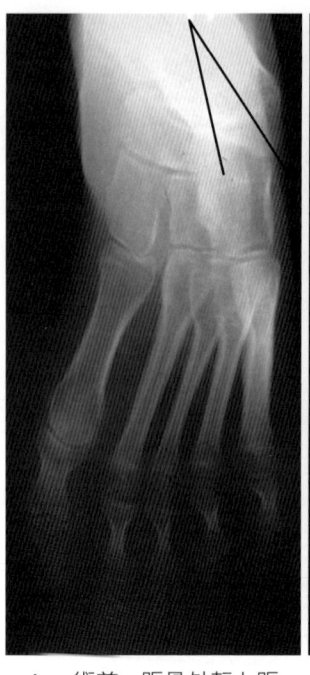

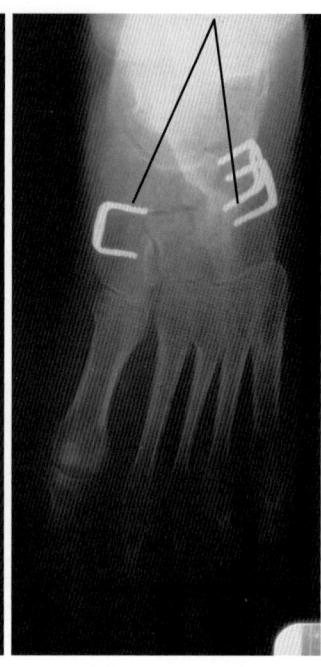

VI. 後脛骨筋腱筋内延長術（intramuscular lengthening of posterior tibial tendon：IML-PTT[4]）

本法では基本的に併用される術式で，CCに先立って行われる．下腿遠位1/3，脛骨内側縁に沿って展開すると，内反足のため，筋膜下に浅く後脛骨筋が変位走行している．この展開高位は筋腱移行部にあたり，筋腹を後方に圧排すると筋前方に筋内腱が現れるので，弯曲エレバトリウムで筋内腱のみを引き上げて切離する．延長された筋内腱断端間には筋組織が残り連続性が保たれるので，やがて腱は延長された状態で再生する．

VII. 足底腱膜解離術（Steindler法，subperiosteal stripping of plantar fascia：STD[5]）

凹足が著明な場合に併用される術式で，CCの前に行われる．踵部内側の横皮切で踵骨結節の足底腱膜付着部を露出する．足底腱膜は母趾外転筋をおおう内側部，短趾屈筋をおおう中央部，小趾外転筋をおおう外側部からなる．踵骨結節から鋭利に剥離していくが，中央部，外側部，内側部の順で解離すると容易である．その後，踵骨結節から骨膜下に踵骨足底面を剥離して足底方形筋などの足底筋群の起始部を解離する．

VIII. アキレス腱延長術（スライディング延長法，Achilles tendon sliding lengthening：ATL[6]）

尖足が明らかな場合に併用され，CCの足関節の仮固定操作前に行われる．腱レリーフの内側縁に縦皮切をおき，アキレス腱を展開，あらかじめナイロン糸を通してから，腱停止部で内側1/2を切離し，腱近位部で外側1/2を切離する．アキレス腱の線維は捻れて存在しているため，線維方向をよく観察して内側と外側に分けることがポイントとなる．足関節を背屈させ内側と外側の切離腱同士がスライドして延長されたら，ナイロン糸を結紮して延長量を決定する．

IX. 内側楔状骨延長術（McHale法，medial cuneiform lengthening osteotomy：MH[7]）

重度の内反足では強い前足部内転変形を呈するものもあり，楔状骨を延長することで内側柱の相対的短縮を補正することが可能である．本来，そのような前足部内転矯正が目的の術式であるが，同時に第1中足骨の背屈矯正を行うことが可能で，第1中足骨基部骨切り術よりも手技が容易であるため，1st ray deformityへの対処法として併用している．1st ray deformityとは，長期経過の内反足は荷重負荷を受けて本来回外であるはずの前足部に二

次的な回内変形と凹足の増強を生じており，このような例では，後足部のCCによる矯正によって前足部はさらに回内するため，第1中足骨頭の底屈変形が表出することである．

X. 治療効果

本法の治療効果について，内反足33例47足（手術時平均年齢11歳）を対象に検討した．原疾患は先天性のものとして特発性先天性内反尖足4足，絞扼輪症候群2足，二分脊椎22足，アルトログリポーシス5足，乳児期以降に顕著となったものとして脊髄係留症候群6足，痙性対麻痺2足，遺伝性感覚運動ニューロパシー2足，脳性麻痺4足であった．術式は骨性矯正術として47足すべてにCCが行われ，CC単独が29足，距舟関節固定術併用（CC＋TN）が4足，第1中足骨骨切り術併用（CC＋MTO）が1足，内側楔状骨延長術併用（CC＋MH）が11足，距舟関節固定術第1中足骨骨切り術併用（CC＋TN＋MTO）が2足であった．これらはまとめ方をかえるとCCとTNの二関節固定術（DA）として6足，MHとMTOの内側柱矯正術として14足の併用手術が行われたことになる．これらの足部X線正面・側面像からそれぞれ距踵角（APTC，LatTC），距骨-第1中足骨角（APTM1，LatTM1）を術前後で計測した．

結果はAPTC術前8.4°±4.4°が術後24.2°±4.6°，APTM1術前38.1°±12.7°が術後8.1°±7.7°，LatTC術前15.7°±5.6°が術後27.5°±5.5°，LatTM1術前−15.0°±16.9°が術後−0.8°±9.6°であった（図3）．再手術はCC癒合不全2足(4%)に認められた．内反再発は4足(8%)に生じ，TNを追加してDAとした．

ま と め

1）内反足に対するEvans法を用いた骨性矯正手術について述べた．

2）手術は踵立方関節短縮固定術を基本とし，オプションを追加術式とする．後脛骨筋腱内延長術，足底腱膜解離術は基本的に併用される．また，アキレス腱延長術は比較的多く，年長例では内側楔状骨延長術の必要性も高くなる．

3）本法は矯正力および再発阻止の点において有効であった．

文　献

1) 落合達宏，諸根　彬，佐藤一望ほか：足部手術からみた二分脊椎の整形外科的治療．日小児整外会誌 16：219-222, 2007
2) Evans D：Relapsed club foot. J Bone Joint Surg 43-B：722-733, 1961
3) Turco VJ：Surgical correction of the resistant club foot. J Bone Joint Surg 53-A：477-497, 1971
4) Majestro TC, Ruda R, Frost M：Intramuscular lengthening of the posterior tibialis muscle. Clin Orthop 79：59-70, 1971
5) Mann RA：Pes cavus. Surgery of the Foot and Ankle, 7th ed, Ed by Coughlin MJ, Mann RA, Mosby, St. Louis, p768-783, 1999
6) Matsuo T：Foot and ankle. Cerebral Palsy；Spasticity-Control and Orthopaedics；An Introduction to Orthopaedic Selective Spasticity-Controll Surgery（OSSCS）, Soufusha, Tokyo, p273-322, 2002
7) McHale KA, Lenhart MK：Treatment of residual clubfoot deformity-the "bean-shaped" foot-by opening wedge medial cuneiform osteotomy and closing wedge cuboid osteotomy；clinical review and cadaver correlations. J Pediatr Orthop 11：374-381, 1991

*　　　*　　　*

III. 下 肢 ◆ 5. 大腿骨

大腿骨頚部骨折内固定術に用いる Targon Femoral Neck のポイント*

村松俊樹　瀧川直秀　阿部靖之**

[別冊整形外科 66：152～156, 2014]

はじめに

大腿骨頚部骨折の治療として，内固定を行う場合の固定材料はスクリュー，フックピン，sliding hip screw などがあるが，近年 Targon Femoral Neck（Targon FN）[Aesculap AG 社，Tuttlingen] も使用されてきている．Targon FN は骨頭に向けて直径 6.5 mm の 3～4 本のスライド型スクリュー（テレスクリュー）が挿入され，それがプレートに固定される．さらにプレートは近位骨幹部に横止めスクリューで固定される．プレートと 2 本の横止めスクリューの固定角度はそれぞれ腹背側に 10°ずつ傾く．テレスクリューや横止めスクリューはロッキング固定のため角度調整はできない（図 1）．本稿では Targon FN の手技上のコツについて解説する．

I. 手技上のコツ

❶ センターホール用ガイドピンの刺入

センターホール用のガイドピンは，骨頭中心と頚部中心を通る線（以下，骨頭頚部軸）を通るように正確に刺入する．正面像，側面像とも中心を通るだけでなく，どの方向からのイメージ画像でも骨頭頚部軸を通るようにする．共同筆者の瀧川が考案したパラレルガイド（通称：瀧川ガイド）を用いる．ガイドピンを平行に刺入し直す場合は，パラレルガイドの円状に作られた孔を用いる．適切なガイドピンが刺入されたら，そのガイドピンをパラレルガイドの中心の孔に入れ直す（図 2）．

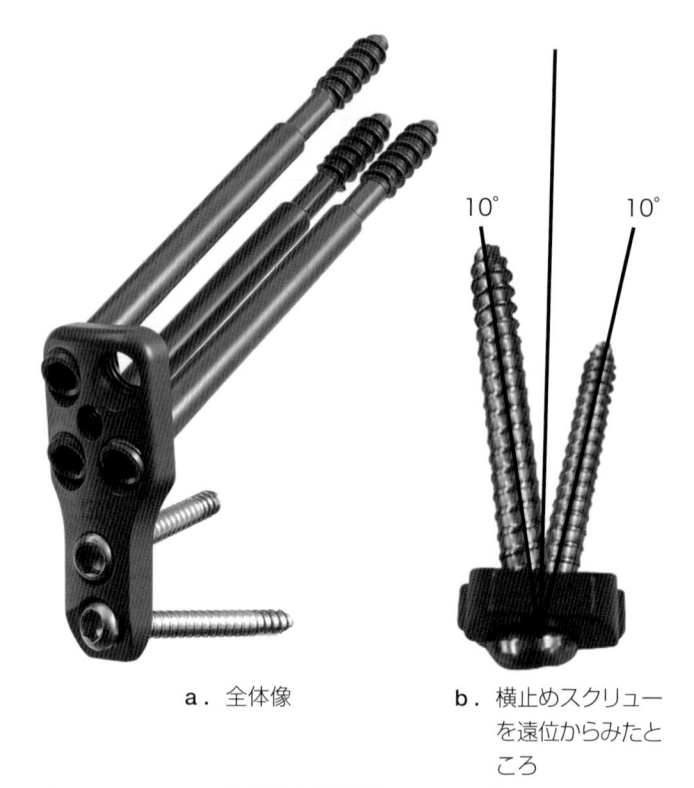

a．全体像

b．横止めスクリューを遠位からみたところ

図 1. Targon FN 全体像と腹背側に 10°ずつ傾けてロッキング固定される横止めスクリュー

❷ パラレルガイドの回旋位置の決定（プレート設置の回旋角度に一致する）

イメージ画像を骨軸平行 lateral view [注1] にしてパラレルガイド遠位端（後に設置するプレートの遠位端と一致する）が近位骨幹部中心に位置するようにガイドの回旋を調節する．これがプレートの回旋となる（図 3）．

Key words

femoral neck fracture, internal fixation, Targon Femoral Neck

*The operative technique of Targon Femoral Neck
要旨は第 40 回日本骨折治療学会において発表した．
**T. Muramatsu（部長）：公立昭和病院整形外科（〒187-8510　小平市花小金井 8-1-1；Dept. of Orthop. Surg., Showa General Hospital, Kodaira）；N. Takigawa（部長）：西宮協立脳神経外科病院整形外科；Y. Abe（部長）：熊本中央病院整形外科．

大腿骨頚部骨折内固定術に用いる Targon Femoral Neck のポイント

a. センターホール用ガイドピン刺入
b. 位置修正
c. 刺入部の様子

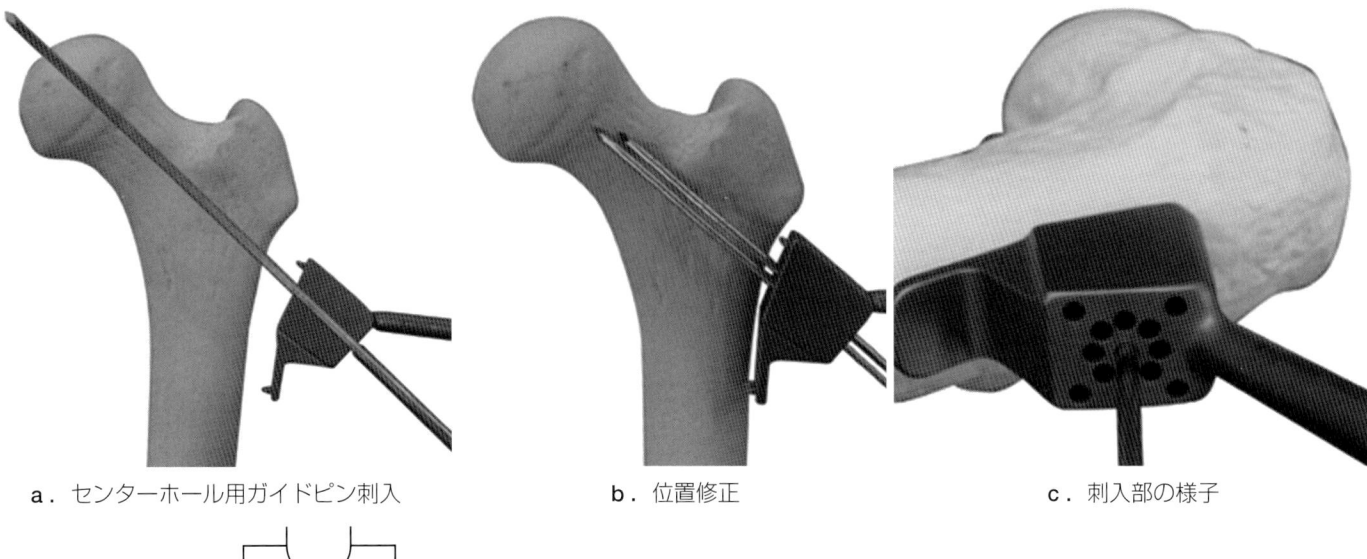

9.6mm
4mm

d. パラレルガイドの
　　ホールの距離

・センターホールにガイドピン挿入
・平行に刺入し直す場合は周囲の同心円状のホールを利用して再刺入可能
・適切なピンが決まったらセンターホールに入れ直す
・センターホールと円のホールの間隔：4 mm
・センターホールと四隅のテレスクリュー用ガイドピンホールの距離：9.6 mm

図2. パラレルガイド（瀧川ガイド）でセンターホール用ガイドピン刺入と位置修正

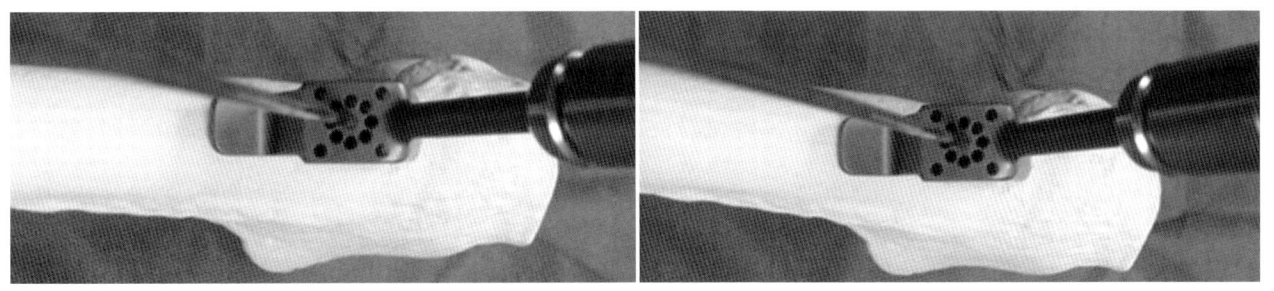

a. パラレルガイドを近位骨幹部軸に平行に設置したものと少し背側に回旋させたもの

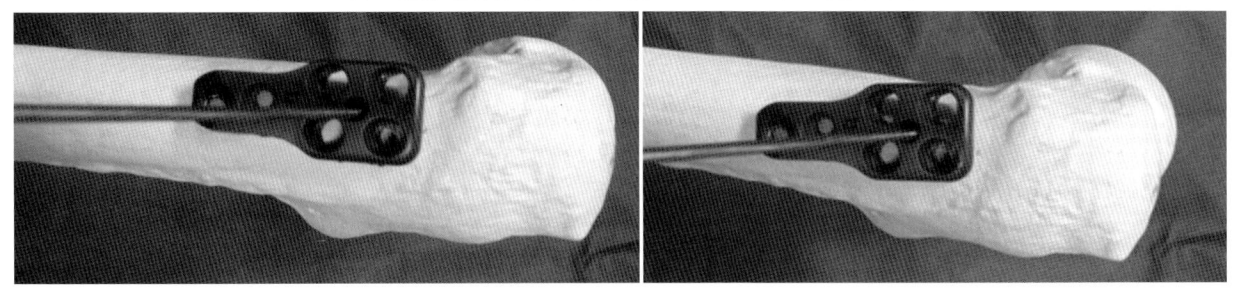

b. その後に設置されるであろうプレートの位置．わずかに背側に回旋させたほうが横止めスクリューが骨幹部から外れない．

図3. パラレルガイドの回旋とプレートの回旋

Ⅲ. 下　肢　◆　5. 大腿骨

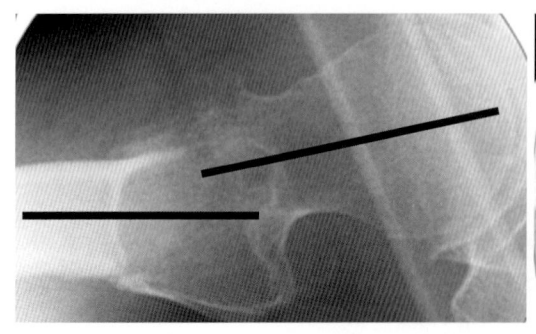

a．床に水平な lateral view．前捻の分だけ骨頭頚部軸と近位骨幹部軸は角度がつく．

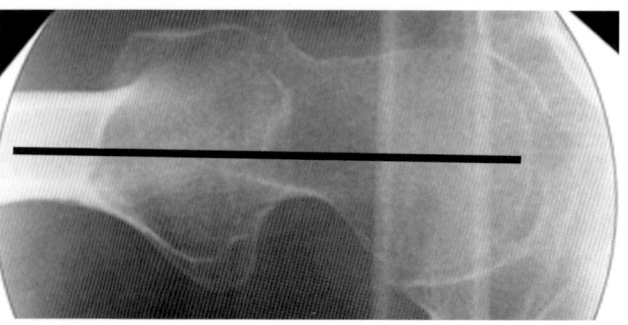

b．True lateral view．近位骨幹部軸と骨頭中心を一直線にした線は頚部の中心を通らないことが多い．

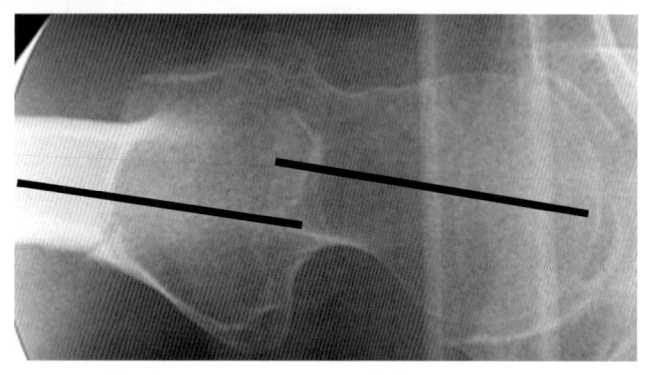

c．骨軸平行 lateral view．骨頭頚部軸と近位骨幹部軸を平行にした画像．b とはわずかに透視の角度が異なる．

図 4．床に水平な lateral view，true lateral view，骨軸平行 lateral view のみえ方の違い

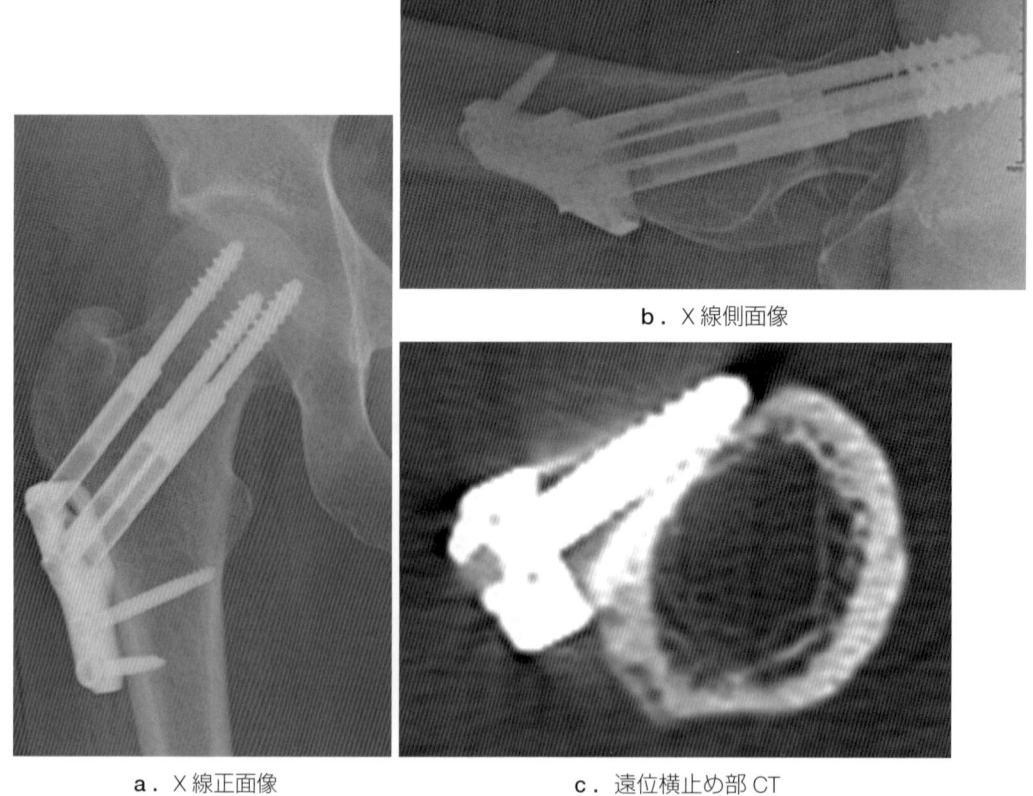

b．X 線側面像

a．X 線正面像　　　　　　　　　c．遠位横止め部 CT

図 5．X 線正面像，側面像ともテレスクリューは頚部内の適切な位置を通っていても遠位横止めスクリューが前方に逸脱している症例

❸テレスクリュー用ガイドピンの刺入およびプレートホルダーの設置

以上のようにパラレルガイドの回旋を決定した後，テレスクリュー用のガイドピンを刺入する．まずは遠位背側，次に近位腹側にガイドピンを刺入する．正面像，側面像だけでなく，どの方向から透視しても頚部内を通っていることを確認したらセンターホール用ガイドピンを抜去し，パラレルガイドを外す．刺入してある2本のテレスクリュー用ガイドピンを通して，プレートホルダーに装着した状態で骨の表面にプレートを設置する．プレートホルダーに隠れて，側面像ではプレートはみえない．手技書にはテレスクリュー用のガイドピンはプレートホルダー越しに挿入するように記載されているが，プレートがみえないためにプレートの回旋が調整できない．パラレルガイドの段階で設置するプレートの回旋を正確に決めておくことが重要である．プレートホルダーのグリップは近位側，遠位側どちらにも装着可能であるが，近位側に装着したほうがプレートを骨に押し付けやすい．3番目に遠位腹側のガイドピンを刺入する．頚部の太さに余裕があると思われたときは，4番目に近位背側のガイドピンを刺入する．

❹テレスクリュー用のドリリングとテレスクリュー挿入

ガイドピンの刺入深度を測定し，ガイドピンを抜いた後にドリリングを行う．テレスクリューは10 mm延長できるので，測定値よりやや短くドリリングを行う．例えば測定値が93 mmであったら90 mmでドリリングする．ドリリング後にテレスクリューをねじ込む．ドリリングとテレスクリュー挿入は1本ずつ行う．2本入ったところでプレートと近位骨幹部の回旋は決まる．テレスク

リューは骨頭や頚部の中心を通っているわけではなく，センターホール用ガイドピンが描く骨頭頚部軸に平行に，軸から各々9.6 mm外れたところを通る．したがってイメージの正面像，側面像ともに頚部の中を通っているようにみえても頚部が細い場合や最初のセンターホール用ガイドピンが骨頭頚部軸から外れている場合は頚部からわずかに逸脱していることがある（図6）．3ないし4本のテレスクリューを挿入後，テレスクリューの延長を行う．このときイメージ透視下に行うが，イメージで骨頭の近位ぎりぎりまでは延長しない．テレスクリューは骨頭の中心に入っているわけではないので，ぎりぎりまで延長すると，球形の骨頭の正面像，側面像では骨頭を穿破していないようにみえても実際にはわずかに穿破していることがある（図6）．

❺横止めスクリュー挿入

横止めスクリュー用のドリリングを行う．このときもプレートホルダーがついたままであるのでイメージ軸写像ではプレートがどの位置にあるかはほとんどわからない．前述したように最初のパラレルガイドの段階でプレートの回旋をきちんと決めておくことが重要である．ドリルが2回皮質を貫く感覚があるかを確認する．1回のみだった場合は骨皮質の表面を削っているだけである．この段階でプレートの角度を修正することは非常に困難である．一回しか皮質を貫く感覚がなかったときは短いロッキングスクリューを挿入する．もしくは，横止めスクリューが2本とも骨幹部から外れることはほとんどないため，横止めスクリューは1本のみとするという選択も可能である．

右側でいえば近位横止めスクリューはプレートに対して10°背側に，遠位横止めスクリューは10°腹側に傾いて設置される．したがって正面のイメージ画像ではスクリューが短く，対側皮質に届いていないようにみえても実際には対側皮質まで抜けていることがある．

Ⅱ. 成 績

筆者らの所属施設のうち，公立昭和病院では転位型の大腿骨頚部骨折でも内固定する場合（青壮年例，人工骨頭では脱臼が危惧される例など）のみにTargon FNを用いている．2012年2月〜2013年12月に施行したのは22例［39〜95（平均年齢68.5）歳］であった．骨癒合16例，偽関節2例，骨頭壊死3例，術後1ヵ月での死亡1例であった．手技上の問題は初期に3例みられた．

注1)「大腿骨頭の中心を通り，なおかつ頚部の中心を通る線（骨頭頚部軸）」と「大腿骨近位部骨幹の中心線（近位骨幹部軸）」が平行あるいは一直線上になる画像をいう．多くは一直線上にならず，平行になる．共同筆者の阿部らの報告によると，上記の二直線が三次元的には捻れの関係にあることが多く，ほとんどは骨頭頚部軸が近位骨幹部軸よりも腹側を通っている[1]．これに対し，平中らが提唱するtrue lateral viewは，大腿骨軸の延長線上に大腿骨頭中心がくる画像[2]であるので，描かれる直線は骨頭頚部軸を通らないことが多い（図4）．イメージ透視装置の回旋角度も，骨軸平行lateral viewとはわずかに角度が異なることが多い．したがってパラレルガイドの長軸方向（プレートの長軸方向に一致）が近位骨幹部と平行になると，プレートの設置位置が大腿骨の腹側になりがちで横止めスクリューが前方に逸脱することがある．特に右側の場合では，遠位横止めスクリューが腹側に10°角度がついているため逸脱しやすい（図5）．

Ⅲ. 下 肢 ◆ 5. 大腿骨

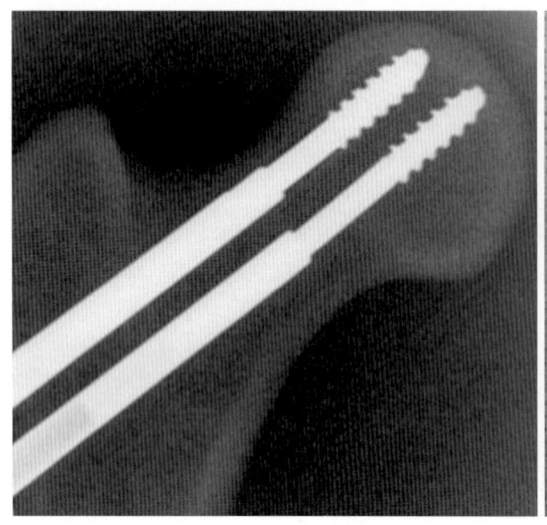

a．イメージ正面像

b．モデルボーン正面像

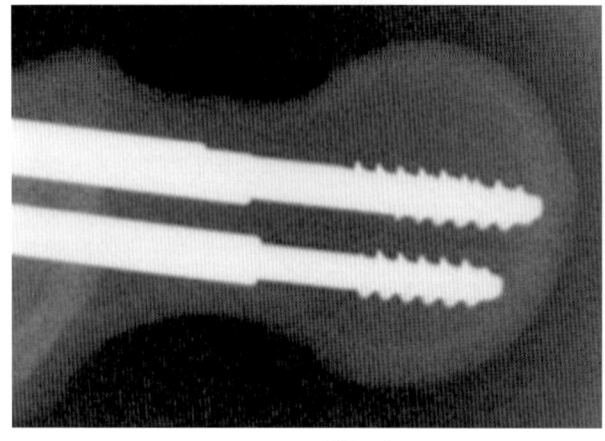

c．イメージ側面像

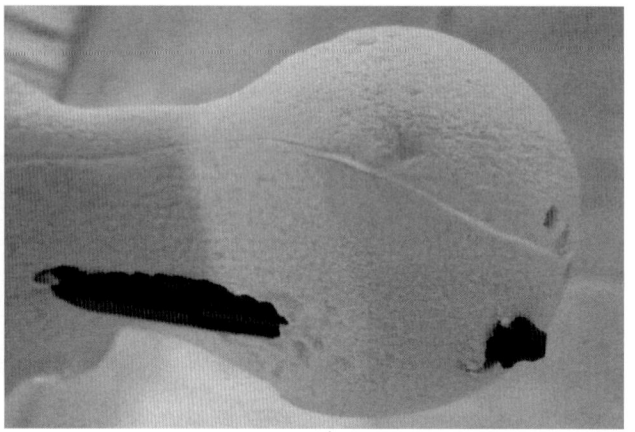

d．モデルボーン側面像

図6．イメージ画像（a, c）でテレスクリューは頚部の中を通り，先端は骨頭内にあるようにみえても実際（b, d）には逸脱していることがある．

まとめ

1）転位型の大腿骨頚部骨折にTargon FNを用いても，残念ながら骨頭壊死は回避しえてはいないが，スクリューやフックピンで経験したような術後の回旋転位は起こっていない．

2）3〜4本のスクリューを立体的に刺入でき，それがプレートにロッキング固定されることが骨折部の安定性に寄与していると思われた．

3）大腿骨頚部骨折の内固定材料として，Targon FNは有用なインプラントと考えた．

文 献
1) 阿部靖之，田上　学：大腿骨頚部・転子部解剖の3DCTによる検討．骨折 **35**：73-76，2013
2) 平中崇文，上本晴信，恩賀能史ほか：True lateral viewによるガンマネイルのラグスクリュー刺入精度向上のための工夫．骨折 **25**：195-199，2003

＊　　　＊　　　＊

III. 下肢　5. 大腿骨

大腿骨転子部骨折手術で tip-apex distance を安全に短くする工夫

若見朋晃

はじめに

人口の高齢化に伴い，今後大腿骨転子部骨折の発生数は増加すると予測される．大腿骨転子部骨折は患者のほとんどが高齢者であるため，いかに合併症を生じることなく治療を行うかが重要である．さまざまな合併症の中で再手術の一番の原因は cut out であり，その発生にはいくつかの因子が関係すると報告されている．その一つに Baumgaertner らが報告した tip-apex distance（TAD）がある[1]．

TAD は，術後X線正面像と側面像でラグスクリュー先端から骨頭頂点までの長さを拡大率で修正し，総和した値である．Baumgaertner らは TAD が 25 mm 以下で cut out の発生が低下すると報告し，その後 Pervez らは 20 mm 以上で cut out の危険が高くなると報告している[2]．これらの報告から TAD は 25 mm あるいは 20 mm 以下が安全域と考えられており，その範囲内に TAD をおさめることは重要である．しかし TAD を術中に計測することは困難であり，その値は不確実なものである．この問題を解決するために，先端がロケット状になった探索棒で術中に骨頭軟骨面を確認し，安全かつ確実に TAD を安全域におさめることができる手技を考案したので報告する．

I. TAD を小さくする手技

❶ガイドピン挿入

ラグスクリュー1本で固定するタイプの髄内釘（short femoral nail）手術で，ネイルを挿入するまでは従来と同じである．その後，ラグスクリューのガイドピンを正

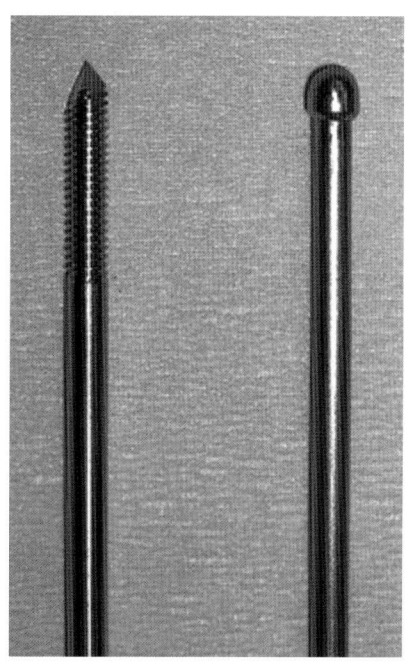

図1. 従来のガイドピン（左）と先端がロケット状になった探索棒（右）

面・側面像で骨頭の中央に向けて挿入する．先端は骨頭頂点から 15 mm ほど手前で停止させ，その位置までドリリングを行う．ガイドピン挿入とドリリングを手前で止める理由は，ドリリングする際にガイドピンが誤進入し骨頭を穿孔するのを避けるためと，後で行う操作で骨頭軟骨の抵抗を確認できるように骨を温存するためである．

❷Apex の確認

ガイドピンをいったん抜去し，先端がロケット状になった専用の探索棒（図1）を手回しハンドルにつけド

Key words

tip-apex distance, short femoral nail, pertrochanteric fracture of the hip

*Effective procedure for adjustment of tip-apex distance in fixation of peritrochanteric fractures of the hip
**T. Wakami：大阪回生病院整形外科（℡532-0003　大阪市淀川区宮原1-6-10；Dept. of Orthop. Surg., Osaka Kaisei Hospital, Osaka）.

リル孔に再挿入し，用手的に道なりに沿って軟骨面まですすめ軟骨下骨の抵抗を確認する（図2）．海綿骨の部分はさほどの抵抗もなく探索棒をすすめることができるが，軟骨下骨に近づくと抵抗があり探索棒はすすまなくなる．正面・側面像で探索棒の先端が骨頭の中央であれば，この延長線上が骨頭頂点（apex）である（図3）．

❸Tip の決定

再度，元のガイドピンに入れ換えるが，このときはガイドピンの鈍端側を挿入する．それを先ほど確認した位置まですすめ，その先端から大腿骨外側皮質までの長さを計測する．この計測値が骨頭内に挿入可能なラグスクリューの長さの最大値である．その値を参考にして最適な長さのラグスクリューを選択し，ガイドピンの先端を指標にしてラグスクリューの先端（tip）を軟骨面手前で固定する（図4）．ガイドピンの先端を越えなければ，安全かつ確実に TAD を短くすることが可能になる．

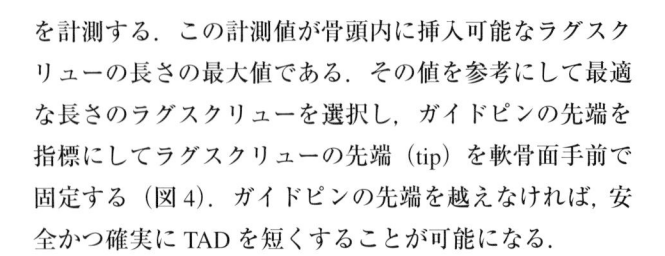

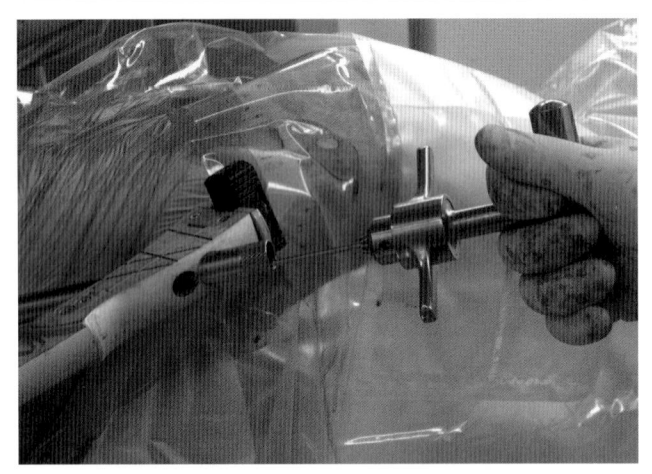

❹追　　記

透視で最初は正面・側面像でガイドピンの方向を確認するが，軟骨下骨の抵抗を確認した後は，ガイドピンの先端を越えなければ骨頭内であるため，側面像の透視は必ずしも必要ではなくなる．骨質が良好な場合は，ラグスクリュー挿入前にガイドピンの先端までドリリングを追加する．ラグスクリューの長さの選択は，計測値と同じか短いサイズを選択しており，ラグスクリューの固定位置は先端がガイドピンの端から 2〜4 mm ほど短い位置になるようにしている．

II. 結　　果

2009 年 11 月からこの手技を始め，2014 年 2 月までに大腿骨転子部骨折 51 例にこの手技を行った．女性 42 例，男性 9 例，平均年齢 83（62〜101）歳，手術時間は平均 45 分，平均 TAD は 13 mm であった．全例，TAD は 20 mm 以下であった．また，この手技を行う前の大腿骨転子部骨折 19 例とこの方法を行った 18 例の比較では，そ

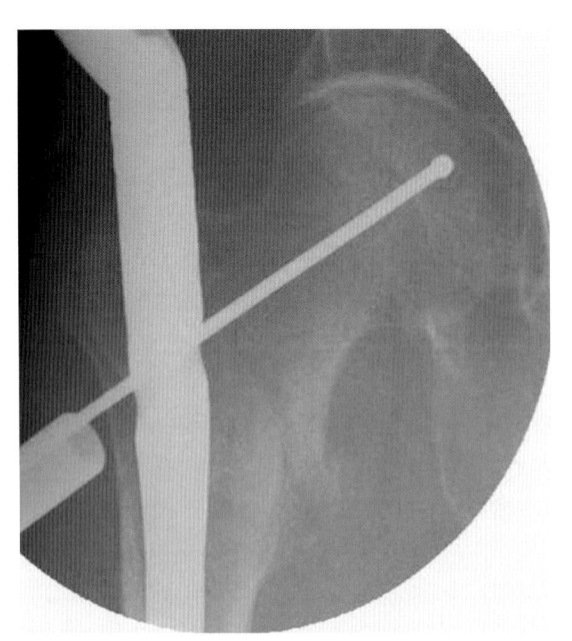

図 2. 術中所見． 専用探索棒に手回しハンドルをつけ，ラグスクリューのスリーブに挿入している．

図 3. Apex の確認． 軟骨面の抵抗を確認し，骨頭の辺縁を確認している．この位置が正面・側面像で中央ならば，この延長線上が骨頭頂点（apex）である．

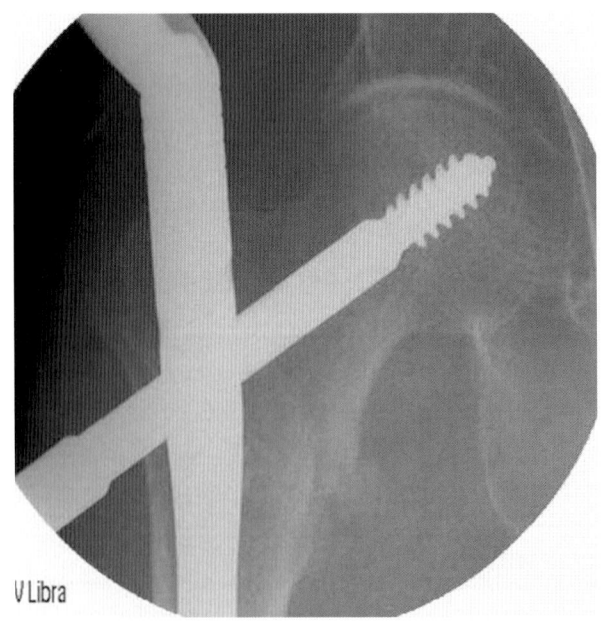

図 4. Tip の決定． ガイドピンの端を指標にして，ラグスクリューを固定している．

れぞれのTADは平均15 mmと11 mmであり，この手技を行った症例群は統計学的に有意にTADが短かった[3]．

III．症 例 提 示

症　例．79歳，女．

自宅内で転倒し，Jensen分類typeIIIであった．今回作成した探索棒を使用して骨頭軟骨面を確認し，ラグスクリュー固定を行った．TADは12 mmであった（図5）．

IV．考　　察

大腿骨転子部骨折で術後の重大な合併症であるcut outの発生には，不安定な骨折型や不適切なインプラント設置，整復不良などの因子が関係すると考えられている．それらの中で特に強く関係すると考えられているのがTADである．TADが長くなるとcut outの危険が高くなる．TADが長いということは，骨頭頂点からラグスクリュー先端が離れている状態である．これはラグスクリューが骨頭内に偏心挿入されているか，ラグスクリューの長さが短すぎる場合が考えられる．反対にTADが短いということは，おのずとラグスクリューは骨頭中心に位置し，軟骨下骨に近い良好な海綿骨で固定されることになる．

しかし，今まで確実にTADを短くする方法はなかった．骨頭は球体であるため，透視による平面像ではラグスクリュー先端と骨頭軟骨面との位置関係を正確に判断することは困難である．よって，骨頭穿孔を避けるため計測値より短い長さのラグスクリューを選択することが多く，予測に反してTADが長くなってしまうことがありうる．

今回作成した探索棒は先端がロケット状になっているため，手回しハンドルですすめることにより骨頭軟骨の抵抗を感じることができ，その位置で停止すれば骨頭を穿孔することなく骨頭軟骨面近くまで先端をすすめることが可能である．そしてその先端から大腿骨外側皮質までの距離を測れば，実測値として挿入可能なラグスクリューの長さを計測することができる．後はラグスクリューの長さの選択と挿入深度を決めることでTADの長さを自在に調整することができる．よってこの方法は安全かつ確実にTADを短くすることができ，有効なcut outの予防手技になると考える．

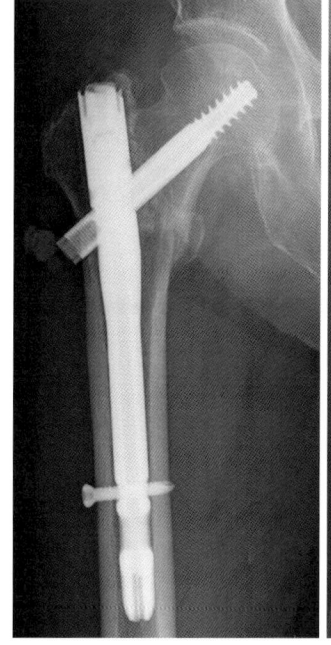

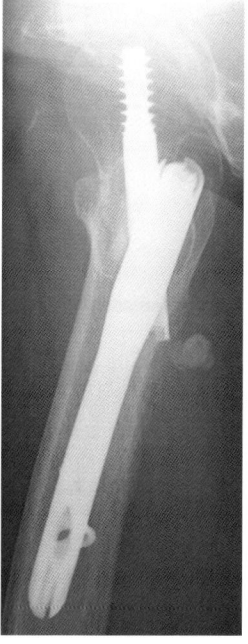

a．正面像　　　b．側面像

図5．症例．79歳，女．Jensen分類typeIII．術後単純X線像． 今回作成した探索棒を使用し骨頭軟骨を確認し，ラグスクリュー固定を行っている．TADは12 mmである．

ま　と　め

1）大腿骨転子部骨折手術で専用探索棒を使用し，骨頭軟骨面を確認することによってTADを短くできる手技を報告した．

2）この方法は骨頭内に挿入可能なラグスクリューの長さを計測でき，かつラグスクリューが挿入可能な範囲がわかるので，安全かつ確実にTADを調製することが可能である．

文　献

1) Baumgaertner MR, Curtin SL, Lindskog DM et al：The value of the tip-apex distance in predicting failure of fixation of peritrochanteric fractures of the hip. J Bone Joint Surg **77-A**：1058-1064, 1995
2) Pervez H, Parker MJ, Vowler S：Prediction of fixation failure after sliding hip screw fixation. Injury **35**：994-998, 2004
3) 若見朋晃，豊田嘉清：大腿骨転子部骨折髄内釘手術で骨頭軟骨を確認したtip-apex distanceの検討．骨折 **35**：353-356，2013

*　　　*　　　*

人工股関節全置換術後大腿骨ステム周囲骨折に対する dual plating 法

髙橋大介　井上正弘　入江　徹　浅野　毅　紺野拓也
下段　俊　岩崎倫政

はじめに

人工股関節全置換術（THA）後の成績は非常に安定しているが，少なからず合併症が存在する．その合併症のうち大腿骨ステム周囲骨折は低頻度ではあるが，しばしば治療に難渋する．一般的に，治療法の決定にはVancouver分類が用いられ，ステムに弛みを認めないtype B1の症例に対しては骨接合術が行われる．近年，ロッキングプレート（locking compression plate：LCP）の登場によりその成績が向上してきているが，大腿骨ステム周囲骨折を生じるようなTHA症例は骨脆弱性を有することが多く，特に近位骨片の十分な固定力が得られずに遷延治癒となりプレートが折損する症例も散見される．そこで，われわれは骨折部の癒合能力が乏しいと予想される大腿骨ステム周囲骨折例に対してプレートにかかる応力を分散させ，骨折部の安定性を高める目的で dual plating 法を行っているので紹介する．

I．手術方法と後療法

本手術は完全側臥位で行う．

1）まず，骨折部を展開し，良好な整復位を獲得し骨把持鉗子などで仮固定を行う．

2）反対側用 LCP-distal femur（DF）［シンセス社，東京］を上下反転し，大腿骨外側から設置する．その際，骨折部より遠位にロッキングスクリューを3本固定できる適切な長さのプレートを選択する．ステム周囲の骨幹

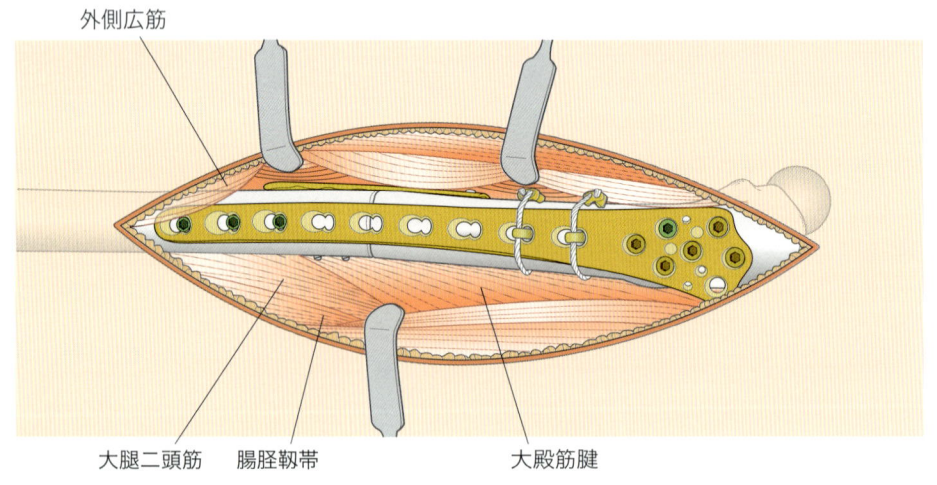

図1．骨折部の展開と固定法

Key words

dual plating, THA, periprosthetic femoral fracture

*Dual plating of periprosthetic femoral fractures after total hip arthroplasty
　要旨は第38回日本股関節学会において発表した．
**D. Takahashi：北海道大学大学院整形外科（Dept. of Orthop. Surg., Graduate School of Medicine, Hokkaido University, Sapporo）；M. Inoue：えにわ病院整形外科；T. Irie, T. Asano：北海道大学大学院整形外科；T. Konno：えにわ病院整形外科；S. Shimodan（医長）：市立釧路総合病院整形外科；N. Iwasaki（教授）：北海道大学大学院整形外科．

a．受傷時　　b．術直後　　c．術後 7 ヵ月
図 2. 症例 1. 68 歳，女．X 線像

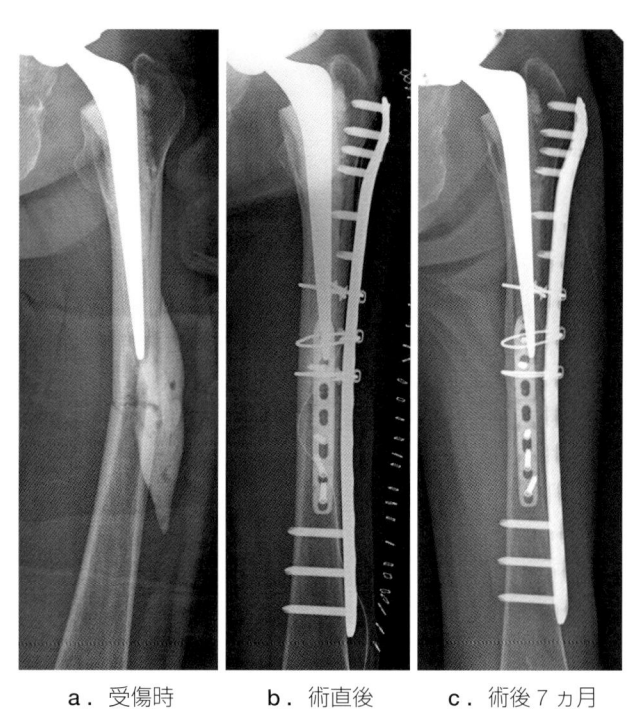

部はサークレージケーブルとサークレージポジショニングスクリュー TAN（どちらもシンセス社）を併用して固定し，大転子部には可能な限り多くのロッキングスクリュー［ペリプロステティックスクリュー（シンセス社）を含む］で固定する．

3）次に骨折部の前方からメタフィジアルプレート（シンセス社）を用いて固定を追加する．その際，骨折部より近位にロッキングスクリューを mono-cortical に 2～3 本固定し，遠位には LCP-DF のロッキングスクリューと干渉しないように注意しながら，ロッキングスクリューを bi-cortical に 3 本で固定する（図 1）．

4）骨折部に骨欠損がある場合には自家腸骨移植を追加する．

5）術後後療法としては，現時点では非荷重期間を 4～6 週間としている．

II．成　　績

2009 年以降に dual plating 法で治療を行った THA 後大腿骨ステム周囲骨折例は 6 例であった．男性 1 例，女性 5 例で，受傷時平均年齢は 65.8（41～83）歳であった．受傷原因は 5 例が転倒，1 例が歩行中，骨折型は全例 Vancouver 分類 type B1 であった．6 例の内訳は初回 THA 後 2 例，THA 再置換術後が 2 例，THA 後ステム周囲骨折治療後の再骨折が 2 例で全例セメントステムであった．自家骨移植を 6 例中 3 例に行った．全例 6 ヵ月以内に骨癒合が得られており，その後再骨折を生じていない．

III．症 例 提 示

症例 1．68 歳，女．

術後経過中に転倒し，THA 後大腿骨ステム周囲骨折（Vancouver 分類 type B1）を受傷した．漏出していたセメントを除去した後に整復を行い，dual plating 法による骨接合と自家腸骨移植を行った．術後 6 週間は非荷重期間とし，その後徐々に荷重を増加させ，術後 10 週で全荷重歩行とした．術後 7 ヵ月の時点で骨癒合も得られ経過は良好である（図 2）．

症例 2．41 歳，女．

THA 再置換術後感染に対して他院で二期的再々置換術を施行されており，術後 1 年で転倒し大腿骨ステム周囲骨折（Vancouver 分類 type B1）を受傷した．既往に重度の糖尿病があった．Dual plating 法による骨接合と自家腸骨移植を行った．免荷期間は 6 週間とした．術後 11 ヵ月の時点で良好な骨癒合が得られ経過良好である（図 3）．

IV．考　　察

THA 後大腿骨ステム周囲骨折の発生率は，初回 THA 後では 0.1～2.3％ と低頻度であるが，再置換術後では 7.8～12.8％ ともいわれる[1]．本邦における THA 症例は近年増加傾向の一途をたどっていること，ますます高齢化

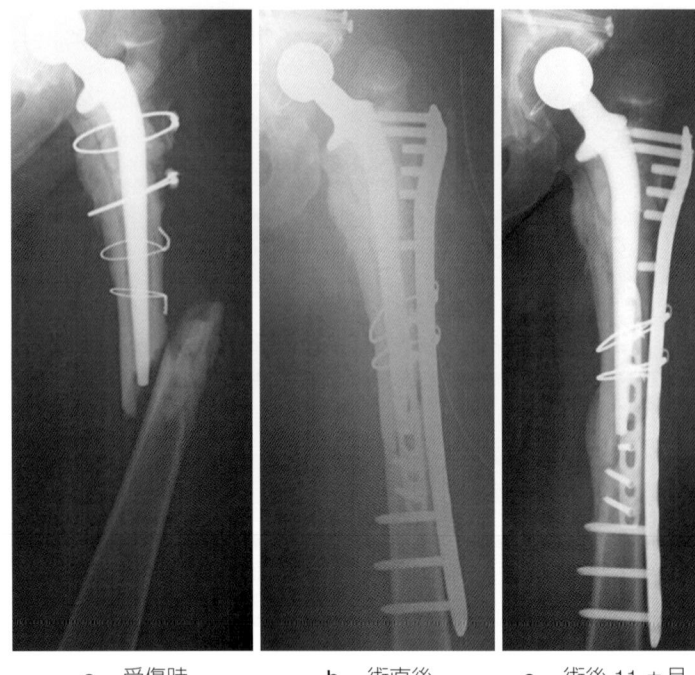

a. 受傷時　　b. 術直後　　c. 術後 11 ヵ月
図 3. 症例 2. 41 歳, 女. X 線像

社会になることから，今後はさらに大腿骨ステム周囲骨折例は増加するものと考えられる．ステム周囲骨折の治療法の決定には，検者内と検者間での信頼性や正当性について確かめられている Vancouver 分類を用いられることが多い．Vancouver 分類 type B1 の大腿骨ステム周囲骨折に対する治療は骨接合術が第一選択肢であるが，近位骨片にはステムが挿入されているため従来は成績が安定していなかった．近年では，LCP の登場により治療困難であった本骨折に対しても良好な治療成績が報告されている[2,3]．LCP はプレートとスクリュー間にロッキング機構を有するため回旋安定性に優れるだけでなく，骨膜の血流も保たれ，骨癒合に有利に働くとされる[4]．一方で type B1 に対する LCP 単独使用では，必ずしも良好な成績が得られないとの報告もある[5]．大腿骨ステム周囲骨折を生じる症例はもともと骨皮質が薄く，骨折部位の癒合能力は乏しいことが多いため骨癒合を得るまでに長い時間を要し，LCP 単独使用では荷重時に十分な固定力を保てずに遷延癒合やプレート折損などの危険性があることが一つの原因であると考えられる．実際，筆者らも LCP 単独使用によるプレート折損例を 1 例経験している[6]．Moazen ら[7]は Vancouver 分類 type B1 を想定した大腿骨ステム周囲骨折モデルを用いた力学試験で，外側プレートのみでは固定強度が弱いことを示している．さらに Moazen ら[8]は，同実験モデルにおいて骨欠損のある不安定型骨折では安定型骨折に比して約 25% の強度しかないことも示している．そのためわれわれは，骨折部の

癒合能力が乏しいと予想されるセメントステム例や骨折部に骨欠損を生じている症例に対してプレートの応力分散と骨折部の固定強度を高める目的で，dual plating 法による骨接合術を行うこととした．さらに骨欠損部がある症例には積極的に自家腸骨移植を追加している．Dual plating 法を行ってから現在までプレート折損や再骨折例は経験していない．

本骨折の問題点として，手術後の非荷重期間が長いことがあげられる．Dual plating 法は LCP 単独使用に比して強度が高いことが予想されるため，非荷重期間の短縮が可能と考えている．今後は同方法を用いた骨折モデルで力学解析を行い，プレートにかかる応力がどの程度分散されているのかを解析することで非荷重期間を可能な限り短期間にするように努めていきたい．

まとめ

1）THA 後大腿骨ステム周囲骨折に対する dual plating 法は，その応力分散効果によって良好な治療成績が得られた．

2）特に癒合能力が乏しいと予想されるセメントステム症例では，dual plating 法と自家腸骨移植を併用することが推奨される．

文　献
1）赤岡裕介，天正恵治，小平博之ほか：ステム周囲骨折に

対する治療法と治療成績．日人工関節会誌 **40**：444-445，2010
2）浅海浩二，野田知之，梅原憲史ほか：ステム周囲骨折に対する LCP curved broad plate & periprosthetic screw の使用経験．中部整災誌 **53**：19-20，2010
3）Graham SM, Moazen M, Leonidou A et al：Locking plate fixation for Vancouver B1 periprosthetic femoral fractures；a critical analysis of 135 cases. J Orthop Sci **18**：426-436, 2013
4）清重佳郎，浦山安広，石井政次：ロッキングプレート固定が奏功したインプラント周囲骨折の1例．整形外科 **57**：434-435，2006
5）Buttaro MA, Farfalli G, Paredes Núñez M et al：Locking compression plate fixation of Vancouver type-B1 periprosthetic femoral fractures. J Bone Joint Surg **89-A**：1964-1969, 2007
6）髙橋大介，眞島任史，井上正弘ほか：THA 術後ステム周囲骨折の治療経験．Hip Joint **38**：707-710，2012
7）Moazen M, Mak JH, Etchels LW et al：Periprosthetic femoral fractures；a biomechanical comparison between Vancouver type B1 and B2 fixation methods. J Arthroplasty **29**：495-500, 2014
8）Moazen M, Mak JH, Etchels LW et al：The effect of fracture stability on the performance of locking plate fixation in periprosthetic femoral fractures. J Arthroplasty **28**：1589-1595, 2013

*　　　*　　　*

高齢者大腿骨顆部・顆上骨折に対する治療法の選択

川上 幸雄

はじめに

近年，高齢化社会の進行に伴い大腿骨近位部骨折のみならず大腿骨遠位部骨折も増加傾向にあると思われる．高齢者においては，低エネルギー外傷であるにもかかわらずその骨脆弱性から高度粉砕を伴うことが多く，しばしば治療に難渋する．Locking Compression Plate（LCP）［シンセス社，東京］や polyaxial なロッキングプレートの出現により本骨折に対する治療成績が飛躍的に向上してきたが[1~3]，ロッキングプレートを用いた治療成績においても偽関節や遷延癒合の報告が散見され，注意が必要である．本稿では，高齢者大腿骨顆部・顆上骨折の問題点を検討し，骨折型に応じた術式およびインプラント選択，さらには新しいデバイスの可能性について自験例をもとに報告する．

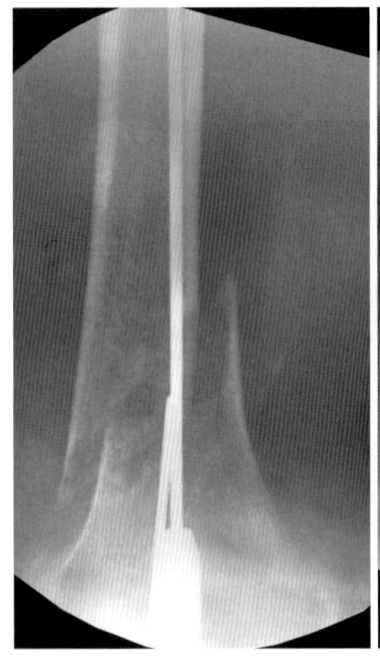

a．ガイドワイヤーを挿入した時点では骨折部での側方転位が残存している．

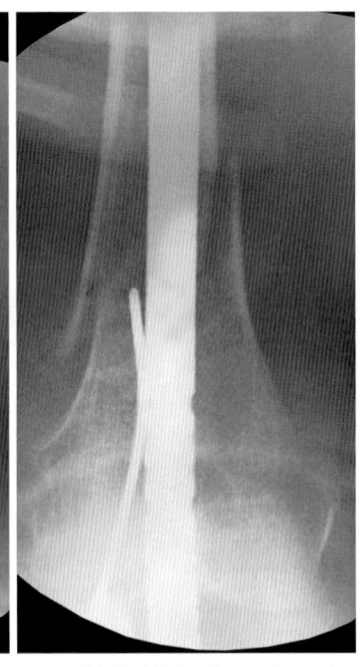

b．遠位骨片にブロッキングピンをおくことにより，髄内釘挿入に伴い側方転位が矯正される．

図1．ブロッキングピンによる側方転位の矯正

Key words

distal femoral fracture, locking plate, intramedullary nail

*Surgical treatment of distal femoral fractures in elderly patients
**Y. Kawakami（主任医長）：岡山済生会総合病院整形外科（℡700-8511　岡山市北区伊福町 1-17-18；Dept. of Orthop. Surg., Okayama Saiseikai General Hospital, Okayama）．

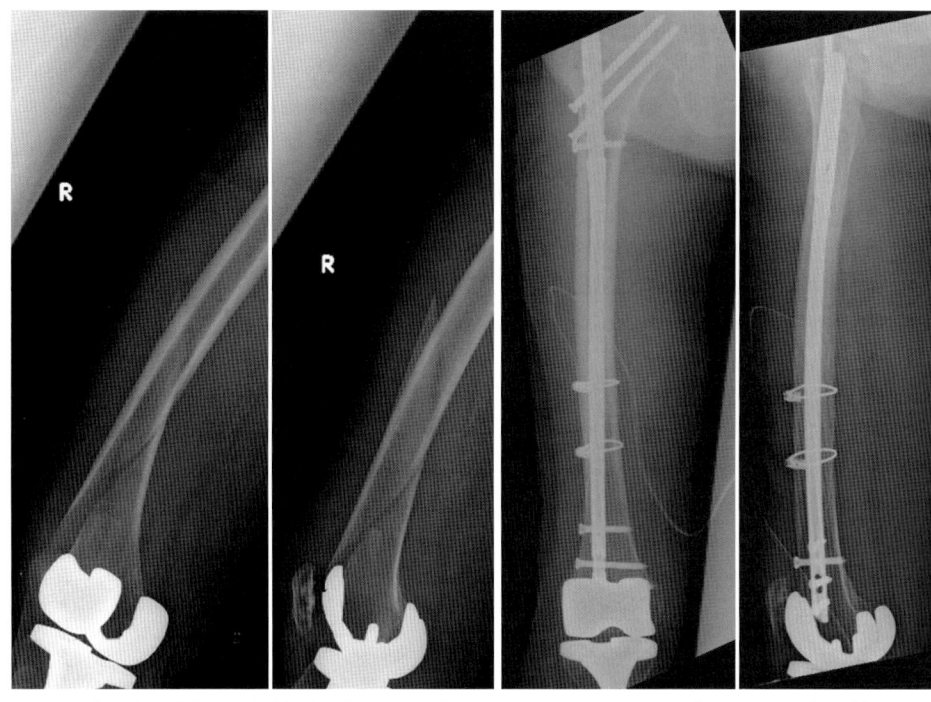

a．受傷時X線像．骨折線が顆上部から近位方向へ伸びている．
b．ワイヤリングを併用し，順行性髄内釘を使用．遠位骨片には4本のインターロッキングスクリューを挿入し，近位はリコンストラクションモードで挿入する．

図2．骨折線が顆上部から骨幹部にいたる症例

I．高齢者大腿骨顆部・顆上骨折の問題点

　大腿骨遠位部骨折はすべての大腿骨骨折の6％を占めるといわれ，若年者においては高エネルギー外傷に伴うことが多く，その1/3が多発外傷例とされている．そして単独損傷であれば，比較的単純骨折の形態をとることが多い．しかしながら高齢者においては，転倒などの軽微な外傷による単独骨折であるにもかかわらず，その骨脆弱性から高度に粉砕を伴うという特徴を有している．寝たきりの患者あるいは全身状態が著しく不良な患者や血栓リスクの高い症例以外では，多くの場合手術的治療が選択されると思われる．手術的治療の原則は，関節面の解剖学的整復と軸方向の回旋アライメントの維持，そして顆部と骨幹部の強固な固定および早期機能訓練であるが，骨脆弱性骨折においては遠位骨片が短く，骨幹端に粉砕を伴った症例をしばしば経験する．このような症例においては，角度安定性を有するロッキングプレートを用いたとしても遠位骨片に挿入できるスクリューの数が限られ，また髄内釘を用いたとしても十分な数のインターロッキングスクリューを挿入できないため，固定性に不安を残す結果となる．また高齢者は大腿骨顆部周囲の軟部組織も菲薄であり，皮下に大きなインプラントを設置することは褥瘡形成，ひいてはインプラント感染の原因ともなりうる．

II．治療法の選択

　骨折型別にわれわれの行っている治療法について述べる．

❶AO分類 type 33-A

　関節外骨折に対しては固定性および侵襲性を考慮し，逆行性髄内釘を第一選択としている．骨折部の整復に関しては，髄内釘の挿入に伴い骨折部が整復されるような位置に刺入孔を作製したり，それでも満足できる整復位が得られない場合にはブロッキングピンを併用するなどして，できる限り閉鎖的な整復を心がけている（図1）．また髄内釘の長さについては，髄腔狭部を超える長さのものを選択するようにしており，この場合，近位のインターロッキングはラジオルーセントドリルを用いることになるが，股・膝関節屈曲拘縮を有する患者においてはその手技に難渋することが多い．最近，電磁場位置計測テクノロジーによりX線透視を用いずにインターロッキ

ングスクリューを挿入可能なシステムが使用可能となっており，こういった症例では非常に有用である．骨折線が顆上部から近位方向へ伸びている症例に対しては，順行性髄内釘を選択する場合もある[4,5]．最近は遠位に多数のインターロッキングスクリューを挿入可能な順行性髄内釘も使用可能となっており，これを高齢者に用いる場合には将来の大腿骨近位部骨折を予防するため，近位のインターロッキングはリコンストラクションモードで挿入するようにしている（図2）．

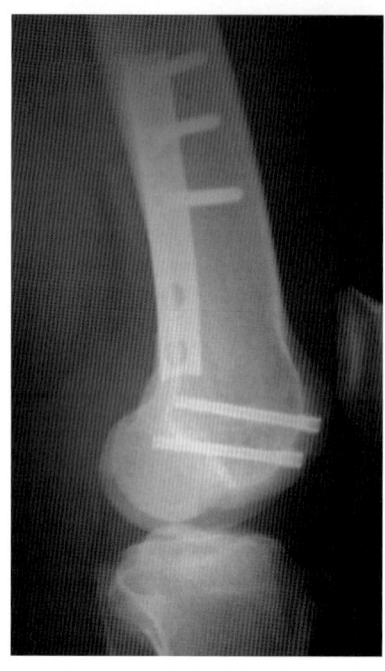

❷AO 分類 type 33-B

部分関節内骨折については，スクリューあるいはスクリュー＋バットレスプレート固定を行っている．Hoffa骨折に対してはヘッドレススクリューに後方バットレスプレートを追加している（図3）．内顆あるいは外顆骨折については髄内釘も機種によっては使用可能であり，関節面を直視下に整復した後髄内釘を挿入し，スクリューの両端のワッシャーを締めることにより骨折部に圧迫をかけ，強固な固定性を得ることができる（図4）．

❸AO 分類 type 33-C

転位のある関節内骨折については，直視下の整復が必要となる．多くの場合，外側傍膝蓋アプローチにより関節面の骨折部を展開し，解剖学的整復位を獲得した後，骨幹端については閉鎖的にアライメントを整え，最小侵襲プレート固定（MIPO）法を用いて外側ロッキングプレート固定を行っている．この場合，内側骨折部にギャップが残存したり，あるいは内側に高度粉砕を伴う

図3．Hoffa 骨折に対するヘッドレススクリュー＋後方バットレスプレート固定

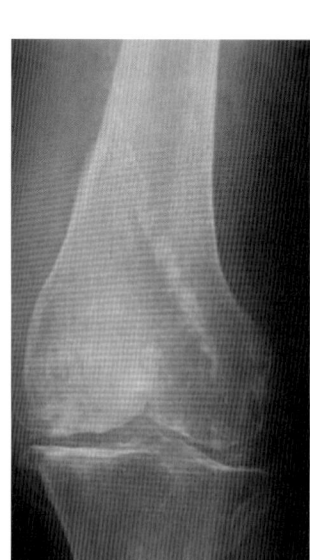

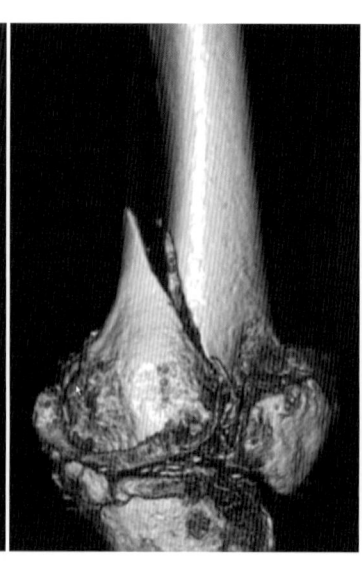

a．受傷時X線像．内顆単純骨折を認める．

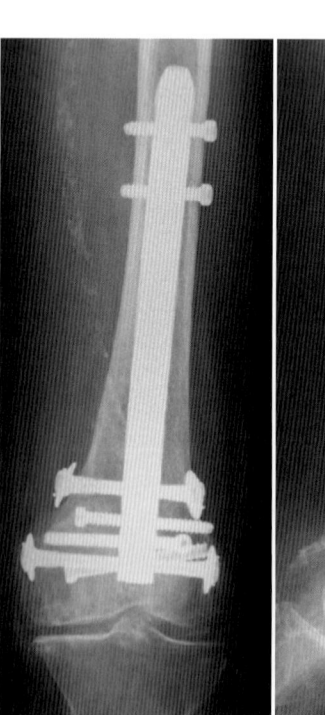

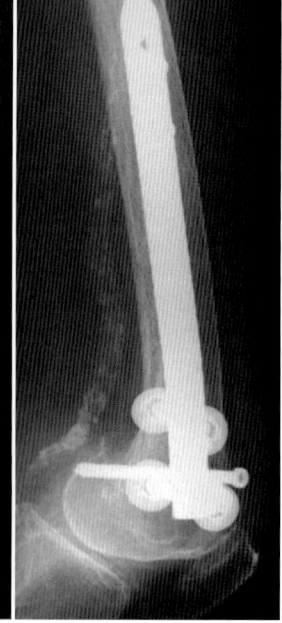

b．術後X線像．逆行性髄内釘を用い，インターロッキングスクリューとワッシャーにより骨片間を圧迫

図4．部分関節内骨折に対する髄内釘固定

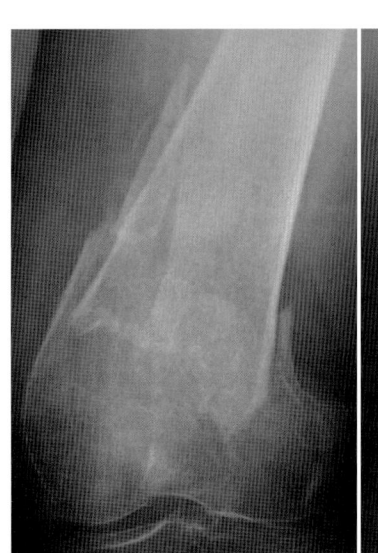

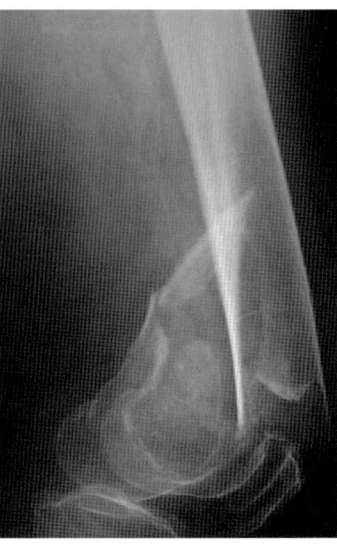

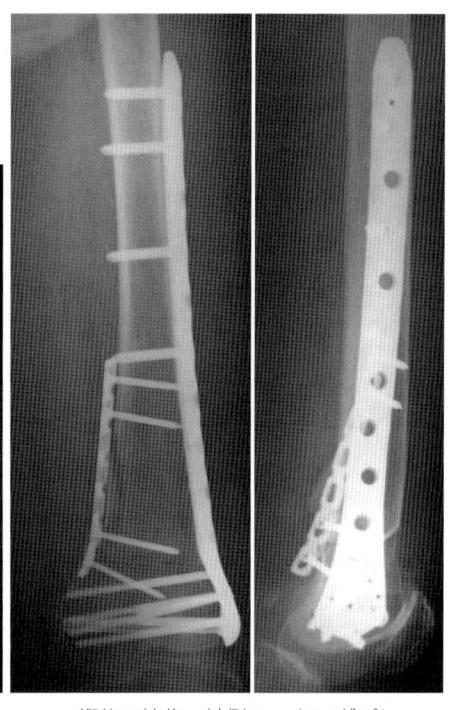

a．受傷時X線像．内側に第3骨片を有する．　　　b．術後X線像．外側ロッキングプレート固定を行った後，内側に小さなプレートを追加

図5．骨幹端の粉砕が強い症例

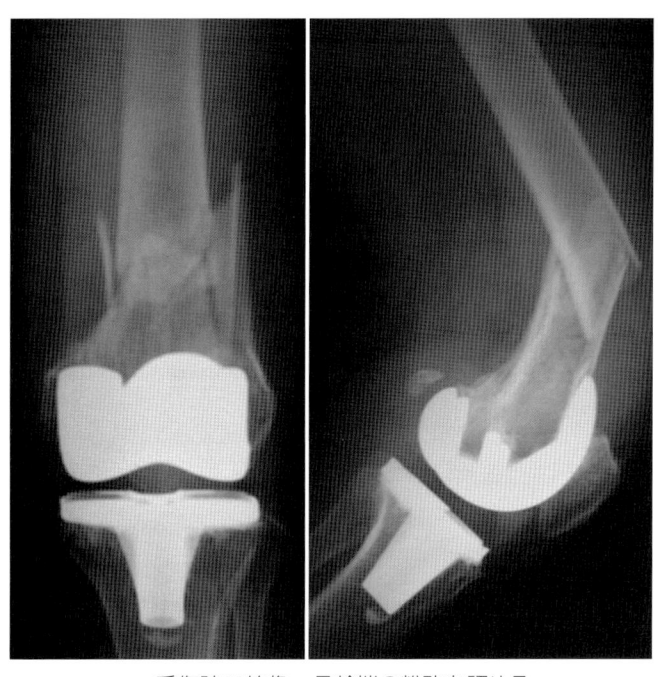

a．受傷時X線像．骨幹端の粉砕を認める．

図6．人工膝関節周囲骨折

症例においては，遷延癒合や偽関節にいたるケースがあるため注意を要する．遠位骨片が短いために十分な数のスクリューが入らず，また内側骨折部に骨性のコンタクトが得られないような症例においては，術中に外側プレートを設置した後，骨折部に不安定性が残存していた場合は，内側にもプレートを追加しダブルプレート固定とするようにしている（図5）．

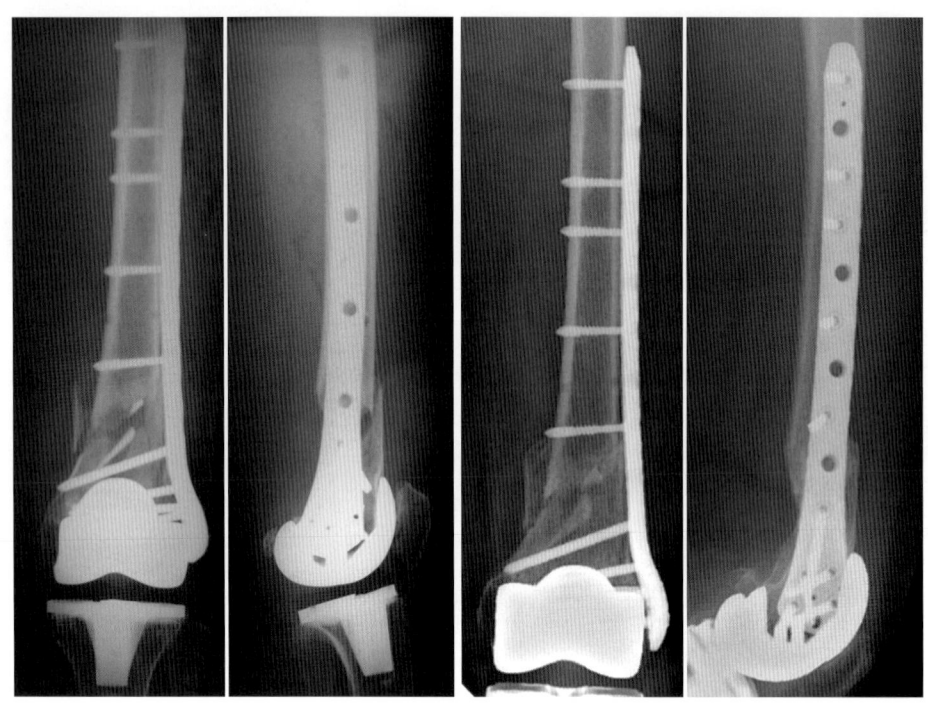

b．MotionLoc（ジンマー社，東京）によるロッキングプレート固定

c．術後 12 週 X 線像．良好なアライメントが維持され骨癒合を認める．

図6（つづき）

❹人工膝関節周囲骨折

　人工膝関節周囲骨折の中でもっとも頻度が高いのが大腿骨顆上骨折であり，その発生率は初回手術の 0.3～2.5％，再置換例では 1.6～38％と報告されている．人工関節の弛みがなければ内固定術の適応となる．フェモラールコンポーネントのタイプによっては逆行性髄内釘が使用可能な機種もあるが，たとえ髄内釘が挿入可能であってもその自由度がないために骨折部で角状変形をきたすことが多く，良好なアライメントが得られにくい．したがって MIPO 法などを併用し，ロッキングプレート固定を行うことが多い[6,7]．最近，プレートと対側骨皮質のみロックする far cortical locking というロッキングシステムが使用可能となっており[8]，従来のシステムよりも仮骨形成に有利である可能性が示唆されている（図6）．

まとめ

　1）高齢者大腿骨顆部・顆上骨折はその骨脆弱性から治療に難渋することの多い骨折の一つである．
　2）新しいインプラントやデバイスの改良・開発により治療成績の向上が期待でき，骨折型に応じた治療法の選択が重要である．

文　献

1) Kregor PJ, Stannard JA, Zlowodzki M et al：Treatment of distal femur fractures using the less invasive stabilization system. J Orthop Trauma **18**：509-520, 2004
2) Higgins TF, Pittman G, Hines J et al：Biomechanical analysis of distal femur fracture fixation；fixed-angle screw-plate construct versus condylar blade plate. J Orthop Trauma **21**：43-46, 2007
3) Kao FC, Tu YK, Su JY et al：Treatment of distal femoral fracture by minimally invasive percutaneous plate osteosynthesis；comparison between the dynamic condylar screw and the less invasive stabilization system. J Trauma **67**：719-726, 2009
4) Antekeier SB, Voor MJ, Roberts CS et al：Mechanical study of the safe distance between distal femoral fracture site and distal locking screws in antegrade intramedullary nailing. J Orthop Trauma **19**：693-697, 2005
5) Jahangir AA, Cross WW, Schmidt AH：Current management of distal femoral fractures. Curr Orthop Pract **21**：193-197, 2010
6) Nauth A, Ristevski B, Schemitsch EH et al：Periprosthetic distal femur fractures；current concepts. J Orthop Trauma **25**：S82-S85, 2011
7) Hou Z, Bowen TR, Irgit K et al：Locked plating of periprosthetic femur fractures above total knee arthroplasty. J Orthop Trauma **26**：427-432, 2012
8) Bottlang M, Fitzpatrick DC, Sheerin D et al：Dynamic fixation of distal femur fractures using far cortical locking screws；a prospective observational study. J Orthop Trauma **28**：181-188, 2014

大腿骨近位骨巨細胞腫に対する前方アプローチによる搔爬および側方アプローチによる内固定術

中島浩敦　吉田雅博　新井英介　山田健志　西田佳弘

はじめに

骨巨細胞腫（giant cell tumor of bone：GCTB）に対する標準的治療は病巣搔爬である[1]．GCTBが大腿骨近位に発生した場合，受診時には大きく骨破壊され，病的骨折をきたしている可能性が高い[1~3]．また，搔爬により骨皮質は菲薄化し，病的骨折のリスクが増える[4]ため，内固定の追加が必要になる可能性がある．搔爬のための病巣部の十分な露出と適切な内固定の追加をするための手段として，われわれは前方アプローチで搔爬を行い，側方アプローチで内固定を追加している．この前方・側方合併アプローチにより治療した大腿骨近位GCTBの治療成績を検討した．

I．対象および方法

1993年1月～2012年6月に治療した大腿骨近位GCTBは16例で，そのうち前方・側方合併アプローチで手術を行った5例を対象とした．男性4例，女性1例で，初診時平均年齢は32.8（19～55）歳，術後平均経過観察期間は33.1（18.2～112）ヵ月であった．発生部位はInternational Society of Limb Salvage（ISOLS）による分類[5]で，H1が1例，H2が1例，H1/H2が1例，H2/H3が2例であった．Campanacci分類[6]はgrade 1が2例，grade 2が2例，grade 3が1例であった．病的骨折を1例に認めた．全例で術前に生検を行い，診断を確定した．骨移植を3例，骨セメント充塡を2例に行い，内固定はcompression hip screw（CHS）を追加したものが4例，cannulated cancellous hip screw（CCHS）が1例であった．1例で手術の6日前に，外側回旋大腿動脈と内側回旋大腿動脈からの枝を塞栓した．腫瘍学的成績，患肢機能，合併症について検討した．患肢機能は最終経過観察時に行い，Musculoskeletal Tumor Society機能スコア（MSTSスコア）[5]を用いて評価した．

手術は牽引手術台に仰臥位とし，前方アプローチ（Smith-Petersen）で進入した．外側大腿皮神経に注意し，大腿筋膜張筋と大腿直筋の間から入り骨を露出し開窓した．鋭匙などを用いて腫瘍を搔爬した後，high speed burrによる内壁の掘削と電気メスによる焼灼を繰り返し行う．次に大腿部外側に別皮切を設け，大腿骨近位外側を露出させる．型どおりにCHSやCCHSを挿入するが，スクリューは腫瘍の存在しない正常な骨頭内に刺入する．自家腓骨移植の場合はCHSのラグスクリューリーマーを用いて骨頭に向かう骨孔を作成し，採取した腓骨をこの骨孔に入れ，骨頭に向けて打ち込み移植した．その後，ラグスクリューとプレートを挿入し固定した．残った欠損部には前方腸骨から採取した海綿骨移植あるいは人工骨充塡を行った．骨セメント充塡の場合は，CHSを挿入した後に前方開窓部から骨セメントを充塡した．

II．結　果

詳細を表1に示す．術中出血量は平均1,594（200～2,970）mlであった．局所再発が2例（40%）で，大転子にみられた．再発までの期間は平均23.5（22.8, 24.3）ヵ

Key words

giant cell tumor of bone, proximal femur, surgical approach

*Surgical treatment for giant cell tumor of the proximal femur ; curettage procedure by anterior approach and internal fixation by lateral approach

**H. Nakashima（主任医長）：岐阜県立多治見病院整形外科（☎507-8522　多治見市前畑町5-161；Dept. of Orthop. Surg., Gifu Prefectural Tajimi Hospital, Tajimi）；M. Yoshida（医長）：愛知県がんセンター中央病院整形外科；E. Arai：名古屋大学整形外科；K. Yamada（部長）：愛知県がんセンター愛知病院整形外科；Y. Nishida（特命教授）：名古屋大学整形外科

表1. 症例一覧

症例	年齢(歳)・性	部位(ISOLS)	Campa-nacci分類(grade)	病的骨折	手術方法	塞栓術	出血量(ml)	術後観察期間(月)	再発(部位)	再発までの期間(月)	再発に対する手術	患肢機能評価(MSTSスコア)[点]	合併症
1	55・女	H2/H3	2	なし	掻爬＋骨セメント充填＋CHS	なし	1,960	63.5	あり(大転子)	24.3	掻爬＋骨セメント充填	19	頚部骨折・短縮
2	25・男	H2	1	なし	掻爬＋骨セメント充填＋CHS	なし	2,200	38.4	あり(大転子)	22.8	掻爬＋骨セメント充填	28	頚部骨折・短縮
3	31・男	H1	1	なし	掻爬＋自家海綿骨移植＋CCHS	なし	200	26.6	なし			30	なし
4	19・男	H2/H3	2	あり	掻爬＋非血管柄付き自家腓骨移植＋人工骨充填＋CHS	なし	2,970	18.5	なし			30	なし
5	34・男	H1/H2	3	なし	掻爬＋非血管柄付き自家腓骨・海綿骨移植＋CHS	あり	640	18.2	なし			30	なし

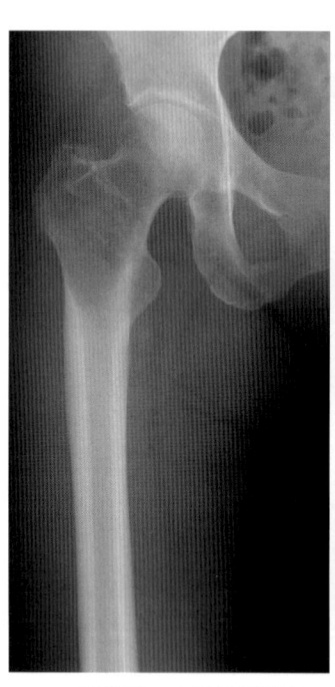

a．初診時．大腿骨頚部から転子部にかけて地図状の骨透亮像がみられる．

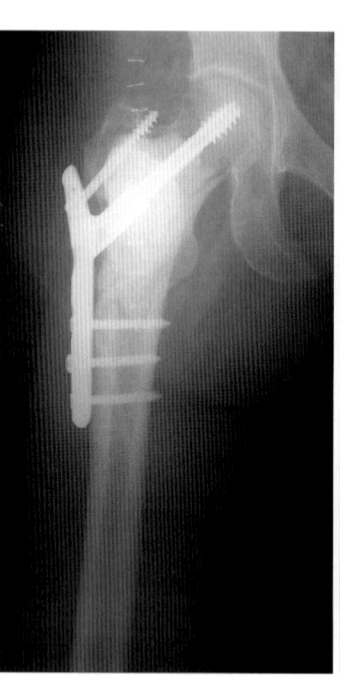

b．術後．前方アプローチで開窓し掻爬を行い，側方アプローチでCHSを挿入した後，前方開窓部から骨セメントを充填する．

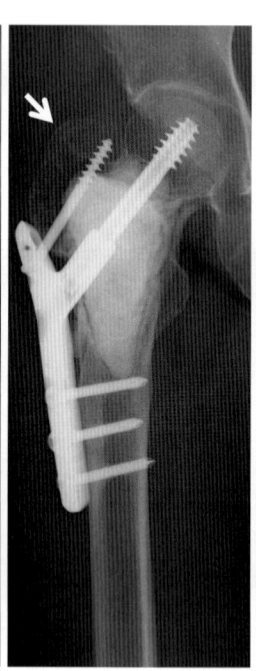

c．再発時．術後24.3ヵ月で大転子部に再発をきたしている（矢印）．Calcar femoraleに骨折線を認める．再掻把および骨セメント充填を行った．

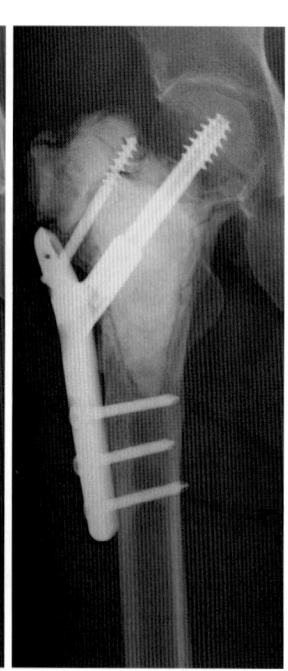

d．最終経過観察時（術後5年4ヵ月）．単純X線像上再々発は認めないが，calcar femoraleの部分は癒合しておらず，頚部の短縮がみられる．

図1．症例1．55歳，女．ISOLS分類H2/H3，Campanacci分類grade 2

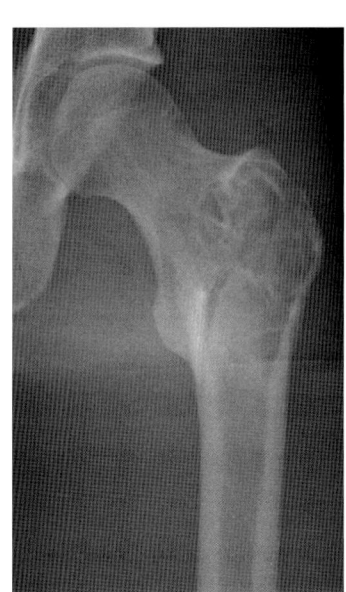

a. 初診時．左大腿骨転子部に骨透亮像とsoap-bubble appearanceがみられ，病的骨折を伴っている．
b. 術後．前方アプローチで開窓し掻爬を行う．側方アプローチでcalcar femoraleに沿うように自家腓骨移植を行い，CHSで固定する．残りの欠損部に人工骨を充填する．
c. 最終経過観察時（術後18ヵ月）．単純X線像上，腓骨は周囲と完全に癒合し，明らかな再発はない．

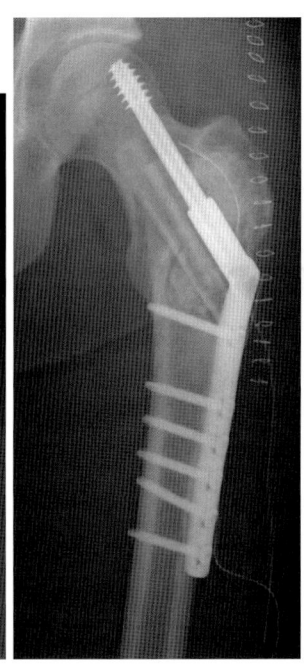

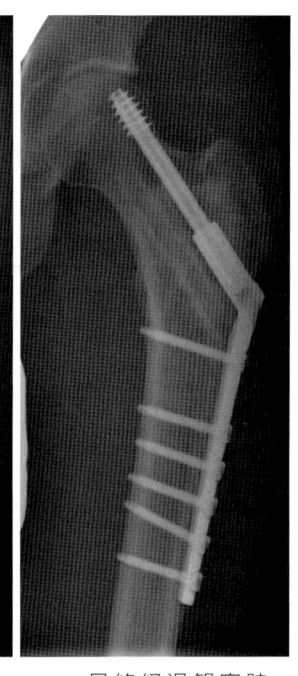

図2．症例4．19歳，男．ISOLS分類 H2/H3，Campanacci分類 grade 2

月であった．再発に対しては，再度掻爬および骨セメント充填を行った．重篤な合併症はなかった．骨セメント充填例で，頸部骨折後の短縮がみられた．肺転移をきたしたものはなかった．MSTSスコアは30点中平均27.4点（91.3％）であった．

III．症例提示

症例1．55歳，女．ISOLS分類 H2/H3，Campanacci分類 grade 2．

前方アプローチで開窓し掻爬を行い，側方アプローチでCHSを挿入した後，前方開窓部から骨セメントを充填したが，術後24.3ヵ月で大転子部に再発をきたし，再度掻爬および骨セメント充填を行った．術後5年4ヵ月で，MSTSスコアは19点（63％）で，単純X線像上再々発は認めないが，calcar femoraleの骨折線と頸部の短縮がみられる（図1）．

症例4．19歳，男．ISOLS分類 H2/H3，Campanacci分類 grade 2．

病的骨折を合併していた．前方アプローチで開窓し掻爬を行った．側方アプローチでcalcar femoraleに沿うように非血管柄付き自家腓骨移植を行い，CHSで固定した．残りの欠損部に人工骨を充填した．術後18ヵ月で，MSTSスコアは30点（100％）で，単純X線像上骨癒合は良好で明らかな再発はない（図2）．

IV．考　　察

❶大腿骨近位GCTBに対する腫瘍掻爬

GCTBが大腿骨近位に発生することはまれであり[1]，このため大腿骨近位GCTBに対する腫瘍掻爬の報告は少ない[1〜4,7]．Sakayamaら[2]は，大腿骨近位GCTBの2例に掻爬単独，3例に掻爬および骨セメント充填を行い，2例で再発がみられ人工骨頭置換を行ったと報告した．40％と高い再発率であったが，初回治療から人工関節や人工骨頭への置換は避けるべきと述べている．Choら[7]は，大腿骨骨頭および頸部GCTBの12例に対し掻爬を行い，骨移植と骨セメント充填をそれぞれ6例に行った．高い再発率（41.7％，12例中5例）がみられたが，12例中9例（75％）で股関節が温存され，初回治療には掻爬を考

171

慮すべきと述べている．Wijsbek ら[1]は，大腿骨近位 GCTB の 10 例に掻爬を行った．再発率は 30%（10 例中 3 例）であったが，MSTS スコアは 99% と優れていたと報告した．自験例では，40% と高い再発率であったが，全例で股関節は温存でき患肢機能も良好であった．

❷前方アプローチによる掻爬および側方アプローチによる内固定

GCTB の治療では，再発を防ぐためには十分な腫瘍の掻爬・除去が重要であるが，そのためには病変部を十分に露出することが必要である．大腿骨近位は解剖学的に複雑で[4,7]，また GCTB は局所浸潤性が強く，受診時には大きく骨破壊され，病的骨折を起こしている可能性が高い[1〜3]．また，拡大掻爬により骨皮質は菲薄化し，病的骨折のリスクは増える[4]．したがって，掻爬に加えて内固定を追加する必要がある．Wai ら[3]は，大腿骨近位 GCTB の 3 例に対して，適切な生検ルートと大腿骨近位全体の十分な露出を得ることを考慮し，前外側アプローチ（Watson-Jones）で掻爬および骨移植を行い，側方から CHS などの内固定を追加した．再発や合併症はなく良好な機能を得たと報告している．Cho ら[7]は，大腿骨骨頭と頚部 GCTB の 7 例で，前外側アプローチで掻爬を行い，大腿骨頚部前方の露出が可能で掻爬が容易にできたと述べている．再発は 2 例でみられたが，アプローチに起因する合併症（大腿骨頭壊死，関節変性）はみられなかった．Hu ら[4]は，大腿骨骨頭と頚部 GCTB の 4 例で，前方アプローチ（Smith-Petersen）で掻爬および他家骨移植を行い，側方アプローチを追加して内固定を行った．再発はなく，良好な患肢機能が得られたと報告している．合併症は，他家骨に対する拒絶反応のみで，大腿骨頭壊死，関節変性などアプローチに起因する合併症はなかったと述べている．自験例では，アプローチに起因する大腿骨頭壊死や関節変性などの合併症はなかった．再発は 2 例でみられ，いずれも大転子での再発であった．前方アプローチは，大腿骨頚部や骨頭のほうはよく露出できるが，大転子側がみえにくいという欠点があり，再発の原因は大転子側の掻爬が不十分であったことである可能性もある．Cho ら[7]は，前外側アプローチの際に，中殿筋の前方部分を切離して，小殿筋付着部を大転子から剥がして大転子の部分がよくみえるように工夫している．

❸骨欠損部の再建

GCTB の場合，掻爬後の骨欠損が大きく，欠損部を骨セメントで充填することが多い．われわれも 2 例で，初期強度，術後出血の低減などを期待して骨セメント充填を行った．しかし，2 例とも単純 X 線像上頚部骨折を起こし，骨形成が得られず，徐々に頚部の短縮を生じてしまった．幸い，ラグスクリューのカットアウトや痛みは生じなかったが，Wai ら[3]は大腿骨近位の腫瘍掻爬後の骨欠損部の充填に際して，骨セメントの使用は偽関節のリスクが増すため避けるべきとしている．病的骨折合併例や頚部の骨皮質の菲薄化が高度の際は，骨セメントの使用を避け，骨移植をすべきかもしれない．骨移植を行う場合も，海綿骨では構造的強度は期待できないので，非血管柄付き腓骨移植のほうが十分な強度が期待できる[8]．われわれも 2 例で構造的強度の獲得を期待し，非血管柄付き腓骨を calcar femorale に沿うように行い，良好な骨形成を得た．

ま と め

1）大腿骨近位 GCTB 5 例に対して，前方アプローチによる掻爬および側方アプローチによる内固定を行った．

2）前方・側方合併アプローチは，病巣部の十分な露出と掻爬ができ，内固定の追加も容易で重篤な合併症もなく，良好な成績を期待できる方法である．

文献

1) Wijsbek AE, Vazquez-Garcia BL, Grimer RJ et al：Giant cell tumour of the proximal femur；is joint-sparing management ever successful？ J Bone Joint Surg **96-B**：127-131, 2014

2) Sakayama K, Sugawara Y, Kidani T et al：Diagnostic and therapeutic problems of giant cell tumor in the proximal femur. Arch Orthop Trauma Surg **127**：867-872, 2007

3) Wai EK, Davis AM, Griffin A et al：Pathologic fracture of the proximal femur secondary to benign bone tumors. Clin Orthop **393**：279-286, 2001

4) Hu YC, Lun DX, Zhao SK：Combined anterior and lateral approaches for bone tumors of the femoral neck and head. Orthopedics **35**：E628-E634, 2012

5) Enneking WF, Dunham W, Gebhardt MC et al：A system for the functional evaluation of reconstructive procedures after surgical treatment of tumors of the musculoskeletal system. Clin Orthop **286**：241-246, 1993

6) Campanacci M, Baldini N, Boriani S et al：Giant-cell tumor of bone. J Bone Joint Surg **69-A**：106-114, 1987

7) Cho HS, Park IH, Han I et al：Giant cell tumor of the femoral head and neck；result of intralesional curettage. Arch Orthop Trauma Surg **130**：1329-1333, 2010

8) George B, Abudu A, Grimer RL et al：The treatment of benign lesions of the proximal femur with non-vascularised autologous fibular strut grafts. J Bone Joint Surg **90-B**：648-651, 2008

ピロン骨折に対するリング型創外固定を用いたロングロッド整復法

野坂光司　山田　晋　齊藤英知　木島泰明　千田秀一
島田洋一

はじめに

　ピロン骨折は,「足関節周辺の軟部組織の菲薄さ」から, 軟部組織関連の合併症が多い. 特に高齢者の足関節周辺骨折では, 老人性皮膚萎縮があり, 真皮の伸展性に乏しく, 厚い内固定材料では, 外傷に伴う腫脹が皮膚組織の二次的障害をきたしやすい[1]. また高齢者の下肢関節内骨折では, 加齢に伴う骨脆弱性や運動機能の低下によるリハビリテーション時の部分荷重の困難さから術後荷重開始時期が遅れ, 入院が長期化し, 臥床時間の増加による内科的合併症が増加する傾向がある[2]. こうした中, 秋田Ilizarov法グループでは, 秋田県内の多くのピロン骨折をリング型創外固定器で治療するという試みを行ってきた[3]. 特に軟部組織損傷を伴う高齢者には, 開放性骨折でなくとも積極的にリング型創外固定器を使用している. これには二つの目的があり, 一つは脆弱な皮膚に対して無理な内固定を避けることにより, 軟部組織関連合併症を起こさないこと, もう一つは早期荷重による早期離床, 早期自立と早期退院である. これまでもリング型創外固定器によるピロン骨折の治療成績はよいとする報告[3]やリング型創外固定と内固定との比較をし, それぞれの長所・短所を検討した報告[4,5]は散見されるがその詳細は不明な点が多い. 愛護的な閉鎖的整復は軟部組織に対するメリットのみならず, 骨折部における生物学的かつ血管新生の点からも, 骨癒合に有利に働くとされる[6]. われわれは高齢者足関節周辺骨折における内固定とIlizarov創外固定の比較研究の結果を報告するとともに, われわれの行っているIlizarov創外固定によるロングロッドを用いた閉鎖的整復方法(multidirectional ankle traction using Ilizarov external fixator with long rod and distraction arthroplasty in pilon fracture：MATILDA法)について報告する.

I. 対象および調査項目

　対象は, 当大学および関連病院で加療した脛骨天蓋骨折を含む脛骨遠位部骨折, 足関節三果骨折・両果骨折(足関節単果骨折は除外)の中で, 6ヵ月以上調査しえた60歳以上の36例とした. 内固定群19例, Ilizarov創外固定群17例であった. 平均年齢は内固定群68.4 (60〜78)歳, Ilizarov創外固定群69.2 (60〜79)歳であった. 荷重は各症例, 主治医の判断によるが, 内固定群の多くは術後2〜4週から爪先接地〜1/3部分荷重, 術後6〜8週から全荷重であり, Ilizarov創外固定群の多くは術後1日から可及的部分荷重, 術後2週から1/2部分荷重, 術後4週から全荷重となっていた.

　調査項目は入院期間, 平均矢状面可動域 (ROM), 骨密度若年成人比較% (young adult mean：YAM), 日本足の外科学会足関節・後足部判定基準 (JSSF scale), 外科的追加処置を要した皮膚障害の5項目とした.

II. 結　　果

　入院期間は内固定群79.2 (46〜123) 日, Ilizarov創外固定群29.2 (14〜63) 日で, Ilizarov創外固定群が有意に

Key words

pilon fracture, circular external fixator, multidirectional ankle traction, Ilizarov external fixator, long rod, distraction arthroplasty

---

*Multidirectional ankle traction using Ilizarov external fixator with long rod and distraction arthroplasty in pilon fracture
　要旨は2014年米国整形外科学会において発表した.
**K. Nozaka, S. Yamada(講師), H. Saito, H. Kijima, S. Chida, Y. Shimada(教授)：秋田大学大学院整形外科 (Dept. of Orthop. Surg., Akita University Graduate School of Medicine, Akita).

Ⅲ. 下 肢 ◆ 6. 下腿骨

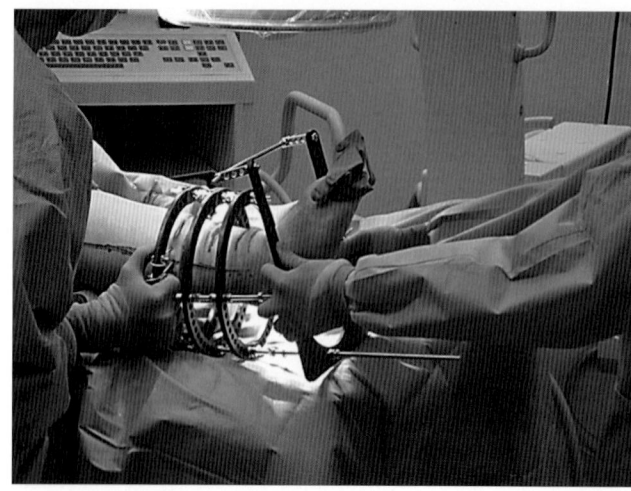

a. 背 屈

b. 底 屈

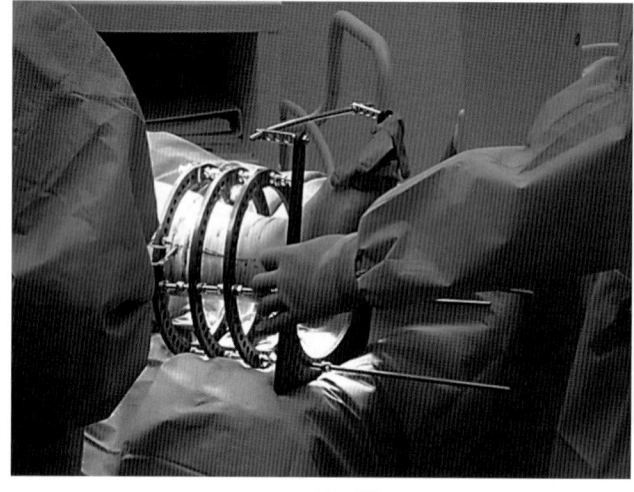

c. 外 反

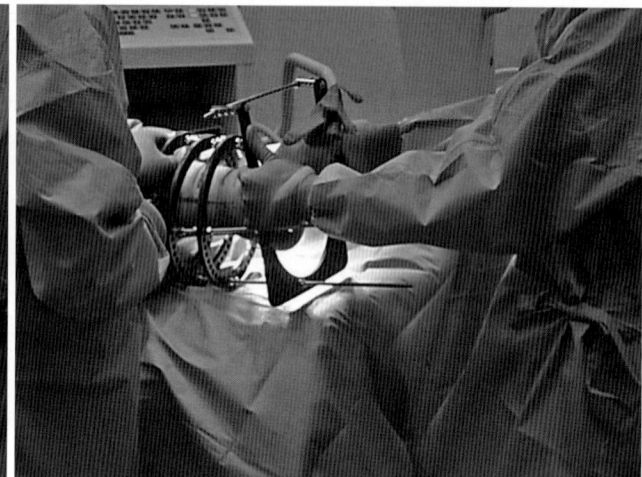

d. 内 反

図1. MATILDA法の実際

短かった（$p<0.05$）．平均矢状面ROMは内固定群45.9°，Ilizarov創外固定群43.3°で両群有意差はなかった．骨密度YAMは内固定群62.9（48〜72）%，Ilizarov創外固定群56.0（30〜70）%で両群有意差はなかった．JSSF scaleは内固定群平均86.2（72〜100）点，Ilizarov創外固定群平均90.3（82〜100）点で両群有意差はなかった．外科的追加処置を要した皮膚障害は内固定群で21.1%（4/19例），Ilizarov創外固定群で0%（0/17例）とIlizarov創外固定群が優れていた．

Ⅲ. 手術方法

400 mmのロングロッドでリングを組み立て，時間をかけて靱帯性整復術による牽引操作を行い整復を心がける（図1）．ロングロッドを使用する理由として，フットリングの多方向への牽引により少なくともロッド150 mm分は必要になることがあげられる．遠位部分が足りないと，この手技でもっとも大切なフットリングを使った大きな多方向への牽引操作ができなくなる．まず脛骨近位〜中央に最近位のフルリングを固定，次に踵骨に最遠位のフットリングを固定する．中の2枚のフルリングは骨折部の整復状況確認の妨げにならないように，最近位のリングのそばでフリーにしておく．術者は踵骨を固定した最遠位のフットリングの底背屈および内外反操作を愛護的に行う．靱帯性整復術による牽引操作で整復しきれない場合，フットリングの各ロッドのナットをレンチでまわし，遠位方向にすすめることにより，さらに牽引をかけることができる．噛み込みがはずれても整復位にならない場合，さらに底背屈および内外反を行う．最終確認時は360°全方向で整復されていることを確認する．長軸方向への大きな牽引により，転位（短縮，回旋，角状，軸）は閉鎖的に関節面の整復まで可能であった（図2）．これまで，85%の症例を閉鎖的に整復できている．整復操作後，足関節を最終位置である健側関節幅プラス1.0〜5.8 mm[7]を目途に足関節周囲の皮膚に緊張がかかりすぎない位置まで戻し，フットリングを固定する．過牽

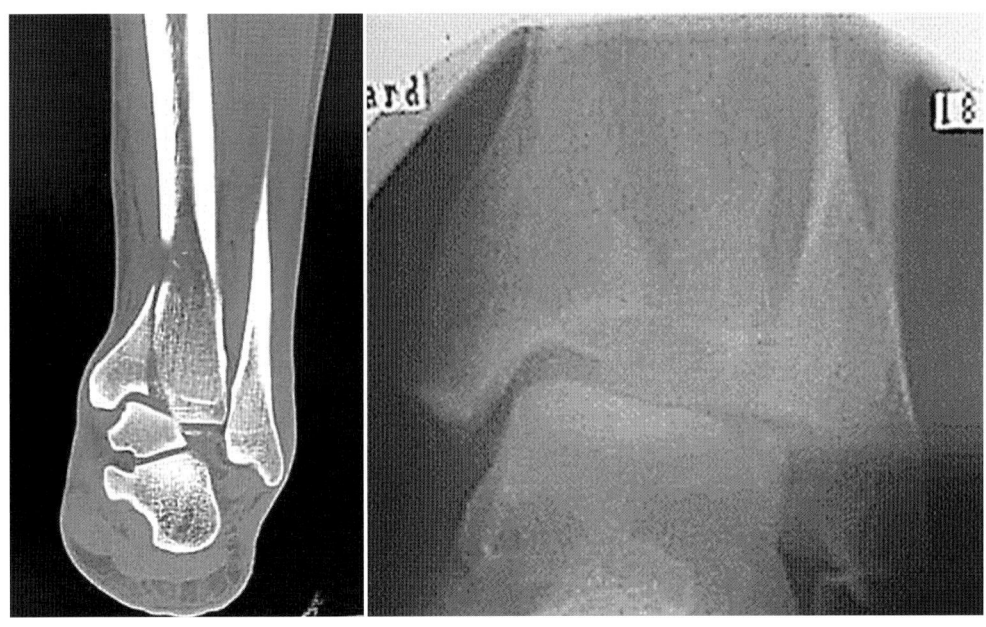

a．整復前正面像

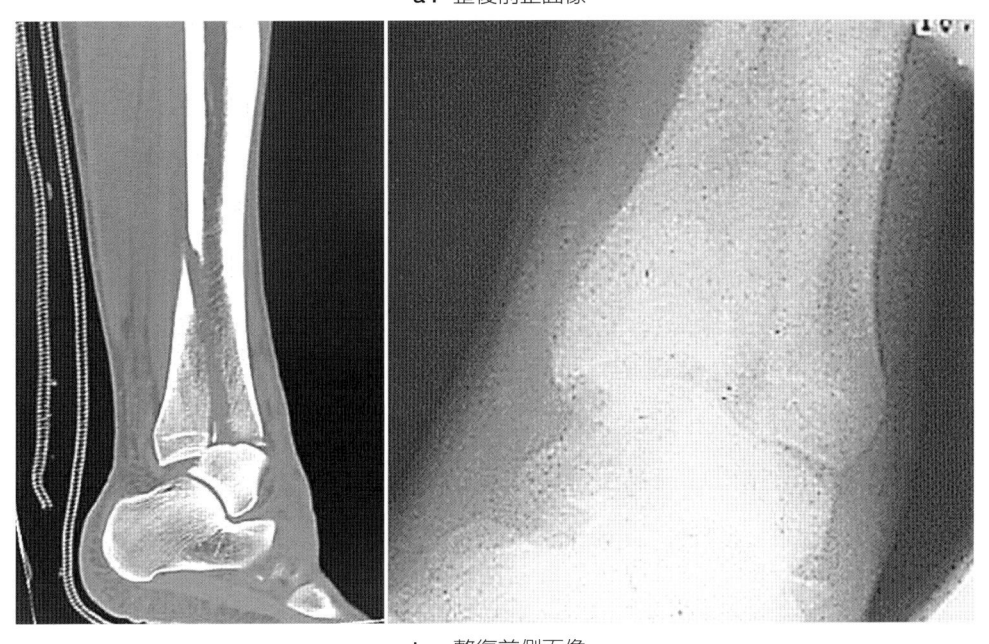

b．整復前側面像

図2．MATILDA法による閉鎖的整復の実際

引を緩めたときに矯正損失してしまう場合はもう一度牽引し，小切開から骨片をキャニュレーテッドスクリューやオリーブワイヤーで固定する（図3）．その後牽引を緩め，中の2枚のリングもすべて固定する．症例に応じて，追加のハーフピンやIlizarovワイヤーを刺入する．ロッドは荷重の妨げにならないように切断して終了する．Ankle distraction arthroplastyの効果[8]による外傷性関節症の減少もみられている．リングの組み立てについては，症例ごとに異なる．整復しづらいと予想される骨片のサイドは整復のためのエレバトリウムなどを入れる操作が必要なので，広いスペースを確保する．また，軟部組織損傷に対して局所陰圧閉鎖療法装置を装着する場合も同様である．

IV. 考　察

ピロン骨折は，軟部組織合併症，偽関節，変形治癒や深部感染などの合併症が非常に多い．特に観血的整復固定術を行った場合の軟部組織関連合併症は，多い報告では33％にもなる[8〜11]．ひとたび軟部組織関連合併症が生じると，軟部組織保護のための安静期間が長くなり，リハビリテーションは休まざるをえない．リハビリテー

Ⅲ．下 肢　6．下腿骨

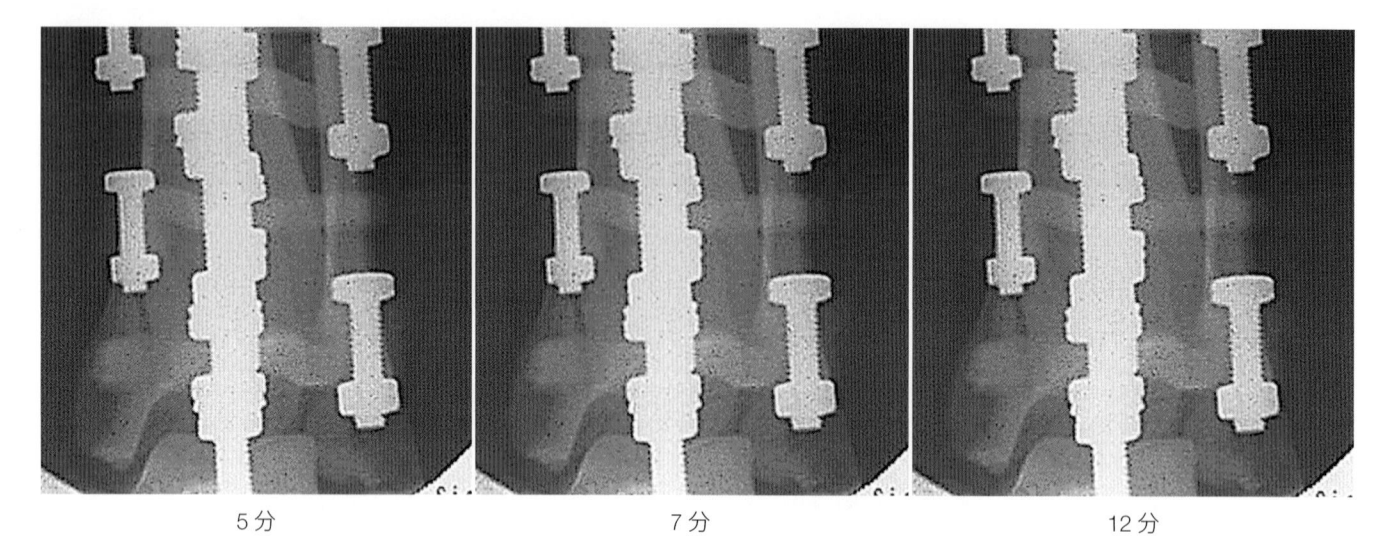

| 5分 | 7分 | 12分 |

c．整復後正面像

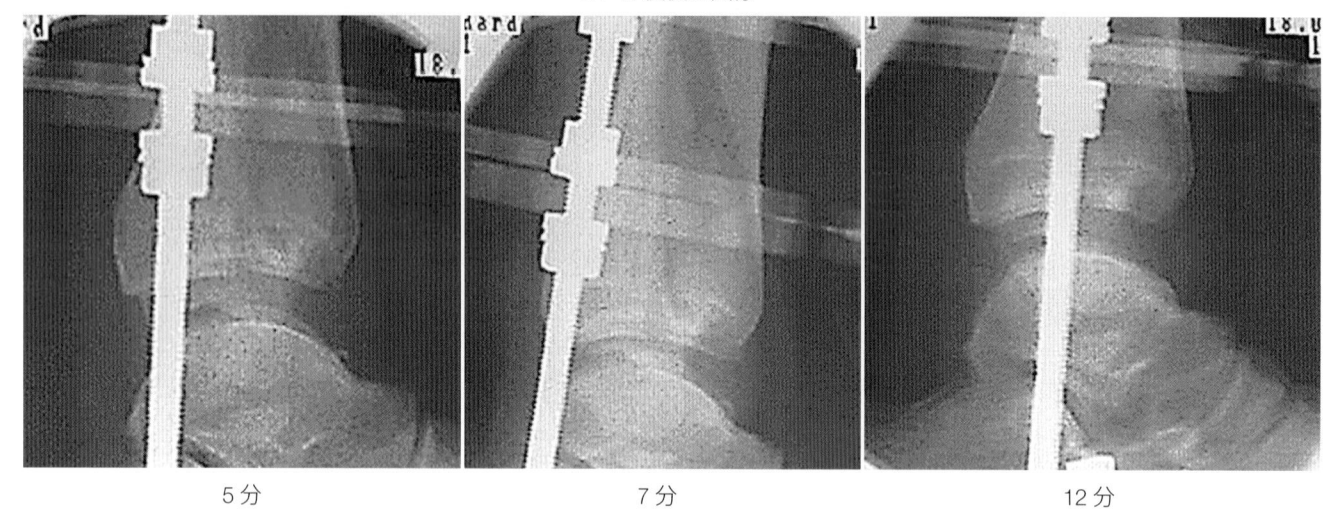

| 5分 | 7分 | 12分 |

d．整復後側面像

図2　（つづき）

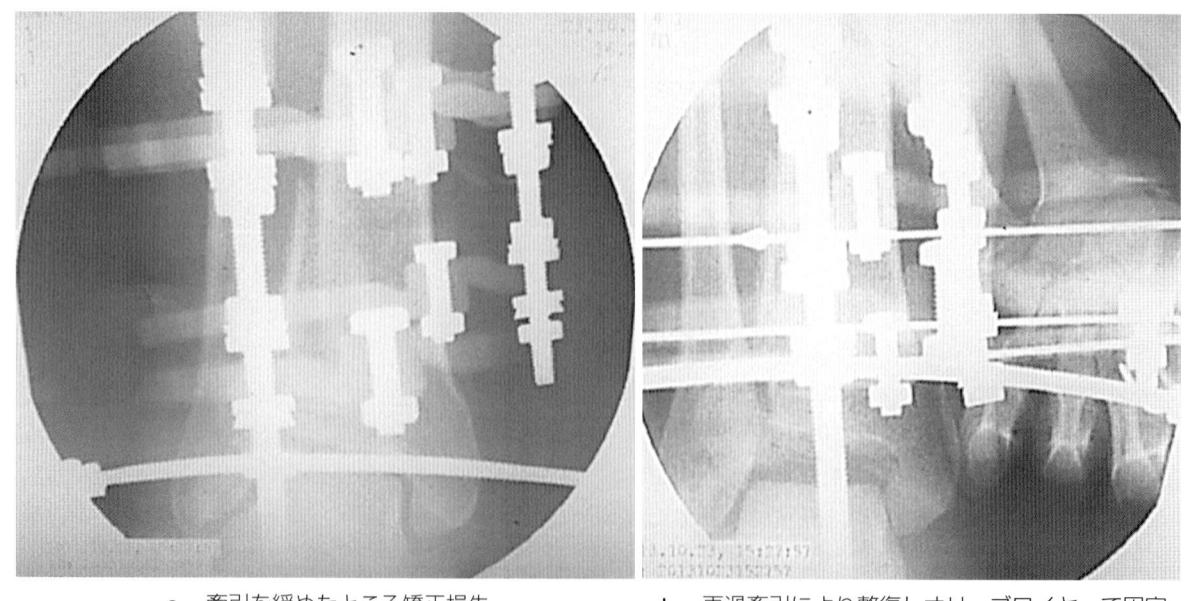

a．牽引を緩めたところ矯正損失　　　　　　b．再過牽引により整復しオリーブワイヤーで固定

図3．MATILDA法によるオリーブワイヤーでの整復

ションの観点から，ベッド上安静が骨粗鬆症骨に対していかに悪影響かの報告はいくつかある．非荷重にすると，わずか1週で脛骨海綿骨量は約50％に減少するという報告や，免荷後に再荷重しても，骨量が回復するには免荷期間の2倍以上の期間が必要であるとする報告がある[12,13]．これまでロングロッド整復法（MATILDA法）による深部感染例は経験していない．

後期高齢者は，術前待機の寝たきりの期間が長くなればなるほど，ほかの合併症を誘発することもあり，閉鎖的に整復できそうな骨折型の症例はあえて抗血小板薬や抗凝固薬は中止せず，可及的早期に手術を行っている．また，入院期間の短縮に関しては手術手技の工夫の要因もさることながら，病棟スタッフによる，自立した洗浄手技獲得へ向けての患者指導の役割も非常に大きい．現在当院では病棟スタッフ全員がリング型創外固定器への理解を深め，術後早期から患者およびその家族，時には自宅退院後に使用するデイケアのスタッフにまで創外固定の管理法を指導している[14]．当院のピロン骨折におけるリング型創外固定群の入院期間は年々短縮傾向にあり，内固定群との入院期間の差は広がる一方である[15]．

受傷から手術までについては，われわれの関連病院ではいまだ直達牽引が行われているケースも多い．術前牽引については，直達牽引はベッド上安静を強いること，腓腹筋の圧迫除去不能という欠点があり，Hoffmann型（やぐらいらず）は，ハーフピン刺入を局所麻酔下に行うのは除痛の点からは難があり，漸次的な牽引もしづらい．リング型創外固定器による牧野式（牧野佳朗氏考案）牽引[16]は，局所麻酔で可能で，大腿骨骨折時に行われることがある直達牽引と同じ手技であり，腓腹筋の圧迫除去も可能で有効性の高い方法と考えている．現在われわれは牧野式牽引を基本に，はじめから2枚のリング間にダミーリング2枚をおき，手術時に靱帯性整復術による閉鎖的整復後，そのダミーリングを移動させ，そのまま最終的な固定を行うロングロッド整復法（MATILDA法）を行っている．これにより，術前転位量の減少と閉鎖的整復手術のさらなる時間短縮ができ，現在症例を蓄積中である．ピロン骨折に対するリング型創外固定を用いたロングロッド整復法による治療法は，今後の高齢者下肢外傷治療において重要な役割をはたすものと考えた．

まとめ

ピロン骨折に対するリング型創外固定を用いたロングロッド整復法（MATILDA法）は皮膚障害を起こしづらい手術法である．

文　献

1) Calleja-Agius J, Muscat-Baron Y, Brincat MP：Skin ageing. Menopause Int **13**：60-64, 2007
2) 野坂光司，阿部秀一，千田秀一ほか：高齢者脛骨プラトー骨折における内固定とIlizarov創外固定の治療成績の比較・検討．別冊整形外科 **60**：181-185, 2011
3) 野坂光司，阿部秀一，千田秀一ほか：秋田県におけるIlizarov法の普及とその有用性．日整会誌 **86**：S521, 2012
4) Bacon S, Smith WR, Morgan SJ et al：A retrospective analysis of comminuted intra-articular fractures of the tibial plafond; open reduction and internal fixation versus external Ilizarov fixation. Injury **39**：196-202, 2008
5) Crist BD, Khazzam M, Murtha YM et al：Pilon fractures; advances in surgical management. J Am Acad Orthop Surg **19**：612-622, 2011
6) Brunner UH, Cordey J, Schweiberer L et al：Force required for bone segment transport in the treatment of large bone defects using medullary nail fixation. Clin Orthop **301**：147-155, 1994
7) Fragomen AT, McCoy TH, Meyers KN et al：Minimum distraction gap; how much ankle joint space is enough in ankle distraction arthroplasty? HSS J **10**：6-12, 2014
8) Ketz J, Sanders R：Staged posterior tibial plating for the treatment of Orthopaedic Trauma Association 43C2 and 43C3 tibial pilon fractures. J Orthop Trauma **26**：341-347, 2012
9) Sirkin M, Sanders R, DiPasquale T et al：A staged protocol for soft tissue management in the treatment of complex pilon fractures. J Orthop Trauma **18**：32-38, 2004
10) Dillin L, Slabaugh P：Delayed wound healing, infection, and nonunion following open reduction and internal fixation of tibial plafond fractures. J Trauma **26**：1116-1169, 1986
11) Pugh KJ, Wolinsky PR, McAndrew MP et al：Tibial pilon fractures; a comparison of treatment methods. J Trauma **47**：937-941, 1999
12) Sakai A, Nakamura T, Tsurukami H et al：Bone marrow capacity for bone cells and trabecular bone turnover in immobilized tibia after sciatic neurectomy in mice. Bone **18**：479-486, 1996
13) Sakai A, Sakata T, Ikeda S et al：Intermittent administration of human parathyroid Hormone (1-34) prevents immobilization-related bone loss by regulating bone marrow capacity for bone cells in ddY mice. J Bone Miner Res **14**：1691-1699, 1999
14) 戸来美香，保坂めぐみ，門間りつ子ほか：創外固定器の自己洗浄の自立度と感染発生の関係性について．日本創外固定・骨延長学会抄録集，p125, 2014
15) American Academy of Orthopaedic Surgeons：Final program; educational program, **266**, 2014
16) 牧野佳朗：救急外傷における簡易創外固定法（牧野牽引固定法）．MB Orthop **25**（3）：29-37, 2013

* * *

IV. 脊椎・骨盤・体幹

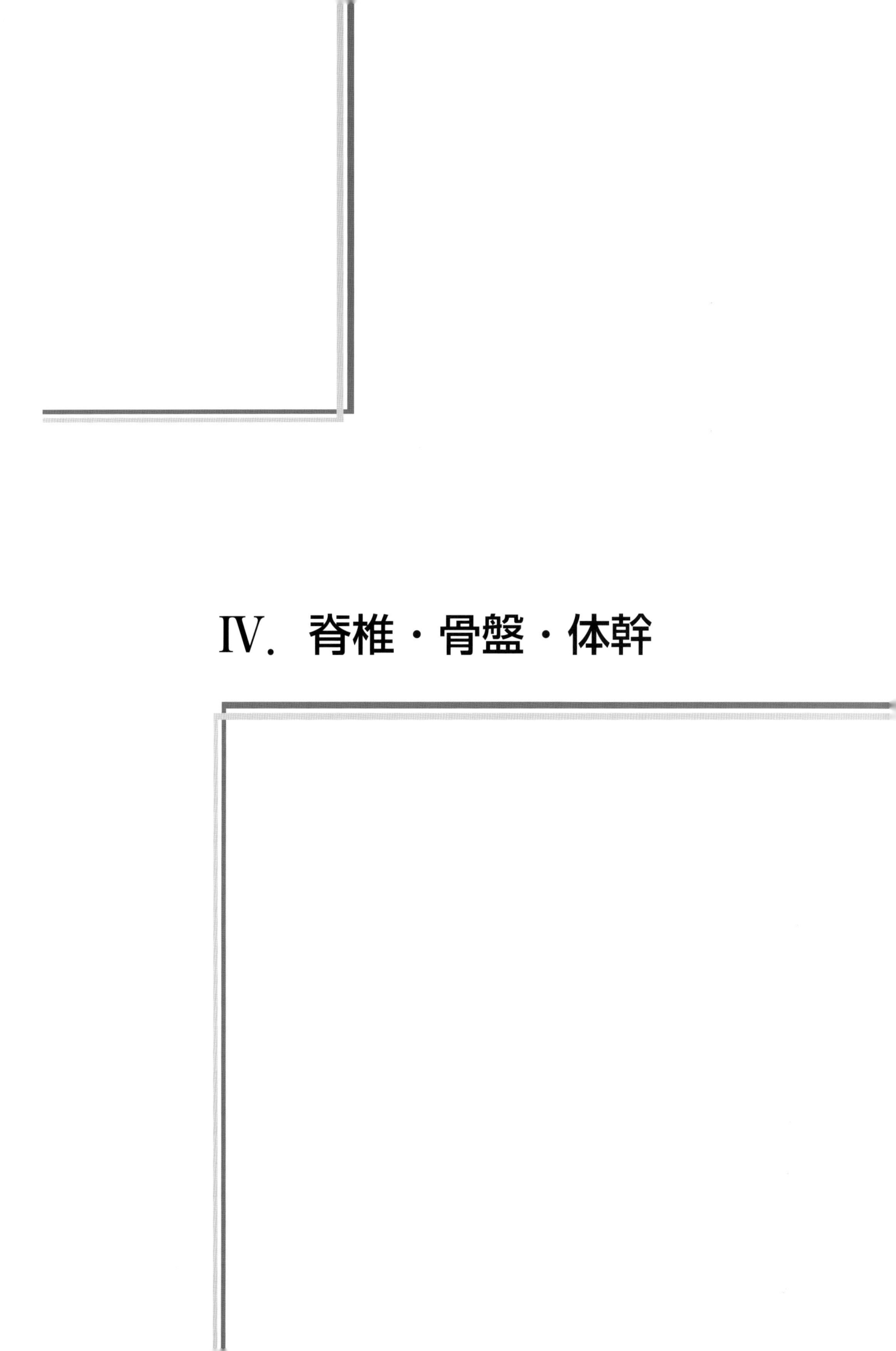

顕微鏡下に頚椎深層伸筋群を温存した棘突起縦割式 T-saw 椎弓形成術

羽藤泰三　鴨川淳二　川原範夫[**]

はじめに

頚椎椎弓形成術は，本邦で開発・発展してきた術式であり，頚髄症に対し安定した治療成績をあげてきた[1〜4]．一方で術後の頚部軸性疼痛がしばしば臨床的な問題となっている[5,6]．この合併症を軽減すべく，多くの取り組みが行われている[5〜8]．近年，内視鏡をはじめとする低侵襲手術が頚椎手術にも応用され，後方深層伸筋群に愛護的な術式として成果が報告されている[9〜12]．

当院では，顕微鏡下に midline T-saw laminoplasty を行い，可能な限り後方伸筋群を温存しつつ棘突起縦割式に頚髄広範囲同時除圧と椎弓形成を行っている．本手術の方法および knack & pitfall について紹介する．

I. 手術方法 (図1〜4：C4〜C6 椎弓形成術)

❶展　開

除圧範囲に一致した正中切開で進入し，棘突起の層まで展開する．項靱帯は電気メスの使用を最小限にとどめ，鋭利に縦切して閉創時の縫着縁を確保したうえで，付着する頭半棘筋の層で左右に開く．C7 まで除圧が必要な際にはマイクロボーンソーを用いて，C7 棘突起を約 1.5 cm 程度の長さで逆 T 字縦切し，付着筋ごと左右に開いたうえで頚半棘筋，多裂筋の層まで露出させる．

❷T-saw 挿入孔，排出孔の作製

除圧および椎弓形成する範囲の頭尾側縁に，T-saw 刺入孔と排出孔を作製する．深層筋で椎弓がおおわれているため，この段階で術中 X 線像のレベル確認をしておく．T-saw 孔を作製する各棘間に，モスキート鉗子を用いて棘上靱帯を正中から分け入り，さらに棘間靱帯の層まですすめ，球型ツッペルで軽く剥離して孔を拡大し，A-Retractor（Century Medical 社，東京）を用いてゆっくり左右に開くと作業領域が確保できる．ここで，顕微鏡強拡大視を行うと容易に深部を観察できる．棘間深層の黄色靱帯を正中より剥離・切除し，硬膜管を露出する．最尾側の椎弓縁に T-saw 挿入用の滑り台をエアトームで削っておく．最頭側の T-saw 排出孔も同様に黄色靱帯を切除する．硬膜を左右に十分露出しておくとガイドチューブが取り出しやすい．ここで孔外側まで削っておくと，後の正中拡大が容易である．

❸T-saw 挿入と棘突起縦割

顕微鏡下に，作製した滑り台を滑らすように尾側孔からガイドチューブを挿入していく．正中の正しい位置をチューブがすすむと少ない抵抗ですすんでいく．脊柱管再狭窄部を意識しつつ手で抵抗を感じながらゆっくり挿入する．決して強引にすすめず，通りにくい場合は硬膜外腔の途中でガイドチューブを確実に正中で把持したまま，T-saw を頭側にすすめると通過しやすい（図1）．排出孔から T-saw を取り出した後，筋温存下に確実に正中で縦割するために，各棘突起正中部をマーキングしておき，同部を通過させるように十分に水をかけながら，ゆっくり切り上げていく．縦割終了後，深層筋群は完全に温存できた状態である．

Key words
cervical spondylotic myelopathy, OPLL, T-saw, microscopic surgery

[*]Microscopic expansive midline T-saw laminoplasty with preserving deep posterior extensors
　要旨は第 121 回中部整形災害外科学会において発表した．
[**]T. Hato, J. Kamogawa：慈風会白石病院脊椎スポーツ外科（〒794-0041　今治市松本町 1-5-9；Spine and Sports Center, Shiraishi Hospital, Imabari）；N. Kawahara（特任教授）：金沢医科大学整形外科．

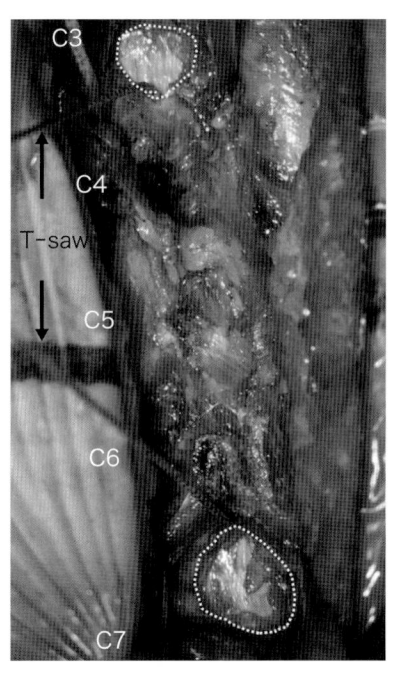

図1. A-Retractorを用いた最小展開で，C6-C7 T-saw挿入孔およびC3-C4 T-saw排出孔を顕微鏡下に作製した後，T-sawを硬膜外腔に通過させた状態
［白点線（上）：C3-C4 T-saw排出孔，白点線（下）：C6-C7 T-saw挿入孔］．C4〜C6椎弓に付着する深層筋群を温存している．

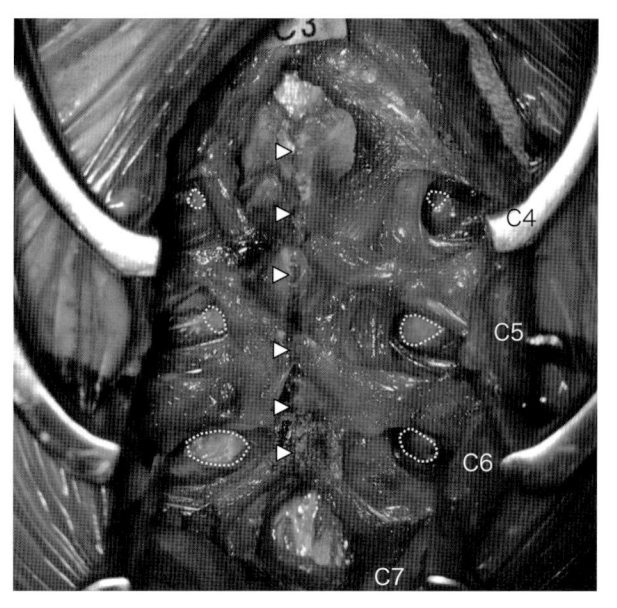

図2. T-sawで棘突起縦割後，側溝形成のため左右の棘間筋の外側より筋層を分け入り，深部上下の多裂筋の重なり部分より側溝掘削部を露出した状態
［矢頭：T-saw cutting 切離縁，白点線：椎弓展開エリア（側溝作製用）］．正中には縦割線が確認できる．A-Retractorを挿入し，左右に広げると側溝掘削部が顕微鏡下に観察できる．側溝作成時には，ドリルバー操作がブラインドワークにならないように顕微鏡下に注視して行う．

❹側溝作製

開放する椎弓部の側溝を作製する．顕微鏡下に棘上靱帯の左右の外側縁と頚半棘筋の内側縁の境界から分け入ると，直下に多裂筋が斜めに走行している．同部で上下の多裂筋の重なりを分け入ると掘削する椎弓骨に到着する．術前CTで正中から側溝までの距離を計測しておくとよい．へら型retract manipulatorで触診しながら掘削部を小さく露出する．両サイドの位置にA-Retractorを入れて開くと，側溝作製部を顕微鏡拡大下に確実に観察できる（図2）．3mmまたは4mmエアトームで上下にゆっくり側溝を掘っていく．このとき，削りすぎて拡大時に骨折しないように，通常より若干固めに掘削をとどめておくとよい．同操作を繰り返し，該当椎弓の両側すべてに側溝を作製する．すべての多裂筋の起始部と付着部は温存した状態である．

❺脊柱管拡大と椎弓形成から閉創まで

スプレッダーを用いて，正中より少しずつ棘突起を広げていく．特に筋温存の場合，棘突起全体がみえないため，手で骨の抵抗を感じながら棘突起を折らないように徐々に広げていく．スプレッダーの先端を徐々に深くすすめていき，最終的には棘突起基部から広げるようにす

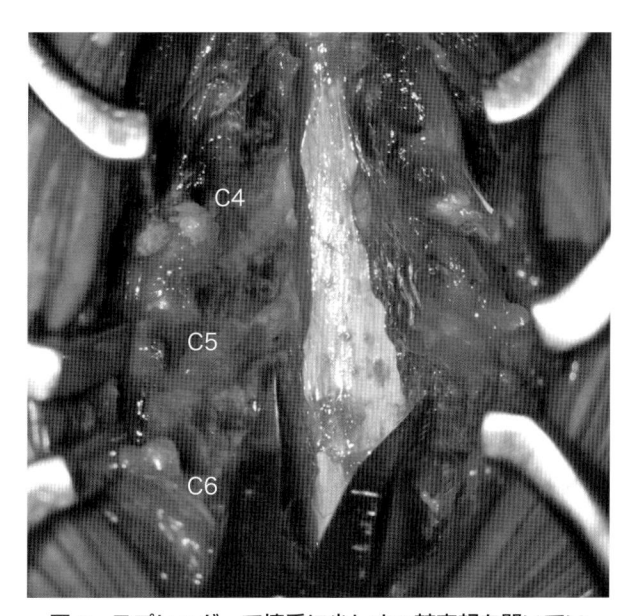

図3. スプレッダーで慎重に少しずつ棘突起を開いていき，広範囲同時除圧．硬膜周辺の癒着組織や棘突起間下の黄色靱帯を切除すると，より硬膜の拍動がしっかりと得られる．

ることが重要である．硬膜周辺の癒着を丁寧に剝離すると，硬膜の拍動が確認できる（図3）．

ハイドロキシアパタイト（HA）スペーサーで椎弓を再建する．再建後，開いた棘突起両側は，深層筋で被覆された状態である．椎弓拡大部の頭尾側は，術後の十分な可動域確保と，隣接骨との不要な骨癒合を避けるため，エアトームで干渉部を少し削っておく（図4）．ドレーンを2本HAスペーサー上に留置する．閉創は，C7形成した場合は，縦割したC7棘突起を一塊に縫合した後，C7形成部付近に縫着する．左右に分けた項靱帯は，正中でしっかりと縫合し，修復補強を行う．

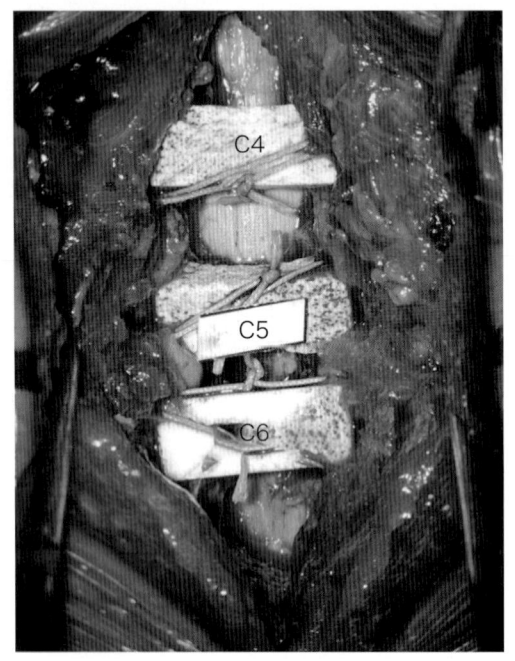

II．対象および結果

2013年より，本法を施行した症例は11（男性7，女性4）例であり，平均年齢58.5歳，疾患は頚椎症性脊髄症（CSM）7例，後縦靱帯骨化症（OPLL）4例であった．椎弓形成範囲は，C4〜C6の3椎弓形成が5例，C3〜C6が2例，C4〜C7が4例であった．手術時間は平均198分，出血量58.3 ml，経過観察期間は平均10.3ヵ月であった．日本整形外科学会頚部脊髄症評価質問票（JOAC-MEQ）の平均点は，術前と調査時で上肢機能は76→95点，下肢機能は75→92点，生活の質（QOL）は41→61点と改善した．Visual analogue scale（VAS）は頚部痛が4.3→1.6点，上肢症状は4.9→0.6点へと改善した．

III．症例提示

症　例．62歳，男．CSM．
巧緻障害と上下肢症状を呈し，頚椎MRIおよびCTミエロで多椎間狭窄を認めた．C3〜C6レベルに顕微鏡下深層筋温存したmidline T-saw椎弓形成術を施行した．術後，上下肢の脊髄症状はすみやかに軽減した（図5）．

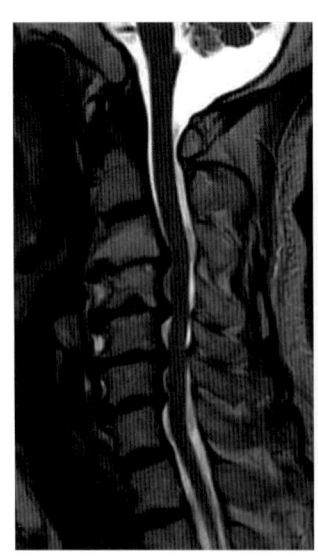

図4．HAスペーサーでの椎弓形成後．側溝上部に深層筋群が温存され，外側部の死腔がほとんどない状態で被覆されており，拡大した椎弓も隠れている．

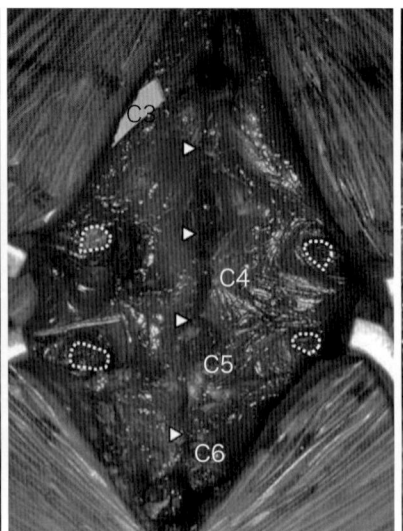

a．術前MRI　　b．T-saw cutting後，外側深層筋展開時［矢頭：T-saw cutting切離縁，白点線：椎弓展開エリア（側溝作製用）］　　c．HAスペーサー　　d．術後1週時MRI

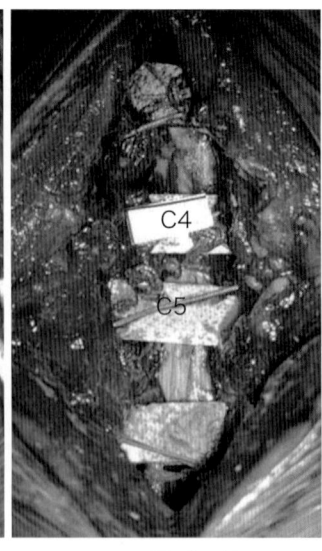

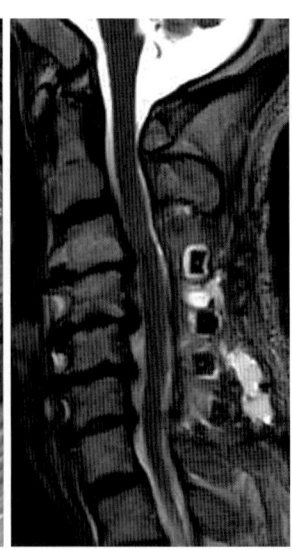

図5．症例．62歳，男．CSM

IV. 考　察

　CSMやOPLLによる頚髄症の手術的治療は，本邦から世界に向けて発信，発展してきた[1～3]．広範囲同時除圧が可能であり，脊髄症状に対する安定した術後成績が得られている．Tomitaらは，T-sawを用いた棘突起縦割式椎弓形成術を開発し，より安全，確実に脊柱管拡大と椎弓形成が可能となった[4]．一方，脊髄症状に対する優れた治療成績と引き換えに，頚椎後方手術の術後後遺症として頚部の軸性疼痛が大きな問題である．より低侵襲に後方支持組織を温存するため，さまざまな取り組みが行われている[5～8]．Shiraishiらは，より低侵襲な頚椎後方進入法としてskip laminectomyを考案し，さらに近年skip laminoplastyへ改良し，術後の軸性疼痛を軽減させうる術式として報告している[9,10]．Minamideらは内視鏡を用いた頚椎後方除圧術を報告し，局所限定的な頚椎後方低侵襲除圧法として報告している[11]．一方，南部らは内視鏡補助下midline T-saw laminoplastyを考案し，頚椎後方深層伸筋群を温存しつつOPLLや多椎間狭窄に対する棘突起縦割式広範囲同時脊髄除圧を実現した[12]．

　当科では，南部らの概念を踏襲しつつ顕微鏡下に施行した．顕微鏡視野では縮小・拡大による観察が自在であり，三次元立体視することで，より安全，確実にT-saw workや側溝形成といった細かな手技が遂行できた．顕微鏡を用いることの最大の利点は，従来のT-saw laminoplasty原法[4]の手技をほとんどかえることなく，深層筋群を温存したまま脊柱管拡大が可能なことである．T-saw laminoplasty原法に習熟してさえいれば，比較的取り組みやすい方法である．何より顕微鏡視しているので，一つ一つの操作の安全確実性は高い．本法を遂行するための成功の秘訣は，深層部の展開をピンポイントに行うことである．当科ではA-Retractorを用いることで，的確かつ愛護的に深層伸筋群への最小侵襲進入が可能となり，手術時間の短縮に役立った．南部らの内視鏡法の報告と同様に，従来法に比べて術中の展開で生じる死腔がきわめて少なく，MRIでの深部筋変性と後方筋群全体の筋萎縮も少ない傾向にある．術後の軸性疼痛の軽減に，有効な術式と考えている．

まとめ

　1）顕微鏡下に頚椎後方伸筋群を温存したT-saw椎弓形成術について報告した．
　2）顕微鏡操作で三次元立体視を行い，局所と全体像を詳細に観察しながら安全，確実に手術を完遂できた．
　3）A-Retractorを用いたピンポイント進入で展開することで，手術死腔と後方筋ダメージが軽減し，術後軸性疼痛を軽減しえた．
　4）多椎間狭窄やOPLLによる頚髄症に対して，原法とほぼ同様の手技で，筋温存と広範囲同時除圧式椎弓形成の両立が可能であった．

　ご指導，ご校閲を賜った富田勝郎先生（金沢大学名誉教授）に深甚の謝意を捧げる．

文　献

1) 桐田良人：頚椎症・後縦靱帯骨化症に対する後方除圧について―広汎同時除圧椎弓切除術を中心に．手術 **30**：287-302，1976
2) Hirabayashi K, Watanabe K, Wakano K et al：Expansive open-door laminoplasty for cervical stenotic myelopathy. Spine **8**：693-699, 1983
3) 黒川高秀，津山直一，田中弘美ほか：棘突起縦割法脊柱管拡大術．別冊整形外科 **2**：234-240，1982
4) Tomita K, Kawahara N, Toribatake Y et al：Expansive midline T-saw laminoplasty (modified spinous process splitting) for the management of cervical myelopathy. Spine **23**：32-37, 1998
5) Hosono N, Sakaura H, Mukai Y et al：C3-6 laminoplasty takes over C3-7 laminoplasty with significantly lower incidence of axial neck pain. Eur Spine J **15**：1375-1379, 2006
6) 細野　昇：頚椎術後の軸性疼痛．脊椎脊髄 **23**：1015-1020，2010
7) Kawaguchi Y, Kanamori M, Ishihara H et al：Minimum 10-year follow up after en bloc cervical laminoplasty. Clin Orthop **411**：129-139, 2003
8) Takeuchi K, Yokoyama T, Ono A et al：Cervical range of motion and alignment after laminoplasty preserving or reattaching the semispinalis cervicis inserted into axis. J Spinal Disord Tech **20**：571-576, 2007
9) Shiraishi T：A new technique for exposure of the cervical spine laminae；technical note. J Neurosurg **96**［Suppl 1］：122-126, 2002
10) 松川啓太朗，谷戸祥之，今林英明ほか：深層伸筋を温存した低侵襲頚椎後方手術．低侵襲ナビゲーション手術とskip laminoplasty．関節外科 **32**：521-529，2013
11) Minamide A：Clinical outcome of endoscopy-assisted cervical laminoplasty for elderly patients with cervical spondylotic myelopathy. J Spine Res **2**：190-197, 2011
12) 南部浩史，金粕浩一，久門　弘ほか：内視鏡補助下T-saw椎弓形成術．J Spine Res **3**：1178-1183，2012

＊　　　＊　　　＊

頚椎後縦靱帯骨化症に対するハイドロキシアパタイトを使用した前方除圧固定術

吉井俊貴　大川　淳

はじめに

　頚椎前方除圧固定術は，頚椎症性脊髄症や頚椎後縦靱帯骨化症（ossification of posterior longitudinal ligament：OPLL）などの頚椎変性疾患に対して広く行われてきた．頚部脊髄症に対する前方除圧固定術は，脊髄圧迫因子を直接除圧し，動的要素も除去できる点において有用な方法である[1]．頚椎前方固定術には従来，腸骨や腓骨などの自家骨が用いられてきた．しかしながら自家骨採取に伴う採骨部の合併症発生率は高く[2]，手術成績や患者満足度の低下の原因となりうる．そのため自家骨にかわる種々の代替材料が開発され，脊椎固定術においても応用されている[3,4]．

　ハイドロキシアパタイト（hydroxyapatite：HA）は骨の主要な無機成分であり，優れた骨伝導性，生体親和性を有することが知られている[3]．われわれは以前，頚椎椎体間除圧固定術において，自家骨のかわりにHAブロックを用いることで，採骨部合併症を回避し，良好な成績が得られることを報告している[5]．当科では，頚椎症性

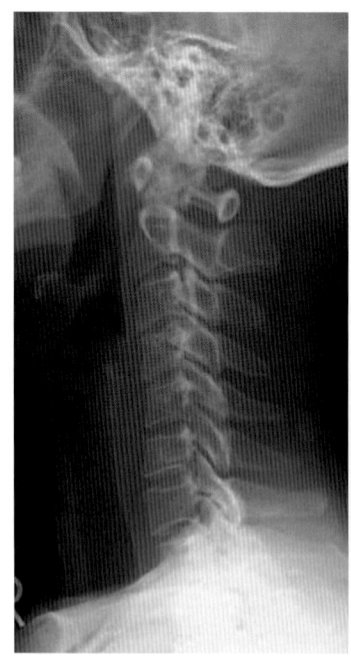

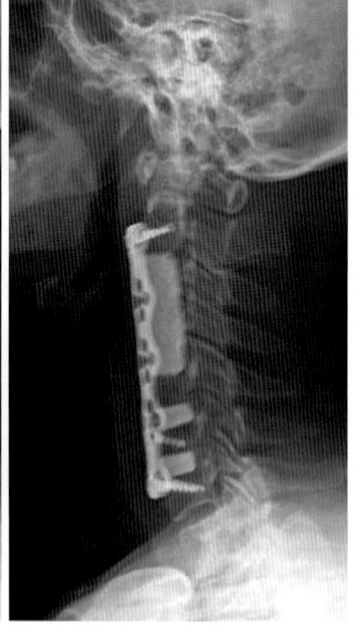

a．術前　　　　　　b．術後
図1．C2-5, 5/6, 6/7 ハイブリッド除圧固定

Key words

OPLL, anterior cervical corpectomy and fusion, hydroxyapatite block

*Anterior cervical decompression and fusion using hydroxyapatite block for ossification of posterior longitudinal ligament
　要旨は第43回日本脊椎脊髄病学会において発表した．
**T. Yoshii, A. Okawa（教授）：東京医科歯科大学整形外科（Dept. of Orthop. Surg., Tokyo Medical and Dental University, Tokyo）．

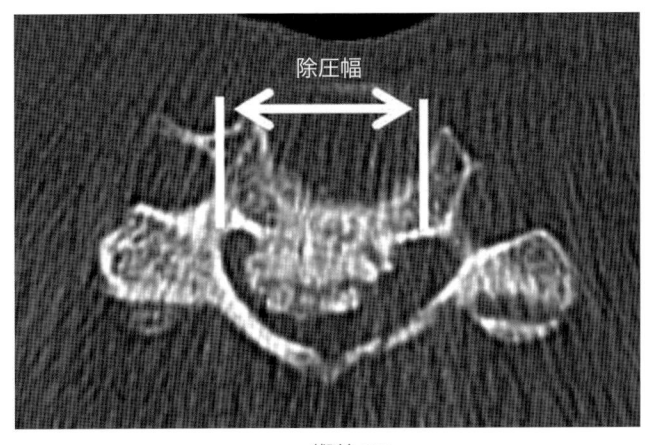

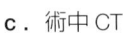

図2. 術中CTの活用（c, d円内：術中CTで確認後，椎弓根の除圧追加，d矢印：HA人工骨周囲に椎体骨の移植）

a．術前CT
b．術前3-D CT
c．術中CT
d．術後CT

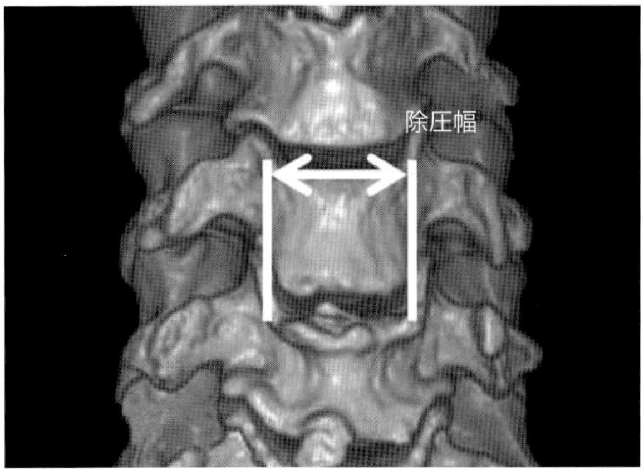

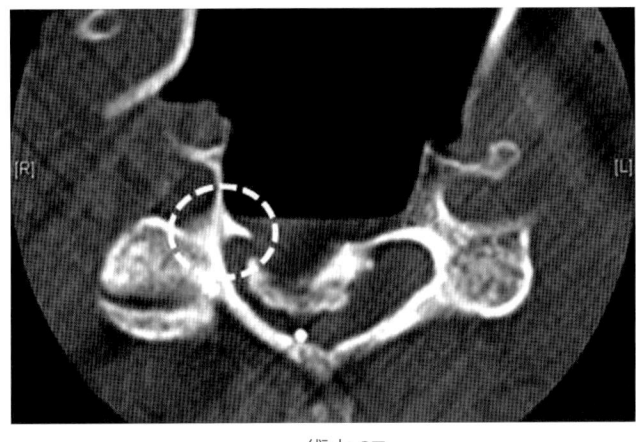

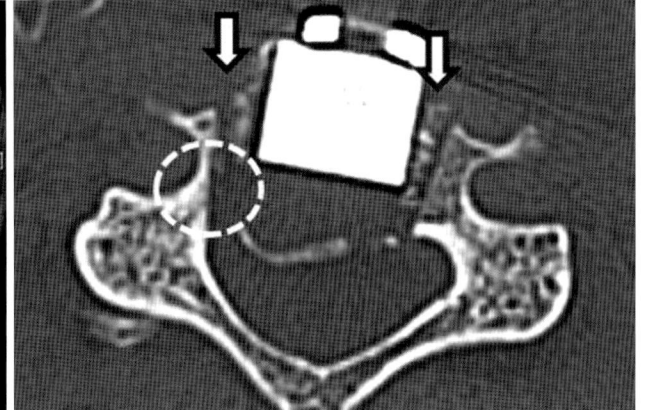

脊髄症に対しては可能な限り頚椎椎体間除圧固定術で対応しているが，連続型や混合型の頚椎OPLLに対しては椎体亜全摘固定術が必要な症例が多い．2006年以降，頚椎OPLLに対する椎体亜全摘固定術においても，2椎体亜全摘まではHAブロックを使用し，自家腓骨採取を回避している．本稿では，頚椎OPLLに対するHA人工骨を使用した椎体亜全摘固定術，骨化浮上術の手術手技を紹介する．またHAの移植材料としての有用性を検証するため，過去に自家腓骨を使用した椎体亜全摘固定術を対象として比較・検討を行った．

I．手術適応

頚椎OPLLに対するHAブロックを用いた頚椎前方除圧固定術の手術適応は，自家骨を用いた場合と同様で，占拠率の高いOPLLや頚椎アライメント後弯例，K-line（−）症例，頚椎由来の筋萎縮症などである[1,6]．C2椎体レベルや上位胸椎までOPLLによる脊髄圧迫が及ぶ症例は，原則，後方法を選択している．また2椎体（連続）亜全摘例までは原則HAブロックを使用しているが，3椎体（連続）亜全摘例では，使用可能なサイズがないため，自家腓骨を使用している．4椎間以上にわたる圧迫性病変に対しても，2椎体（連続）亜全摘＋椎体間除圧固定などのハイブリッド法が適用できる症例においては，HAブロックを用いた前方固定術を行い，可能な限り自家骨採取を回避している（図1）．

II．手術方法

術前の単純X線像，MRI，脊髄造影後CTなどから除圧範囲，除圧幅，骨化横切部位，移植するHAブロックの長さ，プレートの長さを計測しておく．骨化の横切は，なるべくくも膜下腔に余裕のあるところで行い，幅の広いOPLLや偏位したOPLLでは除圧幅を十分にとり，骨化の浮上不全が起こらぬよう注意する．全例で，手術中モニタリングを経頭蓋刺激脊髄誘発，筋誘発で行っている．皮切は2椎間除圧固定（1椎体亜全摘）までは横皮切，3椎間以上は縦皮切としている．原則，左進入で胸鎖乳突筋前縁より鈍的にアプローチし，頚長筋を前結節基部まで展開し，開創器で保持する．

椎間板の郭清を行った後に，椎体亜全摘はリューエルなどを用いて素早く行い，椎体骨は後に移植骨として使

表1. 患者群

	HA群	腓骨群	p値
症例（例）	23	23	
年齢（歳）	56.0±14.4	60.6±9.1	NS
性別（男/女）	17/6	19/4	NS
術前JOAスコア（点）	11.6±2.6	11.6±2.3	NS
骨化占拠率（%）	45.2±15.4	43.2±17.7	NS
固定椎間数	2.9±0.9（2〜5）	3.2±0.9（2〜5）	NS
経過観察期間（月）	35.3±28.2*	63.5±7.5	＜0.01

NS：no significant difference, *$p<0.01$

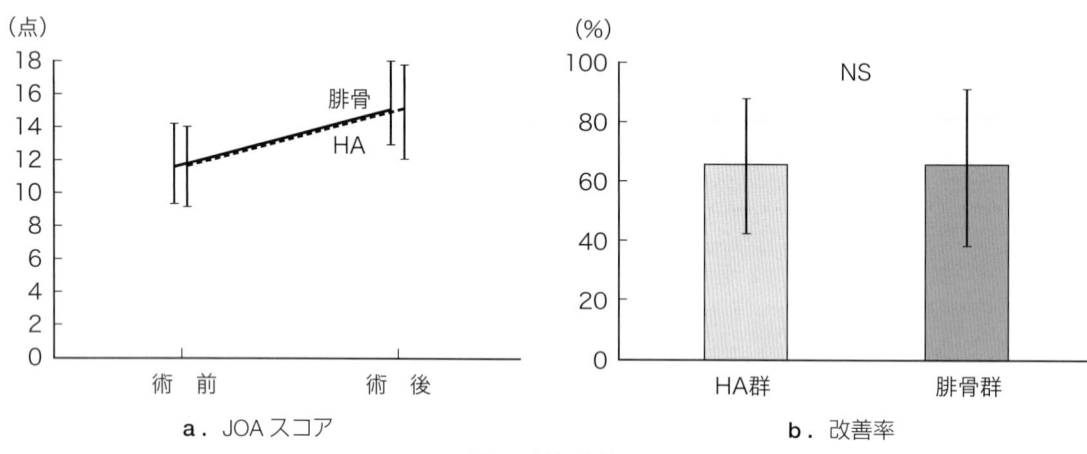

a. JOAスコア　　b. 改善率

図3. 神経症状

用する．この際，左進入では，右方向にdisorientationしやすいので，注意が必要である．椎体側方は，除圧幅を広くとる症例では，前結節基部をメルクマールに横突孔の内縁近くまで椎体を掘削し，必要に応じて椎弓根も切除する．椎体後方まで達した後は，顕微鏡下にダイヤモンドバーを使用し，OPLLを露出させながら菲薄化していく．この際，側方部を離断して段差除圧が起こらぬようにしなければならない．当科では，この段階で手術室CTで撮影を行い，リコンストラクション画像を参照して骨化の菲薄化が適切に行われているか，除圧幅が適切にとられているか，disorientatonがないかなどを確認している（図2）．骨化の浮上は横切→側方離断の順に行い，不均衡除圧が起こらぬよう十分に注意を払う．浮上が不十分なときは，椎弓根内側縁の骨削除を追加する．もしくは骨化の横切や縦切により骨化を分断することで適切な浮上を図る（図2）．

除圧終了後は，頚椎の回旋を中間位に戻し，過度に前弯がつきすぎないようにして，非牽引下で計測した移植距離より1〜2mm長いHAブロックを挿入する．この際，打ち込み棒は専用のゴム製のものを使用し，HAブロックにクラックが入らぬよう細心の注意を払う．挿入がうまくいかないときは，移植母床が不整であることが多く，無理に打ち込まずに慎重に母床をならしながら挿入する．1椎体亜全摘例では気孔率30%，2椎体亜全摘例ではより強度の強い気孔率15%のHAブロックを使用している．特に下位頚椎で移植骨トラブルが多いので注意を要する[7]．HAブロック挿入後，術中モニタリングに異常がないことを確認し，HAと椎体側方，Luschka関節の間のスペースに椎体骨を砕いた骨を移植し，前方プレート固定を行う（図2）．プレート設置後に，可能であれば左右の頚長筋を縫合し，スクリューの逸脱や遅発性食道穿孔を予防している．術後，2〜3日でドレーンを抜去し，離床，頚椎カラーは原則3ヵ月着用としている．

Ⅲ. 手術成績

2006年以降，当科で神経障害を有する頚椎OPLL 23例に対して，HAブロックを用いた前方除圧固定術（椎体亜全摘固定術）を行い，1年以上の経過観察を行った．患者群（HA群）は平均56.0歳，男性17例，女性6例であった．術前の日本整形外科学会頚髄症治療成績判定基準（JOAスコア）は平均11.6点，骨化占拠率は平均45.2%，平均2.9（2〜5）椎間の固定を行った．術後の神経症状の改善（JOAスコア），手術時間，術中出血量，骨癒合，HAブロックのX線像上の沈み込み，転位，合併症の評価を行った．X線機能写で固定椎間の動き＜

a. 手術時間

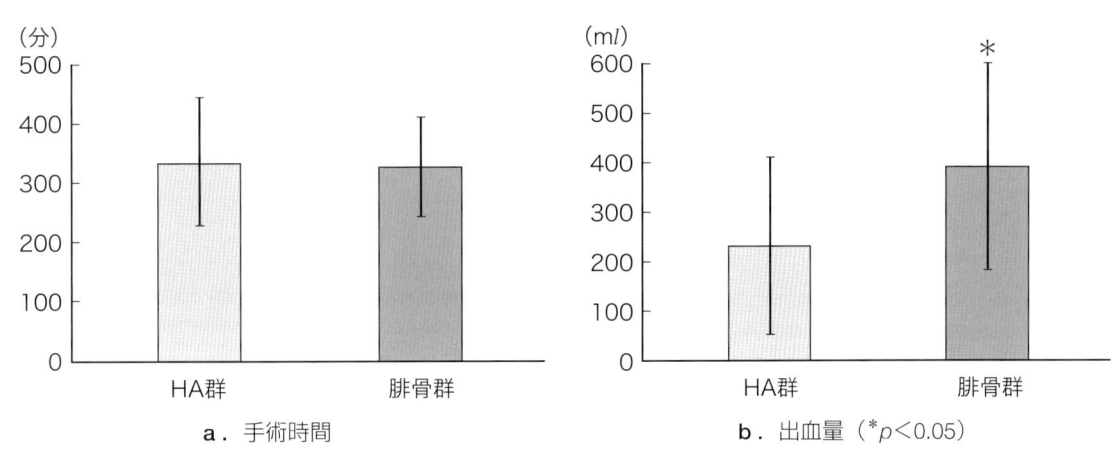

b. 出血量（*p＜0.05）

図4. 手術時間および術中出血量

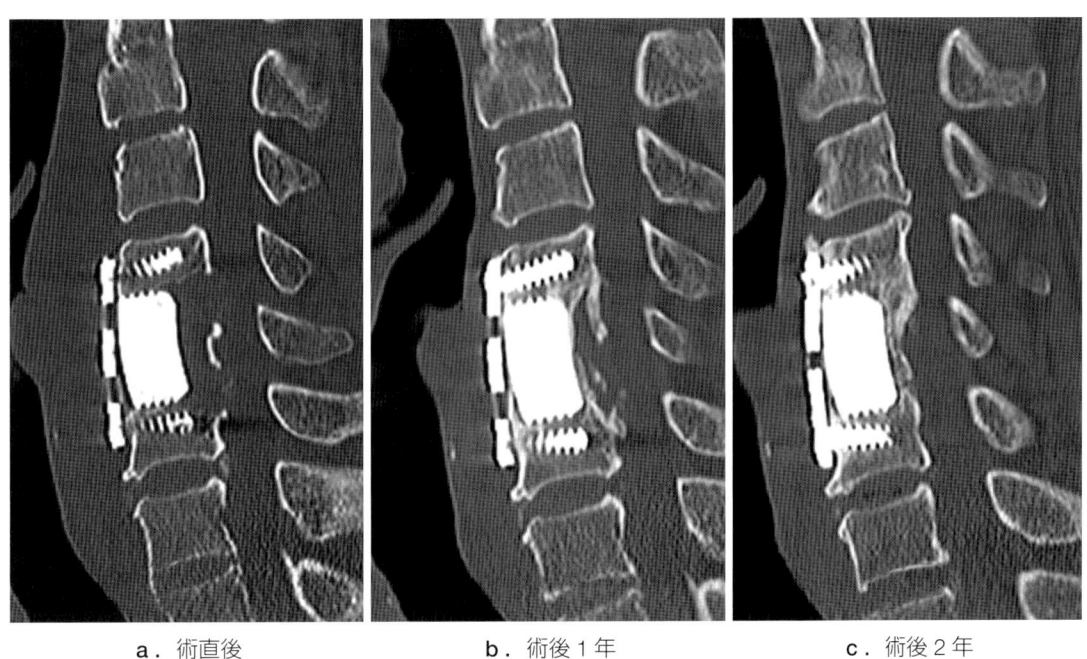

a. 術直後

b. 術後1年

c. 術後2年

図5. 症例. 55歳, 男. CT

3°. X線像, リコンストラクションCTでHAブロックと上下椎体との間にradiolucent zoneを認めないものを骨癒合と判定した. X線像上の沈み込みは, 術後に移植骨が上下椎体に2mm以上沈み込んだもの, 転位は術後に移植骨が前後方向に2mm以上動いたものとした. 2006年以前に当科で自家腓骨を用いて前方椎体亜全摘固定術（2〜5椎間）を行った23例の患者群を比較対象として用いた（腓骨群）.

IV. 結　　果

術前の年齢, 性別, 骨化占拠率, 頸椎JOAスコア, 固定椎間数は両群間に差を認めなかった（表1）. JOAスコアは術後両群とも良好に改善し, JOAスコア改善率は両群間で有意差を認めなかった（図3）. 手術時間は両群で有意差はなかったが（HA群：平均334.1分, 腓骨群：322.4分）, 術中出血量はHA群で有意に少なかった（図4）. 骨癒合不全はHA群で1例（4.3%）, 腓骨群で2例（8.7%）に認めた. 骨癒合率は両群で有意差はなかった. HA群の術後リコンストラクションCTでは, 骨癒合した後も経時的に人工骨周囲に骨性の架橋を認めた（図5）. 周術期の合併症はHA群で嚥下障害3例, 上気道障害1例, 腓骨群で嚥下障害2例, 術後血腫1例であった. X線像上の移植骨の転位はHA群2例, 腓骨群2例と同等であったが, 沈み込みはHA群2例, 腓骨群6例と腓骨群に多い傾向があった. その理由としては, 椎体の母床に対して自家腓骨の強度が高すぎる可能性が考えられた. 術後のCT評価では, HA群で術後に2例（8.7%）イ

ンプラントのクラックを認めたが，いずれもインプラントの角の部分の小クラックであり，支持性に問題なく骨癒合した．腓骨群で，術後採骨部に痛みや違和感が術後3ヵ月以上残存した症例は8例（34.8％）であった．

まとめ

1）頸椎OPLLに対して行った，移植距離が長い椎体亜全摘例においても，HA人工骨を使用した前方固定術により良好な骨癒合が得られた．

2）HA人工骨を使用した椎体亜全摘固定術は自家腓骨移植に比べて術中出血量が少なく，採骨部合併症を回避できる点において，低侵襲で有用な方法と考える．

文献

1) Sakai K, Okawa A, Takahashi M et al：Five-year follow-up evaluation of surgical treatment for cervical myelopathy caused by ossification of the posterior longitudinal ligament；a prospective comparative study of anterior decompression and fusion with floating method versus laminoplasty. Spine 37：367-376, 2012
2) Younger EM, Chapman MW：Morbidity at bone graft donor sites. J Orthop Trauma 3：192-195, 1989
3) Finkemeier CG：Bone-grafting and bone-graft substitutes. J Bone Joint Surg 84-A：454-464, 2002
4) Yamada T, Yoshii T, Sotome S et al：Hybrid grafting using bone marrow aspirate combined with porous beta-tricalcium phosphate and trephine bone for lumbar posterolateral spinal fusion；a prospective, comparative study versus local bone grafting. Spine 37：E174-E179, 2012
5) Yoshii T, Yuasa M, Sotome S et al：Porous/dense composite hydroxyapatite for anterior cervical discectomy and fusion. Spine 38：833-840, 2013
6) Yoshii T, Yamada T, Hirai T et al：Dynamic changes in spinal cord compression by cervical ossification of the posterior longitudinal ligament evaluated by kinematic computed tomography myelography. Spine 39：113-119, 2014
7) Okawa A, Sakai K, Hirai T et al：Risk factors for early reconstruction failure of multilevel cervical corpectomy with dynamic plate fixation. Spine 36：E582-E587, 2011

＊　　＊　　＊

… IV. 脊椎・骨盤・体幹 ● 2. 胸椎

思春期特発性側弯症に対する手術的治療
―― 三次元的変形矯正を目的とした後方および前方矯正固定術の実際＊

須藤英毅　安倍雄一郎　伊東　学　岩崎倫政＊＊

はじめに

　思春期特発性側弯症（AIS）に対し，胸椎椎弓根スクリュー（PS）使用による後方矯正固定術は現在広く行われているが，術後胸椎後弯角が減少したとの報告があり[1]，当科では側弯矯正に加え後弯をも獲得する三次元的変形矯正後方固定術（simultaneous double-rod rotation technique：SDRRT）を独自開発した[2,3]．また，胸腰椎・腰椎側弯に対しては，dual-rodシステムを用いた前方矯正固定術を行い安定した長期成績を得ている[4]．本稿では，当施設においてAISに対し行っている後方，前方法の手術手技について紹介する．

I．Lenke分類type 1 AISに対するSDRRTを用いた変形矯正の実際

　固定範囲は主カーブを規準とし，術前ベンディング評価により最終決定する．X線イメージ下にPS（USSⅡ：Depuy Synthes Spine社，Raynham）を刺入する．PSはすべてside-loadingポリアキシアルスクリューを使用するが，top-loadingスクリューに比べロッドの締結が格段に容易である．椎弓根径が小さくPSの刺入が困難な場合は，同部位に超高分子量ポリエチレンケーブルを椎弓下に通しておく．椎間関節切除（Ponte osteotomy）を各椎間に行い，柔軟性に乏しいカーブに対しては凸側の横突起基部をノミで切離する．次いで6 mm径のチタン合金製ロッド2本を矯正後の胸椎後弯位を念頭に曲げる．凸側の曲率を若干小さくして左右差をつくることにより，

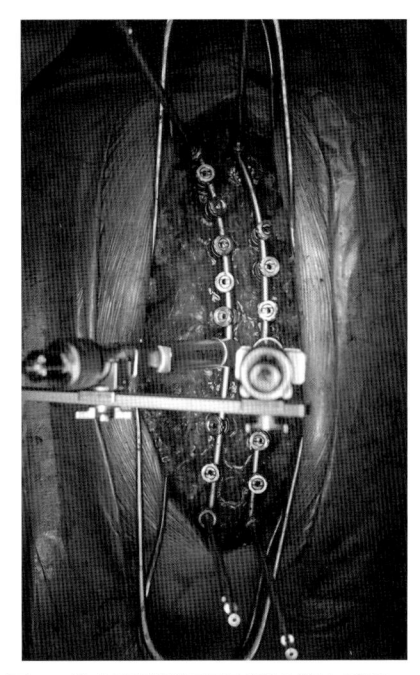

図1．後方変形矯正固定術の術中所見．2本のロッドの回旋操作前に，頂椎の椎弓根スクリュー間にtransverse fixatorを設置する．回旋操作中は第二助手が背側方向への力を常に加えておく．

後弯のみならず回旋変形も同時に矯正することが可能となる[2,3]．以前は中位胸椎に頂椎を有する側弯角にそのままロッドを曲げ減捻（derotation）していたため，後弯の頂点が中位胸椎に位置することが多かったが，現在ではTh4～Th6付近に頂点を有するように曲げたロッドに対

Key words
adolescent idiopathic scoliosis, simultaneous double-rod rotation technique, anterior dual-rod instrumentation

＊Surgical treatment of adolescent idiopathic scoliosis ; simultaneous double-rod rotation technique and anterior dual-rod instrumentation technique
＊＊H. Sudo（特任准教授）：北海道大学大学院脊椎・脊髄先端医学講座（Dept. of Advanced Medicine for Spine and Spinal Cord Disorders, Hokkaido University Graduate School of Medicine, Sapporo）; Y. Abe：えにわ病院整形外科；M. Ito（脊椎脊髄病センター長）：北海道医療センター整形外科；N. Iwasaki（教授）：北海道大学大学院整形外科．

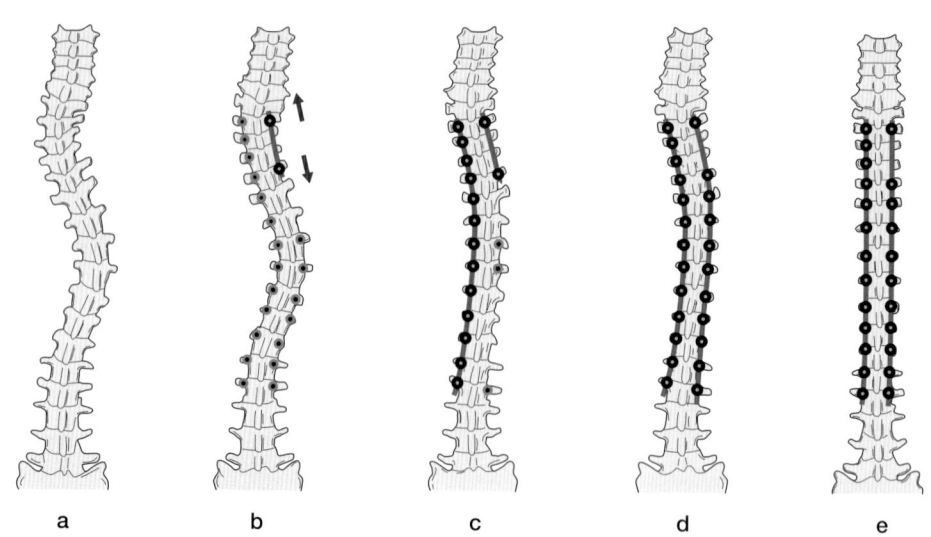

図2. Lenke分類type 2 AISに対する変形矯正. 骨性要素を展開後（a），Ponte骨切り術を行い，上位胸椎カーブ凹側の最上位，下位椎間にロッド（temporary-rod）を設置し伸延力（矢印）を加える（b）．この操作で，胸椎ダブルカーブをシングルカーブに近似させた新たな形に矯正させておく．次いで凹側のロッドを設置後（c），temporary-rodをはずし，凸側へもロッドを設置する（d）．最後に2本のロッドを回旋させる（e）．

しPSを締結していくことで，より生理的な矢状面配列の獲得を可能にしている．

2本のロッドをPSに軽く締結した後，頂椎のPS間にtransverse fixatorを設置する（図1）．2本のロッドをよりシンクロナイズして回旋させるためと，回旋操作中のロッドの変形を可能な限り防止するためである．回旋操作中は第二助手がtransverse fixatorに背側方向への力を常に加えておく．ロッドは左右同時に90°回転させる．柔軟性の高い側弯では凹側のロッドのみの回旋操作により凸側のロッドは自動的に回旋を始めるが，柔軟性に乏しいカーブでは第一助手も術者の後を追いながら回旋操作を行う．以上の操作により，三次元的な変形矯正がほぼ獲得される．左右2～3ヵ所の仮固定を行った後，transverse fixatorをはずし，凹側から先に各椎間に伸延力（distraction force）を加え後弯をさらに獲得する．その後凸側に圧迫力（compression force）を加え最終締結を行う．ロッドや椎体への負荷を考慮し*in situ*ベンディングは行わない．

II. 臨床成績

Lenke分類type 1 AISに対し，本法を施行した32例に対し平均3.6年の経過観察を行った[3]．全例で骨癒合が得られ，周術期合併症例はなかった．主カーブCobb角の平均矯正率は67.8%であり，矯正損失は平均3.3°であった．胸椎後弯角（Th5～Th12）は術前平均11.9°が最終経過観察時平均20.5°となり，有意に改善された（$p<0.0001$）．また頂椎の回旋変形も術前平均19.7°が術後14.9°と有意に改善された（$p=0.0001$）．患者立脚型評価（SRS-22スコア）では，術前平均3.0が最終観察時平均4.4と有意に改善した（$p<0.0001$）．

III. Lenke分類type 2 AISに対するSDRRTの応用

胸椎ダブルカーブであるLenke分類type 2 AISは，主カーブに比べ上位胸椎カーブの柔軟性がさらに乏しい症例が多く，理想的な変形矯正が困難な場合がある．従来の胸椎ダブルカーブに対する手術手技は，上位胸椎カーブ凹側に設置したロッドを90°回旋させた後，主カーブの変形を矯正し二つのカーブに設置したロッド同士をドミノ形式で連結させるか，上位胸椎カーブが柔軟な場合には上位胸椎（PT）カーブと主カーブを1本のロッドで締結する方法が行われている．しかし前者では再建脊柱としての剛性は低く，後者は二つのカーブを同時に三次元的に矯正することは容易ではない．Lenke分類type 2 AISの中でもrigidなPTカーブを呈する症例についても，SDRRTを応用することで三次元的な変形矯正が可能である．

Lenke分類type 1 AISと同様にPSを刺入しPonte osteotomyを行う．次に上位胸椎カーブ凹側の最上位，下位椎間にロッド（temporary-rod）を設置し伸延力を加える．この操作で，胸椎ダブルカーブをシングルカーブに近似

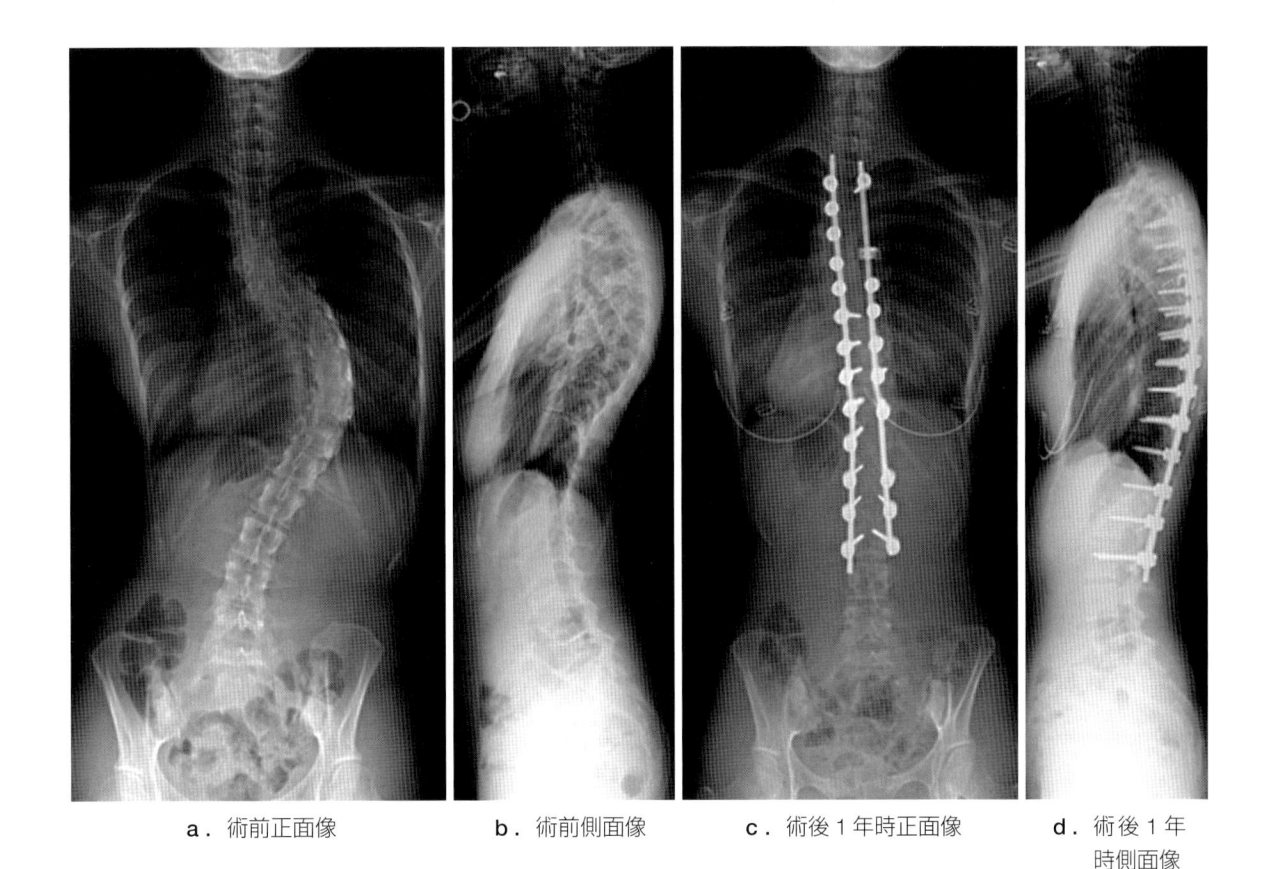

a．術前正面像　　b．術前側面像　　c．術後1年時正面像　　d．術後1年時側面像

図3．症例1．23歳，女．特発性側弯症（Lenke分類type 2BN）．術前および術後1年時X線像

させた新たな形に矯正させておく．次いで凹側のロッドを設置後，temporary-rodをはずし，凸側へもロッドを設置する．以降はLenke分類type 1の場合と同様の操作を行う（図2）．

症例1．23歳，女．

特発性側弯症（Lenke分類type 2BN）．術前Cobb角47°-71°（Th2-Th6-L2）に対し後方矯正固定術（Th3〜L3）を施行した．術前ベンディングによる上位および主胸椎カーブの矯正率は15％，63％とrigidなPTカーブであったが，術後1年時Cobb角は24°-16°（Th2-Th6-L2）であり，上位および主胸椎カーブの矯正率は49％，77％であった（図3）．

IV．Lenke分類type 5C AISに対するanterior dual-rod instrumentationを用いた変形矯正の実際

胸腰椎・腰椎側弯に対する前方矯正固定術は，後方法に比べ短椎間で変形を三次元的に矯正することが可能である[4,5]．主な適応例は主カーブがTh11〜L3にある症例や，L4が大きく傾斜あるいは仙骨正中線からはずれており，後方法ではL4までの固定を余儀なくされる症例としている．またTh11から頭側に上位終椎が存在する場合は，術前ベンディング評価にもよるが，固定がTh10より頭側になると判断される症例では，前方法では開胸と

なるために後方法を選択している．

体位はカーブの凸側を上にした側臥位とするが，多くの場合右下側臥位となる．固定する頭側椎体より1〜2椎体上の肋骨すなわち第10，11肋骨のいずれか1本を切除し胸膜外，後腹膜進入で椎体側面に到達する．各分節動静脈をハーモニックスカルペル（超音波メス）で焼却し，腸腰筋の前方縁を確認後に後方へ展開する（図4a）．筋間あるいは筋層内に進入し，腸腰筋の一部を切離するような操作は単に出血を助長させるだけでなく大腿神経，腸骨鼠径神経，陰部大腿神経などの神経損傷にもつながるため行わないように注意する．

椎体終板を含め，椎間板を徹底的に切除した後，椎体プレート（Kaneda Anterior Spinal System：KASS）[Depuy AcroMed社，Raynham]を設置するが（図4b，c），回旋変形と後弯変形を念頭において椎体側方に確実に設置するように努める[4〜6]．椎体スクリューの刺入にあたっては，椎体の回旋変形を十分認識したうえで，脊柱管内や大血管方向へ逸脱しないように慎重に行う．なおスクリューに関しては，ロッド設置が容易になるよう2013年7月からtop-loadingに変更された．進入時に切除した肋骨をチップ状に砕き，可能な限り各椎間の凹側に骨移植する．次いで腰椎前弯位の獲得を想定して，おもに尾側に弯曲をつけたロッドを前方スクリューに設置した後，

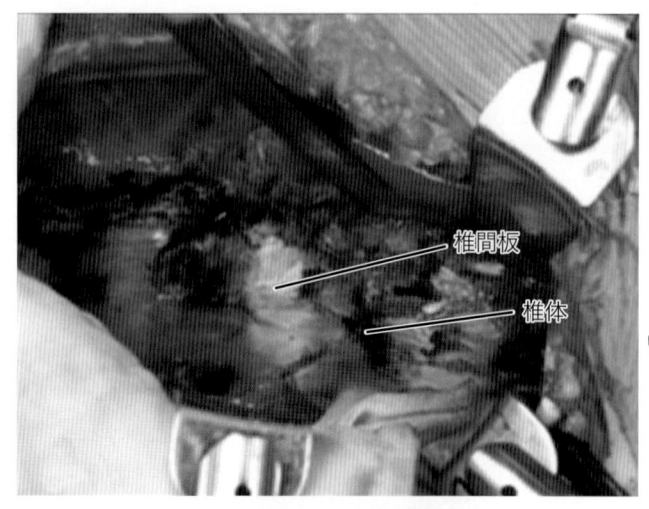

IV. 脊椎・骨盤・体幹 ◆ 2. 胸椎

a. 椎体，椎体板の露出
b. 椎体プレート，スクリューの設置（イラスト） 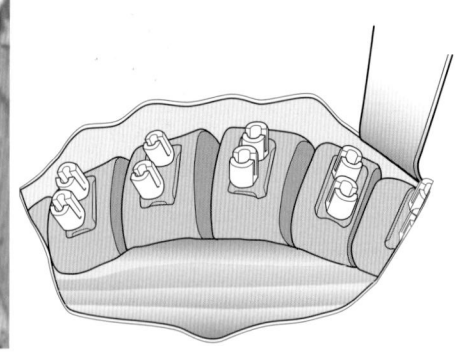
c. 椎体プレート，スクリューの設置（術中所見） 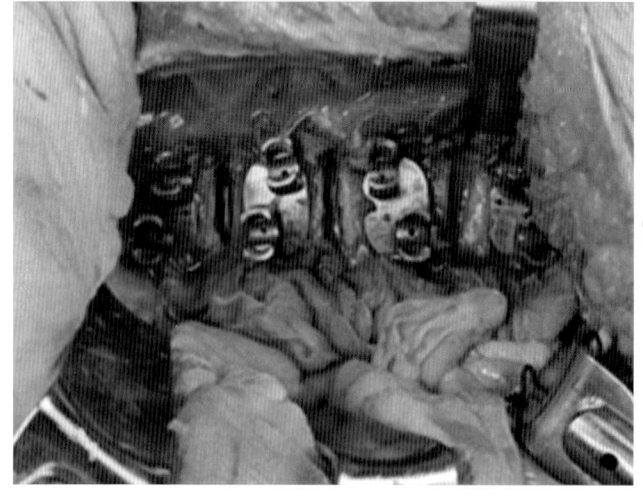
d. ロッドによる椎体の減捻操作．矢印方向にロッドを回転させる． 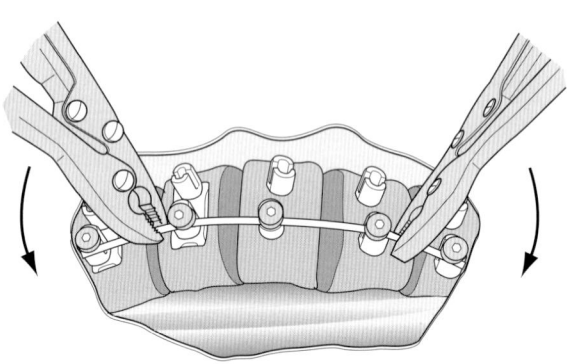

図4．Lenke分類type 5C AISに対する前方矯正固定術．術中所見（a, c, g）およびイラスト（b, d, e, f）

ロッドによる椎体の減捻操作を行う（図4d, e）．この時点で三次元的矯正は大部分達成されるが，さらに後方ロッドの設置を行い，各椎間に圧迫力を加える．より生理的な腰椎前弯位を獲得するために後方ロッドから圧迫操作を始める（図4f）．Dual-rodシステム導入により，矢状面での変形矯正が容易となり，また偽関節の発生率を著しく低下させることが可能となる（図4g）．閉創に際しては，切離した横隔膜と腹筋群の修復を確実に行い，術後腹壁瘢痕ヘルニアの発生を防ぐ．

V．臨床成績

30例に対し平均17.2年の経過観察を行った．全例で骨癒合が得られた[4]．胸腰椎・腰椎カーブの矯正率，矯正損失は79.8％，3.4°であった．術後肺機能は正常であり，SRS-30スコアは平均4.2であった．23％の症例で固定下位隣接椎間に軽度の変性変化を認めた．追加手術例は2例あり，胸椎カーブの進行により，術後10ヵ月時に後方固定を追加した1例と，固定最下端椎（lowest instrumented vertebra：LIV）のsubjacent disc wedgingに対し1椎間後方固定を追加した症例が1例あった．

症例2．20歳，女．

特発性側弯症（Lenke分類type 5CN）に対し前方矯正固定術（Th11～L3）を施行した．術前Cobb角50°（Th11～L3）が術後1年時0°となり，代償性胸椎カーブも30°から15°に自然矯正された（図5）．

まとめ

1）Lenke分類type 1, 2 AISに対する後方矯正固定術およびLenke分類type 5C AISに対するdual-rod前方矯正固定術の手術手技について紹介した．

2）いずれもオリジナリティーの高い手術手技であり，その臨床成績も安定していた．

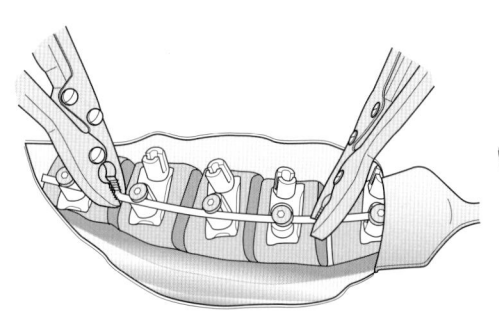

思春期特発性側弯症に対する手術的治療

e．ロッドによる椎体の減捻操作後 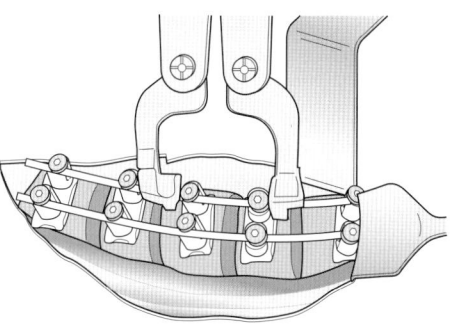
f．各椎間への圧迫操作（後方ロッドより始める）

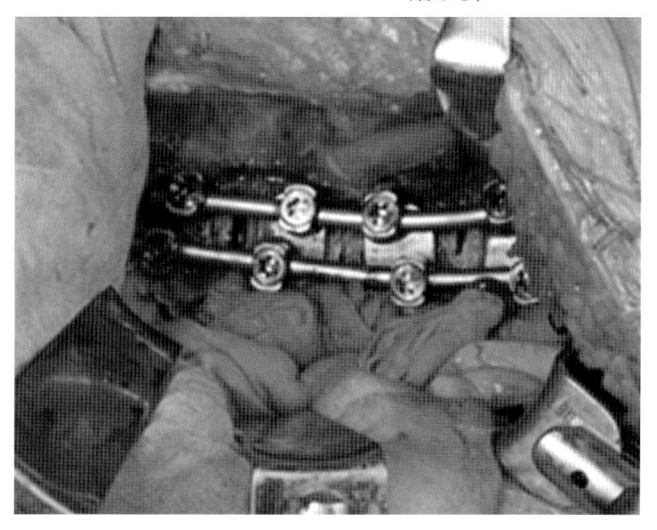

g．前方矯正固定術の完成
図4（つづき）

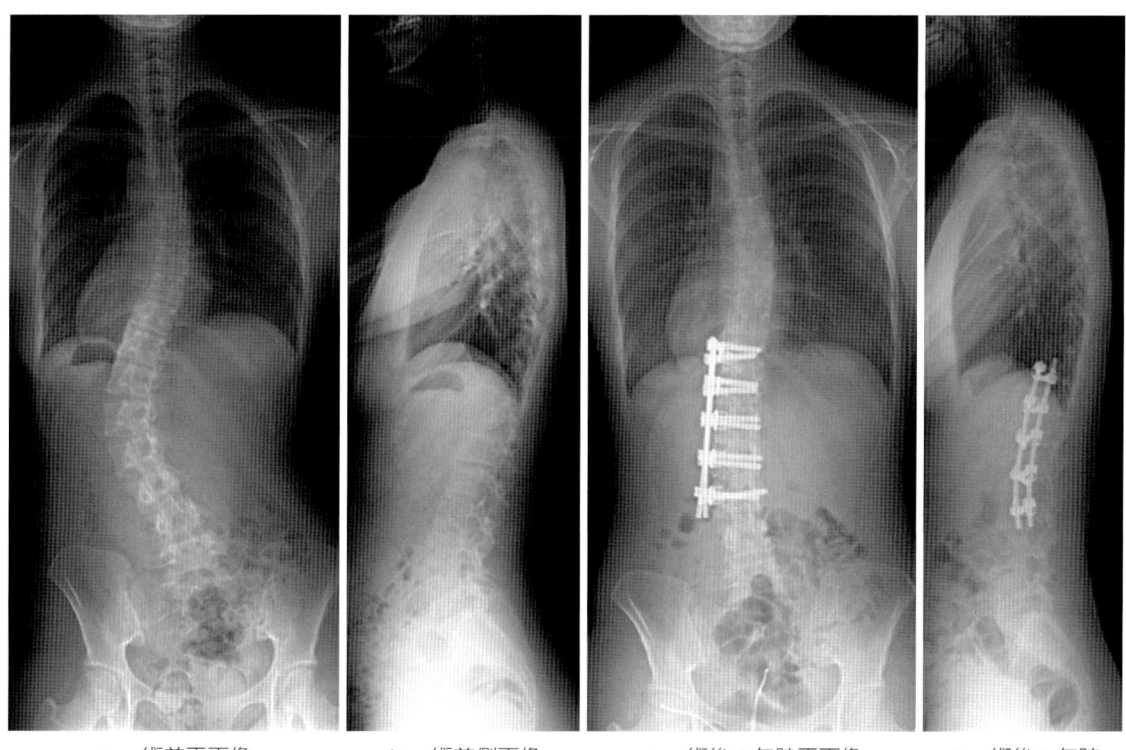

a．術前正面像　　b．術前側面像　　c．術後1年時正面像　　d．術後1年時側面像

図5．症例2．20歳，女．特発性側弯症（Lenke分類 type 5CN）．術前および前方矯正固定術後1年時X線像

193

文　献

1) Sucato DJ, Agrawal S, O'Brien MF et al：Restoration of thoracic kyphosis after operative treatment of adolescent idiopathic scoliosis；a multicenter comparison of three surgical approaches. Spine 33：2630-2636, 2008
2) Ito M, Abumi K, Kotani Y et al：Simultaneous double-rod rotation technique in posterior instrumentation surgery for correction of adolescent idiopathic scoliosis. J Neurosurg Spine 12：293-300, 2010
3) Sudo H, Ito M, Abe Y et al：Surgical treatment of Lenke 1 thoracic adolescent idiopathic scoliosis with maintenance of kyphosis using the simultaneous double-rod rotation technique. Spine 39：1163-1169, 2014
4) Sudo H, Ito M, Kaneda K et al：Long-term outcomes of anterior dual-rod instrumentation for thoracolumbar and lumbar curves in adolescent idiopathic scoliosis；a twelve to twenty-three-year follow-up study. J Bone Joint Surg 95-A：E49, 2013
5) Kaneda K, Shono Y, Satoh S et al：New anterior instrumentation for the management of thoracolumbar and lumbar scoliosis；application of the Kaneda 2-rod system. Spine 21：1250-1261, 1996
6) Sudo H, Ito M, Kaneda K et al：Long-term outcomes of anterior spinal fusion for treating thoracic adolescent idiopathic scoliosis curves；average 15-year follow-up analysis. Spine 38：819-826, 2013

＊　　＊　　＊

肩バランスを念頭においた思春期特発性側弯症に対する後方矯正固定術

小林 祥　松山幸弘**

はじめに

　思春期特発性側弯症の手術では，インストゥルメンテーションの改良や手術手技の改良により，矯正率が向上している．その一方で，矯正された主胸椎カーブと近位胸椎カーブとのバランスがとれずに，術後肩バランスが不良となる症例が散見される．脊柱と肩は，多くの関節を介在して連絡しているため，脊柱側弯を矯正しても，術後の肩の挙動を予測することはむずかしいとされてきた．しかし，われわれが経験した術後肩バランスが不良となる症例を解析すると，術中X線像においてTh1 tiltが大きいことが明らかになった[1]．その知見に基づき，現在われわれが行っている，思春期特発性側弯症（胸椎主カーブ例）に対する手術手技を紹介する．

I. 手術方法

❶適応

　後方矯正固定術は，主胸椎カーブのCobb角40°以上，90°未満の思春期特発性側弯症例を対象とする．40°未満であり，骨成熟以前のものであれば，装具療法を含めた保存的治療を行う．90°以上の症例や症候性側弯，先天性側弯，成人例では脊椎骨切り術を要することが多い．

❷術前計画

　固定範囲の決定は，Lenke分類に基づき構築性カーブを固定範囲に含めた．近位固定端（upper instrumented vertebra：UIV）は構築性カーブの最上位終椎の一つ頭側の高位とし，近位胸椎カーブが構築性カーブであり，Th1 tiltingがある場合はTh2とした（Lenke分類type 2）．また，Lenke分類type 1立位で近位胸椎カーブがCobb角35°以上の症例はTh3まで固定した[2]．下位固定端（lowest instrumented vertebra：LIV）は牽引下X線像での安定椎（stable vertebra）と側屈位X線像における椎間可動性（flexibility）を参考[3]にして決定した．

　アンカーは椎弓根スクリュー（pedicle screw：PS）によるsegmental fixationを基本としているが，PSによる脊髄障害を避けるため，カーブの凹側の頂椎付近はPS設置を回避し，フックやサブラミナテープを設置している[4]．

❸展開

　手術方法は後方矯正固定術を行う．矯正固定は後方進入で，通常の後方縦皮切から，椎弓，横突起，椎間関節，上関節突起外側まで展開する．

❹PS設置

　当院は教育病院であるため，PS刺入はOアームナビゲーション下に行うが，術者はナビゲーションを確認せずフリーハンドで刺入し，助手がナビゲーションを確認するにとどめている．PSは5.5 mm径以上，ロッドはチタン合金製で6.0 mm径以上のなるべく太いものを使用している．胸椎ダブルカーブ例の頭側3椎弓の左側においては，ポリアキシアルスクリューを使用している．フリーハンド法によるPSの設置は，刺入点は上関節突起外側と横突起の稜線の交点を基準にし，刺入方向については，頭尾側方向が椎弓の傾きに垂直となり，内外側方向は，刺入点から内側3 mmに椎弓根があるとイメージし，決定している（図1）．

Key words

adolescent idiopathic scoliosis, shoulder balance, intraoperative plain radiograph

*How to maintain postoperative shoulder balance in posterior spinal corrective fusion for adolescent idiopathic scoliosis
**S. Kobayashi, Y. Matsuyama（教授）：浜松医科大学整形外科（Dept. of Orthop. Surg., Hamamatsu University School of Medicine, Hamamatsu）．

❺ロッド設置と矯正

ロッドの設置前にエアートームやパンチで椎間関節切除と局所骨移植を行う．ロッドは凹側から設置するが，後弯をつくり肋骨隆起を矯正するため，凸側より少し強いロッドの弯曲形成をロッドベンダーで行う（図2）．胸椎ダブルカーブ例では，頭側のPSからロッドを設置する．ロッドの弯曲を上位胸椎カーブに合わせた方向に入れ，セットスクリューを頭側3椎に緩く仮固定する．次にロッドの弯曲を主胸椎カーブに合わせるため，ロッドを反時計回りに180°回旋する．回旋することにより，近位胸椎カーブが矯正され，胸椎ダブルカーブから胸椎シングルカーブになる（図3）．

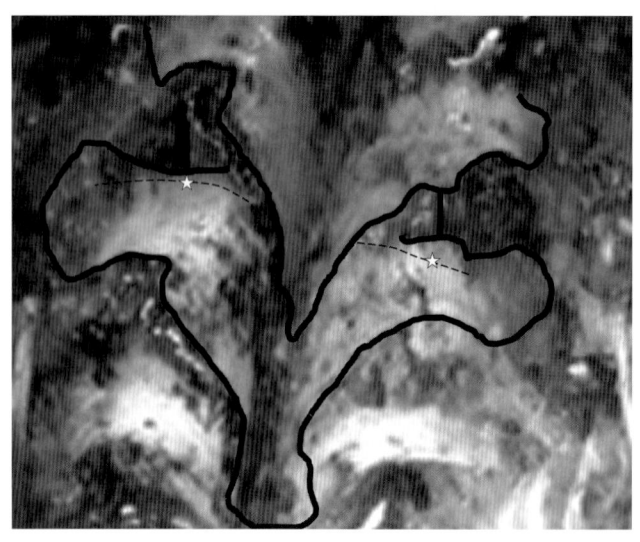

続いての矯正は，凹側のロッドローテーションで行う．パワーグリッパーと六角レンチでロッドを把持し，ロッドを90°回旋する．このとき，凸側の頂椎付近のPSにドライバーを設置し，回旋矯正（apical vertebral derotation）を加える．ロッドがストレートになるのを防ぐため，弾性を考慮し，十分時間をかけてロッドを回旋する（図4）．ロッドの回旋後に，術中脊髄モニタリング［Br(E)-MsEPとSSEP］を確認する[5]．特に矯正直後からは5分おきに何度も確認したほうがより安全である．脊髄圧迫や伸延力が脊髄に加わると脊髄血流障害が生じ，時間差で脊髄麻痺を生じる．肋骨隆起を減ずるため，凸側はロッドの弯曲は最小限にする．さらに頂椎付近の凸側椎弓間のコンプレッションと凹側の頂椎付近にディストラクションを加え，側弯を矯正する．次に術中X線像を確認し，Th1 tiltを補正する．Th1 tiltingを7°以下に抑えるように，左UIV付近のPSにコンプレッションを加えて，Th1 tiltを調整している（図4）．

❻閉　創

血腫予防のためドレーンを筋層下に留置している．また術後1週間程度で退院することが多いため，抜鉤や抜糸が不要な埋没縫合で閉創している．また術後疼痛予防のため，硬膜外麻酔用のカテーテルを設置する．

Ⅱ．成　績

2012〜2013年に，主胸椎カーブの後方矯正固定術を行い，1年以上の経過観察ができた思春期特発性側弯症患者（Lenke分類 type 1, 2）は36例であった．画像成績を

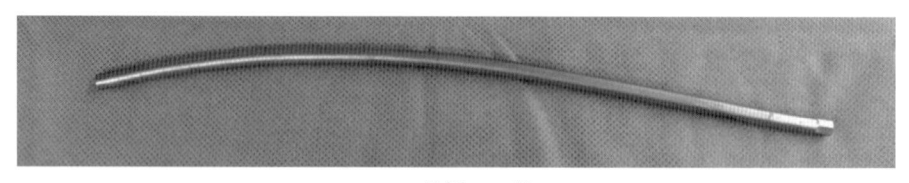

図1．PSの設置位置．PSの刺入点は，上関節突起の外縁（実線）と横突起の稜線（破線）との交点（星印）としている．

a．凸側ロッド

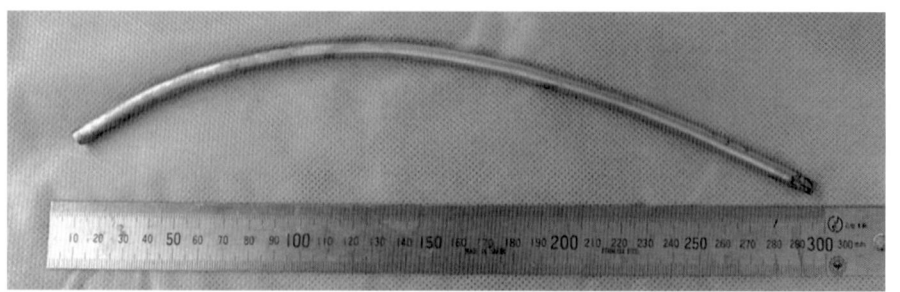

b．凹側ロッド

図2．ロッドの弯曲形成．ロッドのしなりを考慮して，凹側ロッドは凸側ロッドよりも弯曲形成を強くすると，後弯維持と肋骨隆起の矯正に有利である．

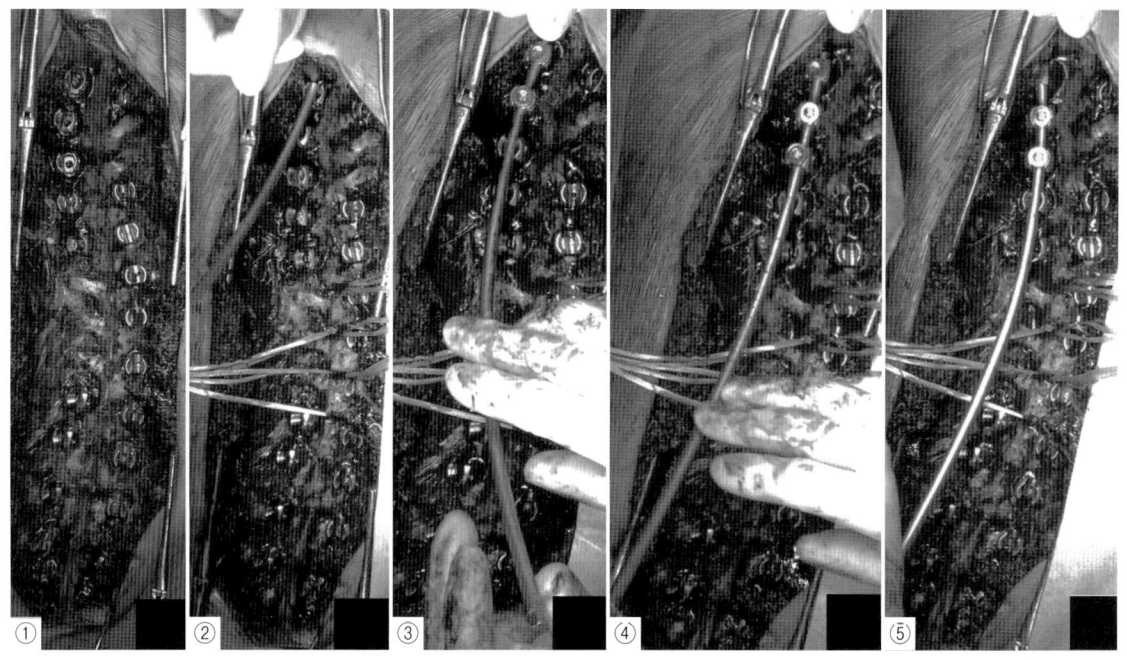

図3. 胸椎ダブルカーブに対するロッド設置方法． ① スクリュー設置と椎間関節切除，局所骨移植を行う．② テクミロンテープを椎弓下に通した後，近位胸椎部からロッドを設置する．③ 近位胸椎カーブに沿ってロッドの設置を行う．④ ロッドを 180°回旋し，近位胸椎カーブを矯正する．⑤ 胸椎カーブを一つの大きなカーブに矯正してから，ロッドをスクリューヘッドに設置する．

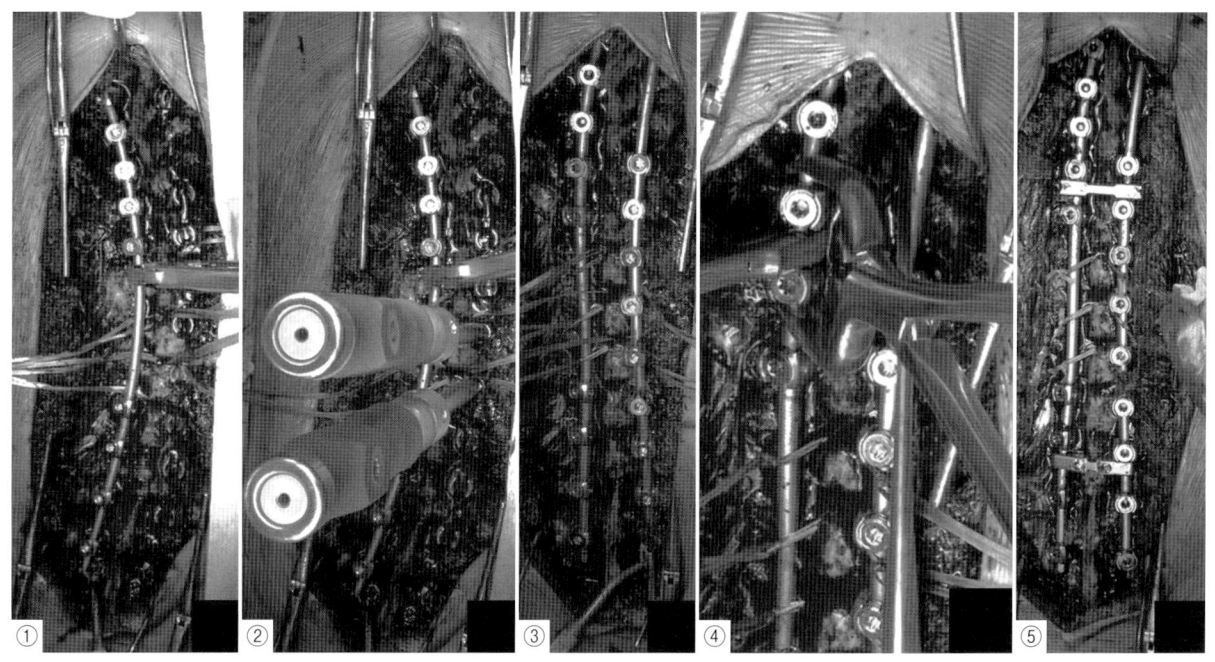

図4. ロッドによる矯正方法． ① 凹側ロッドをパワーグリップと六角レンチで把持し，ロッドローテーションを行う．② この際にテクミロンテープをロッドに締結し，凸側の頂椎付近の PS に回旋矯正（apical vertebral derotation）を加える．③ ロッドローテーション後に凸側ロッドを設置し，凸側の頂椎付近にはコンプレッション，凸側にはディストラクションを加える．④ X 線撮影後に左 UIV 付近にコンプレッションを加え，Th1 tilt を調整する．⑤ クロスリンクを設置する．

まとめると，術前主胸椎カーブの Cobb 角は平均 51.8°から術後 9.3°（矯正率 82％）に矯正した．術中 Th1 tilt は平均 4.8°であり，radiographic shoulder height（RSH）は術前平均 −13 mm から術後平均 10 mm へと改善した．

Ⅳ. 脊椎・骨盤・体幹 ◆ 2. 胸 椎

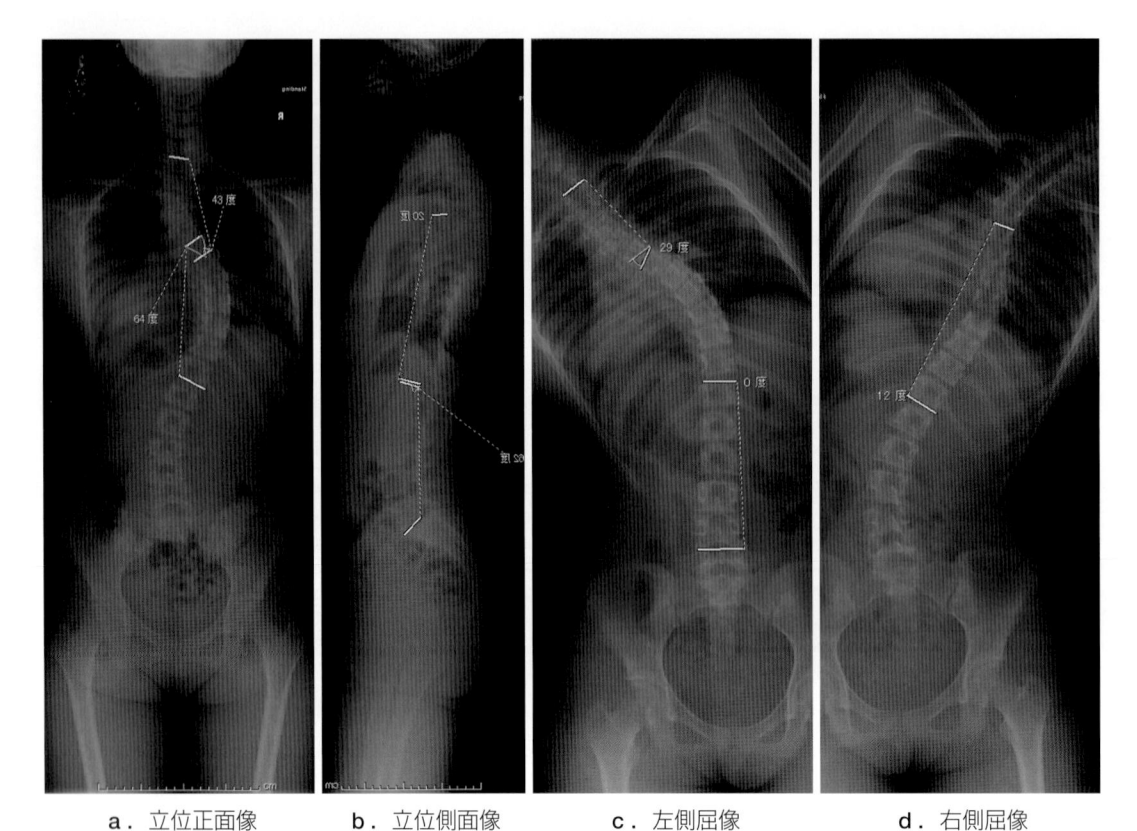

　　　a. 立位正面像　　　　b. 立位側面像　　　　c. 左側屈像　　　　d. 右側屈像

図5. 症例. 12歳, 女. 術前単純X線像. 術前近位胸椎カーブのCobb角は43°（Th1～Th6）, 主胸椎カーブCobb角64°（Th6～Th12）, 安定椎はL2である. 側屈像で近位胸椎カーブは29°に, 主胸椎カーブは12°になり, 思春期特発性側弯症Lenke分類type 2ANと診断した. 牽引下での安定椎（predicted stable vertebra）はL1であり, L1/L2の可動性も良好であることから固定範囲はTh2～L1と計画した.

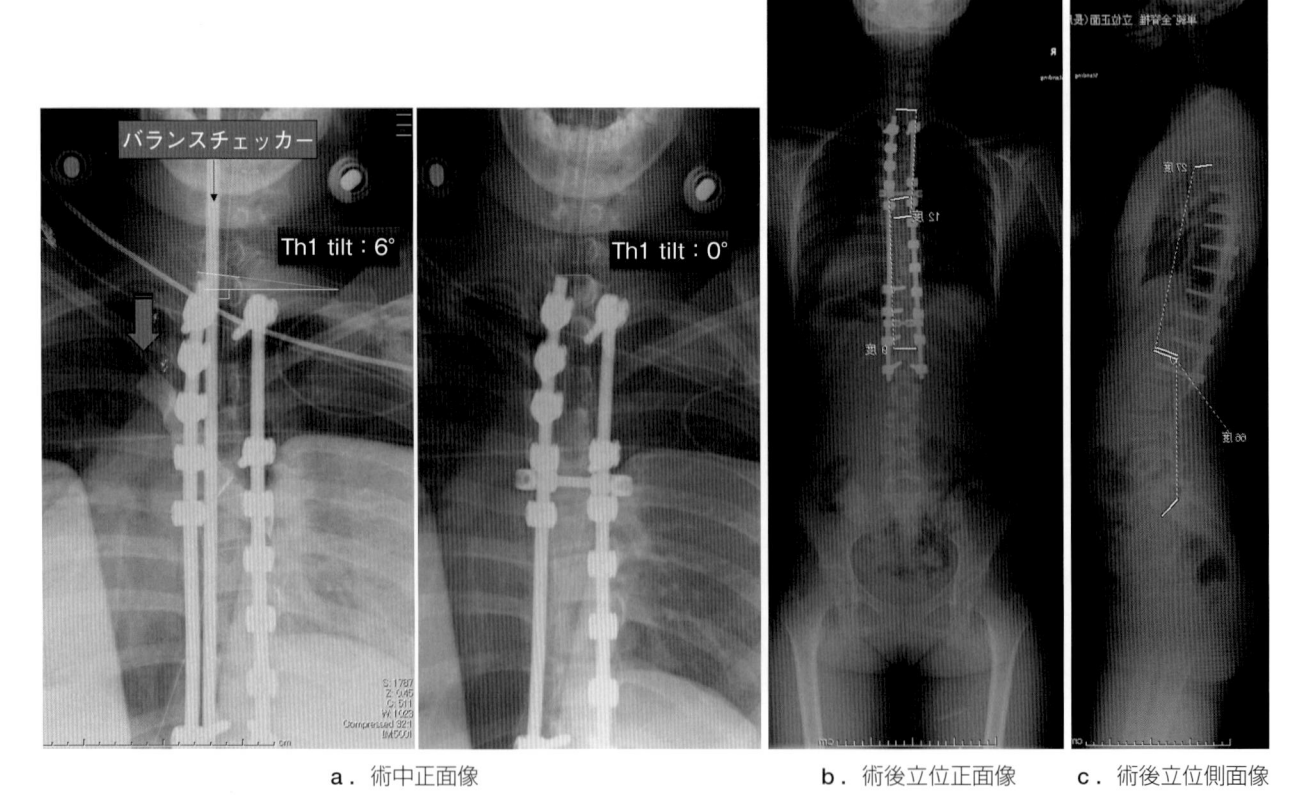

　　　a. 術中正面像　　　　　　　　　　　b. 術後立位正面像　　　c. 術後立位側面像

図6. 症例. X線像. 術中X線像では, Th1 tilt 6°であり, 左UIV付近のPSにコンプレッションを加えたところ, Th1 tilt 0°に矯正された. 術後1年の時点での脊柱アライメント（矯正率86%）と肩バランス（radiographic shoulder height：2 mm）は良好であった.

III. 症例提示

症例．12歳，女．

身長156 cm，体重40 kgであった．思春期特発性側弯症 Lenke分類 type 2ANの診断で，後方矯正固定術を行った．術前主胸椎カーブ Cobb角 64°（Th6〜Th12）であった（図5）．術後1年の主胸椎カーブ Cobb角 9°（矯正率86％）であり，術後の肩バランスは良好（RSH：2 mm）であった（図6）．

まとめ

1) 思春期特発性側弯症に対する後方手術における，矯正固定のコツとピットフォールを述べた．

2) 慎重な手技と術中X線評価を正確にすることで，肩バランス不良を最小限にできると考えた．

文献

1) 小林　祥，長谷川智彦，大和　雄ほか：思春期特発性側弯症の術中X線像から術後肩バランスは予測できるか．別冊整形外科 **64**：43-48，2013
2) 松山幸弘，川上紀明，松原裕二ほか：T2又はT3から固定した胸椎ダブルカーブの術後脊柱バランス．脊柱変形 **15**：127-131，2000
3) 松山幸弘，川上紀明，佐藤公治ほか：特発性側弯症の手術的治療―下位固定椎体の検討．脊柱変形 **14**：129-135，1999
4) 今釜史郎，若尾典充，安藤　圭ほか：Direct vertebral rotationと超高分子ポリエチレンテープを併用した側弯後方矯正固定術．J Spine Res **1**：2065-2068，2010
5) 重松英樹：側弯症手術．術中神経モニタリングバイブル，川口昌彦，中瀬裕之（編），羊土社，東京，p278-283，2014

*　　　*　　　*

IV. 脊椎・骨盤・体幹 ◆ 2. 胸椎

胸椎後縦靱帯骨化症に対する安全な後方除圧固定術*

田中信弘**

はじめに

胸椎後縦靱帯骨化症（T-OPLL）に対する手術は，手術器具・手技あるいは診断技術が進歩した現在においても難易度の高い手術であり，手術操作に伴う脊髄麻痺悪化のリスクは依然として高い[1]．本症は頚椎後縦靱帯骨化症に比較するとまれな疾患であるが，いったん脊髄症状が出現すると保存的治療に抵抗性であり手術適応となることが多く，安全な手術術式の確立が望まれる．前方アプローチによる骨化巣切除が直接的な方法ではあるが，OPLLが広範囲に存在する場合には前方手術の適応には限界がある[2]．そのため，本症に対しては後方法が選択されることが多い．後方からの手術としては椎弓切除や形成術による後方除圧術[3]，後方進入前方除圧（大塚法）[4]あるいは全周性除圧[5]などが行われているが，後方からの骨化巣切除は難易度が高く，脊髄障害の危険性も高いとされる．近年では，後方からの除圧とインストゥルメンテーションを用いた固定術により一定の症状改善が得られると報告され[6]，本症に対して比較的安全で効果的な手術とされている．

当科では術中脊髄モニタリングを併用して後方からのインストゥルメンテーションを用いた除圧固定術を行っており，これまで良好な手術成績が得られている[7,8]．しかし本術式においても，手術操作に伴い脊髄モニタリング波形は変化し，術後に脊髄症状が悪化した症例も経験した[9]．経時的に脊髄モニタリング波形を記録すると，波形変化は棘突起切除や椎弓切除の際に生じることが判明した．これには後方操作による手術中の胸椎アライメント変化，特に胸椎後弯増悪が関与していると思われ，本症においてはたとえ後方からの除圧操作であっても，脊髄麻痺の危険性が高いことを認識する必要がある．また，本術式では後方除圧の後に胸椎後弯矯正を加えることによる間接的な脊髄除圧が得られる利点を有するが，除圧，固定，矯正の操作手順・タイミングが大切となる．われわれはT-OPLLに対する手術手順として，椎弓切除による脊髄除圧を行う前に，まずインストゥルメンテーションを用いた後方固定を施行し，次いで脊髄除圧を行い，最後に後弯矯正を行うことで術後の脊髄麻痺悪化を予防している．本稿ではT-OPLLに対するわれわれの安全な後方除圧固定術についてその具体的手順，手技の詳細を述べる．

I. 手術法の実際

❶ 術前準備

MRI，CT，ミエログラフィー，ミエロCTにより骨化巣の局在，脊髄圧迫の程度についてあらかじめ把握しておく．骨化が存在する高位にはスクリュー刺入は行わず，脊椎固定範囲は骨化巣を挟む頭尾側3椎間を目安としている．またCTでは椎弓根の形態・径を計測し，スクリュー径・長さについても計画しておく．当科ではCTベースのナビゲーションシステムを使用しており，専用ソフト上で術前計画を立てている．

❷ 麻酔・体位

手術高位を同定するためにあらかじめ胸椎棘突起に18G注射針を刺入し，X線撮影を行っておく．T-OPLL

Key words
thoracic spine, OPLL, posterior decompression, instrumentation, spinal cord monitoring

*Safe and effective posterior decompression with posterior instrumentation for thoracic ossification of the posterior longitudinal ligament
**N. Tanaka（診療准教授）：広島大学大学院整形外科（Dept. of Orthop. Surg., Graduate School of Biomedical Sciences, Hiroshima University, Hiroshima）.

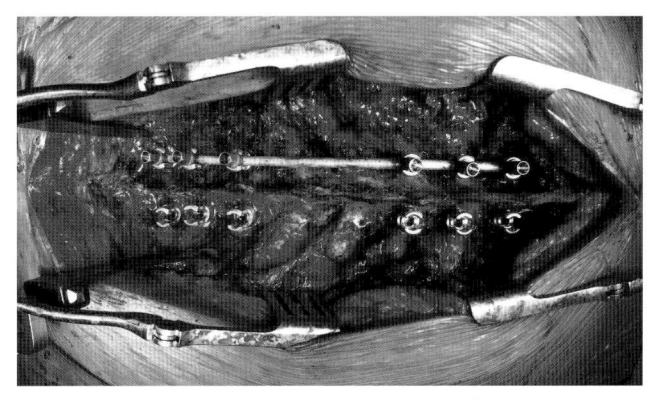

図 1. 仮固定. 固定椎に椎弓根スクリュー（Th3〜Th5 および Th8〜Th10 高位）を刺入し，除圧操作を行う前に片側にロッドを設置し仮固定を行う（左が頭側，右が尾側）.

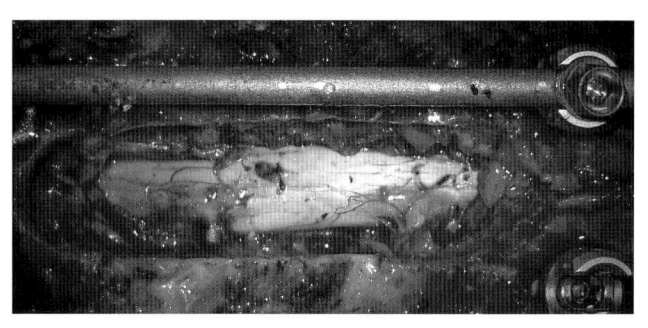

図 2. 椎弓切除. 手術用顕微鏡下に骨化部の椎弓切除（Th5/Th6–Th7/Th8 高位）を行う.

の手術範囲は固定を含めて手術部位が広範囲に及ぶため，高位の誤認を防ぐため2ヵ所に針刺入することが多い．麻酔は術中脊髄モニタリングに備えプロポフォールによる全静脈麻酔とする．筋弛緩薬は導入時のみ使用する．ホールフレームを用いて患者を腹臥位とするが，固定高位が下位頸椎や上位胸椎に及ぶ場合には，通常の頸椎手術に準じてメイフィールドスカルクランプ（Integra Life Sciences 社，Plainsboro Township）を用いて頭部を固定する．T-OPLL の場合，腹臥位へ体位変換するだけで脊髄麻痺を生じる危険性もあるので，頸胸椎に過度の負荷がかからぬよう，特に頸部，体幹に捻りが加わらないように十分に留意する．頸部固定肢位は中間位として過度の伸展・屈曲位をとらないようにする．当科では主に経頭蓋電気刺激運動誘発電位［Br（E）-MsEP］による術中脊髄モニタリングを併用している．50％以下の振幅低下，10％以上の潜時遅延をアラームポイントとしている．

❸展開・仮固定

長軸方向に縦切開を加え，筋膜を切開し，傍脊柱筋を棘突起，椎弓から剝離し展開する．まず固定椎に椎弓根スクリューを刺入し，除圧操作を行う前に片側にロッドを設置し仮固定を行う（図1）．この操作は除圧前に行うため，矯正操作を行うべきではなく，ロッドを胸椎後弯に合わせて in situ 固定を心がける．ロッド設置側は左右どちらでもよいが，その後の除圧操作の妨げにならない側が好ましい．本症では棘突起切除・椎弓切除操作により胸椎アライメント変化（後弯増強）をきたし脊髄麻痺をきたすことがあるため，骨組織の切除前に仮固定を行うことが肝要である．

❹除　圧

骨化巣高位の除圧を手術用顕微鏡下に行う．棘突起尖刀により棘突起を切離した後，スチールバー，次いでダイヤモンドバーを用いて椎弓を菲薄化した後に切除する（図2）．ダイヤモンドバーの径は4 mmを用いるが，細かい操作には3 mm，2 mm径のバーを使用する．除圧幅は硬膜管の幅を目安とするが，脊髄の後方シフトによる効果的な除圧を得るためには神経根除圧も併用する．本症では黄色靱帯も骨化傾向にあることが多く，硬膜との癒着が高頻度に認められるため，慎重な除圧操作が必要となる．除圧操作後に，術中超音波により脊髄と骨化巣の位置関係を把握しておく（図3a）.

❺矯正固定

除圧操作後，胸椎後弯を矯正・固定する．あらかじめロッドを本来の胸椎カーブに比べ少ない弯曲に曲げておく．まず頭側のスクリューにロッドを設置し，対側の仮固定ロッドをいったん外した後，カンチレバー操作によりロッドの尾側端を押さえつつ尾側スクリューのセットスクリューを設置し，後弯矯正を行う．その際，ロッドの脱転と胸椎後弯増強を防ぐために，助手は背部を押さえるようにする．片側のロッド設置後に，仮固定のロッドも弯曲を調整して再度設置する（図4）．これら一連の操作にはアライメント変化による脊髄障害のリスクが伴うため，脊髄モニタリング下の操作が望ましい．骨の脆弱性が危惧される場合にはテクミロンテープ（ネスプロンケーブル：アルフレッサファーマ社，大阪）を胸椎横突起あるいは椎弓に通して併用し，スクリュー逸脱を予防する．矯正・固定後に術中超音波により脊髄の除圧が得られたことを確認する（図3b）．除圧により得られた局所骨を後方に移植しておく．

IV. 脊椎・骨盤・体幹 ◆ 2. 胸 椎

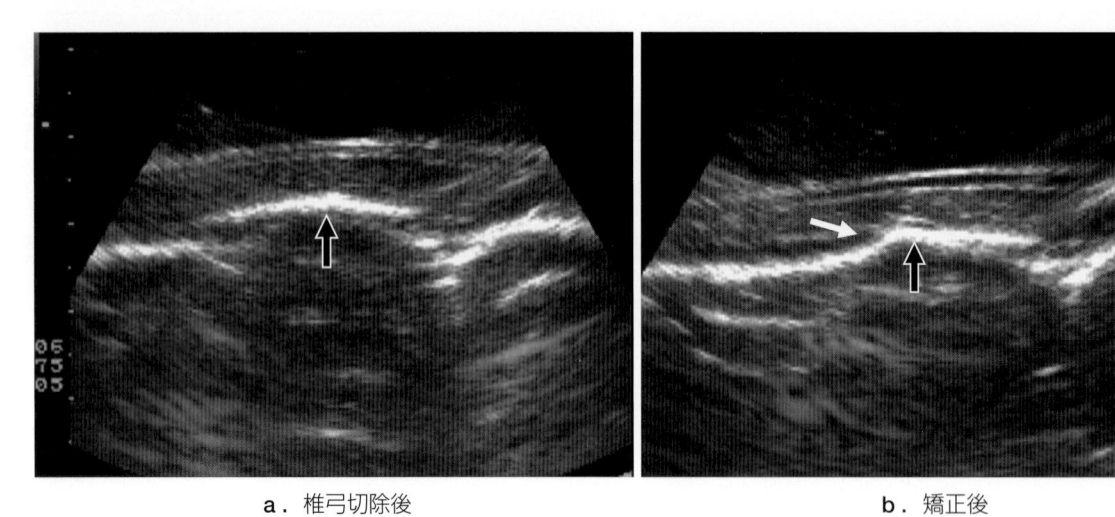

a. 椎弓切除後　　　　　　　　　　　　b. 矯正後

図3. 術中超音波像. 矯正操作により脊髄前方くも膜下腔に間隙が生じている（白矢印：くも膜下腔，黒矢印：骨化巣）.

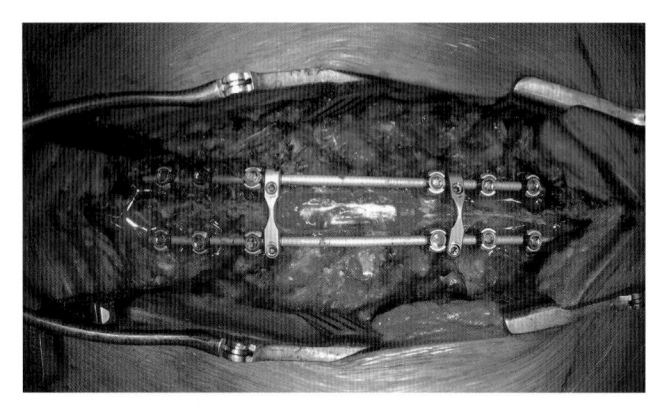

図4. 除圧操作後，胸椎後弯を矯正・固定（Th3〜Th10高位）.

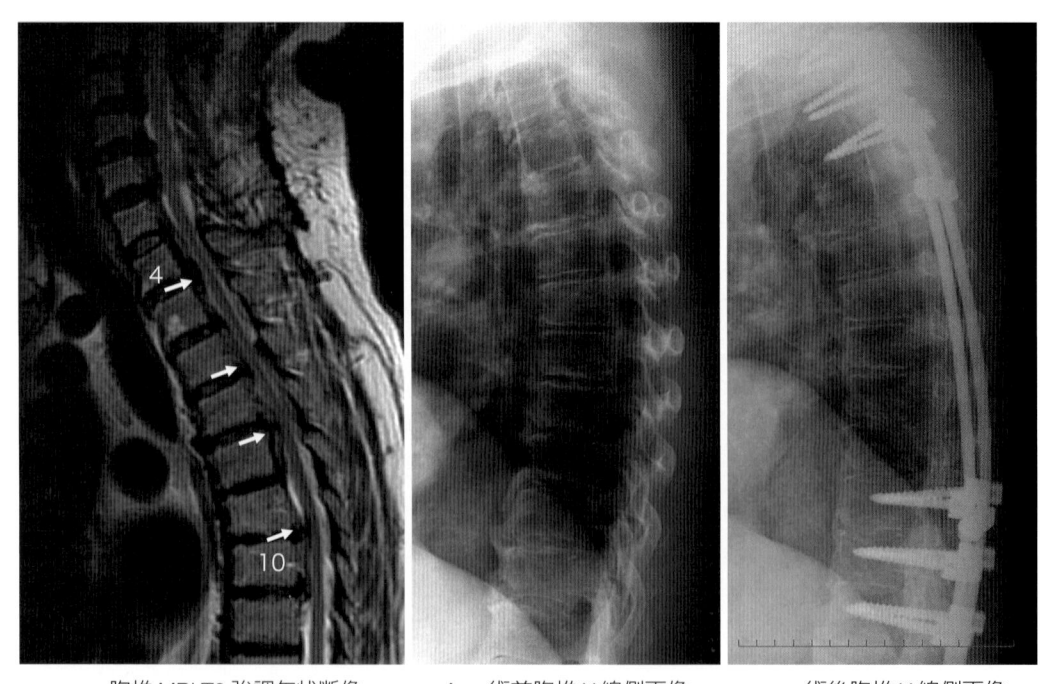

a. 胸椎MRI T2強調矢状断像　　b. 術前胸椎X線側面像　　c. 術後胸椎X線側面像

図5. 症例. 55歳, 女. Th4〜Th10高位のT-OPLLを認める（矢印）. Th1〜Th12の後方除圧固定術を行っている.

❻後 療 法

術後は軟性ダーメンコルセットを装着して早期離床・リハビリテーションを行う．固定範囲が上位胸椎に及ぶ場合には頚椎ポリネック固定も併用する．離床，起立歩行に伴う脊椎アライメント変化により症状悪化をきたす危険性もあるため，症状の変化には留意する．骨癒合が得られるまで3〜6ヵ月間，外固定を使用する．

II. 成　　績

本術式を13（男性8，女性5）例に施行した．手術時平均年齢は56歳であった．平均手術時間は6時間42分，平均出血量は945 mlであった．全例で脊髄症状の改善が得られ，日本整形外科学会頚髄症治療成績判定基準（JOAスコア）は11点満点中，術前平均6.4点から術後平均8.2点に改善し，平均改善率は40％であった．1例に創部皮下感染症を認めたが，ほかに重篤な合併症は認めなかった．

III. 症例提示

症　例．55歳，女．

5年前，頚椎OPLLに対して椎弓形成術を受けた．2年前より両下肢しびれ，歩行障害が増悪し，当科を受診した．画像上，Th4〜Th10高位のT-OPLLを認めた．インストゥルメンテーションを用いたTh1〜Th12の後方除圧固定術を行い，下肢症状は軽快した（図5）．

まとめ

1）T-OPLLに対する後方からのインストゥルメンテーションを用いた除圧固定術について述べた．

2）術中脊髄麻痺には棘突起切除や椎弓切除による術中アライメント変化，特に後弯増悪が関与する．

3）まずインストゥルメンテーションを用いた固定を行い，次いで除圧，最後に後弯矯正を行うことで安全に手術を行うことが可能となる．

文　献

1) 松山幸弘, 佐藤公治, 川上紀明ほか：胸椎後縦靱帯骨化症―術後症状悪化例の検討. 臨整外 **35**：39-46, 2000
2) Fujimura Y, Nishi Y, Nakamura M et al：Long-term follow-up study of anterior decompression and fusion for thoracic myelopathy resulting from ossification of the posterior longitudinal ligament. Spine **22**：305-311, 1997
3) Komagata M, Inahata Y, Nishiyama M et al：Treatment of myelopathy due to cervicothoracic OPLL via open door laminoplasty. J Spinal Disord Tech **20**：342-326, 2007
4) 大塚訓喜, 寺山和雄, 土谷　崇：胸椎部における後方進入による脊髄前方除圧術. 整・災外 **26**：1083-1090, 1983
5) 川原範夫, 富田勝郎, 村上英樹ほか：重度胸椎後縦靱帯骨化症に対する全周位除圧. 臨整外 **47**：425-430, 2012
6) Yamazaki M, Okawa A, Fujiyoshi T et al：Posterior decompression with instrumented fusion for thoracic myelopathy caused by ossification of the posterior longitudinal ligament. Eur Spine J **19**：691-698, 2010
7) Nakanishi K, Tanaka N, Nishikawa K et al：Positive effect of posterior instrumentation after surgical posterior decompression for extensive cervicothoracic ossification of the posterior longitudinal ligament. Spine **30**：E382-E386, 2005
8) 中西一義, 田中信弘, 藤本吉範ほか：頚胸椎後縦靱帯骨化症に対する脊髄機能モニタリング下後方手術. 中部整災誌 **50**：198, 2007
9) 中西一義, 田中信弘, 西川公一郎ほか：胸椎後縦靱帯骨化症に対する後方手術における脊髄機能モニタリングの変化とその対策. 日整会誌 **86**：S147, 2012

＊　　＊　　＊

胸椎後縦靱帯骨化症に対する後方除圧矯正固定術における脊髄保護

小林　祥　松山幸弘

はじめに

胸椎後縦靱帯骨化症（胸椎OPLL）の手術では神経合併症率がきわめて高く，術後麻痺を回避する手術手技は重要である．2010～2014年における自験例26例と，日本脊椎脊髄病学会モニタリングワーキンググループにおいて術中脊髄モニタリング解析を行った138例を合わせた164例の胸椎OPLL例の経験[1,2]から，現在われわれが行っているもっとも安全と考えられる手術手技を紹介する[3,4]．

I．手術方法

❶適　応

胸椎OPLLは脊髄症，神経根症，軸性痛などの症状を呈するが，後方除圧矯正固定術は脊髄障害に対する手術である．胸髄圧迫障害による下肢麻痺は進行性で，保存的治療に抵抗することが多く，麻痺が軽度（歩行可能な時期）なときに手術計画をすることが肝心である．

❷術前計画

進行性の麻痺に対しては早期の手術を計画し，それでも待機期間がある場合は，床上安静，短期間のステロイド投与を行い脊髄機能保護に努める．また高度肥満例の場合は，可能な限りの減量を行う．

胸椎OPLLの手術方法は前方除圧固定，後方除圧固定，後方除圧矯正固定および後方除圧矯正固定後に前方除圧固定を行うなど施設によってさまざまである．われわれはまず後方除圧矯正固定を行って，良好な成績を得ているのでこの方法を採用している．除圧固定は後方進入で，椎弓根スクリューをアンカーとして胸椎後弯矯正を含めた矯正固定術とする．全脊柱のCTを撮影，MRIを撮像し，胸椎のみでなく頚椎や腰椎部の合併病変の有無を確認して，神経症状と画像所見より除圧範囲を決定する．術前に対麻痺を呈している患者では，術中脊髄モニタリングで波形が得られにくいこともあるため，さまざまなモダリティーのモニタリング［Br（E）-MsEP, Br（E）-SCEP, Sp（E）-SCEP, SSEP］を行うことや，波形増強法（double train stimulation, post-tetanic stimulation）に習熟している必要がある．また，上位胸椎部の占拠率の高いOPLLの場合は，頚胸椎のアライメントの変化により神経症状を悪化させることがあるため，術前にハローベストで頚椎を固定して手術に臨む．

❸体　位

仰臥位で麻酔導入を行い，腹臥位へ交換する．ハローベスト固定例では，ハローとメイフィールドを接続固定し，背部のベストのみはずす．術中所見を撮影し，頚椎のアライメントも確認する．術前の体位変換による神経障害が考えられた症例もあるため，腹臥位をとる前に，脊髄モニタリング［Br（E）-MsEP, SSEP］の波形を確認する．腹臥位をとった後にモニタリングの変化があれば，前方へ落ち込んだ頚椎を後方へ持ち上げながら，頚椎を伸展せずに上位胸椎部のアライメントを改善させ，脊髄機能の回復を図る．波形の改善がなければ，手術延期も考慮する．不可逆性の麻痺が生じる前に，モニタリングの所見で手術撤退を考慮することもあると，事前に

Key words

thoracic spine, OPLL, intraoperative spinal cord monitoring, neurological complication

*The protective effect in spinal cord function of posterior decompression with corrective fusion for ossification of the posterior longitudinal ligament of the thoracic spine
**S. Kobayashi, Y. Matsuyama（教授）：浜松医科大学整形外科（Dept. of Orthop. Surg., Hamamatsu University School of Medicine, Hamamatsu）．

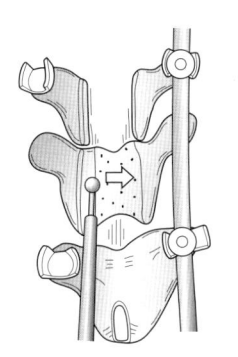

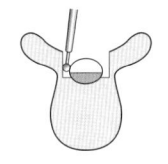

a. 最狭窄部では、椎弓根の内側1/3をダイヤモンドバーで切除する（矢印：バーの動かす方向）。このとき椎弓はできる限り薄くする。

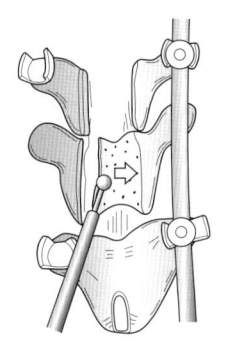

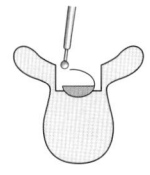

b. 椎弓根部（外側）から内側の方向かつ前方から後方にバーを動かし（矢印）、椎弓切除する。

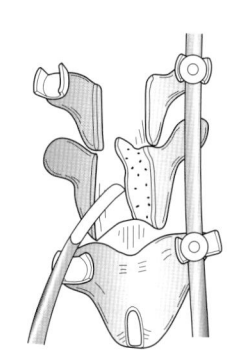

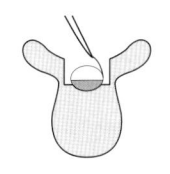

c. 椎弓を半分以上バーで切除できたら、硬膜から椎弓を剥離、摘出する。

図1．胸椎OPLLに対する椎弓切除

患者に説明をすることが重要である．

❹ 展　開

通常の後方縦皮切から、椎弓、横突起、椎間関節、上関節突起外側まで展開する．展開後に椎弓間より、Br(E)-SCEPの硬膜外電極を挿入し、波形を確認する．

❺ 仮固定

手術では椎弓切除の前に、椎弓根スクリューをジェントルにいれ、仮ロッドで連結し、椎弓切除によるアライメント変化を予防する．椎骨を押さえ込むようなスクリュー刺入は避けるべきで、ロッド締結時にも決して胸椎に矯正力がかからないようにすることが肝心である．圧迫力や矯正力がかかると、黄色靱帯骨化と後縦靱帯骨化で脊髄が圧迫をより強く受け、麻痺が悪化することがある．椎弓根スクリューの設置の前後と、椎弓切除、仮ロッドの設置の前後で脊髄モニタリングを実施し、波形を確認している．椎弓根スクリューは5.5 mm径以上、ロッドはチタン合金製で6.0 mm径以上のなるべく太いものを使用している．

椎弓根スクリューは固定力を上げアライメントを保つため、除圧部より頭側3椎、尾側3椎は余分に固定範囲に含めて、すべての椎弓根にスクリューを刺入する．しかし、最狭窄部では椎弓根から削る必要があり、また黄色靱帯骨化が高度な例では、スクリュー刺入自体が神経障害リスクとなるため、脊髄圧迫が高度な椎間であれば、その高位にスクリューを入れることは断念せざるをえない．

❻ 除　圧

術中脊髄モニタリングにおいて、アラームとなった胸椎OPLL手術手技は椎弓切除の段階がもっとも多い．そのため椎弓切除の際には、脊柱管外側から内側への慎重な切除が重要であり、OPLL占拠率の高い椎間は、エアートームで椎間関節内側切除と椎弓根内側1/3切除をはじめに行う．次に椎弓を一方向からできる限り薄く削った後に、硬膜と椎弓間を剥離しながら、椎弓を除去する．椎弓の左右両側をはじめに切り離すと、椎弓切除する際にシーソー運動を起こして脊髄障害が生じるので、あくまでも片側のみから椎弓切除をすすめる（図1）．黄色靱帯は、硬膜と癒着していれば一塊として浮上させ、髄液漏予防のため無理に剥離しない．椎弓切除時にはリアルタイムの脊髄モニタリングとして、free running waveを監視するべきである．特に椎弓腹側皮質骨を削開する際には注意が必要で、高振幅・高頻度波形が出現するならば、その時点でBr(E)-MsEP、Br(E)-SCEP、

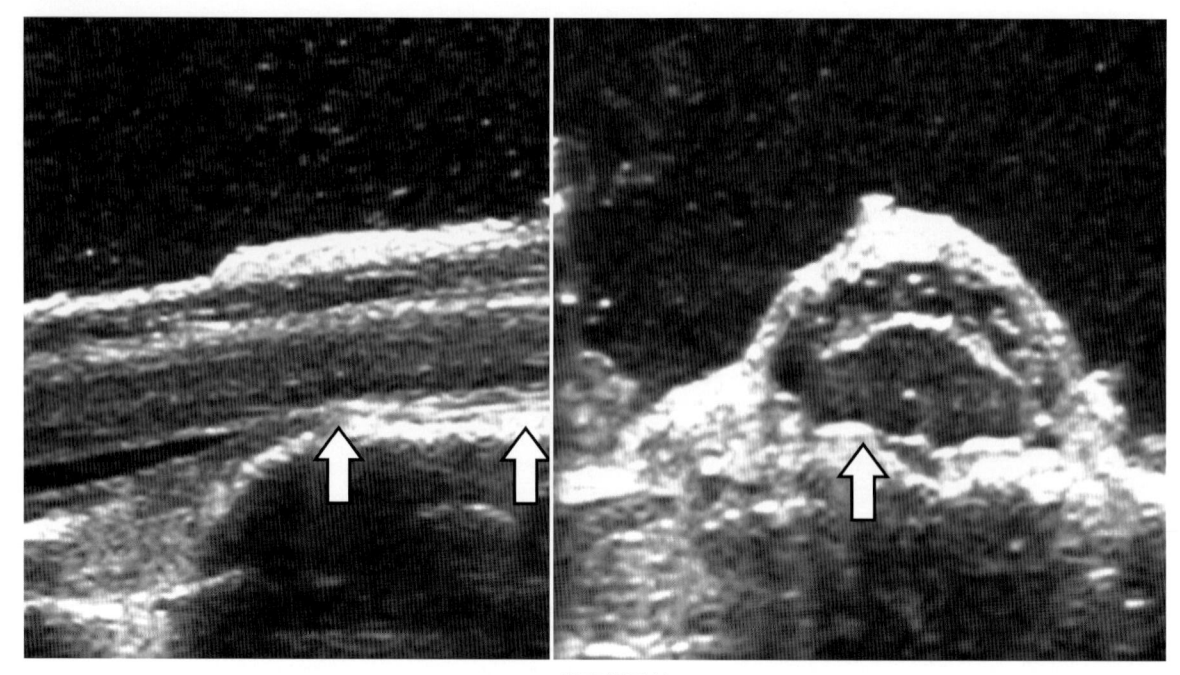

a. 後弯矯正前

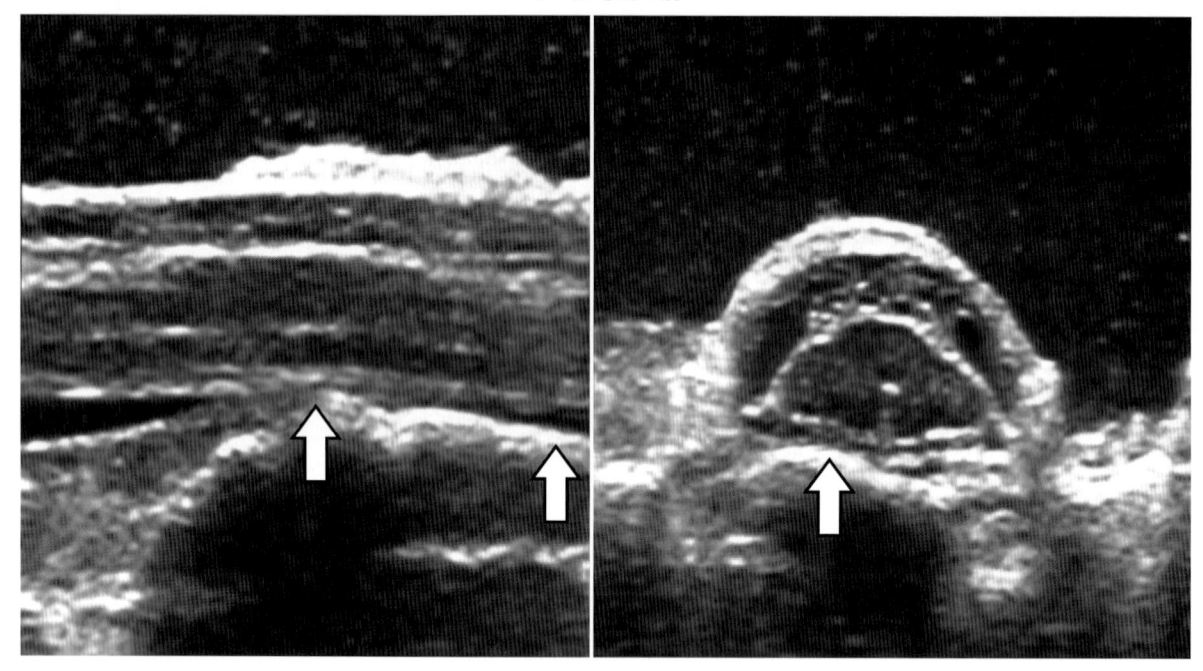

b. 後弯矯正後

図2. 術中脊髄超音波断層像. 後弯矯正前は骨化巣と脊髄が幅広く接しているが，後弯矯正後は脊髄が骨化巣から浮上している（矢印）.

SSEPなどのほかのモダリティーでの脊髄機能の把握が必要である.

　モニタリング波形が変化した場合は，再現性やほかのモダリティーでの波形変化も確認し，有意な波形変化であるか，術者に迅速に報告する．術者は手術操作を一時中止し，内固定の弛み，神経の圧迫や牽引がないか確認する．また，術中単純X線撮影や脊髄超音波検査を考慮する．波形回復が起こらなければ，血圧上昇，ステロイドの経静脈投与を考慮する．椎弓切除後に脊髄超音波断層像を確認し，椎弓切除幅が十分であるか，骨化巣から脊髄が浮上しているか把握する（図2）.

❼後弯矯正

　後弯矯正は，ロッドのカンチレバー操作により矯正を行う．ロッドによる後弯矯正を行い，超音波断層像で脊髄の骨化巣からの浮上が十分であることを確認する（図2）．矯正前後での脊髄モニタリングは必須で，特に矯正直後からは5分おきに何度も確認したほうがより安全で

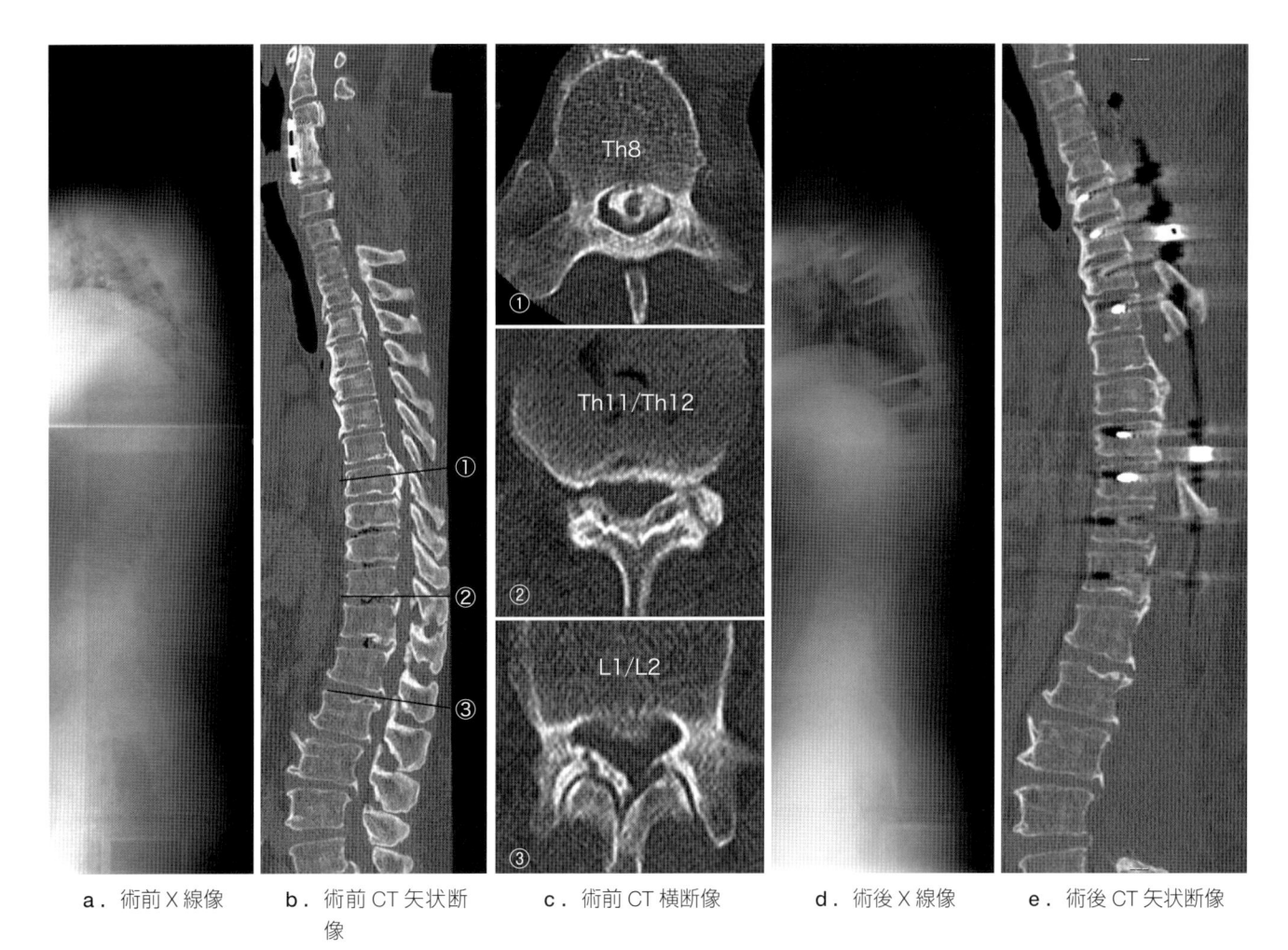

a．術前X線像　　b．術前CT矢状断像　　c．術前CT横断像　　d．術後X線像　　e．術後CT矢状断像

図3．症例．40歳，男． Th7-Th8，Th11〜L2後縦靭帯骨化と黄色靭帯骨化に対してTh2〜Th12後方除圧矯正固定術とTh12〜L4後方除圧術を施行している．

ある．脊髄圧迫や伸延力が脊髄に加わると脊髄血流障害が生じ，時間差で脊髄麻痺を生じる．

⑧閉　創

血腫予防のためドレーンを筋層下に留置しているが，肥満例では皮下脂肪層にもドレーンを留置している．もし髄液漏があれば，必ず腰椎穿刺して腰椎ドレナージを行っておく．術後髄液漏の処理は非常に困難であることを銘記しなければならない．

II．成　績

2010〜2014年に，胸椎OPLLに対して後方矯正除圧固定術を行った患者は26例であった．術後に対麻痺が悪化した症例は5例あり，麻痺悪化率は19.2％であった．麻痺の回復は1ヵ月以内が2例，3ヵ月以内が3例であった．

III．症例提示

症例．40歳，男．

身長165cm，体重120kgであった．1年前より発症した歩行障害で，当科を受診した．前医で頸椎前方固定術と椎弓切除術を受けたが，対麻痺は進行した．当科初診時の徒手筋力テスト（MMT）は大腿四頭筋，大腿二頭筋4/3，前脛骨筋，腓腹筋4/4であった．画像上Th7-Th8，Th11〜L1 OPLLと黄色靭帯骨化があり，硬膜管を圧迫していた（図3）．Th2〜Th12後方除圧矯正固定術とTh12〜L4後方除圧術を二期的に施行した（図4）．胸椎後方除圧固定術中に一過性のBr（E)-MsEP波形消失があったが，後弯矯正すると波形回復した．術後一過性の大腿四頭筋麻痺が出現したが，術後1ヵ月で完全回復した．術前は車椅子で移動していたが，術後に独歩可能となった．

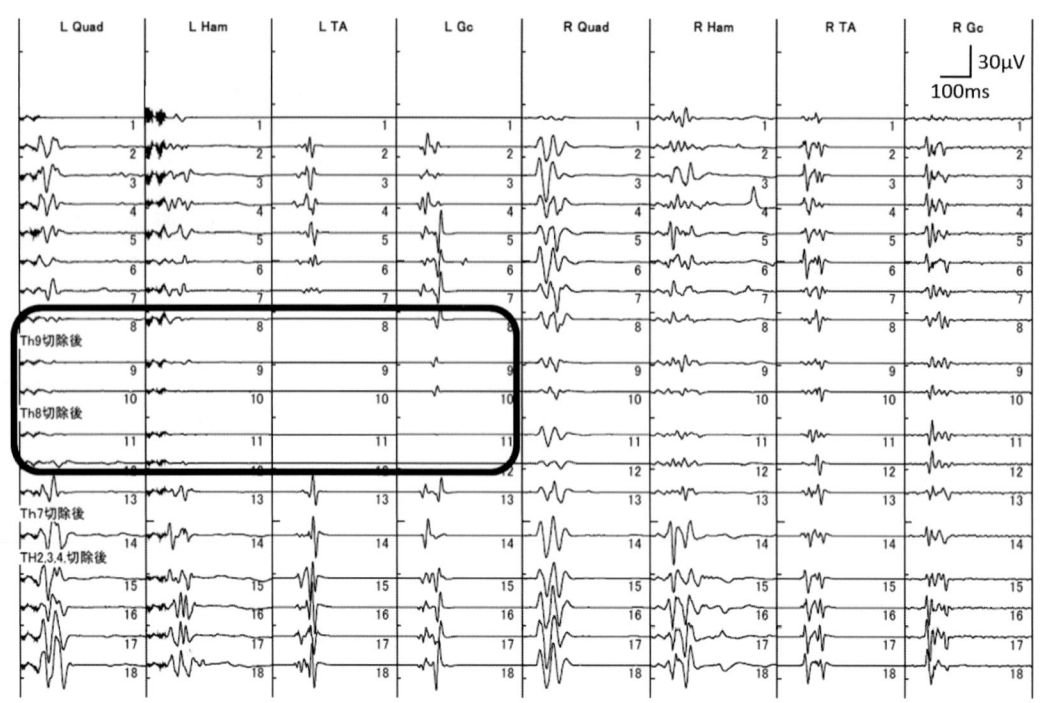

図4. 症例. Th7-Th8, Th11〜L2後縦靱帯骨化と黄色靱帯骨化に対してTh2〜Th12後方除圧矯正固定術を施行した. 術中脊髄モニタリング［Br（E）-MsEP］の波形消失がみられる（円内）が, 椎弓切除追加と後弯矯正で波形回復している. 術後, 軽度の一過性の麻痺が生じた.

まとめ

1) 胸椎OPLLに対する後方手術における, 安全対策を述べた.
2) 慎重な手技と術中脊髄モニタリングを駆使することで, 神経合併症を最小限にできると考えた.

文献

1) 小林 祥, 松山幸弘, 四宮謙一ほか：後縦靱帯骨化症における術中脊髄モニタリング―脊椎脊髄病学会モニタリング委員会調査. 脊椎脊髄 26：197-201, 2013
2) Kobayashi S, Matsuyama Y, Shinomiya K et al：A new alarm point of transcranial electrical stimulation motor evoked potentials for intraoperative spinal cord monitoring ; a prospective multicenter study of the Spinal Cord Monitoring Working Group of the Japanese Society for Spine Surgery and Related Research. J Neurosurg Spine 20：102-107, 2014
3) Matsuyama Y, Sakai Y, Katayama Y et al：Indirect posterior decompression with corrective fusion for ossification of the posterior longitudinal ligament of the thoracic spine ; is it possible to predict the surgical results？ Eur Spine J 18：943-948, 2009
4) Matsuyama Y, Yoshihara H, Tsuji T et al：Surgical outcome of ossification of the posterior longitudinal ligament of the thoracic spine ; implication of the type of ossification and surgical options. J Spinal Disord Tech 18：492-497, 2005

* * *

IV. 脊椎・骨盤・体幹 ◆ 2. 胸 椎

骨粗鬆症性椎体骨折後対麻痺に対する脊柱短縮術*

税田和夫**

はじめに

　高齢者に多くみられる骨粗鬆症性椎体骨折は，以前は予後良好な病態と考えられ重要視されていなかった．しかし，単に一時の疼痛が問題だけでなく，日常生活動作（ADL）や生命予後を悪化させること，薬物治療介入によりそれらの予後を改善させることが明らかになった．さらには，一部の症例において骨折が癒合せず偽関節となる病態がまれでないことが判明したため，骨粗鬆症性椎体骨折が注目を集めるようになった．骨折が癒合しないことはまれではなく，受傷後6ヵ月の時点で椎体内cleftの発生率は14%と報告されている[1]．偽関節になると，保存的治療に抵抗する耐え難い背部痛が長期間続く症例もある．さらには，局所の後弯変形および突出した椎体後壁による脊髄圧迫が生じ，遅発性脊髄障害が起きることがある．

　麻痺発現例の多くは保存的治療に反応せず，外科的治療を選択されることが多い．手術による改善例は1987年Maruoらによってはじめて報告され，椎弓切除術に脊椎固定術を追加した術式であった[2]．しかし，後方よりインストゥルメンテーションを行う場合，粗鬆化した脊椎に対し脊椎固定具が十分な把持力を発揮できず，しばしば内固定具の脱転や後弯の再発が発生する．筆者らは後方手術を改良した脊柱短縮術により本症に取り組んできた[3〜5]．後方法選択の理由は，主に次の三つである．まず①高齢者に対する開胸や腹部への侵襲を避けること，②黄色靱帯骨化や椎間関節肥厚など脊椎後方要素による脊髄圧迫要素に対処すること，③多くの脊椎外科医が後方手術の手技に比較的習熟していることである．手術手

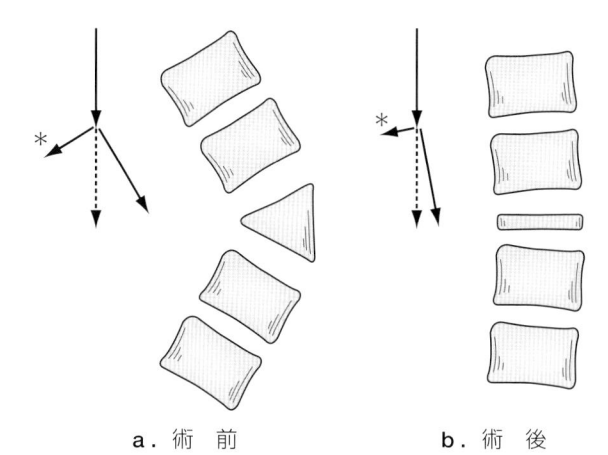

a．術前　　　　b．術後
図1. 脊柱短縮による脱転ベクトル減少． 術後（b），脱転ベクトル（*）が小さくなる．

技に慣れているか否かは手術成績に大きな影響を及ぼすと考える．後方インストゥルメンテーションが脱転する機序は，立位や坐位で後弯した胸椎に加わる垂直方向の荷重が，胸椎後弯をさらに増強させるように作用することによる．特に圧迫骨折のある症例では後弯が強く，後弯増強作用が一層大きくなる．このような症例に椎弓根スクリュー（PS）を使用すると，脱転させるベクトルが大きいため，PSは容易にバックアウトする．脊柱短縮により後弯を減じれば，脱転はしにくくなる（図1）．

　一方，除圧の必要性についてはこれを不要とする意見がある[6]．しかし頸髄症に対して除圧を行わず固定のみを行うことが過去には多く行われ，最近はあまり行われなくなったように，明らかな脊髄圧迫には後方進入前方除圧を加えることはそれなりの意義があると考え，われわれは脊髄除圧を原則としている．

　手術適応は，胸腰椎移行部に発生する骨粗鬆症性椎体

Key words

osteoporosis, spinal shortening, spinal fracture

*Spinal shortening for paraplegia following vertebral collapse due to osteoporosis
**K. Saita（准教授）：自治医科大学附属さいたま医療センター整形外科（Dept. of Orthop. Surg., Saitama Medical Center, Jichi Medical University, Saitama）.

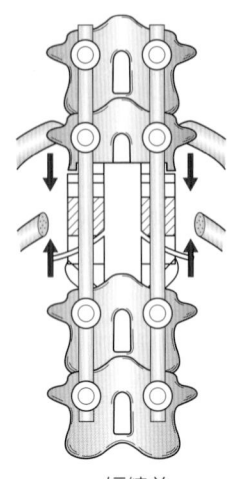

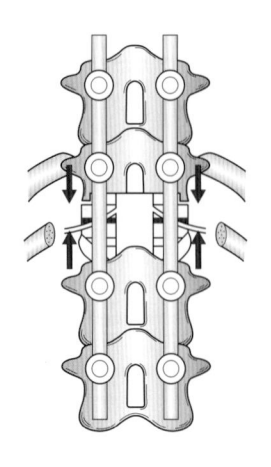

a. 短縮前　　　　b. 短縮後

図2. 短縮操作. 椎弓根スクリューを介してコンプレッサーを使用して脊椎短縮を行う（矢印）.

表1. 術前後移動能力

	術後		
	歩行可能	つかまり立ち	起立不能
術前			
歩行可能	3		
つかまり立ち	3		
起立不能	13	3	3

骨折で脊髄の圧迫麻痺を生じているものである．後弯の頂点になることが少なく，前方進入の際に横隔膜切離も不要なL2以下は前方手術をすすめる．

I. 手術方法

4点台上の腹臥位で行うが，骨折椎の上下2椎にPSが設置可能なように展開する．骨折のある高位と頭側椎尾側の椎弓，頭尾側の椎間関節突起を切除する．このとき，黄色靱帯骨化や椎間関節骨棘が硬膜と癒着していることも多い．

操作の基準点は椎弓根である．椎弓根内側より椎体後壁や神経根を同定する．これに沿って外側に向けて椎間孔を開放するか，椎弓外側の椎間孔出口を探り当てた後に外側から脊柱管に向けて椎間孔を開放する．横突起基部を目印にして椎弓根の外側骨皮質を確認し，椎体外側まで浅く展開する．椎体後方が切除されると高度の不安定性が発生する可能性を考えて，椎体の骨切りを完了する前に上下2椎にPSを設置する．症例によって椎弓下のテープ固定を追加することも有用である．

椎体後壁を側方からのぞきこむようにして，硬膜管をわずかによけながら操作する．椎弓根から椎体内をエアドリルで空虚にして，椎弓根周辺から内側に向けて椎体後壁を削除する．一方，側方に向けて椎体外壁を削除する．突出した椎体後壁は粘膜剥離子によって椎体内に押し込める程度の軟らかさの壊死骨か，椎間板に酷似した軟部組織である．部分的に椎間板と連続する場合もあり，偽関節部かどうか確信がもてない場合にはX線コントロールをすべきである．一部に硬い骨皮質が残ってい

る場合は，短縮の際に支障となるので幅狭のノミで切離する．そうすると残った椎体後壁および椎体内部はヘルニア鉗子で咬除できる程度となり，piece by pieceに内容の摘出が可能となる．これらの操作により椎体後方部分は空虚となり脊髄前方除圧が完成し，その上下に薄い終板が残る．

両側にロッドを設置し，PSを介して椎体後壁を圧しつぶすように短縮する（図2）．このとき，体外からの矯正力や術野の上下椎にも短縮力を加えて，PSのみに力が加わらないようにする．短縮距離は10〜15 mm程度であり，上下の薄い終板が接触して高さの低い椎体ができる．そして骨折椎体を挟んだ上下椎は水平に近づき，脊椎後弯は減少する．

硬膜側方より硬膜前方に突出した骨片がないかを直視で確認し，前後の転位や短縮状態をX線像で評価する．さらに術中エコーにより前方突出の程度と脊髄圧迫が残っていないかを確認する．通常，硬膜管の軽度の圧迫は残るが，脊髄の全周にくも膜下腔が残っている場合には問題ないと判断している．多くの自家骨が採取できるので，上下の椎弓上や後側方に骨移植する．吸引ドレーンを留置し，各層を丁寧に縫合していく．

後療法は，硬性もしくは軟性コルセットを装着して1週間で坐位とする．

II. 成績

これまで25例に対して脊柱短縮術を行った．内訳は男性9例，女性16例，年齢は63〜87（平均76.1）歳で，術前の障害程度は歩行可能3例，つかまり立ち3例，起立不能13例，手術高位はTh11が4例，Th12が13例，L1が7例，L2が1例であった．Th11の1例においてTh12椎体内骨移植を同時に行った．また基礎疾患として関節リウマチなどのために8例がステロイドを内服していた．手術時間は220〜481（平均293.9）分，出血量は115〜2,479（平均905.6）mlであった．

最終手術成績は表1のとおりで術前歩行可能の3例は麻痺の改善があり，22/25例でADL改善があった．術後

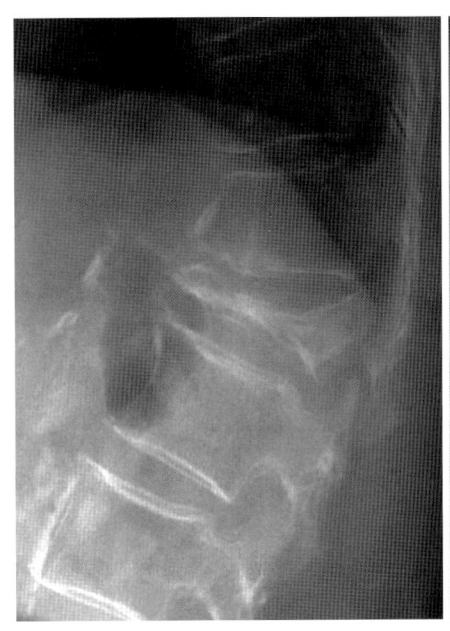

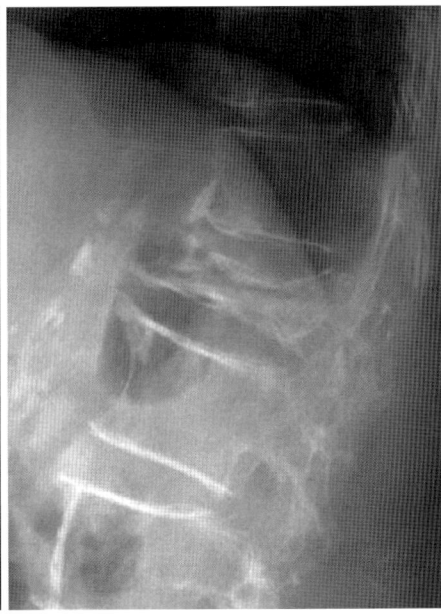

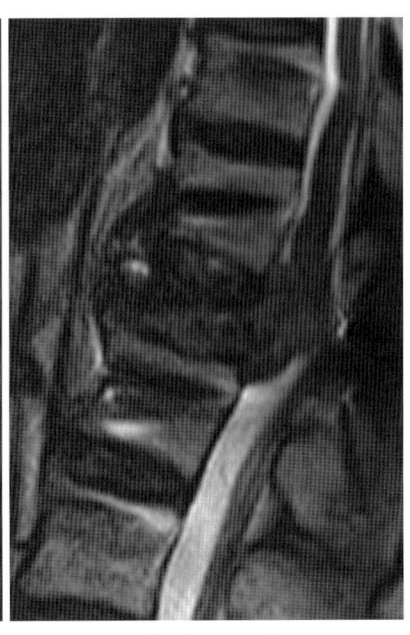

a．術前前屈X線像　　　　　　b．術前後屈X線像　　　　　　c．術後麻痺発生時MRI

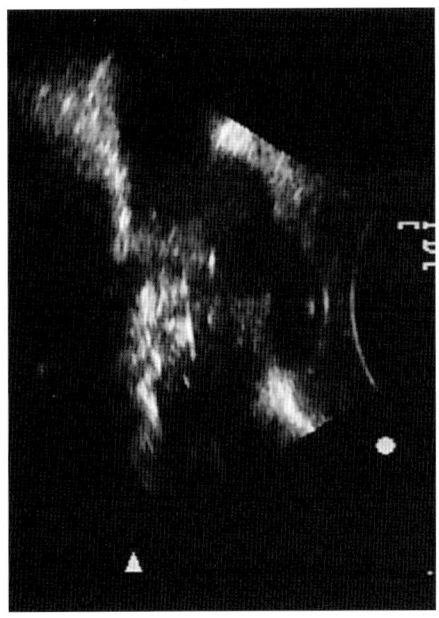

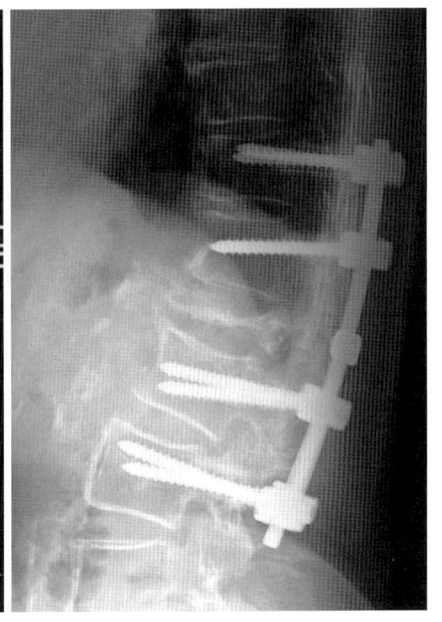

d．麻痺発生時術中エコー　　　　e．術後3年3ヵ月X線像

図3．症例．81歳，女．術後血腫例

合併症として新規骨折が6例あったが，全例ステロイドを内服していた．臨床的に問題となるPS脱転はなかったが，PS周囲の透亮像がみられることは多かった．麻痺悪化は2例に発生した．1例は初期例で，短縮後によって骨折が後方に膨隆した．4週後に再手術を行ったが十分な改善がなく，その後は硬膜側方より骨片が膨隆していないか直視すること，あるいは術中エコーを使用することにより脊髄除圧の確認をより慎重に行うようにした．もう1例（症例．81歳，女）は術中は除圧十分と判断したが，術翌日に麻痺が悪化し，MRIでは術後血腫と判断した．しかしながら再手術時には，硬膜前方に固い血腫は確認できず過度な短縮が原因の可能性を考えて短縮を緩めた．順調に回復し，術前より改善した．

Ⅲ．症例提示（図3）

症　例．81歳，女．

転倒後に腰痛が生じ，2週後に歩行不能となり肺炎も併発して入院した．単純X線像でL1の椎体骨折と不安定性，CTやMRIでは同部での椎体後壁の脊柱管内突出や脊髄圧迫があった．入院後1週で両下肢筋力は徒手筋力テスト（MMT）2～3と低下し，その後も悪化傾向で

あったため肺炎の鎮静化をまって転倒5週後に脊柱短縮術（10 mm短縮）を行った．手術直後は麻痺に変化がなかったが，翌日に下肢筋力はMMT 0となり，MRIで脊髄の後方への弯曲と腹側の血腫が疑われた．緊急で血腫除去を予定したが，実際には脊髄腹側には固い血腫は見当たらず短縮を2〜3 mm緩めた．その後，麻痺は徐々に改善し，術後4年で軽度の下肢しびれと腰痛を残すが，在宅生活可能で屋内は独歩，外出時はシルバーカーを使用している．

IV. 考　察

骨粗鬆症性椎体圧潰による下肢麻痺の患者を治療する機会は，確実に増加している．椎体の構築的破綻がある本病態では，前方法が理にかなっているとされる[7]が，前方法に習熟した脊椎外科医はさほど多くないと思われ，後方法が多く行われてきた．脊柱短縮術は固定力不足を改善させようとして考案され，多くの追試もされてきた．しかし，重症骨粗鬆症患者に発生する病態であるので，いずれもリスクの高い手術である．手術法の優劣を比較するのではなく，多くの選択肢をもつことが大切である．

ま と め

手技に慣れた後方手術である脊柱短縮術は，骨粗鬆症性椎体骨折後対麻痺に有効である．

文　献

1) 中村博亮，辻尾唯雄，寺井秀富ほか：骨粗鬆症性脊椎骨折の病態　骨粗鬆症性椎体骨折後偽関節発生に関与する予後不良因子について―多施設前向きコーホート研究．臨整外 **43**：309-314，2008
2) Maruo S, Tatekawa F, Nakano K：Paraplegia caused by vertebral compression fractures in senile osteoporosis. Z-Orthop **125**：320-323, 1987
3) 星野雄一，税田和夫，吉川一郎ほか：骨粗鬆症における脊椎圧迫骨折による後弯変形に対する脊椎後方短縮術．臨整外 **33**：439-444，1998
4) Saita K, Hoshino Y, Kikkawa I et al：Posterior spinal shortening for paraplegia after vertebral collapse caused by osteoporosis. Spine **25**：2832-2835, 2000
5) Saita K, Hoshino Y, Higashi T et al：Posterior spinal shortening for paraparesis following vertebral collapse due to osteoporosis. Spinal Cord **46**：16-20, 2007
6) Miyashita T, Ataka H, Tanno T：Clinical results of posterior stabilization without decompression for thoracolumbar burst fractures：is decompression necessary?　Neurosurg Rev **35**：447-454, 2012
7) 金田清志，伊東　学，種市　洋ほか：骨粗鬆症性胸腰椎圧迫骨折後の進行性椎体圧潰と遅発性神経障害．臨整外 **31**：463-470，1996

＊　　　＊　　　＊

転移性脊椎腫瘍に対する最小侵襲脊椎安定術（MISt）

日方智宏　石井　賢　磯貝宜広　塩野雄太　戸山芳昭
松本守雄

はじめに

近年，経皮的椎弓根スクリュー（percutaneous pedicle screw：PPS）を用いた最小侵襲脊椎安定術（minimally invasive spine stabilization：MISt）が普及し，変性疾患のみならず腫瘍，感染，外傷などさまざまな病態へ応用され，その有用性が報告されている[1,2]．われわれは2010年より転移性脊椎腫瘍に対する後方除圧固定術において，PPS併用によるMIStを導入している．本稿では，その手術手技の実際について紹介する．

I. 適　応

われわれの施設の転移性脊椎腫瘍に対する姑息的な後方除圧固定術の適応は，①3ヵ月以上の生命予後，②手術に耐えられる全身状態，③コントロール不良の疼痛や進行性麻痺の存在などである．本手術の目的は，除痛，麻痺の改善，脊柱安定性の獲得，日常生活動作（ADL）や生活の質（QOL）の向上である．基本的な固定範囲は病巣部位を挟んだ頭尾側2あるいは3椎体である．腫瘍の浸潤が複数椎体に及ぶ場合は，腫瘍浸潤椎体であってもPPS設置可能な椎体であれば，可能な限り多くのアンカーを設置する．通常，PPSの設置は中位胸椎以下としている．上位胸椎では椎弓根が小さく，近接し，強斜位での刺入は設置に神経損傷などのリスクも伴うため小切開で刺入する．また，MIStではクロスリンクの設置が困難であるため，骨質がわるい場合はアンカーを頭尾側に余分に設置する．

II. 術前準備

手術はX線透視撮影装置を使用するために，X線透視可能なスライドベッドを用いる．患者を腹臥位にした後に，固定椎体の椎弓根がX線透視下に透視できることを確認し，椎体の正確な正面・側面像を得るために患者の体位とベッド傾斜角度などを微調整する．C-armを設置した際のワーキングスペース確保のために，ベッドと体幹部の厚みを最小限とするよう心がける．次にPPS刺入のためのマーキングを行う．通常，PPS刺入のための皮切は横皮切であるが，最頭側または最尾側の皮切は縦皮切としたほうがロッドを挿入しやすく，コントロールもしやすい．また除圧操作に必要な最小限度の皮切も正中にマーキングする．

III. 手術手技

最初にPPSの刺入を行う．PPSに関しては，胸椎，腰椎，仙椎と高位によって刺入方法が異なるので，それぞれの刺入方法を熟知することが重要である．刺入点は，腰椎では椎間関節外側部の横突起基部，胸椎では横突起基部頭側の少し落ち込んだ肋骨頚にあたる部分，仙椎では椎間関節外側・尾側とする[3]．Finger navigationとX線透視正面像でバックニードル刺入点を決定し，椎弓根内壁まで術前CTの椎弓根の傾きに合わせて椎体内へ慎重にすすめる．X線透視側面像でニードル先端が椎体後壁

Key words
percutaneous pedicle screw, spinal metastasis, Minimally Invasive spine Stabilization (MISt)

*Minimally invasive spine stabilization for spinal metastatic tumor-posterior decompression with fusion using percutaneous pedicle screw technique
**T. Hikata, K. Ishii（専任講師）：慶應義塾大学整形外科（Dept. of Orthop. Surg., School of Medicine, Keio University, Tokyo）；N. Isogai, Y. Shiono（医長）：川崎市立川崎病院整形外科；Y. Toyama（教授）, M. Matsumoto（准教授）：慶應義塾大学整形外科［Keio Spine Research Group（KSRG）］．

図1. 原発巣

図2. 責任病巣高位

図3. 術前後Frankel分類

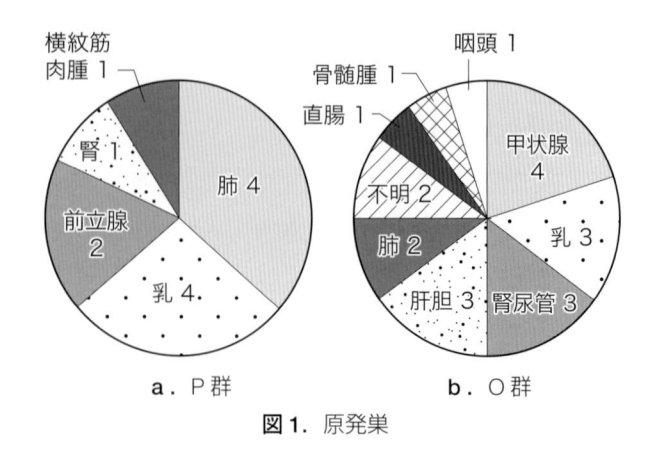

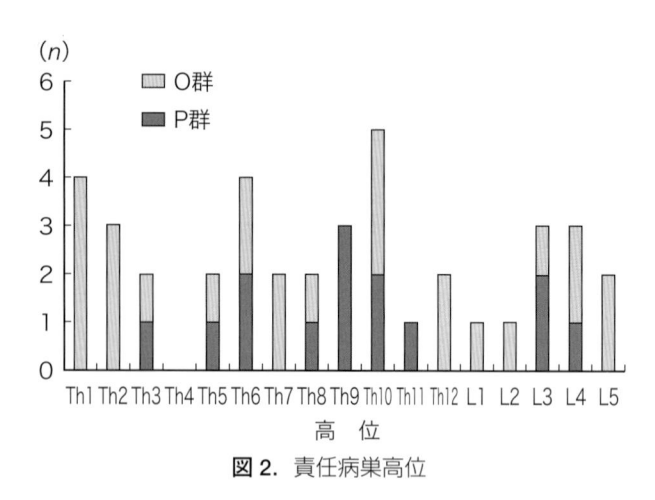

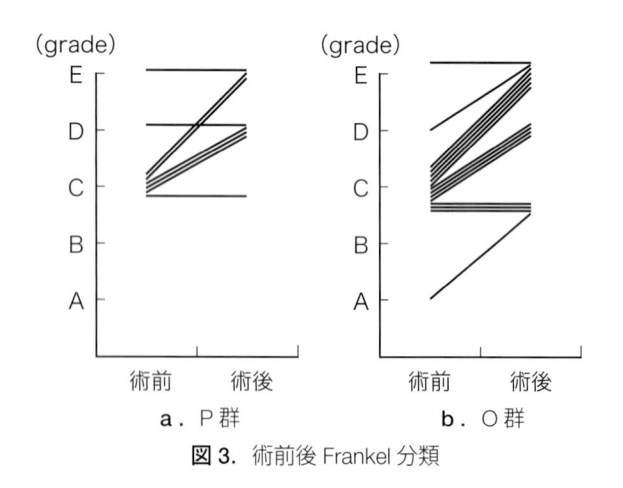

表1. 患者背景・手術情報

	P群	O群	p値
年齢(歳)	61	63.1	NS
性別(男/女)	3/8	11/9	NS
固定椎間数	5.3	6	NS
手術時間(分)	214	199	NS
出血量(ml)	397	664	0.055
輸血	0	7	0.029
合併症	1(術後血腫)	2(術後血腫,一過性神経麻痺)	NS
麻痺	改善8,不変3,悪化0	改善11,不変9,悪化0	NS

を超えているようであれば，そのまま椎体後方1/3までニードルをすすめる．内筒を抜いた後に，S-ワイヤー（田中医科器械製作所，東京）を挿入する[4]．S-ワイヤーは先端がより線構造になっており，椎体前壁穿破のリスクはなく，椎体内海綿骨にしっかり食い込ませることができる．次にイメージ下にタッピングを行う．この際に，タップがS-ワイヤー先端のより線部まですすまないように注意する．通常，タップ先端が椎弓根を超え椎体後壁に達すれば十分である．その後，術前CTで計測しておいたサイズのPPSを刺入する．PPS刺入に伴う術中イメージ透視は，放射線被曝を最小限に控えるためにone shot撮影を基本とする[5]．ロッドの挿入は，除圧操作に邪魔にならないように最初に片側のみ挿入し固定する．自験例では通常PPSとロッドの設置までの出血量は約20〜30 mlである．最後に責任病巣の除圧操作を迅速に行う．除圧は通常よりも外側の展開に多少難渋するが，慣れれば除圧は十分に可能である．腫瘍切除は可及的に後方から脊髄側方の神経根分岐部が露出するまで行い，余裕があれば脊髄を前方から圧迫している硬膜管前方の腫瘍や椎体腫瘍を可及的に切除する．脊髄の除圧操作の終了後，準備しておいた片側のロッドを最後に設置して，後方インストゥルメンテーションを完成させる．

IV. 対象および方法

2010年1月〜2014年3月に転移性脊椎腫瘍（頸椎転移例は除く）に対してPPSを使用したMIStを施行した11例（P群）と，従来のopen手技で後方除圧固定術を施行した21例（O群）の計32例を対象とした．性別，年齢，原発巣，病巣高位，固定椎間数，手術時間，出血量，輸血施行の有無，周術期合併症，術前後麻痺の程度（Frankel分類）を比較・検討した．

V. 結　果

原発巣や責任高位に関して，両群間で一定の傾向は認められなかった（図1，2）．性別，年齢，固定椎間数，手術時間は両群間に統計学的な有意差はなかった．周術

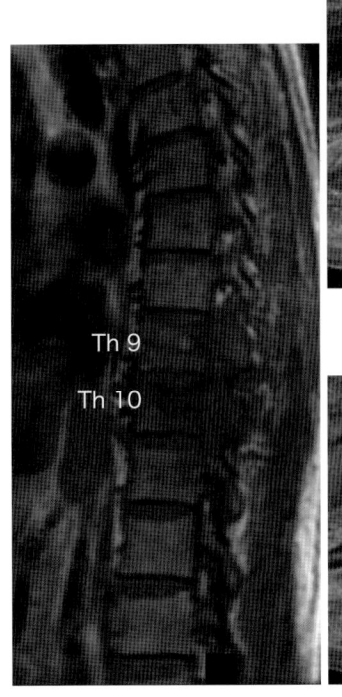

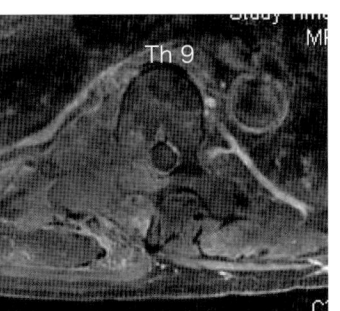

a．矢状断像　　　c．Th10 高位 T1 強調横断造影像
b．Th9 高位 T1 強調横断造影像

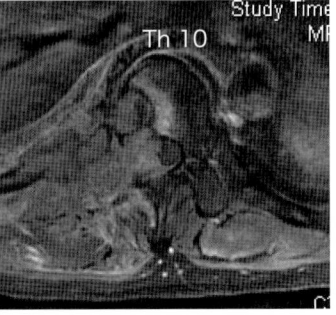

図4．症例．66歳，男．MRI T1 強調画像．Th9-Th10 右椎弓根から椎体，肋骨，脊柱管へ浸潤する腫瘍を認める．

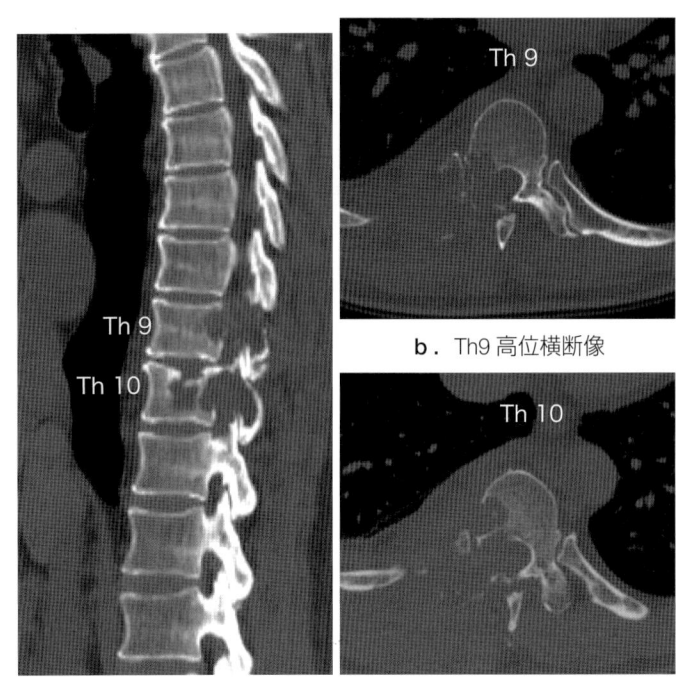

a．矢状断像　　　c．Th10 高位横断像
b．Th9 高位横断像

図5．症例．CT．同部位の著明な骨破壊を認める．

期合併症はP群で術後血腫1例，O群で術後血腫1例，術後一過性神経麻痺1例を認めたが，発生率に有意差はなかった．術後の麻痺改善に関しても両群間に差はなかった（図3，表1）．出血量はO群で多い傾向があり（P群：397 ml，O群：664 ml，$p=0.055$），輸血実施例もO群で有意に高かった（P群：0例，O群：7例，$p=0.029$）[表1]．

VI．症例提示

症例．66歳，男．

26年前に右腎細胞癌で右腎摘出術を施行された．2年前より背部痛が出現し，その後，背部腫瘤を自覚したために近医を受診したところ，Th9-Th10に腎癌骨転移を指摘され，放射線療法と分子標的薬による治療を施行した．しかしながら，その後両下肢の脱力感が出現し，徐々に増悪し歩行困難となり，手術加療目的に入院となった（図4，5）．手術2日前に第8～11肋間動脈塞栓術を施行した後に，PPSを併用した姑息的な後方除圧固定術（Th6～Th12）を施行した．手術時間は3時間38分，出血量は600 mlであった（図6）．術翌日より車椅子乗車可能となり，術後2週間で歩行器歩行可能となりリハビリテーション病院へ転院した．

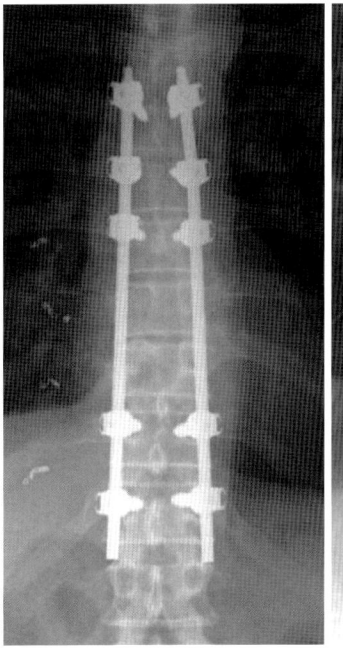

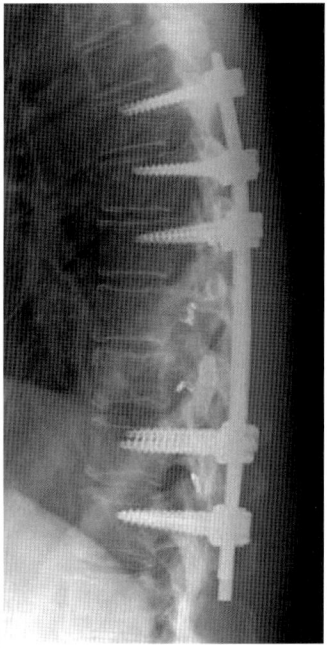

a．正面像　　　b．側面像

図6．症例．術後単純X線像

VII. 考察

近年，脊椎外科領域における低侵襲手術手技の発展はめざましいものがある．その中でも，急速に普及し，かつ汎用性の高い手技の一つがPPSを用いた手技といえる．PPSを用いたMISt手技は，変性疾患から発展し外傷，感染，腫瘍の病態にも応用され始め，その有用性は多数報告されている．特に転移性脊椎腫瘍に対する姑息的手術は，患者の限られた生命予後の観点から，低侵襲であることが必須である．

MIS-long fixationは，従来のopen手術に比べて，手術時間の短縮，出血量の減少，術後感染率の低下，軟部組織侵襲の低減，術後入院日数の減少，術後創部痛の低下などが報告されている[6〜10]．本検討においても，P群で出血量と輸血施行のリスクは有意に低下しており，手術の低侵襲性が証明された．

またMISt手技を用いた手術では，軟部組織へのダメージや死腔が少なく，術創感染や離開のリスクが少ないために，術後早期に放射線療法を開始できるというメリットや，放射線照射後でも術後の皮膚トラブルが少ないと報告されている[7,8]．さらに，全身状態がわるく，侵襲の大きい従来の後方固定術実施困難例に対しても，MIStであれば実施できる症例も多数経験している．

一方，MIS-long fixationはロッドの連結がむずかしいという欠点があるが，術前にPPS刺入点と刺入深度をよく計画し，rotation technique/switchback techniqueを駆使することで十分に対応可能である[6,7]．また病巣が上位胸椎の場合は，頚椎部へのスクリュー刺入は通常のopen手術同様に行い，尾側アンカーのみPPSを使用するハイブリッド後方固定術も可能である．

以上のように転移性脊椎腫瘍に対するPPSを用いたMIStは，限られた生命予後の患者にとって，きわめて有用な手術手技と考えられた．

まとめ

PPSを用いたMIStは，転移性脊椎腫瘍に対するきわめて有用な術式である．

文 献

1) 石井 賢，佐藤公治，斎藤貴徳ほか：最小侵襲脊椎安定術．脳外速報 **24**：546-551，2014
2) 佐藤公治，安藤智洋，片山良仁：低侵襲脊椎固定術（MISt）の多椎間への応用．J Spine Res **1**：1475-1480，2010
3) 石井 賢：MISt手術の現状と工夫—経皮的椎弓根スクリュー刺入法の立場から．整外最小侵襲術誌 **68**：3-9，2013
4) 石井 賢：MISt手技における新たな経皮的ガイドワイヤー（S-wire™）の開発．第18回日本脊椎・脊髄神経手術手技学会抄録集，2011
5) Funao H, Ishii K, Momoshima S et al：Surgeons' exposure to radiation in single- and multi-level minimally invasive transforaminal lumbar interbody fusion；a prospective study. PLoS One **9**：e95233, 2014
6) 篠原 光，曽雌 茂，丸毛啓史：経皮的椎弓根スクリューの多椎間固定症例への展開—MIS-long fixation techniqueの実際．整外最小侵襲術誌 **68**：27-34，2013
7) 中西一夫，長谷川徹，田中雅人ほか：転移性脊椎腫瘍に対する最小侵襲脊椎安定術（Minimally Invasive spine Stabilization：MISt）の応用．整外最小侵襲術誌 **68**：61-67，2013
8) Fahed Zairi, Ala Arikat, Mohamed Allaoui et al：Minimally invasive decompression and stabilization for the management of thoracolumbar spine metastasis. J Neurosurg Spine **17**：19-23, 2012
9) 篠原 光，曽雌 茂，丸毛啓史：転移性脊椎腫瘍に対する最小侵襲脊椎青銅固定術（MISt）．整・災外 **55**：1095-1101，2012
10) Molina CA, Gokaslan ZL, Sciubba DM et al：A systematic review of the current role of minimally invasive spine surgery in the management of metastatic spine disease. Int J Surg Oncol, doi：10. 1155/2011/598148, 2011

* * *

経筋膜的椎弓根スクリュー刺入のコツ

宮下智大　安宅洋美　加藤　啓　丹野隆明

[別冊整形外科 66：217～221, 2014]

はじめに

近年経皮的椎弓根スクリュー（PPS）が開発されたことにより，さまざまな脊椎手術手技の低侵襲化がすすんでいる．PPSにより従来の椎弓根スクリュー（PS）刺入時に問題となっていた傍脊柱筋への侵襲が軽減されたが，PPS刺入部直上に皮切をおくことで刺入本数分の創を加えることになり，美容的に問題となっていた．われわれは2006年より後側方腰椎固定術（PLF）を低侵襲化した片側 PLF（unilateral PLF：U-PLF）[1～4]，そして2009年よりさらに低侵襲化した椎間関節固定術（facet fusion：FF）[5,6]でPPSを刺入する際に，正中皮膚切開の後，皮下を外側に展開し経筋膜的にPPSを刺入してきた（図1）．これにより，PPSの美容的な問題も解決された．しかし，皮膚によってガイドワイヤーが正中に押されて弯曲しトラブルとなることがしばしば認められた．本稿では，スムーズに経筋膜的にPPSを刺入するためのわれわれの工夫について報告する．

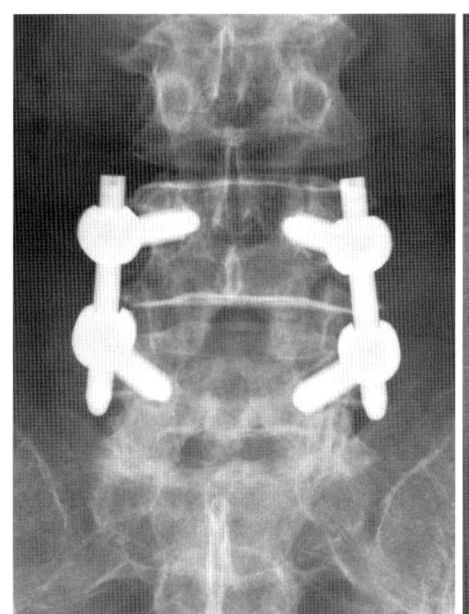

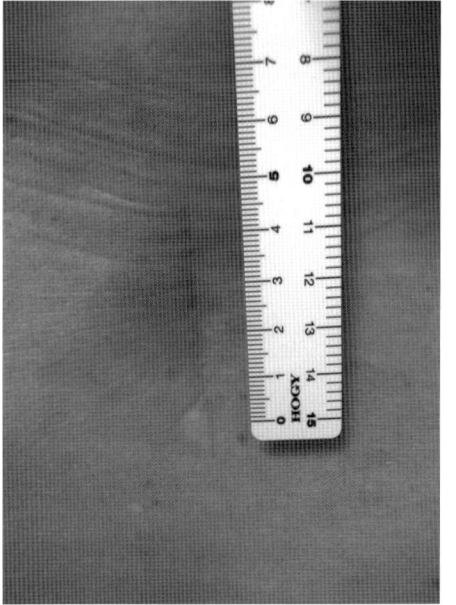

a．単純X線正面像　　b．手術創．腰部正中に5cm弱の創があるのみである．

図1．経筋膜的PS併用腰椎FF

Key words

pedicle screw, MIS, degenerative lumbar spondylolisthesis

*Tips for insertion of pedicle screw through the fascia
**T. Miyashita（センター長）：松戸市立病院脊椎脊髄センター（☎271-8511　松戸市上本郷4005；Spine Center, Matsudo City Hospital, Matsudo）；H. Ataka（センター長）：松戸整形外科病院脊椎センター；K. Kato（医長）：松戸市立病院脊椎脊髄センター；T. Tanno（副院長）：松戸整形外科病院脊椎センター．

IV. 脊椎・骨盤・体幹 ◆ 3. 腰　椎

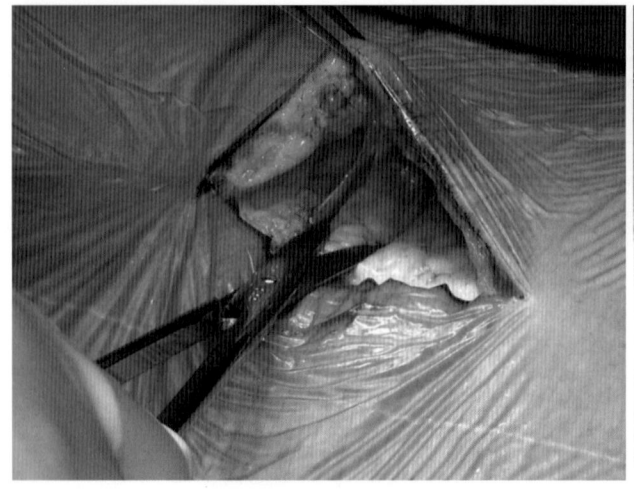

a．皮下を両外側に剝離・展開する．

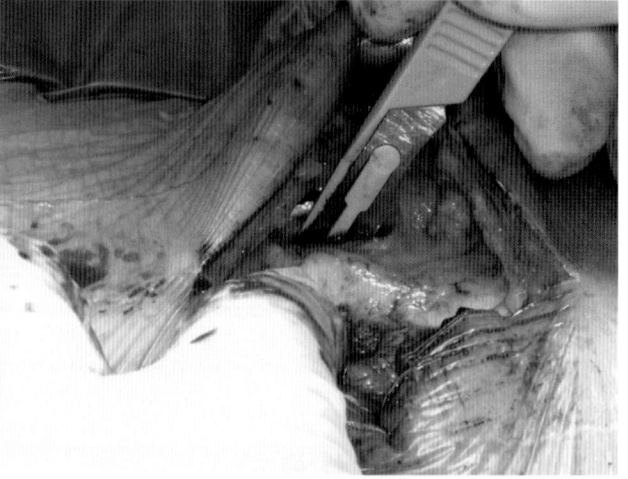

b．スクリュー刺入部の筋膜を切開する．

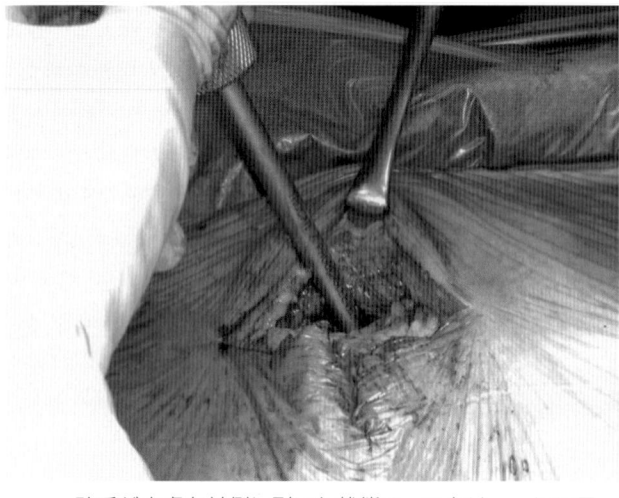

c．助手が皮膚を外側に引いた状態で，スクリューシステムの刺入手技に従って刺入をすすめる．

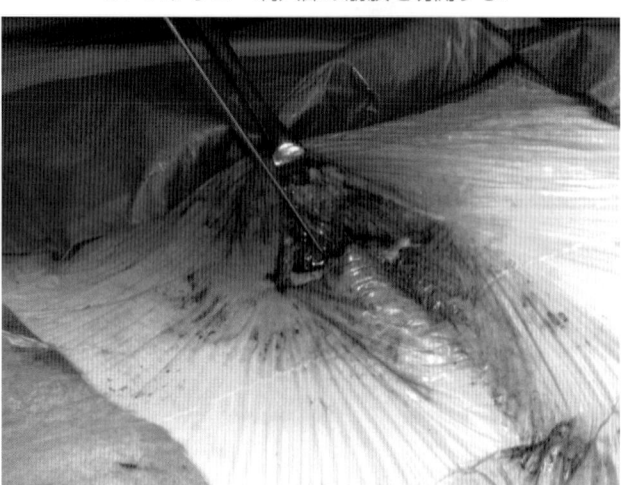

d．ガイドワイヤーが皮膚で正中に押されないように常に注意を払う．

図 2. 経筋膜的 PS 刺入手技（1）

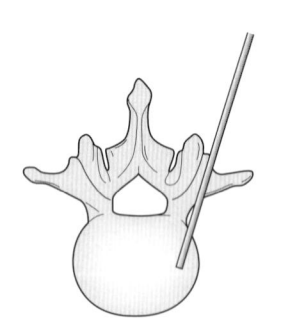

a．ガイドワイヤーが横突起を貫通し，椎体の外側面から椎体内に刺入されている．

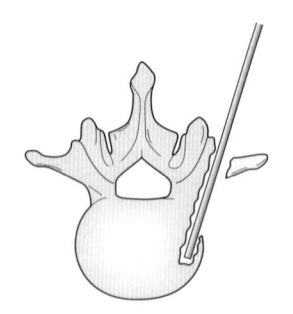

b．そのままタッピングを行うと，通常どおり骨をねじ切る感触は得られるが，椎体外側壁に大きな欠損孔ができる．

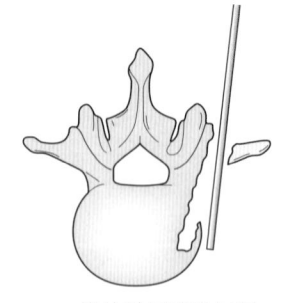

c．椎体外側壁の欠損孔から容易にガイドワイヤーが椎体外に逸脱し，スクリューが椎体外に刺入される結果となる．

図 3. ガイドワイヤーの横突起貫通時のスクリュー逸脱機序

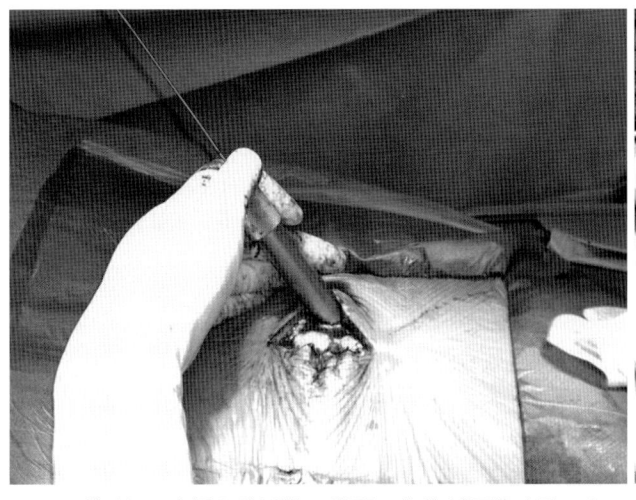

a. ダイレータ挿入時は狭い術野で筋鉤が干渉することもあるので，ダイレータが動かないように術者が注意して把持していれば，助手の筋鉤での牽引を一時解除してもよい．

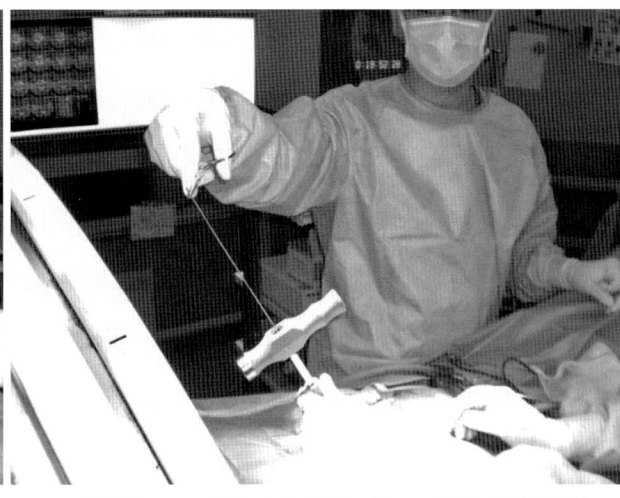

b. 助手は Péan 鉗子でガイドワイヤーの端を適宜把持して，ガイドワイヤーが椎体前方に穿破したり後方に抜けたりすることを防ぐ．

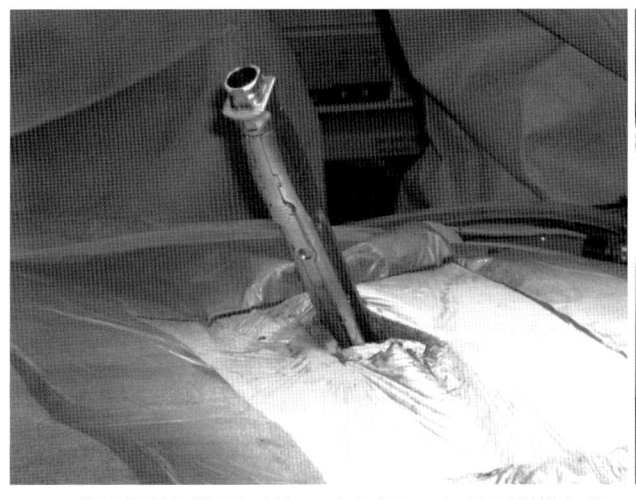

c. 椎弓根が矢状面に対してより傾いている尾側椎から先に刺入することで，刺入したスクリューシステムで皮膚が外側に牽引された状態が維持され，頭側椎のスクリュー刺入が容易となる．

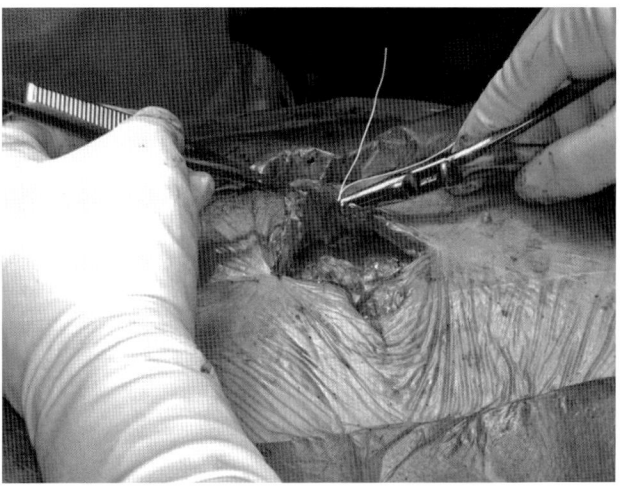

d. 皮下と筋膜を密に縫合することで皮下血腫を予防する．

図4．経筋膜的 PS 刺入手技（2）

I．方　法

正中皮膚切開後，皮下を外側に剥離・展開し，PS 刺入部直上の筋膜を切開してPPS システムの刺入手技に従って刺入する（図2）．皮下は最初に両側とも剥離・展開したほうが皮膚が動きやすくなり，後の操作の自由度が増す．筋膜切開時から助手は経筋膜的 PS 刺入部が常に露出されているように，筋鉤で皮膚を外側に牽引する．ニードルやトロッカー，プローブ刺入時に皮膚で正中に押されると，矢状面に対するガイドワイヤー刺入角度の減少により，横突起骨折や貫通が起こり，PS が椎体の外側に刺入されることがある．特に，横突起を貫通して椎体の外側面から椎体内にガイドワイヤーが刺入された場合，ガイドワイヤー先端が椎体内の骨組織に当たる感触や，タッピング時の骨をねじ切る感触が得られるにもかかわらず，タッピングによって椎体外側壁が大きく欠損してガイドワイヤーが椎体外に逸脱し，PS 自体は椎体外に刺入されるということも経験される（図3）．横突起骨折が起こった場合は，骨折部からより内側にニードルを傾けて再刺入することで多くは問題なく PS 刺入が可能である．正しい軌道にガイドワイヤーが刺入できた後も，ガイドワイヤーが皮膚で正中に押されないように注意を要する（図2d）．

ダイレータ挿入時は狭い術野で筋鉤が干渉することもあるので，ダイレータが動かないように術者が注意して

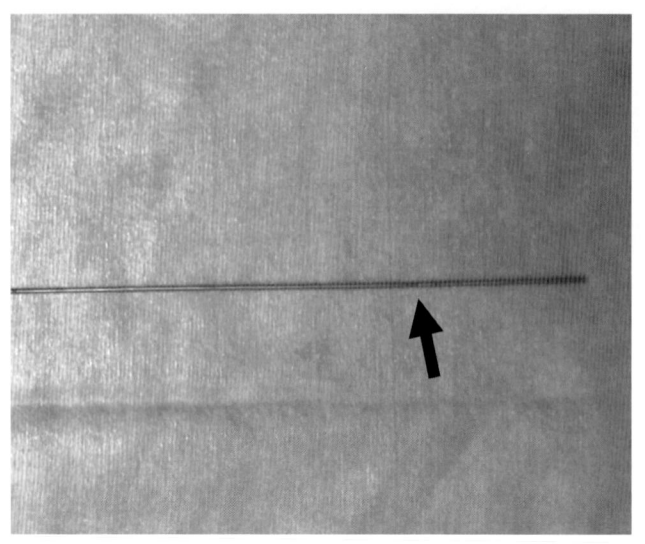

図5. 弯曲したガイドワイヤー. わずかであるが弯曲している（矢印）. この程度の弯曲でもトラブルの原因となる.

把持していれば，助手の筋鈎での牽引を一時解除してもよい（図4）. タッピング時は，助手は筋鈎で皮膚を外側に牽引しながら，もう一方の手でPéan鉗子でガイドワイヤーの端を適宜把持して，ガイドワイヤーが椎体前方に穿破したり後方に抜けたりすることを防ぐ. PS刺入は，椎弓根が矢状面に対してより傾き，刺入点がより外側である尾側椎から先に刺入することで，刺入したPPSシステムで皮膚が外側に牽引された状態が維持され，頭側椎の経筋膜的PS刺入が容易となる. ガイドワイヤーの弯曲はわずかでもPS刺入困難，ガイドワイヤーの椎体穿破や抜去困難の原因となるため，すぐ新しいものと交換する（図5）. PS刺入固定後は皮下と筋膜を密に縫合して死腔をなくすことで，皮下血腫を予防する（図4d）.

II. 結　果

2009年以降，腰椎変性すべり症に対して経筋膜的PS併用1椎間FFを施行し[5,6]，術後6ヵ月以上経過観察可能であった症例は110例であった. それらのうち，創縁壊死などのskin troubleを認めた症例は1例もなかった. 手術時間は，除圧椎間数や本稿で述べているような術中トラブルの有無によって異なってくるため一概にはいえないが，1椎間の除圧固定でトラブルなく施行できた場合150分である. PSの逸脱については，図3に述べた椎体外への逸脱がしばしば経験されたが，いずれもPSを内側に傾けて再刺入することで良好な初期固定性が得られた.

III. 考　察

近年PPSが開発されたことにより，さまざまな脊椎手術手技の低侵襲化がすすんだが，PPS刺入部直上に皮切をおくことで刺入本数分の創を加えることになり，美容的に問題となっていた. 1椎間の腰椎変性すべり症に対し，経筋膜的PS併用FFを本法を用いて行うと，5cm弱の正中皮膚切開のみで施行可能であり（図1），外観上は通常の開窓術とかわらず，美容的に大きなメリットとなる. Wiltseらが傍脊柱筋間アプローチでのPS刺入法を報告した際も，正中皮膚切開後に皮下を外側に展開する方法が美容的に望ましいとしている[7].

PPSが普及するとともに，ガイドワイヤーの椎体前方への穿破の問題が報告されるようになった[8]. 上述のように，われわれはタッピングやスクリュー挿入時に助手がガイドワイヤーの端をPéan鉗子で把持しているが，それでもリスクが完全に回避されたわけではない. 穿破の原因として骨粗鬆症といった骨質の問題があげられるが，ガイドワイヤーの弯曲により中空のタップやスクリューが弯曲部を通過せずに引っかかり，そのままタップやスクリューをすすめることでガイドワイヤーがさらに前方に押し込まれてしまうこともしばしば経験される. これに気づかず刺入を続けると，ガイドワイヤーが椎体前方を穿破してしまうため，特に気をつけなければならない. ガイドワイヤーが弯曲する原因は，ガイドワイヤーそのものやPPSシステムが皮膚により正中に押されてしまうことであり，助手がしっかりと皮膚を外側に牽引してそれを防ぐとともに，わずかでも弯曲したガイドワイヤーはすぐに新しいものと交換することが肝要である.

ま と め

1）経筋膜的PS刺入ではPPS刺入部直上の皮切が不要となり，美容的に優れている.

2）ガイドワイヤーの弯曲はわずかでもPS刺入困難，ガイドワイヤーの椎体穿破や抜去困難の原因となるため，すぐに新しいものと交換する.

3）PPSシステムの特徴を熟知してガイドワイヤーの弯曲に注意して手術を行うことで，トラブルを回避しスムーズに経筋膜的にPSを刺入することができる.

文　献

1）丹野隆明, 安宅洋美, 宮下智大：腰椎変性すべり症に対する経筋膜的刺入椎弓根スクリューシステム併用低侵襲

1) 片側後側方固定術の臨床成績とその有用性．整形外科 **60**：515-519, 2009
2) 宮下智大, 安宅洋美, 山崎正志ほか：腰椎変性すべり症に対する経筋膜的刺入椎弓根スクリューシステム併用低侵襲片側後側方固定術の骨癒合率と日本整形外科学会腰痛評価質問表（JOABPEQ）による臨床成績．整形外科 **61**：1367-1369, 2010
3) 宮下智大, 安宅洋美, 丹野隆明：腰椎変性すべり症：除圧・固定術（PLF）—長期成績（隣接椎間障害を中心として）と術式の低侵襲化．関節外科 **30**：445-451, 2011
4) 宮下智大, 安宅洋美, 丹野隆明：腰椎変性すべり症に対する経筋膜的刺入椎弓根スクリューシステム併用低侵襲片側後側方固定術．別冊整形外科 **59**：133-137, 2011
5) 宮下智大, 安宅洋美, 久保田剛ほか：腰椎変性すべり症に対する経筋膜的刺入椎弓根スクリューシステム併用椎間関節固定術の手術成績．整形外科 **63**：566-569, 2012
6) 宮下智大, 安宅洋美, 丹野隆明：腰椎変性すべり症に対する経筋膜的刺入椎弓根スクリューシステム併用椎間関節固定術．別冊整形外科 **63**：184-188, 2013
7) Wiltse LL, Spencer CW：New uses and refinements of the paraspinal approach to the lumbar spine. Spine **13**：696-706, 1988
8) Mobbs RJ, Raley DA：Complications with K-wire insertion for percutaneous pedicle screws. J Spinal Disord Tech, 2013 ［Epub ahead of print］

* * *

IV. 脊椎・骨盤・体幹 ◆ 3. 腰椎

腰部脊柱管狭窄症に対する棘突起縦割式片側進入両側除圧術*

鈴木亨暢　玉井孝司　寺井秀富　豊田宏光　中村博亮**

[別冊整形外科 66：222〜226, 2014]

はじめに

　腰部脊柱管狭窄症に対する後方除圧術には，さまざまな手法が報告されている．なかでも顕微鏡下片側進入両側除圧術は，反対側の椎間関節や傍脊柱筋を最大限温存できる小侵襲手術手技の一つである．しかし従来の方法では進入側の多裂筋を棘突起付着部から切離する必要があり，進入側の傍脊柱筋の変性は不可避であった（図1, 2）．この欠点を補うべく，われわれは棘突起を縦割したうえで非進入側の棘突起基部を温存し，片側進入両側除圧術を行うという方法（図3）を考案し実践してきた．本稿ではその手術手技を紹介し，従来の片側進入両側除圧術との比較について報告する．

I. 手術方法

❶手術体位

　筆者らは4点支持台を用いた腹臥位で行っている．術中に体位を傾けるため，殿部をテープで固定する．当該椎間頭側の棘突起に18G針を刺入し，X線撮影を行い手術高位の確認を行う．

❷皮切・アプローチ

　1椎間につき3〜4cm程度の正中縦皮切をおく．多椎間にわたる除圧を行う際には皮切の延長が必要である

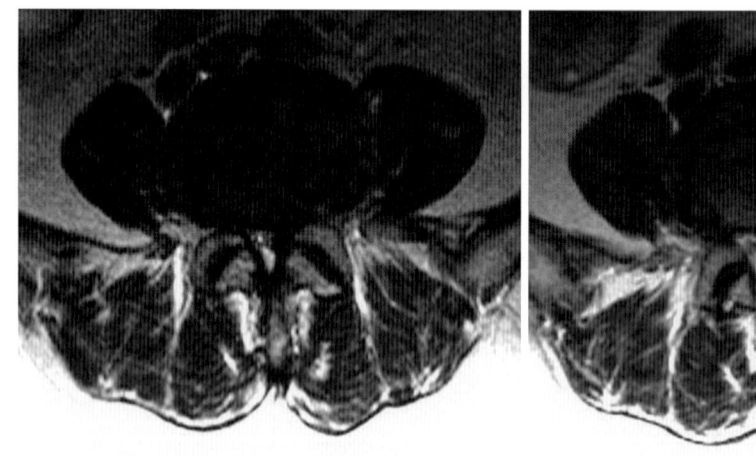

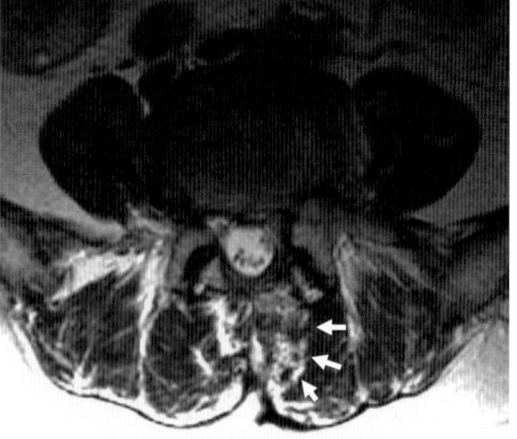

a. 術前　　　　　　　　b. 術後2年
図1. 傍脊柱筋切離による片側進入両側除圧．術後2年で進入側（左）の筋変性がみられる（矢印）．

Key words

microsurgical bilateral decompression via unilateral approach, LSS, spinous process splitting, MIS

*Microsurgical bilateral decompression via unilateral approach with midline spinous process splitting for lumbar spinal stenosis
　要旨は第11, 13回 Pacific and Asian Society of the Minimally Invasive Spine Surgery において発表した．
**A. Suzuki, K. Tamai, H. Terai（講師）, H. Toyoda（講師）, H. Nakamura（教授）：大阪市立大学大学院整形外科（Dept. of Orthop. Surg., Osaka City University Graduate School of Medicine, Osaka）.

a．術前　　　　　　　　　　　　b．術後1年

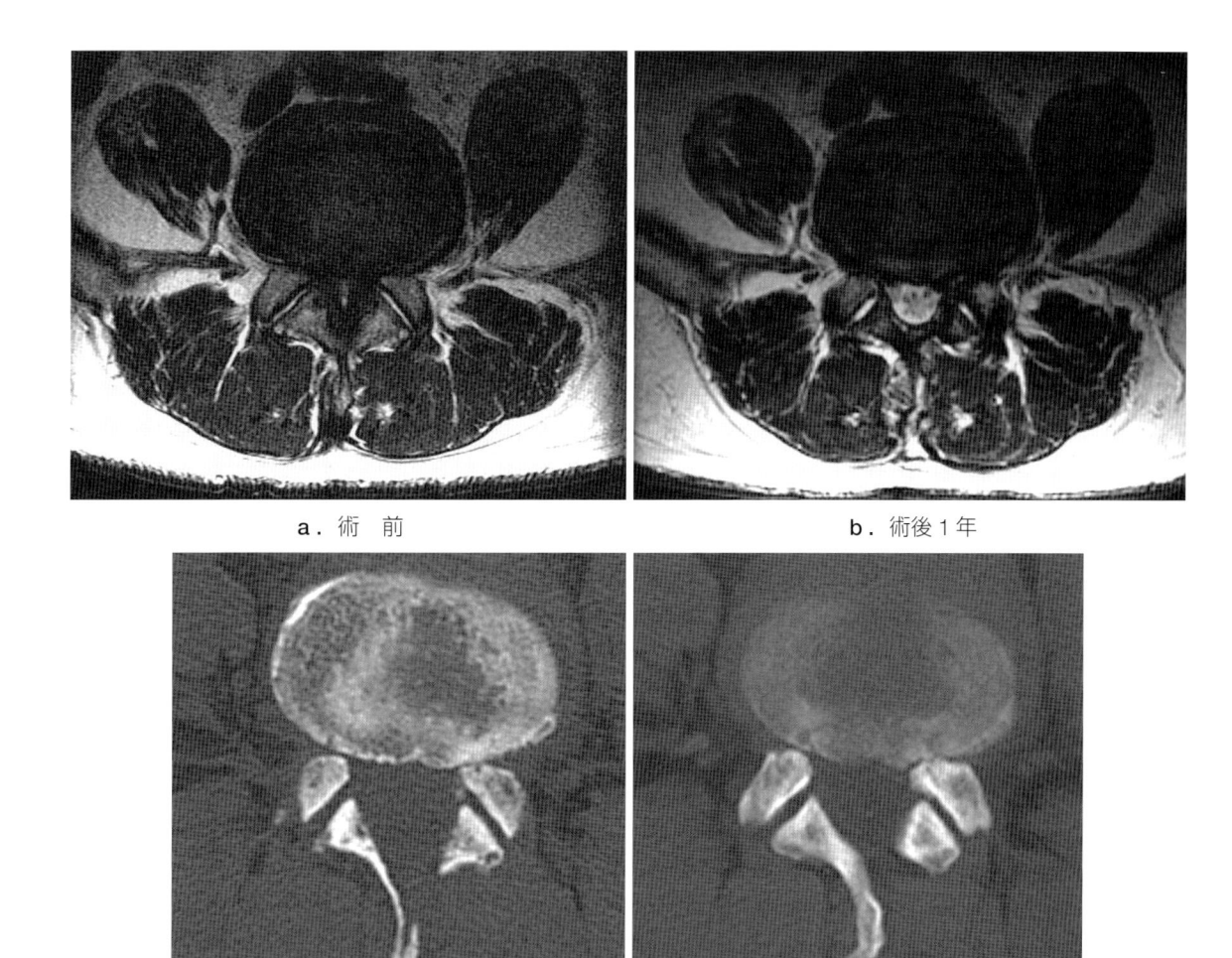

c．術直後　　　　　　　　　　　d．術後1年

図2. 棘突起縦割による片側進入両側除圧術．十分な除圧が得られており傍脊柱筋の変性はほとんどない(c)．術後1年で縦割した棘突起は癒合している．

が，必ずしも棘突起の頭尾側全長分の皮切は要しない．皮下組織と腰背筋膜を棘突起直上で縦切し，棘突起に到達する．棘突起の左右幅を確認して中央で，ボーンソーもしくは骨ノミを用いて縦割する．術前CTなどで棘突起の背腹側方向の長さを十分確認しておくことが重要である．筆者らは椎弓の5mm手前程度までボーンソーで縦割した後，片刃の骨ノミを用いて椎弓レベル近くでは進入側寄りに切断面がくるように工夫している．頭尾側の棘突起を縦割した後，棘間靱帯を左右に分けCasper開創器を設置する．棘突起からの出血が多い場合には，サージセルやボーンワックスを使用して止血するが，多量に使用した場合棘突起の癒合を阻害することがあるため注意が必要である．

❸進入側の椎弓切除

顕微鏡下にエアトームを用いて頭側椎弓の棘突起基部より掘削を開始し，黄色靱帯の椎弓付着部頭側縁まで骨切除をすすめる．次に，なるべくトランペット型となる

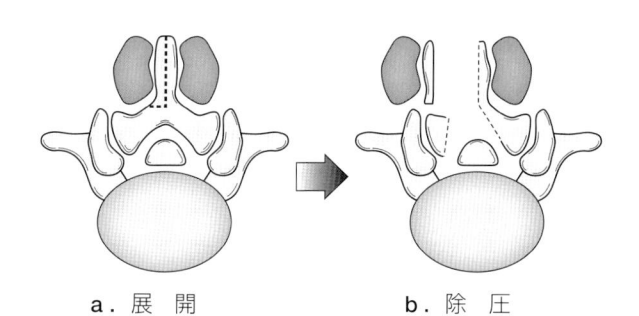

a．展 開　　　　　　b．除 圧

図3. 棘突起縦割式片側進入両側除圧の手順（点線：棘突起の骨切りライン）

ようにL4下関節突起の内側縁を切除する．切除方向に対して上関節突起が下関節突起をしっかり受け止めている場合には，骨ノミを用いると安全に早く骨切除が可能である．次に尾側椎弓の背側に付着する黄色靱帯を椎弓より剝離した後，尾側椎弓の頭側縁を棘突起基部から外側に向かって切除していく．この部分では椎弓の腹側面には黄色靱帯の裏打ちがないため，エアトームは慎重に

表1. 患者背景

	縦割群	筋切離群	p値
患者数	34	34	
女	14	16	
男	20	18	0.38
平均年齢(歳)[範囲]	71.4 (57〜89)	72.1 (50〜84)	0.47
手術椎間数　1椎間	11	17	
2椎間	16	15	
3椎間	6	2	
4椎間	1	0	0.07
術前JOAスコア(点)	11.8±4.9	12.2±3.9	0.7
術前VAS(mm)			
腰痛	55.6±23.0	43.6±25.2	0.045
下肢痛	63.5±26.2	65.2±30.1	0.81
下肢しびれ	59.0±31.4	62.2±26.5	0.65

使用する．切除をすすめ，上関節突起の内側縁を切除し黄色靱帯と骨との剝離を完了する．ただしこの際，硬膜保護や出血防止の観点から黄色靱帯は摘出せず温存しておいたほうがよい．

❹非進入側の椎弓切除

顕微鏡とベッドを傾け，棘突起の基部を対側に向かってエアトームで掘り進める．棘突起の基部を十分に骨切除したほうが対側の視野は得られやすいが，棘突起が骨折してしまわないように注意が必要である．棘突起を超えて対側に進入した後は，黄色靱帯をプロテクターがわりにしながら黄色靱帯背側の骨切除をすすめていく．この際，棘間靱帯と黄色靱帯の間をメスで切離していくことで対側の展開が容易となる．頭側からと尾側からの骨切除を行い，両者がうまく合流すれば黄色靱帯の剝離が完了する．

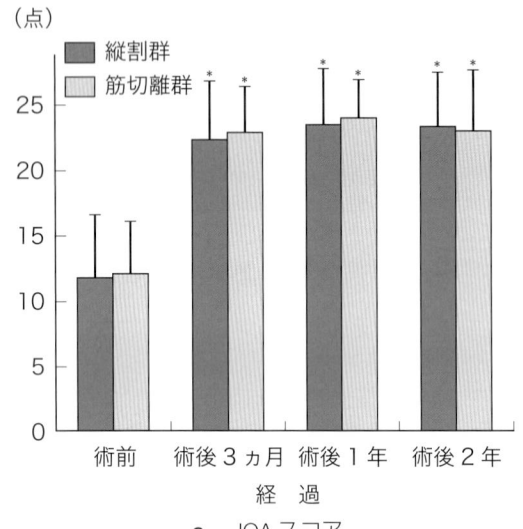

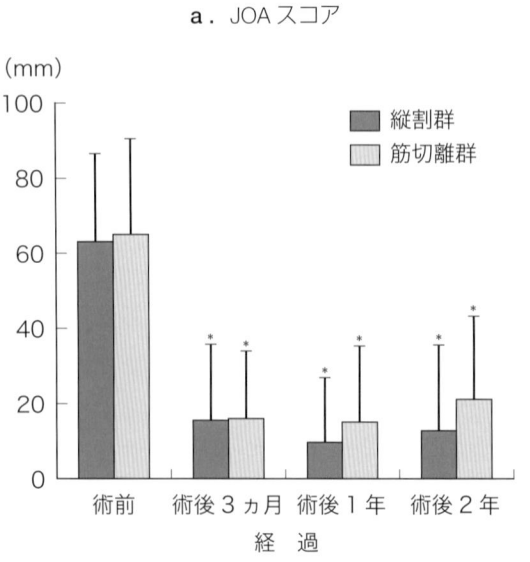

a. JOAスコア

b. 腰痛VAS

c. 下肢痛VAS

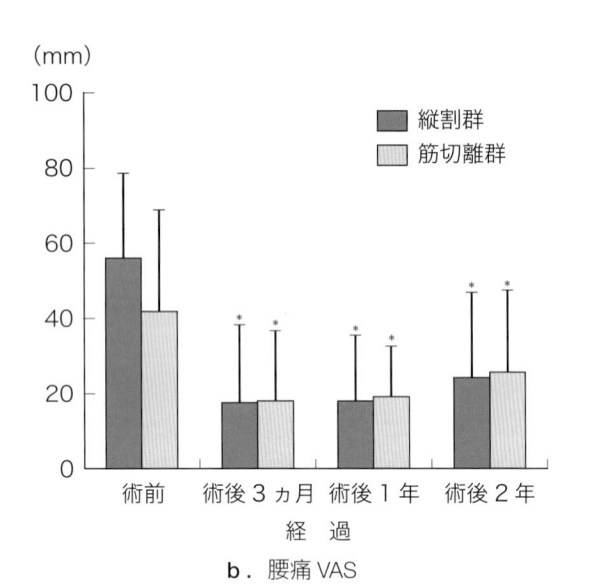

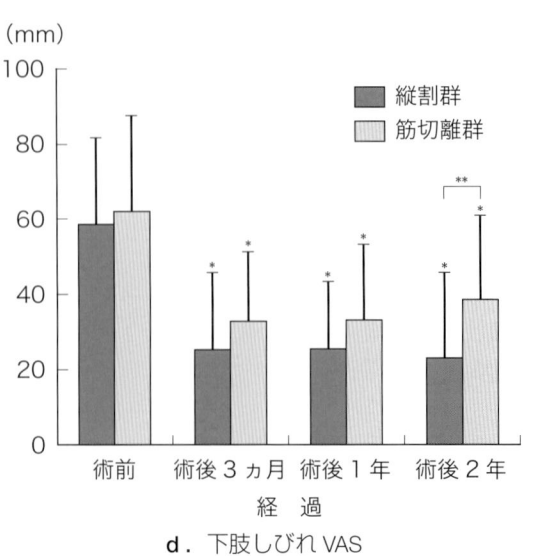

d. 下肢しびれVAS

図4. 各スコアの術前後における推移（*術前と比較してp＜0.05，**2群間でp＜0.05）

❺ 黄色靱帯の切除

鋭匙を用いて黄色靱帯の剝離を確認した後，黄色靱帯を摘出する．狭窄の程度が強い場合は黄色靱帯を左右に分離して，黄色靱帯と硬膜の間の癒着を剝離しながら摘出を行うほうが安全である．残存する黄色靱帯の切除を行い，神経根の可動性など除圧状態を確認する．同側のみならず対側の椎間板や椎弓根も確認可能である．

❻ 閉　　創

止血を十分に確認した後，棘間靱帯を通して吸引ドレナージを留置する．棘突起は1レベルにつき頭側・尾側の2箇所で非吸収糸（2号エチボンド）を用いて縫着する．筋膜・皮下と縫合をすすめ終了する．筆者らは真皮縫合とし，抜糸が不要なようにしている．

❼ 後 療 法

術翌日にドレーンを抜去し，腰椎ベルト装着下に離床する．術後のベルト装着期間は1ヵ月程度としている．

II．対象および方法

2009～2011年に腰部脊柱管狭窄症に対して棘突起縦割式片側進入両側除圧を行い，2年以上経過観察可能であった34例（縦割群：男性20例，女性14例）を対象とした．また2007～2009年に通常の傍脊柱筋を棘突起から切離する方法で片側進入両側除圧術を行った症例のうち，年齢・性別・除圧椎間数をマッチさせた34例（筋切離群：男性16例，女性18例）を対照群として抽出した．

評価は日本整形外科学会腰痛治療成績判定基準（JOAスコア）および腰痛，下肢痛，下肢しびれのvisual analogue scale（VAS）を術前，術後3ヵ月，1年，2年時に行った．両群間において1椎間あたりの手術時間，出血量，JOAスコア，各VAS値を比較・検討した．また再手術例の割合についても調査した．縦割群においては縦割棘突起の癒合を術後2年時のCTで各棘突起別に評価した．統計検定はMann-Whitney U 検定を用いて行い，$p<0.05$ を有意水準と設定した．

III．結　　果

両群の背景因子を表1に示す．年齢，性別，手術椎間数，術前JOAスコア，下肢痛VAS，下肢しびれVASに有意差は認めなかったが，術前腰痛VASは縦割群で有意に高かった．1椎間あたりの平均手術時間は，縦割群 98.4±31.0分，筋切離群 117.5±33.6分であり，有意に縦割群のほうが短かった（$p=0.019$）．しかし1椎間あたりの平均出血量は縦割群 71.5±64.6 m*l*，筋切離群 63.4±48.3 m*l* で両群間に有意差は認めなかった（$p=0.56$）．

術後の臨床評価を図4に示す．両群ともに術前JOAスコアおよび各種VASは術後有意に改善し，術後2年時まで改善は保たれていた．術後2年時の下肢しびれVASは有意に縦割群で低かったが，その他の項目において両群間に有意差は認めなかった．再手術は筋切離群で2例（5.9％），縦割群で1例（2.9％）に行われた．いずれも椎間不安定性に起因する症状により，固定術が施行されていた．再手術例の割合に両群間で有意差は認めなかった．縦割群において，術後2年時点での縦割棘突起の癒合率は86.7％であった．

IV．考　　察

近年，脊椎インストゥルメンテーションの発達により脊椎固定術は増加傾向にあるが，不安定性を有しない腰部脊柱管狭窄症に対しては後方除圧術が依然標準的な治療法である．術後の不安定性発生や術後の腰痛を予防する目的で，さまざまな低侵襲後方除圧術の方法が考案・報告されている．HattaらはMuscle-preserving interlaminar decompression（MILD法）という除圧方法について報告している[1]．これは，棘突起の内部を掘削し，棘上・棘間靱帯は左右に二分し広げることで視野を確保する方法である．本方法ではほぼ傍脊柱筋は温存され，腰椎すべり症や変性側弯症などに対しても良好な成績が報告されている[2]．しかし，棘突起接触症など棘突起間が狭い症例では棘突起の切除量が多くなってしまい，棘間靱帯の機能がどの程度温存されるかという点については疑問が残る．Watanabeらは棘突起を縦割して基部で切離し，両側へ広げて視野を確保する方法であり，従来の椎弓切除術と比較して術後の疼痛が軽減されることが無作為比較試験で実証されている[3]．本方法は良好な視野が得られることが魅力であるが，棘突起の基部がいったん切離されるため，同部位での骨癒合が得られにくい可能性がある[4]．脊柱支持組織を理論上最大限温存できるのは，やはり内視鏡下で行う除圧術と考えられる．しかしこの手技に関しては手技に習熟するまでに時間を要し，術中合併症の発生率が従来の除圧術と比較すると高くなる可能性が指摘されている[5]．

本稿で報告した棘突起縦割式片側進入両側除圧は，これらの問題点を考慮に入れたうえで従来の片側進入両側除圧術を発展させた方法である．われわれは独自にこの方法をスタートしたが，すでに2004年にはIkutaらによって同様の手法により良好な成績が得られたことが報告されている[6]．本稿の比較・検討でも，従来の片側の

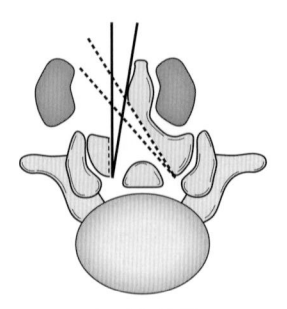

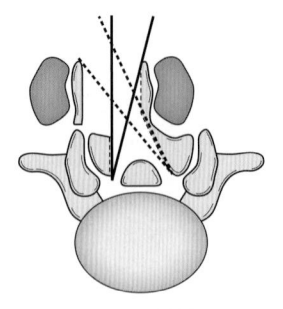

a．多裂筋切離　　　b．棘突起縦割

図5．片側進入両側除圧術における視野（実線：同側除圧，点線：対側除圧）

傍脊柱筋を切離する方法と比較して同様の臨床成績が得られている．

　本方法において特筆すべきは，従来の片側進入両側除圧術と比較して手術時間が有意に短縮されたことである．アプローチや閉創に関しては，縦割法のほうが時間がかかることを考慮すると，除圧にかかる時間が短縮されたことになる．この理由として棘突起を縦割することにより，対側の視野が得られやすく，また対側に近づくことによって操作がしやすいことがあげられる（図5）．また視野が中央に寄るため，進入側についてもトランペット上に除圧しやすいというメリットもある．

　本方法におけるポイントはいかに棘突起をうまく縦割するかというところにある．特に棘突起が左右に曲がっている場合や棘突起の幅が薄い場合には，うまく縦割しにくかったり基部で両側に割れてしまったりすることがある．また対側の除圧に関しては，その視野に慣れるのにある程度時間を要するかもしれない．助手がアシストできるという点では内視鏡より習熟には時間を要しないと考えるが，ほかの手術同様，術前画像を丹念にみてしっかりと計画を立てることが重要である．

ま と め

　1）棘突起縦割式片側進入両側除圧の手術手技と術後成績について報告した．
　2）従来の多裂筋切離によるアプローチの術後成績と比較すると，棘突起縦割によるアプローチで行ったほうが手術時間は短かったが同等の臨床成績が得られた．
　3）本術式は低侵襲後方除圧の一つの術式として非常に有用であると考えた．

文　献

1) Hatta Y, Shiraishi T, Sakamoto A et al：Muscle-preserving interlaminar decompression for the lumbar spine；a minimally invasive new procedure for lumbar spinal canal stenosis. Spine **34**：E276-E280, 2009
2) 八田陽一郎，三上靖夫，外村　仁ほか：変性側弯を伴う腰部脊柱管狭窄症に対する筋肉温存型腰椎椎弓間除圧術（MILD）の中期治療成績．J Spine Res **4**：246, 2013
3) Watanabe K, Hosoya T, Shiraishi T et al：Lumbar spinous process-splitting laminectomy for lumbar canal stenosis；technical note. J Neurosurg Spine **3**：405-408, 2005
4) Watanabe K, Matsumoto M, Ikegami T et al：Reduced postoperative wound pain after lumbar spinous process-splitting laminectomy for lumbar canal stenosis；a randomized controlled study. J Neurosurg Spine **14**：51-58, 2011
5) 藤井幸治，成瀬　章，武田芳嗣ほか：腰椎棘突起縦割還納式椎弓切除術の棘突起癒合と臨床成績．中部整災誌 **53**：1317-1318, 2010
6) Ikuta K, Arima J, Tanaka T, Oga M et al：Short-term results of microendoscopic posterior decompression for lumbar spinal stenosis；technical note. J Neurosurg Spine **2**：624-633, 2005

＊　　＊　　＊

腰椎椎間板ヘルニアに対する経椎間孔アプローチの経皮的内視鏡下ヘルニア摘出術

安部哲哉　坂根正孝　山﨑正志**

[別冊整形外科 66：227〜232, 2014]

はじめに

　腰椎椎間板ヘルニアに伴う下肢神経障害に対する手術法には，Love 法[1]を基本とした後方除圧術，前方除圧固定術[2]，後側方からの経皮的髄核摘出術（PN 法）[3]などがある．いずれのアプローチにも内視鏡が導入されているが，1998 年に導入された MED 法[4,5]が後方法の内視鏡下手術として広く普及している．一方，土方式の PN 法から発展した経皮的内視鏡下ヘルニア摘出術[6〜9]（PED 法）は，2003 年以降に導入する施設が徐々に増えてきている．
　PED 法は，従来法よりも皮膚切開の縮小や後方支持筋群損傷の軽減，椎間関節の温存などを特徴とする内視鏡下手術であるが，本稿では PED 法の中で代表的な経椎間孔アプローチの手技について，適応の注意点や必要な術前画像検査と評価ならびに手術における注意点や，われわれの工夫を紹介する．

I. 適　応

　腰椎椎間板ヘルニアに対する確立された複数の手術手技の中から PED 法を選択する場合，以下の条件を満たす患者であることが望ましいと考えている．

❶骨性の脊柱管狭窄因子がないこと

　上関節突起を中心とした脊柱管の外側部狭窄（lateral recess stenosis）を合併した症例は，ヘルニア切除単独では下肢痛の軽減が得られにくい．罹病期間の長い症例は

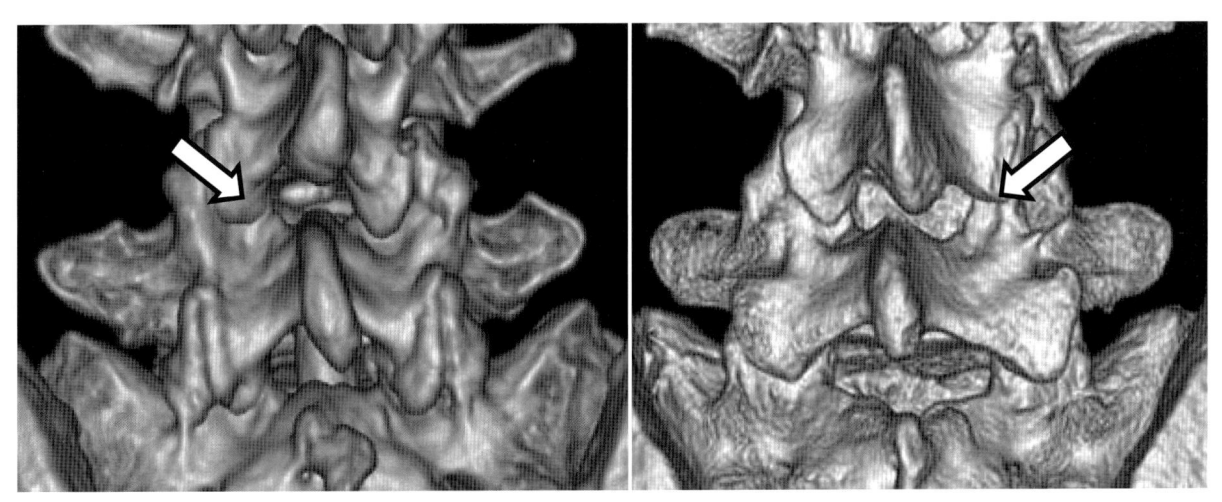

a．3-D CT 背面像．右の症例のように椎間板高位より尾側で脊柱管へ張り出した上関節突起は，神経根症を増悪させている可能性がある．

図 1．3-D CT による椎間関節の形態学的評価

Key words

lumbar disc herniation, percutaneous endoscopic discectomy, transforaminal approach

*Percutaneous endoscopic discectomy via transforaminal approach for lumbar disc herniation
**T. Abe（講師），M. Sakane（准教授），M. Yamazaki（教授）：筑波大学整形外科（Dept. of Orthop. Surg., Faculty of Medicine, University of Tsukuba, Tsukuba）.

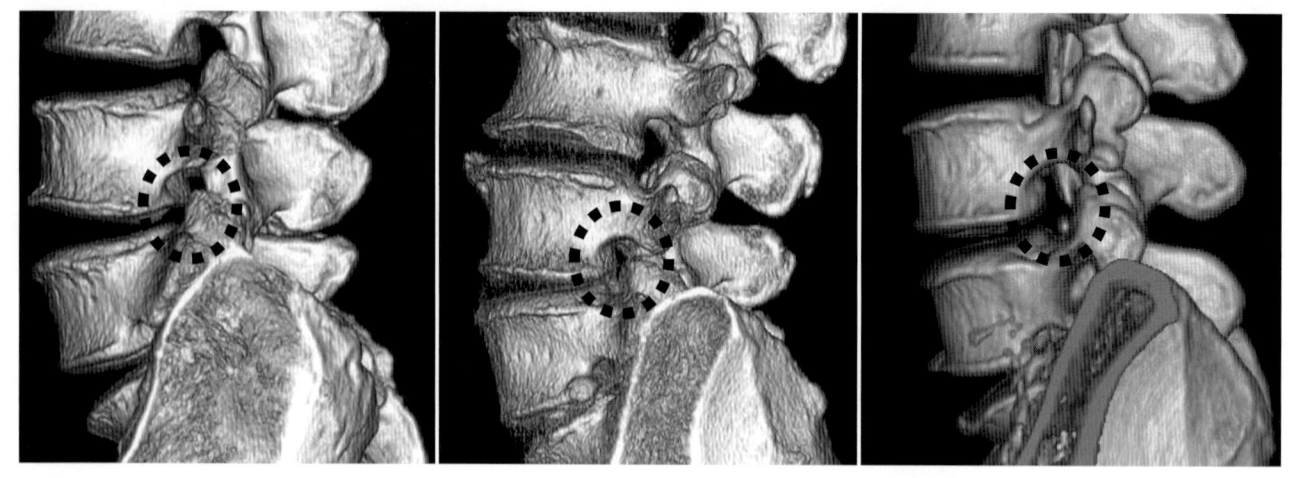

b．3-D CT 側面像． 椎間孔の椎間関節の形態はさまざまであり，左と中央の症例は後縦靱帯（PLL）直下へのアプローチが困難なことが予想される．

図1（つづき）

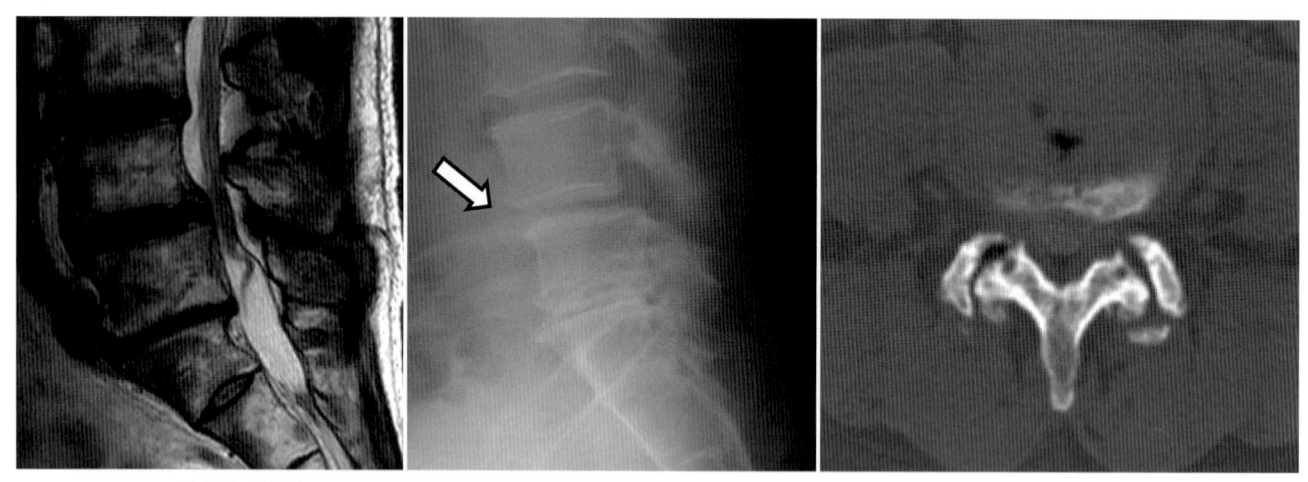

MRI T2 強調矢状断像　　　　X線機能写（前屈）　　　　L4/L5 CT 横断像

a． 腰椎前屈による椎体の前方すべり（矢印）やCT横断像における椎間関節の変性性変化（左図）は椎間関節の機能不全を示唆し，動的要素が神経根症に関与している可能性がある．

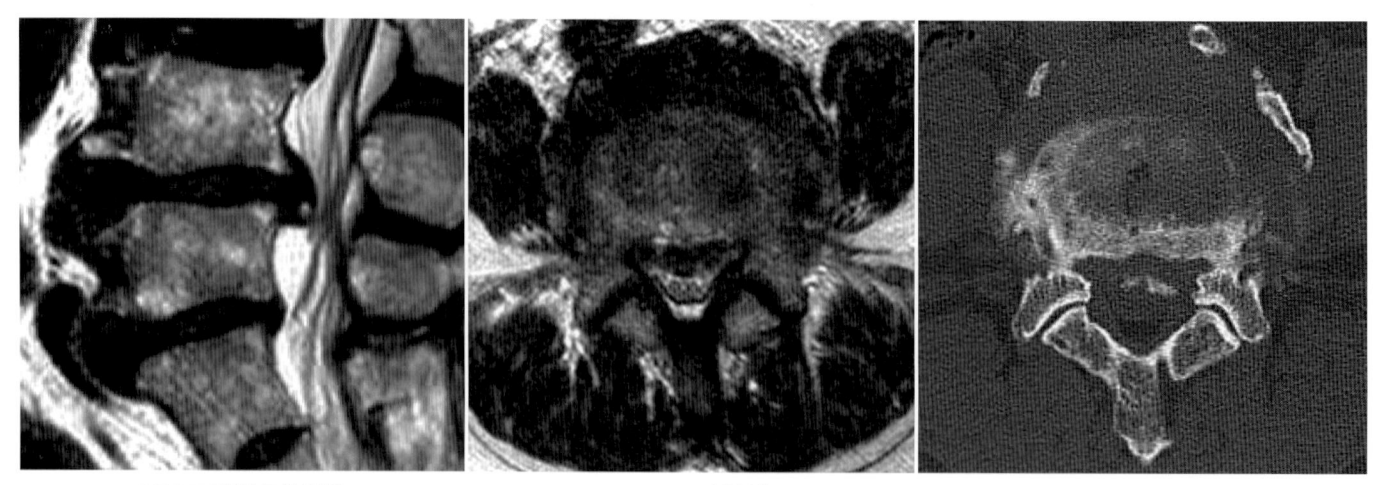

MRI T2 強調矢状断像　　　　L4/L5 MRI 横断像　　　　L4/L5 CT 横断像

b． MRIのみによるヘルニアの診断は，椎間板の石灰化や骨化巣を見逃しやすい．

図2．MRIとX線動態撮影やCTによるヘルニアと椎間関節の評価

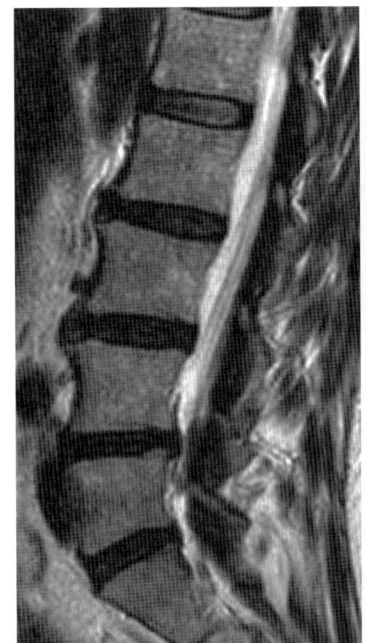

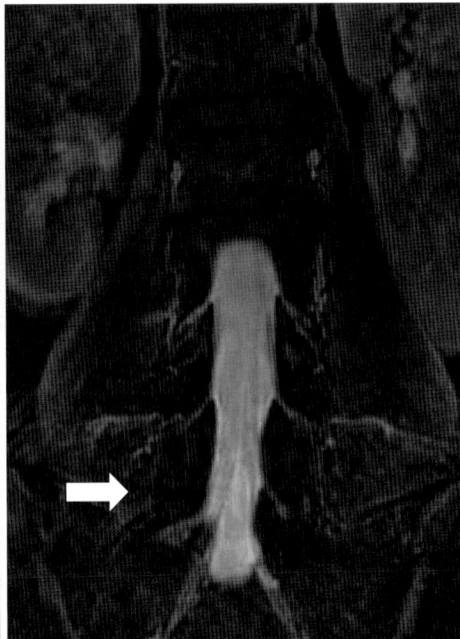

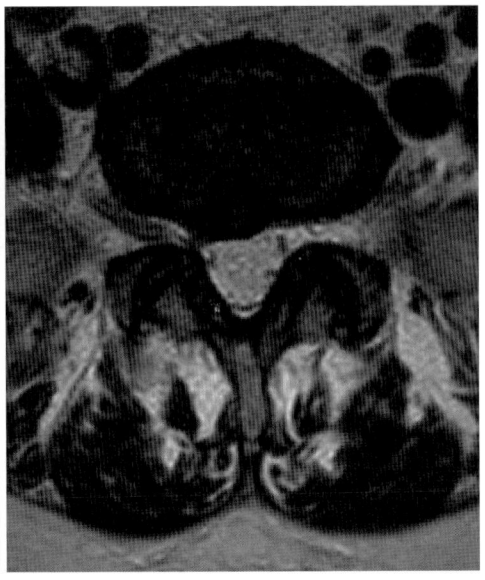

a．T2強調矢状断像　　　　　　　　b．冠状断像　　　　　　　　　c．L5/S1横断像

図3．症例．53歳，女（主訴：右下肢痛）．神経根の分岐・走行異常．MRI．右L5神経根症状であるが，冠状断像でMcCulloch分類typeIの走行異常を認め（矢印），L5/S1レベルの椎間板ヘルニアが原因であることが明らかとなった．

注意が必要で，三次元（3-D）CTが肉眼的評価に有用である（図1）．

❷椎間関節の機能不全や椎間板全体の変性を背景としたヘルニアでないこと

神経根症の主病態が動的因子である場合，画像上のヘルニア切除単独では効果が得られないことがしばしばある．PED法の適応をMRIのみで判断することは慎むべきである．CTで椎間板内にクレフトサインを認める変性が著しい症例も，内視鏡下除圧の効果が低いことが予想されるため，適応は慎重に判断する．

われわれは上記項目を満たす40歳以下の急性発症例で，自らの保存的経過観察と責任高位診断を行った症例がよい適応と考えた．

II．画像検査

❶X線像

動的因子を評価するために，単純X線像は腰椎2方向と前後屈の撮影が必須である（図2a）．X線被曝を少しでも減らすという意味では，椎体骨折のスクリーニングで用いる動態撮影（立位2方向と仰臥位側面像）の3枚でも評価可能である．

❷MRI

脊柱管狭窄症の合併の診断や，腫瘍性病変や感染性疾患との鑑別などに有用である．椎間板レベルに突出するヘルニアはPED法のよい適応である．疼痛が持続する症例で脊柱管内への陥頓が進行する場合があり，術直前の評価が重要である．また，冠状断像で神経根の分岐・走行奇形を評価することも大変重要である[10]．走行異常を認めた場合（図3）は，アプローチや術式の変更を検討する．

❸CT

MRI T2強調画像で低輝度のヘルニア像と診断された症例の中に，しばしば隅角解離や椎間板の石灰化，骨化巣が含まれている（図2b）．PED法を検討する場合はCTも必須の画像検査であり，骨性要素が関与している場合は後方法が第一選択であろう．PED法においても椎弓間アプローチで骨組織や黄色靱帯を専用のドリル（プリマド：Nakanishi社，鹿沼）やケリソン・ロンジュール［Richard Wolf社（ウィノバジャパン社，東京），Karl Storz社（日本エム・ディ・エム社，東京）］，鏡視下用骨鋭匙（田中医科器械製作所，東京）で内視鏡下除圧することが可能であるが，難易度が相当高く導入初期には避けるべき症例であろう．また3-D CTは，椎間関節の形態学的評価のほかに，L4/L5やL5/S1高位を対象とする場合の腸骨の干渉を確認するために非常に有用で（図4），腸骨入りと腸骨なしの再構成を依頼しておくと便利である．

以上の臨床診断および画像診断から総合的に判断して，PED法を適応する．

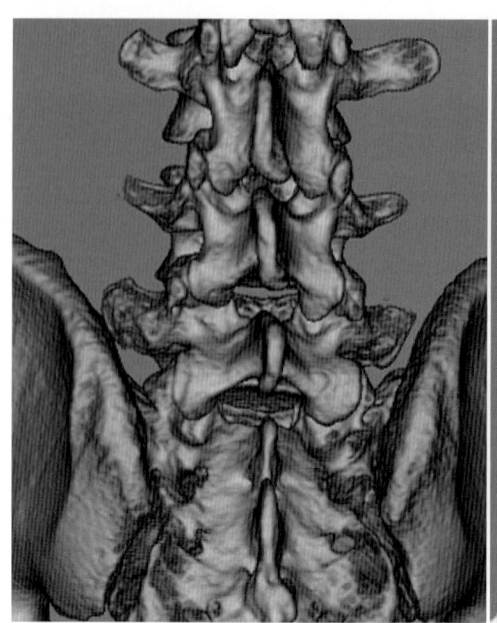

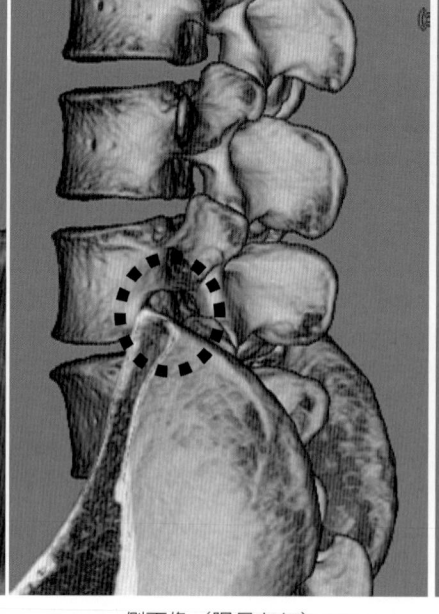

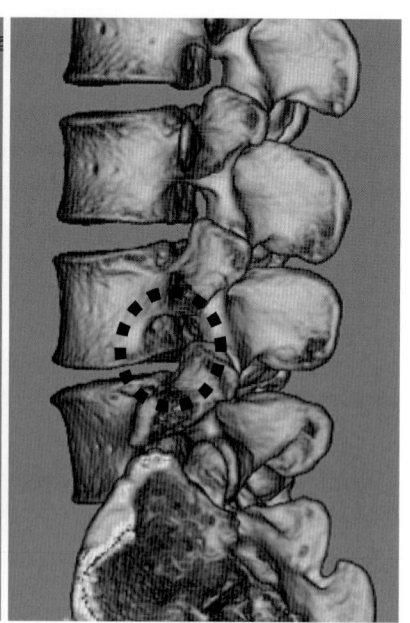

背面像　　　側面像（腸骨あり）　　　側面像（腸骨なし）

a．L5 横突起上縁より高い腸骨は，L4/L5 椎間への経椎間孔アプローチに腸骨が干渉する（円内）．

b．腸骨をはずして 3-D CT 再構成をすることで，L4/L5 や L5/S1 の椎間関節の形態が観察可能になる（円内）．

図 4．3-D CT による腸骨レベルの確認

III．手術セッティングと工夫

患者を腹臥位とし，症状側からアプローチして手術を行う．2 方向透視が容易で，患者のクリアランスが保たれる術台がよい[11]．最近われわれは透視テーブル用 Wilson Plus ウィルソンフレーム（瑞穂医科工業社，東京）を多く用いている．頭側には透視モニター，尾側には関節鏡モニターを設置する．関節鏡モニターのさらに尾側に環流用の生食バックを吊るし，術中の出血に合わせて高さを調整する．止血のための加圧環流は，痙攣[12]などの重篤な合併症を発生する危険性があり，自然圧の調整で対処するのがよい．全身麻酔下で行う場合，患側にマーキングを行って腹臥位になっても患側（左右）を間違えないように注意する．ドレープは環流の生食を受けるポケットと，X 線側面透視像をみる際の管球を包む立体裁断のドレープが一体化したものを作成して使用している［一般外科・開腹用オイフ（内視鏡伏臥位用）：日本メディカルプロダクツ社，旭川］．関節鏡の光源や映像コードを固定するベルトもついており，便利である．

透視は 2 方向の確認を基本とする．内視鏡操作以前に確実な透視操作と外筒の設置までが手術の成功には不可欠であり，手術成績のカギを握っているといっても過言ではない．複数回の正面および側面透視が必要であり，照射時間は 1 手術あたり平均約 2 分と決して短くないため，習熟した放射線技師や医療スタッフの協力が理想である．正確な罹患椎間の側面像で高位確認を行う．次に側面像でマーキングした椎間板レベルに管球の軸を合わせると正確な正面像が描出しやすい（図 5d）．

PED 法用の内視鏡は 25°斜視鏡であり，約 25°の刺入角度が脊柱管へ突出したヘルニアの摘出と脊柱管腹側の観察に理想的であると考えている（図 5a）．術中に徐々にハンドダウンする[13]ことで硬膜腹側を鏡視できる．針には一般的に入手可能な 18 G の PTC 針（八光社，千曲）を用いている．ガイド針は側面像で下位椎体椎弓根直上の上関節突起下のスペースに挿入するようにする（図 5c）．頭側椎間孔内への進入は，椎間孔を走行する神経根（exiting nerve root）や後根神経節（DRG）を刺激し，術後の特異な神経症状出現の危険性がある[11,14,15]ため注意しなければならない．

Exiting nerve root や腰神経叢の走行の一部は，椎間孔外側で造影剤イオヘキソール（オムニパーク 240）やイオトロラン（イソビスト 240）を 1 ml 散布することで得られる間接造影所見から推察できる[14]．近年，低侵襲な椎体間固定法として発展してきている extreme lateral interbody fusion（XLIF）[16]/oblique lateral interbody fusion（OLIF）[17]は，腰神経叢に対する前方アプローチで，PED 法は後方へのアプローチとなる．神経根造影や脊髄造影

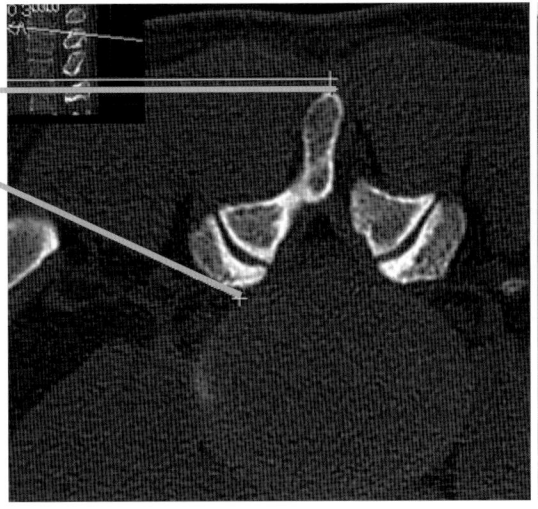

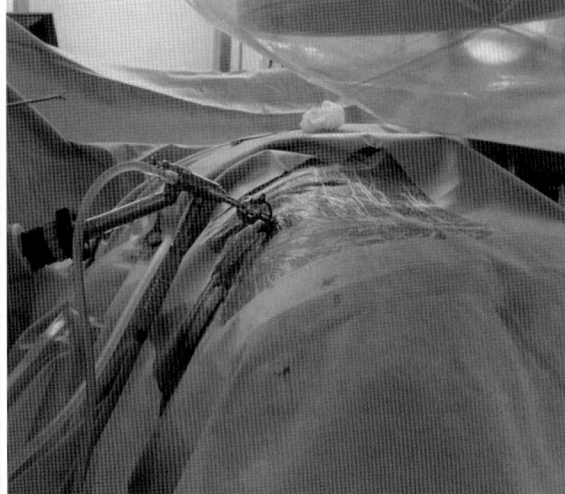

a. 刺入角度 25°を目安としている.

b. 術中所見

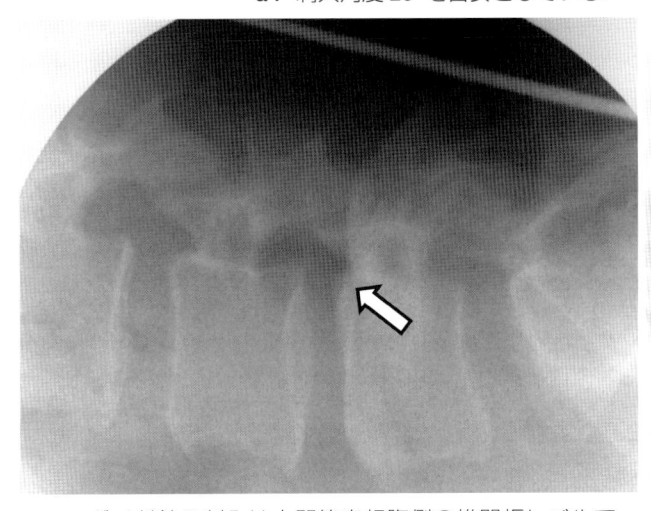

c. ガイド針の刺入は上関節突起腹側の椎間板レベルである (矢印).

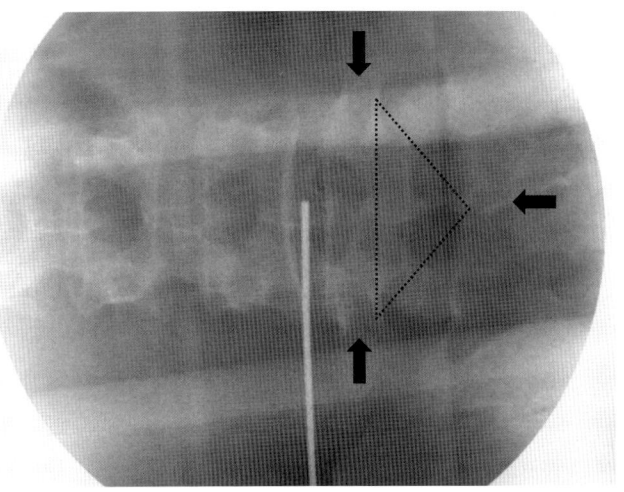

d. 管球の軸は側面像の椎間板に平行な線に合わせ, 上下椎体の正中に棘突起があり, 椎弓根が左右対称に位置し, これらのランドマークが二等辺三角形を形成することを確認する (点線).

図 5. 術前計画と術中所見および X 線透視像

所見がないことを確認しながら, 椎間板内にガイドワイヤーを挿入する. インジゴカルミンと造影剤および 1% リドカイン塩酸塩の混合液 (1：1：1) を約 1 ml 用いて椎間板造影を行った後にダイレータを挿入し, 最後に外筒を設置する.

PN 法が椎間板の間接的除圧であるのに対して, PED 法はヘルニア組織の直接除圧が目的である. 術前のさまざまな画像情報と術中透視像からイメージしたヘルニア直下の椎間板内に外筒を正確に設置することが, その後の除圧操作時間の短縮につながる. 画像と一致する椎間板の位置で, 軟骨終板を含む比較的大きなヘルニア塊の摘出に成功することが, 典型的な症例の手術終了の目安である. しかし, 若椎間板変性の少ない 20 歳代以下の若年者や, 変性が主体となった 40 歳以上の中年の場合は, 大きなヘルニア塊の摘出とはならないことも多く, その場合は後縦靭帯 (PLL) 腹側線維の鏡視で除圧を終了とする. 閉鎖式ドレーンチューブを椎間板内に留置して[18]皮下を縫合し, 皮膚はテープで固定している. 後腹膜腔への巨大血腫の報告[19]があるが, われわれは幸い経験していない.

Ⅳ. 術後の注意点

当日は簡易ベルトを使用し, トイレ歩行のみを許可している. 術後の神経症状の評価は重要で, 術前と異なる部位の運動障害や感覚障害は exiting nerve root や腰神経叢の損傷を疑う. 全身麻酔下手術では, 術後 1〜2 日でアプローチ関連障害の出現を経験しており, 術後数日の疼痛や神経症状の評価は重要と考えている.

現在われわれは, 数日間の神経症状を評価すること,

日常生活復帰によるヘルニアの超早期再発[20]を予防する観点から，術前説明で最低3日間の入院と術後1週間の自宅安静，その後の職場復帰を推奨している．

V. 成　績

2011年6月～2013年5月の2年間に単根障害の腰椎椎間板ヘルニアの診断でPED法を行い，術後1年以上の経過観察が可能であった43例（平均年齢46.1歳，平均経過観察期間15.1ヵ月）の手術時間は平均72.9分，出血は全例少量であった．罹患椎体はL4/L5が34例と最多で，入院期間は平均8.7日であった．腰痛および下肢痛のvisual analogue scale（VAS）はそれぞれ術前平均62 mmと73 mmから術後平均29 mmに改善した．日本整形外科学会腰痛治療成績判定基準（JOAスコア）の改善率は平均82%であった．術後9例（20.9%）にアプローチ関連の神経症状を認めたが，症状は全例保存的に軽快した．術後ヘルニア再発を4例に認め，2例は保存的，2例は再度PED法で軽快した．術後1年以降の再発は1例（2.3%）であった．

ま と め

1) PED法は，日本でもっとも普及している低侵襲内視鏡下手術のMED法とはまったく異なるコンセプトで発展してきた内視鏡下手術である．

2) 経椎間孔アプローチのPED法は罹患神経根をみずにヘルニアを除圧できる利点があるが，一方で，後方法のPED法が国内の一部のエキスパートにより脊柱管狭窄症にも応用され，MED法の適応との境界が少なくなってきている．

3) 経椎間孔アプローチのPED法のよい適応は，骨性狭窄がないことや椎間不安定性を背景とした神経根症状でない腰椎椎間板ヘルニアであることを再確認してもらい，良好な手術成績の一助となれば幸いである．

文　献

1) Love JG：Protruded intervertebral disks with a note regarding hypertrophy of ligamenta flava. JAMA **113**：2029-2034, 1939
2) Inoue S, Watanabe T, Hirose A et al：Anterior discectomy and interbody fusion for lumbar disc herniation；a review of 350 cases. Clin Orthop **183**：22-31, 1984
3) Hijikata S：Percutaneous nucleotomy a new concept technique and 12 years experience. Clin Orthop **238**：9-23, 1989
4) Foley KT, Smith MM：Microendoscopic discectomy. Tech Neurosurg **3**：301-307, 1997
5) 吉田宗人，加藤　健，角谷秀樹ほか：内視鏡視下腰椎椎間板ヘルニア摘出術（MED法）の低侵襲性の評価―MED法とLove法の比較．臨整外 **36**：497-502，2001
6) Kambin P, Zhou L：Arthroscopic discectomy of the lumbar spine. Clin Orthop **337**：49-57, 1997
7) Yeung AT, Tsou PM：Posterolateral endoscopic excision for lumber disc herniation；surgical technique, outcome, and complications in 307 consecutive cases. Spine **27**：722-731, 2002
8) Ahn Y, Lee SH, Park WM et al：Percutaneous endoscopic lumbar discectomy for recurrent disc herniation；surgical technique, outcome, and prognostic factors of 43 consecutive patients. Spine **29**：E236-E332, 2004
9) Ruetten S, Komp M, Godolias G：An extreme lateral access for sugery of lumber disc herniations inside the spinal canal using the full-endoscopic uniportal transforaminal approach；technique and prospective results of 463 patients. Spine **30**：2570-2578, 2005
10) 中川幸洋：各種神経根奇形とその神経走行異常からみた操作上の注意点．脊椎内視鏡手術，吉田宗人（編），文光堂，東京，p80-85, 2013
11) 安部哲哉，坂根正孝，平林宏之ほか：経皮的内視鏡下腰椎椎間板ヘルニア摘出術―後方手術（Love変法）と比較した手術成績と問題点．臨整外 **45**：549-556，2010
12) Choi G, Kang HY, Modi HN et al：Risk of developing seizure after percutaneous endoscopic lumbar discectomy. J Spinal Disord Tech **24**：83-92, 2011
13) 西良浩一，出沢　明：経皮的後方除圧術．整・災外 **56**：259-268，2013
14) 安部哲哉，坂根正孝，船山　徹ほか：全身麻酔下の経椎間孔アプローチのPELDの手術成績．J Spine Res **4**：1264-1269，2013
15) 山田　宏，吉田宗人，橋爪　洋ほか：腰椎手術後に発生した神経障害性疼痛の臨床的特徴．整形外科 **64**：1-5，2013
16) Ozgur BM, Aryan HE, Pimenta L et al：Extreme lateral interbody fusion（XLIF）；a novel surgical technique for anterior lumbar interbody fusion. Spine J **6**：435-443, 2006
17) Silvestre C, Mac-Thiong JM, Hilmi R et al：Complications and morbidities of mini-open anterior retroperitoneal iumbar interbody fusion；oblique lumbar interbody fusion in 179 patients. Asian Spine J **6**：89-97, 2012
18) 中村　周，伊藤不二夫，三浦恭志ほか：経皮的内視鏡下椎間板ヘルニア摘出術における新たなドレーン挿入法とドレーン留置の効果．整形外科 **61**：1122-1125，2010
19) Ahn Y, Kim JU, Lee BH et al：Postoperative retroperitoneal hematoma following transforaminal percutaneous endoscopic lumbar discectomy. J Neurosurg Spine **10**：595-602, 2009
20) 安部哲哉，坂根正孝，野澤大輔ほか：PELD術後に増悪した腰椎椎間板ヘルニアの3例．J Spine Res **3**：1139-1143，2012

＊　　＊　　＊

第2仙椎 alar iliac screw による脊柱再建
――新しいプローブの作成*

網代泰充　上田修平　徳橋泰明**

はじめに

近年，腰仙椎固定術に対し第2仙椎高位から刺入する S2 alar iliac screw（S2AI）による脊柱再建術が施行されている[1,2]．しかし，S2AI は容易ではなく，ナビゲーションシステムなどの使用も推奨されている[3,4]．ナビゲーションシステムの併用は理想と思われるが，すべての施設が所有しているわけではない．われわれは，多くの施設で使用できると思われるX線透視撮影装置による透視側面像のみで比較的安全に刺入可能なプローブを作成したので，実際の症例とその有用性につき報告する．

Ⅰ．対象および方法

対象は当院でS2AI併用による脊柱再建術を施行し，術後2年以上経過観察しえた4（男性2，女性2）例である．手術時年齢は65～84（平均73）歳，疾患は，腰仙椎固定術後L5/S1偽関節が2例，腰椎変性側弯症術後L5/S1椎間孔障害が1例，L5椎体骨折後偽関節が1例で，固定椎間数は平均5（4～8）椎間，術後観察期間は24～25（平均24）ヵ月であった．術式は全例側面透視下に施行した．Leeらの報告に基づき，S1仙骨孔とS2仙骨孔の中点を通る線と外側仙骨稜の交点を刺入点とした[5]（図1）．刺入孔を作成後，開発したプローブを刺入する．横断面は仙椎に対し約40°，矢状面は大坐骨切痕のやや頭側に向け刺入し（図2），仙腸関節を貫き，8.5 mm径のスクリューを挿入した．術前CTは腹臥位で撮影し，画

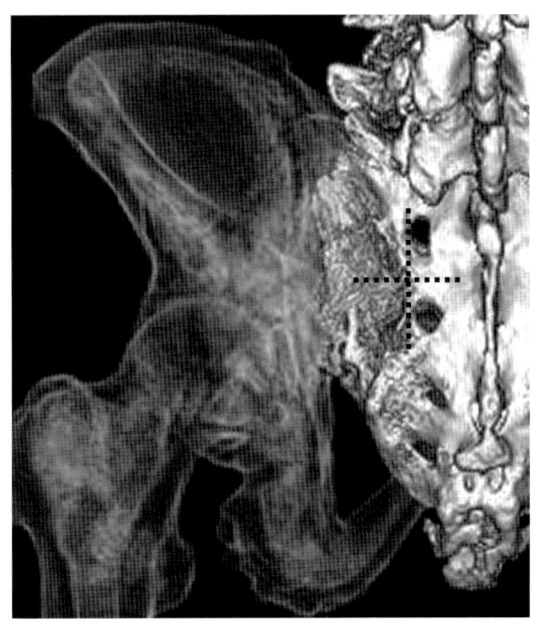

図1．3-D CT．刺入点はS1/S2仙骨孔の中点と外側仙骨稜の交点

像ソフト Ziostation Version 2（Ziosoft社，東京）を用い，三次元（3-D）CT，多断面再構成像（MPR）を構築した．横断面方向のパラメータとして理想刺入角の計測，横断面のスクリュー挿入安全域（刺入点より仙腸関節腹側および背側の刺入角で計測），刺入点より仙腸関節までの距離（最短～最長），仙腸関節角を計測した（図3）．術後評価としてCTによる横断面，矢状断面のスクリュー角度について評価した．また術後仙腸関節障害の有無につき，黒澤らの圧痛点評価で検討した[6]．

Key words
S2 alar iliac screw, pelvic measurement, sacroiliac joint dysfunction, sacropelvic fixation

---

*Spinal column reconstruction with the S2 alar iliac screw ; the development of a new prove
　要旨は第22回日本脊椎インストゥルメンテーション学会において発表した．
**Y. Ajiro（病棟医長），S. Ueda：駿河台日本大学病院整形外科（Dept. of Orthop. Surg., Surugadai Nihon University Hospital, Tokyo）；Y. Tokuhashi（教授）：日本大学整形外科．

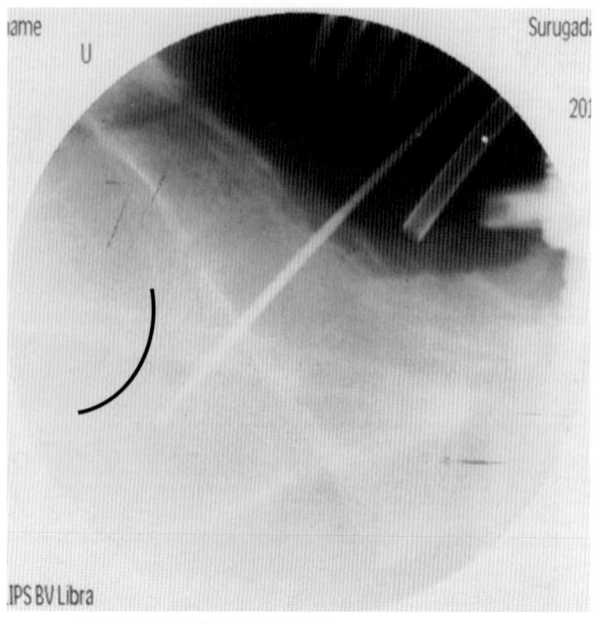

図2. X線透視側面像. 側面透視下に大腿骨大転子を触知し, 大坐骨切痕（実線）のやや頭側に向け刺入する.

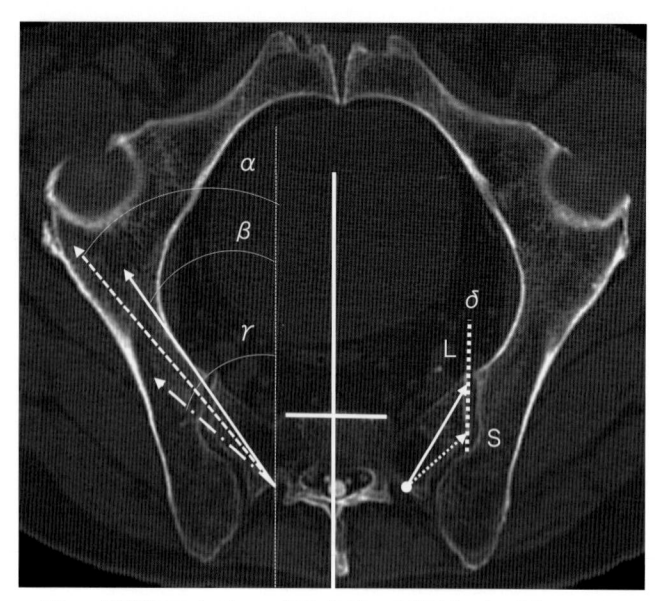

図3. 横断面スクリュー刺入角度. 理想刺入角（°）: α, 刺入安全域（°）: β〜γ, 仙腸関節までの距離（mm）[最短〜最長]: S〜L, 仙腸関節角（°）: δ（仙椎前面との垂線と仙腸関節のなす角）

表1. 計測結果. 理想刺入角は40.8°±4.5°, 仙腸関節までの距離は最短26.0±2.8 mm, 最長38.1±4.1 mmである. 仙腸関節角は平均6.4°±6.7°である.

症 例			1	2	3	4	平均
理想刺入角(°)		右	44	35	35	48	40.5
		左	44	40	39	41	41
刺入安全域(°)	最小	右	37	36	23	38	33.5
		左	40	24	29	29	30.5
	最大	右	58	51	54	61	56
		左	65	60	57	57	59.8
仙腸関節までの距離(mm)	最短	右	23	23	27	30	25.8
		左	24	26	25	30	26.3
	最長	右	40	32	42	39	38.3
		左	39	32	38	43	38
仙腸関節角(°)		右	6	6	-5	2	2.3
		左	14	16	9	3	10.5

表2. 術後CT計測結果. 横断面は44.6°±2.8°, 矢状面は79.6°±6.6°である.

症 例		1	2	3	4	平均
横断面角度(°)	右	42	45	46	46	44.8
	左	48	45	46	39	44.5
矢状断面角度(°)	右	78	79	89	73	79.8
	左	73	82	89	74	79.5

II. 結 果

術前CTの横断面理想刺入角は平均右40.5°, 左41°, 横断面のスクリュー挿入安全域は平均右33.5°〜56°, 左30.5°〜59.8°, 仙腸関節までの距離（最短〜最長）は平均右25.8〜38.3 mm, 左26.3〜38 mm, 仙腸関節角は-5°〜16°（平均6.4°±6.7°）であった（表1）. 術後S2AIの横断面角度は平均右44.8°, 左44.5°, 矢状断面角度は平均右79.8°, 左79.5°であった（表2）. 最終観察時, 全例で仙腸関節障害圧痛点（上後腸骨棘, 長後仙腸靱帯）を認めず, 術中, 術後2年で, S2AIに伴う合併症は認めていない.

III. 考 察

透視下S2AIの刺入に際し, 矢状面の決定は容易である. 阿部らは矢状面方向のスクリュー許容範囲は23.6°±6.3°, 横断面の許容範囲は13.5°±3.3°であり, 横断面の許容範囲は矢状面方向に比べて狭いことを報告している[7]. 矢状面での刺入方向はX線透視側面像において, 大坐骨切痕のやや頭側に刺入方向をとることにより決定される. また, この際CTによる術前評価が参考になる. 東洋人のデータとして, Leeらは60名の韓国人において矢状面の理想刺入角は仙骨後面に対して86.4°±6.5°[5], 阿部らは70名の日本人において74.9°±9.0°と述べている[7]. われわれの結果は79.6°±6.6°であり, 東洋人においてS2AIの矢状面刺入方向は約80°と考えられる. 一方, 内・外側（横断面）刺入方向の決定はむずかしい.

プローブは仙骨海綿骨内を通り皮質骨に当たるが、仙腸関節面の皮質骨なのか、それとも仙骨前面の皮質骨なのかの判断は感触だけではむずかしい（図4）。そこで内・外側方向決定に際し、術前評価が必要と思われる① 最適刺入角、② 刺入点より仙腸関節までの距離を計測した。最適刺入角は、Leeらは38.0°±3.5°、阿部らは42.4°±3.6°、本研究では40.8°±4.5°であり、約40°と考えられる。刺入点より仙腸関節までの距離の計測に対しては報告が少なく、Martinらは20 mmまでは安全と報告している[8]。本研究では最短26.0±2.8 mmから最長38.1±4.1 mmであり、実際の臨床でも約30 mmで皮質骨に到達した際は仙腸関節の皮質骨と考えられる。以上より、プローブを約40°で挿入した場合、約30 mmで仙腸関節面に当たると仮定すると、このときプローブの先端がカーブにより仙骨後面と並行になれば、もっともおそれる前方骨盤腔内への挿入は防げると思われる。しかし、完全に平行であると後方への逸脱の可能性がある。そこで、仙腸関節角計測データより仙腸関節角が最大16°であったため先端から30 mmで20°のカーブをつけたプローブを作成した（図5）。今まで使用してきた5°のカーブドプローブは、プローブが仙腸関節面を滑って前方骨盤腔内に挿入する可能性が否定できなかったが、本プローブで約40°で挿入すると、仙腸関節面に達した際に仙骨後面に対して約60°の角度がついているため、仙腸関節面を滑らず腸骨に達すると思われる。X線透視側面像で矢状面方向を確認し、横断面方向は本プローブの使用により安心して仙腸関節面を貫くことが可能であり、安全に刺入可能なプローブと思われた。

われわれが現在施行しているS2AIの刺入は、まずS1/S2仙骨孔を展開し、その中点とS1/S2仙骨孔の外縁の交点を刺入点として、4 mmダイアモンドバーで刺入孔を作成する。大腿骨大転子を触知し、仙骨後面よりやや頭側（約80°のため）、約40°外側に向け側面透視下に本プローブを挿入する。約30 mmで皮質骨に当たれば（約25～35 mm）仙腸関節面の皮質骨と思われる。逆に50 mm以上で皮質骨に達した場合は仙骨前方の可能性が高い。ハンマーでプローブを腸骨まで挿入する。ここでややプローブを引き抜き180°回転し、再度腸骨にプローブをすすめて仙腸関節面のホールを拡大する。サウンダーで先端が腸骨内にあることを確認しタッピングするが、仙腸関節面は滑る可能性があるため、4～4.5 mmの細いタップより徐々に径を上げることを推奨する。径は8.5 mm、長さは術中計測で最大距離のスクリューを挿入している。

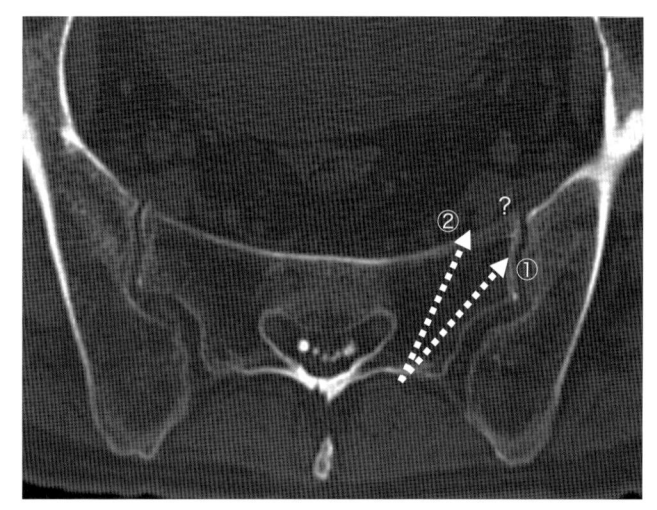

図4. プローブ刺入時の皮質骨評価. S2高位より刺入したプローブは皮質骨に当たるが、① 仙腸関節面の皮質骨なのか、② 仙骨前面の皮質骨なのか判断はむずかしい.

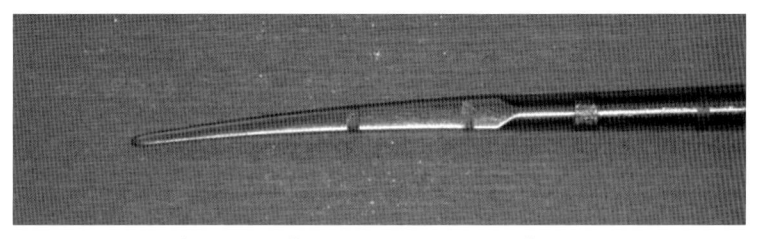

a. カーブドプローブ. 30 mmで5°のカーブがついている.

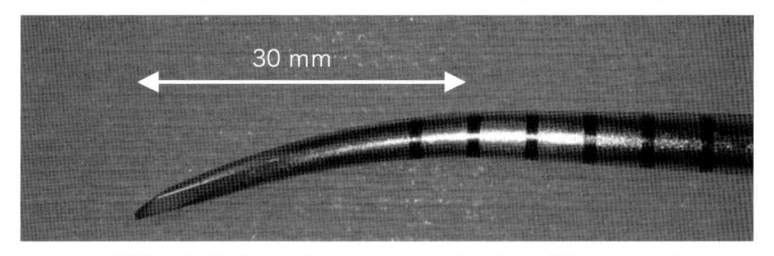

b. 開発した新プローブ. 30 mmで20°のカーブがついている.

図5. S2AI用プローブの開発

最後にあくまでパラメータは平均値を示すものであり，骨盤の形態は個人差があるためCTによる術前計画が非常に重要であることを強調したい．

ま と め

1）S2AI用のプローブを開発した．
2）術前CT骨盤計測で，至適刺入角は横断面約40°，矢状面約80°，仙腸関節面までの距離は約30 mmであった．
3）X線透視側面下の本プローブ使用によるS2AIの刺入は有用である．

文 献

1) Chang TL, Sponseller PD, Kebaish KM et al：Low profile pelvic fixation；anatomic parameters for sacral alar-iliac fixation versus traditional iliac fixation. Spine **34**：436-440, 2009
2) Sponseller PD, Zimmerman RM, Ko PS et al：Low profile pelvic fixation with the sacral alar iliac technique in the pediatric population improves results at two-year minimum follow-up. Spine **35**：1887-1892, 2010
3) Sugita S, Takeshita K, Ooshima Y et al：The S2 iliac screw technique with a CT navigation system；a case report. J Spine Res **1**：2040-2044, 2010
4) Takao M, Nishii T, Sakai T et al：CT-3 D-fluoroscopy matching navigation can reduce the malposition rate of iliosacral screw insertion for less-experienced surgeons. J Orthop Trauma **27**：716-721, 2013
5) Lee SH, Jin W, Kim KT et al：Trajectory of transsacral iliac screw for lumbopelvic fixation；a 3-dimensional computed tomography study. J Spinal Disord Tech **24**：151-156, 2011
6) 黒澤大輔，村上栄一：仙腸関節障害と腰椎疾患を鑑別できる圧痛点の検討．整形外科 **63**：1231-1235，2012
7) 阿部利樹，阿部英二，小林　孝ほか：Sacral alar-iliac screw刺入のための骨盤計測．整形外科 **64**：1090-1093，2013
8) Martin CT, Witham TF, Kebaish KM：Sacropelvic fixation；two case reports of a new percutaneous technique. Spine **36**：E618-E621, 2011

＊　　　＊　　　＊

# 骨盤腫瘍切除における CT ガイド下ナビゲーションシステム使用のコツ

秋山　達　神田翔太郎　前田陽典　遠藤　実　税田和夫

はじめに

　腸骨ならびに仙骨を含む骨盤部の腫瘍切除術は非常に困難であり，術者の能力が試される手術とされている[1,2]．また，手術そのものの難易度が高いだけでなく，周術期死亡率は0～7％，術後合併症発生率50～60％と非常に高いとされるため，診療科としての組織的な対応力が試される部分が大きい[3,4]．腫瘍に対して適切な切除縁を確保した切除を行い，腫瘍学的にも機能的にも良好な術後成績を得るためには，術中に正確な解剖学的認識を得る必要がある．しかしながら，骨盤腫瘍手術の難易度を高くしている原因に三次元的な解剖の複雑さ，術中視野のわるさ，重要な神経・血管・内臓など生存に直結する臓器が近接していること，腫瘍がしばしば巨大であることがあげられる[2,5]．そのため，術中合併症が発生しやすく，術後合併症と死亡率の高さにつながると思われる[6]．一例をあげると，内外腸骨動脈とその分枝が密集しているために不用意な血管損傷や大量出血が発生しやすく，さらに視野がわるくなり組織損傷が増え，手術時間が長時間に及ぶことになる．その結果，死腔が多く感染症が発生しやすくなる．よりよい機能的予後を得るためにも，術中合併症を極力避ける必要があることはいうまでもない．また，腫瘍学的には適切な切除縁を得ることがむずかしいため再発率が高く，長期生存率が四肢に比べて低い．よって，骨盤部腫瘍治療成績の向上のためには，より正確な術中オリエンテーションを得ることは不可欠である．われわれは，骨盤部腫瘍手術の際の正確な術中オリエンテーションを得るためにCT basedナビゲーションシステム（ナビ）を利用し，手術成績の向上に努めている．本稿では，われわれの骨盤部腫瘍切除の際のナビ使用におけるコツを紹介する．

Ⅰ．対象および方法

　2011年1月～2014年1月に当院で行った，7例8手術の骨盤部腫瘍切除にナビを使用した．術式ならびに組織型は腸骨翼切除1例（軟骨肉腫），寛骨臼関節包外式切除2例（軟骨肉腫・骨未分化多型細胞肉腫各1例），腸骨仙骨合併切除1例（軟骨肉腫），仙骨切除2例（奇形腫・脊索腫各1例），仙骨骨腫瘍搔爬術1例2手術（骨巨細胞腫）である．仙骨骨腫瘍搔爬術は出血制御のため二期的手術とした．

Ⅱ．ナビの使用目的

　われわれは主に，①骨盤骨の正確な骨切り，②仙骨切除における神経根温存，③坐骨切痕における内腸骨系動静脈の出現予測を目的としてナビを使用している．骨盤骨の正確な骨切りや仙骨切除における神経根温存については，これまでも報告がある[2]．われわれは特に，仙腸関節の軟骨をバリアとして切除する腸骨仙骨合併切除術（Enneking分類P1/4もしくはP1/2/4切除術）において，前方を目視せずに切除できることに非常にメリットを感じている．坐骨切痕部は盲目的操作になりやすいうえに，内腸骨動脈系の上下殿動脈や坐骨神経などが走って

Key words

computer-assisted navigation system, pelvic tumor resection, pelvic tumor, hemipelvectomy

*The tips of usage of computer-assisted navigation system for pelvic tumor resection
要旨は9th Asia Pacific Musculo Skeletal Tumor Society (APMSTS) 2012, 10th APMSTS 2014 および第47回日本整形外科学会骨・軟部腫瘍学術集会において発表した．
**T. Akiyama（講師）, S. Kanda, A. Maeda, M. Endo, K. Saita（准教授）：自治医科大学附属さいたま医療センター整形外科（Dept. of Orthop. Surg., Saitama Medical Center, Jichi Medical University, Saitama）．

IV. 脊椎・骨盤・体幹 ◆ 5. 骨　盤

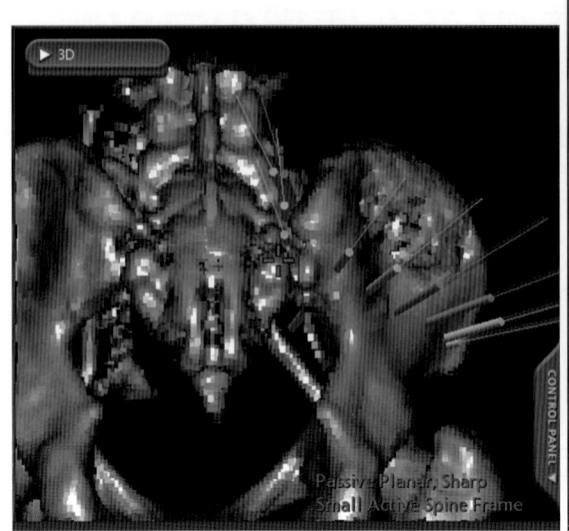

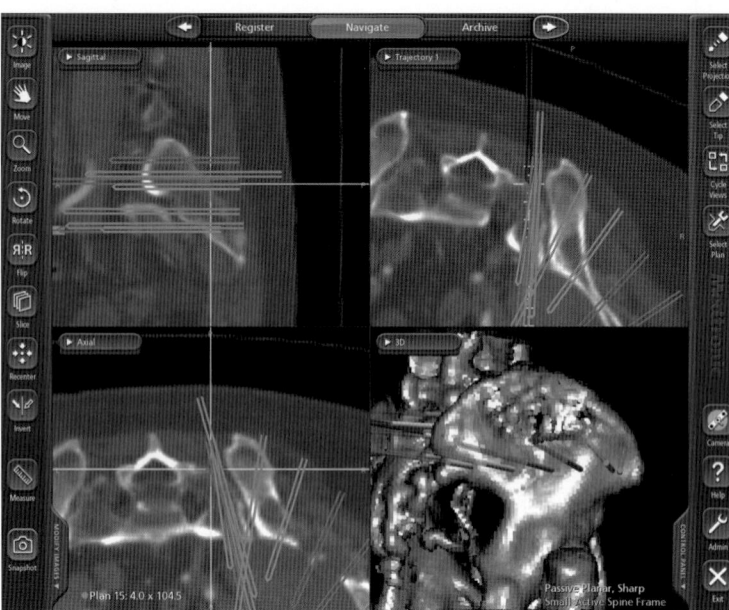

a．切除予定図　　　　　　　　　　　　　　　　　　　　b．術中図
図1．ナビ．術前に設定した椎弓根スクリュー刺入方向にプローブを併せて方向を確認し切除する．

おり，不用意な出血や神経損傷が発生しやすい場所である．われわれはナビを坐骨切痕部の展開において上下殿動・静脈の同定を，仙骨部の展開において仙椎神経根の同定を目的として使用している．また，仙骨切除術においては仙骨上に大殿筋停止部などの線維性結合織が複数層存在し，これらをバリアとして切除する必要があるため，仙骨のレベル確認がむずかしいことがしばしばある．ナビを使用することで仙骨のレベル確認ならびに前後仙骨孔の位置，神経根の位置が予測できる．

III. ナ　ビ

使用したナビの機械はThe Stealth Station TM TRIA plus Treatment Guidance System（日本メドトロニック社，東京）である．ソフトは脊椎の椎弓根スクリュー設置を術中ガイドする目的で開発されたSynergy Experience Version 2.0.1（メドトロニクス社，大阪）を主に用いた．

IV. 術前準備

CTは1mm間隔で撮影し，撮影幅は極力20cm以内とした．このシステムでは経験上350枚以上のCTを取り込むとシステムが動かなくなるが，実際にはもう少し少ない枚数でも動かなくなるようである．最大長を20cm程度にしておいたほうが無難である．

手術中に使用するリファレンスポイントを設定する．10個まで設定可能であるが，実際に設定可能であるポイントは5〜7個程度であることが多い．適切なリファレンスポイントを数多く設定できることがナビゲーションの準備時間短縮と精度向上に重要なのはいうまでもない．リファレンスポイント設置のコツについては後述する．

CTのdigital imaging and communication in medicine（DICOM）情報をナビに取り込み，ナビ上に三次元（3-D）モデルを構築した．この3-Dモデルと軸状断，矢状断，冠状断のCT，MRIを参照しながら切除計画を行った．骨盤骨を正確に骨切りするため，術前にあらかじめ骨切り方向を入力しておいた．このとき，骨切り方向に関しては椎弓根スクリュー挿入の方向をあらかじめ入力するシステムを用いた．骨切り方向ラインを結ぶことで切除線を表示する（図1a）．手術中はあらかじめ入力したスクリューのラインとプローブを合わせながら切っていくことになる（図1b）．

V. リファレンスポイント設置

ナビの使用で難渋することの一つは，適切なリファレンスポイントを設定することである．最大10個を術前に設定でき，リファレンスポイントが適切な場所に適切な数を得られないとナビゲーション精度が得られないため，ある程度広い領域に適切な数を得ることが必要になる．印象としては7個はあったほうがよい．リファレンスはアンテナと相対的に移動せず，CTで認識できる部位でなければならないために，術前に設定可能な部分は原則として骨盤骨しかありえない．そのため，術中展開

領域や腫瘍の局在を考慮すると，骨盤骨上だけでは多くても7個しか術前に設定できなかった．骨盤骨にあまり起伏がないことと，腫瘍近傍は骨の露出をしてはいけないことが使用できるポイントが減少する原因としてあげられる．さらに，術中の展開によっては術前に設定したリファレンスポイントが使用できないこともあり，実際に使用できるポイント数はさらに減少してしまう．以下の二つの方法を使用することで，これまでの8手術すべてで誤差1mm以下の精度を得られている．

一つは，術中にリファレンスポイントを追加もしくは変更することである．手術中所見によっては，術前にCTをみながら計画しているときにははっきりと認識できなかった骨性膨隆部や陥凹部が明らかになることがある．この部位をリファレンスポイントとして追加することでポイント増加できる．

二つ目は，血管塞栓用永久コイルをリファレンスポイントとして使用することである．骨盤腫瘍切除において術前に血管塞栓術を行うことがあり，永久コイルは術中にしっかりと触れるので，設置部位によってはリファレンスポイントとして使用可能である．使用可能なコイル設置部位は，坐骨切痕部など血管が腸骨に拘束されている部位である．経験上，永久コイルを5個ぐらい入れたものが確認しやすい．また，術中触知可能な部位に入っているものしか使用できないことはいうまでもない．

VI. 術中操作

最初にアンテナを設置する必要がある．アンテナ設置部は，骨性に安定していて腫瘍切除線から離れている部分でなければならない．必然的に上前腸骨棘（ASIS），上後腸骨棘，S1棘突起に設置することが多い（図2）．仙腸関節は術中ほとんど動かないので，腸骨切除の際にS1棘突起にアンテナを設置しても大きな問題は起こらなかった．ただし，症例によっては同一骨におかなければ十分なナビゲーション精度は得られないと思われる．

続いて，術前に設定したリファレンスポイントを認識していく．この際，術中所見に応じてポイントの追加や変更を行うのは先に述べたとおりである．

最後にサーフェスポイントを認識していく．できるだけ広い面で30ポイント以上認識する必要があり，実際には50ポイント程度とる印象がある．このときに重要なのは，腸骨のように薄い骨であっても骨は立体であるということで，腸骨内外の両方のポイントをしっかりとること，腫瘍が存在せず，骨を露出しても問題ないことが明らかな部位で，しっかりと骨にプローブを当ててポイントを骨上で認識することが重要である．当院では，誤差

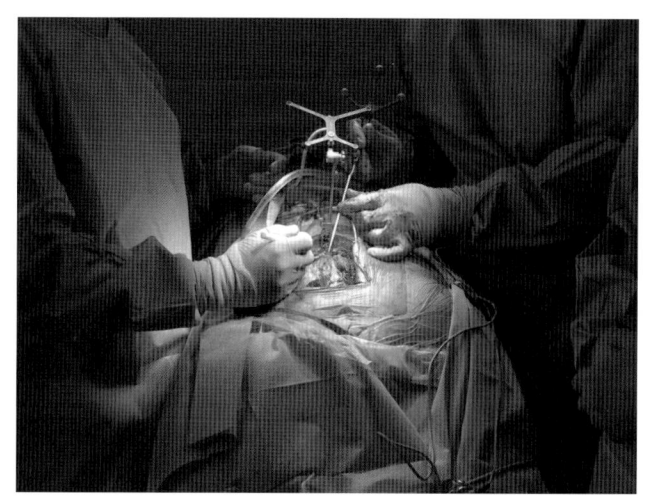

図2．S4を中心として，S3下半分からS5まで存在する仙骨脊索腫切除時に腫瘍の局在を確認すべくプロービングしているところ．アンテナはS1棘突起にピンで固定してある．

が1mm以下にならなければナビゲーションを開始できないように設定している．ナビゲーションを行う前に，S1棘突起やASISなどのランドマークでナビゲーションがしっかりできているかを確認することはいうまでもない．

VII. 結　　果

アンテナ設置からリファレンスが終了し，ランドマークとの一致を確認するまでの時間はシステムに習熟した後は20分程度であった．全例において，予定骨切りラインどおりに骨切除を行えた．術中に同定予定であった仙椎神経根や上下殿動脈などの神経血管はほぼ誤差なく同定できた．

VIII. 考　　察

ナビゲーションを使用するメリットは切除そのものの正確性だけでなく，スタッフ全員が解剖学的な確認をできることがあげられる．骨盤腫瘍切除において正確な切除を行うには，術者の三次元空間認識能力によるところが大きかった．たとえば，仙腸関節をバリアとして切除する場合，仙骨前面に手を入れて仙骨後方のノミと方向を合わせて切除するのが一般的な手技となっているように思うが，この方法では前方展開を大きくしても正確な方向で切れているかは切除するまで不明であった．また，術者以外に三次元的な方向確認を行うことがむずかしかったが，ナビを使用することで手術に参加しているスタッフ全員が同時に解剖学的な確認を行えて，このことは手術の安全性を高める意味で非常に重要と思われた．

まとめ

1）骨盤腫瘍切除において，ナビにより正確に骨切りができるだけでなく，スタッフ全員で解剖学的認識を術中に共有しやすかった．

2）さまざまな工夫を凝らし，ナビは骨盤腫瘍切除において強力な支援装置となりうる．

文 献

1) Yuen A, Ek ET, Choong PF：Research；is resection of tumours involving the pelvic ring justified? ; a review of 49 consecutive cases. Int Semin Surg Oncol **2**：9, 2005
2) Jeys L, Matharu GS, Nandra RS et al：Can computer navigation-assisted surgery reduce the risk of an intralesional margin and reduce the rate of local recurrence in patients with a tumour of the pelvis or sacrum? J Bone Joint Surg **95-B**：1417-1424, 2013
3) Hillmann A, Hoffmann C, Gosheger G et al：Tumors of the pelvis；complications after reconstruction. Arch Orthop Trauma Surg **123**：340-344, 2003
4) Senchenkov A, Moran SL, Petty PM et al：Predictors of complications and outcomes of external hemipelvectomy wounds；account of 160 consecutive cases. Ann Surg Oncol **15**：355-363, 2008
5) Ogura K, Miyamoto S, Sakuraba M et al：Immediate soft-tissue reconstruction using a rectus abdominis myocutaneous flap following wide resection of malignant bone tumours of the pelvis. J Bone Joint Surg **96-B**：270-273, 2014
6) Akiyama T, Clark JC, Miki Y et al：The non-vascularised fibular graft；a simple and successful method of reconstruction of the pelvic ring after internal hemipelvectomy. J Bone Joint Surg **92-B**：999-1005, 2010

* * *

胸骨悪性腫瘍の治療成績

須佐美知郎　渡部逸央　西本和正　堀内圭輔　河野光智
貴志和生　戸山芳昭　森岡秀夫

はじめに

　胸骨に発生する悪性腫瘍は比較的まれであり，原発性骨腫瘍では軟骨肉腫，転移性骨腫瘍では甲状腺癌が多い．これらの腫瘍は，外科的切除が治療の第一選択であり，その有効性が報告されている．そして，治療計画においては，腫瘍の組織型・大きさ・局在，ならびに患者の全身状態・予後を総合的に検討することが必要である．確定診断には生検による病理組織検査が必要不可欠であるが，軟骨肉腫のように画像所見のみから診断が確定しうる症例も少なからず存在する．したがって，生検による腫瘍の周囲皮下組織や胸腔内への播種が危惧される場合には，生検を施行せずに手術を行う場合もある．胸骨は胸腔内臓器が隣接し，これらの臓器を保護する機能を有し，前胸壁の安定性維持にもきわめて重要である．したがって，胸骨切除による胸壁の不安定性，さらには呼吸不全をきたすことが知られている．このことから，胸骨摘出後の胸郭の機能的再建は，患者の術後生活の質（QOL）において重要な因子となる．一般的には胸壁再建の適応として，胸壁の欠損面積が100 cm^{2}以上となる場合[1]，もしくは胸骨の2/3以上の切除を要する場合[2]と報告されている．本稿では，当施設における胸骨悪性腫瘍の治療成績とその問題点につき，概説する．

Ⅰ．対象および方法

　1990〜2013年に当科で治療した胸骨悪性腫瘍は11（男性5，女性6）例，年齢は23〜78（平均61.8）歳であった．経過観察期間は2〜284（平均89）ヵ月で，組織型の内訳は，原発性腫瘍では軟骨肉腫2例，転移性腫瘍では甲状腺癌6例，腎臓癌，卵巣癌，前立腺癌各1例であった．罹患部位は胸骨体部5例，胸骨柄部3例，胸骨柄・体部3例で，腫瘍径は3〜12（平均6.2）cmであり，これらの症例の手術方法，術後経過を後ろ向きに検討した．

Ⅱ．結果

　手術計画において，いずれの症例も腫瘍摘出・再建は整形外科，呼吸器外科，形成外科が必要に応じて連携して行った．また，腫瘍が大血管と隣接する症例においては，心臓血管外科へ協力を依頼した．切除は軟骨肉腫，癌骨転移，いずれにおいても最低1 cmのマージンを確保し，広範切除術を施行した．また，血流豊富な甲状腺癌や腎臓癌などの転移例に対しては血管造影および塞栓術を術前に行った．再建方法として，チタンプレートとポリプロピレンメッシュの併用を7例，Kirschner鋼線固定による自家骨移植（肋骨，腓骨，腸骨各1例）を3例，チタンプレートとチタンメッシュの併用を1例に施行した．チタンプレートやチタンメッシュの固定には，胸郭運動への障害を避けるためスクリューは使用せず，太めの非吸収糸を用いて固定した．腫瘍が皮下に浸潤し，腫瘍切除により大幅な皮膚欠損を生じた症例に対しては，形成外科に筋皮弁を依頼し，人工材料が十分に被覆されるように軟部組織の再建を行った．軟部組織の一次縫合が可能であったものは5例にとどまり，残り6例に対しては胸筋弁（大胸筋弁5例，外腹斜筋皮弁1例）を施行した．これらのうち，筋皮弁の合併症として，皮膚壊死

Key words
malignant tumor, sternum, surgery, reconstruction

*Clinical outcome of malignant tumor of the sternum
**M. Susa, I. Watanabe, K. Nishimoto, K. Horiuchi（特任准教授）：慶應義塾大学整形外科（Dept. of Orthop. Surg., School of Medicine, Keio University, Tokyo）; M. Kohno（講師）：同大学呼吸器外科; K. Kishi（教授）：同大学形成外科; Y. Toyama（教授）, H. Morioka（講師）：同大学整形外科．

IV. 脊椎・骨盤・体幹 ◆ 6. 体 幹

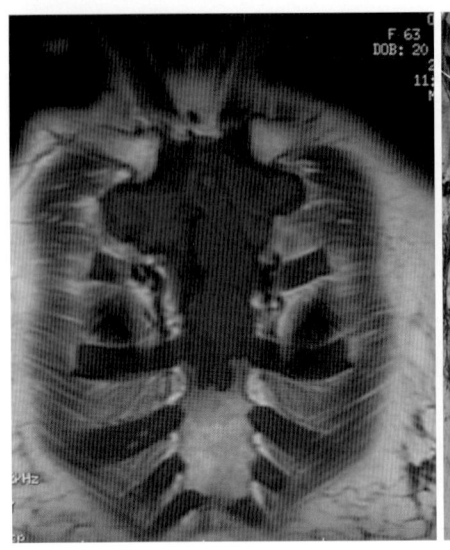

a. 術前MRI T1強調冠状断像. 胸骨柄から体部にかけて甲状腺濾胞癌の転移病変を認める.

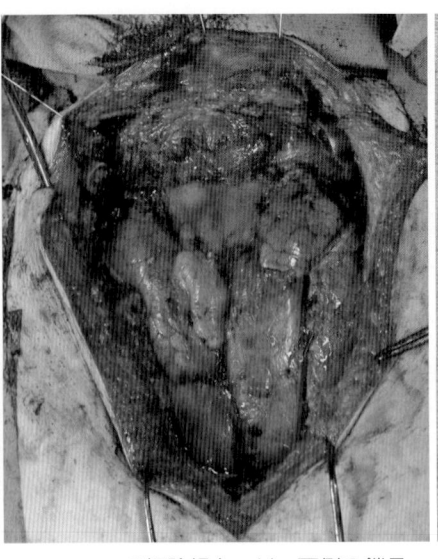

b. 1 cmの切除縁をつけ, 両側の鎖骨および肋骨を含んだ広範切除術を施行する.

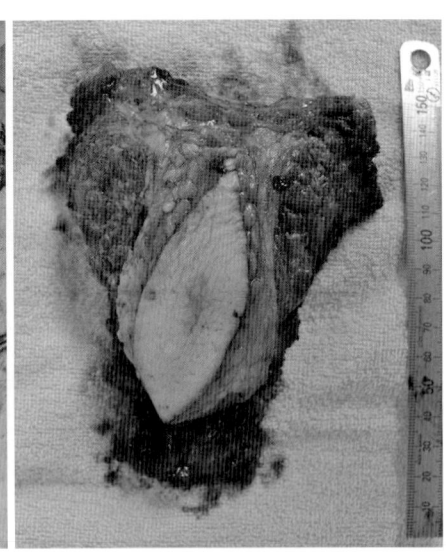

c. 腫瘍切除標本

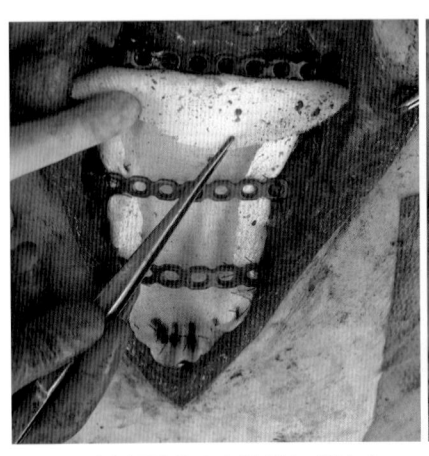

d. 腫瘍切除後の欠損部をポリプロピレンメッシュと3本のチタンプレートを用いて再建

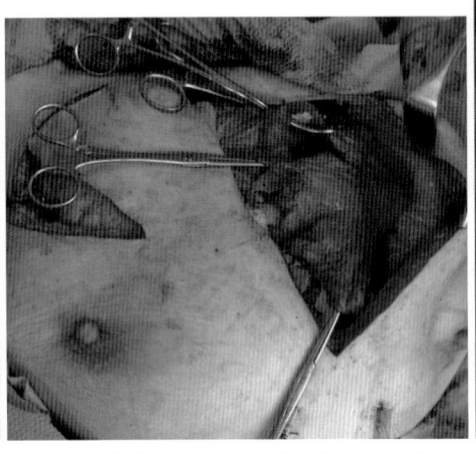

e. 大胸筋皮弁による胸郭再建部の被覆

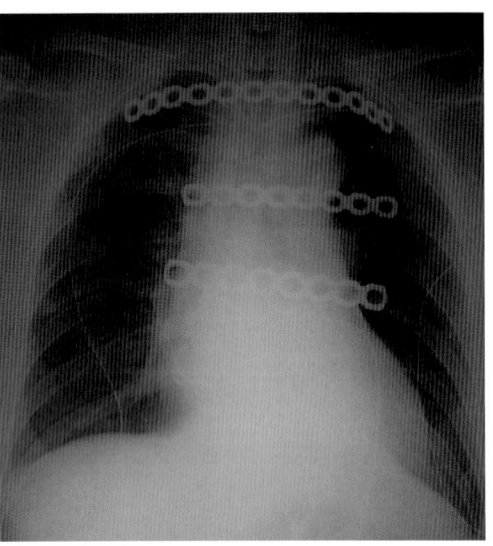

f. 最終経過観察時X線像. 局所再発, プレートの脱転などを認めない.

図1. 症例1. 63歳, 女

を1例に認めた. チタンプレートを使用した症例では, 術後経過中にプレートの軽度脱転を全例に認めたが, 胸腔内へのプレート逸脱はなく, 軟部組織によりプレートがある程度の固定性を獲得していたものと考えられた. 腫瘍学的予後に関しては, 最終経過観察時において, continuous disease free (CDF) 1例, alive with disease (AWD) 7例, dead of disease (DOD) 3例であった.

III. 症例提示

症例1. 63歳, 女.

約5年来の前胸部疼痛および増大する腫瘤で, 当科受診となった (図1a). 切開生検術で, 甲状腺濾胞癌骨転移の診断となり, 術前に両側内胸動脈塞栓術を施行した. 1 cmのマージンをつけ広範切除施行し (図1b, c), ポリプロピレンメッシュと3本のチタンプレートを用いて骨性胸郭を再建後 (図1d), 大胸筋皮弁で皮膚欠損部を被覆した (図1e). 最終経過観察時, 局所再発ならびに呼吸不全や奇異性呼吸は認められず, 経過良好であった (図1f).

症例2. 76歳, 男.

約1年半前より自覚した前胸部腫瘤の精査目的で, 当科を紹介され受診となった (図2a). 切開生検術で前立腺癌の胸骨転移と診断されたため, 泌尿器科によるホル

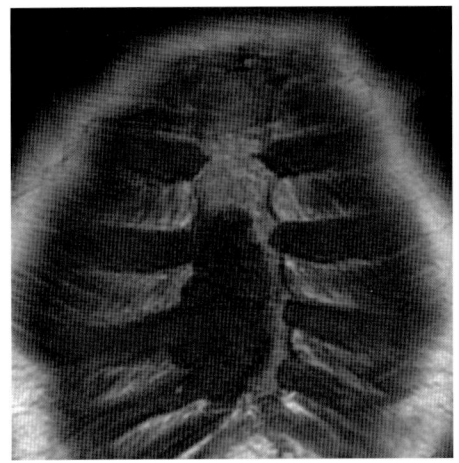

a. 術前MRI T1強調冠状断像. 胸骨体部遠位に約7cm長の前立腺癌の転移巣を認める.

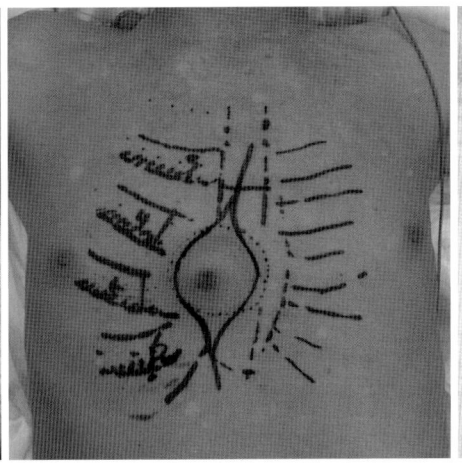

b. 生検創から約2cm切除縁を考慮した皮切を設計

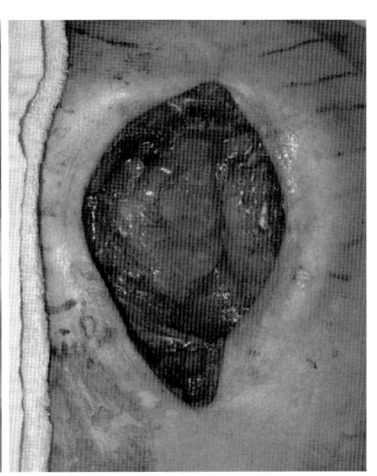

c. 腫瘍から1cmの切除縁をつけた広範切除術を施行

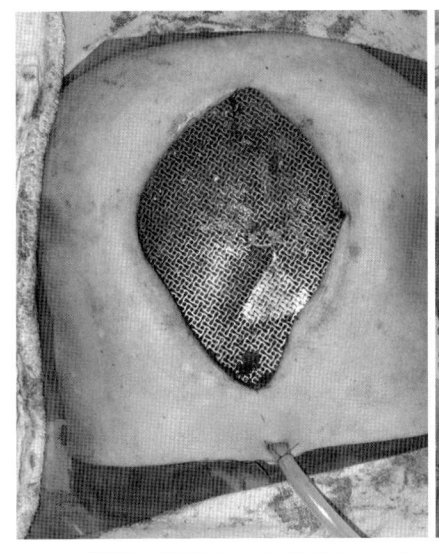

d. 胸壁欠損部を1本のチタンプレートとチタンメッシュで再建し, プレートおよびメッシュは太い非吸収糸で残存組織に縫着する.

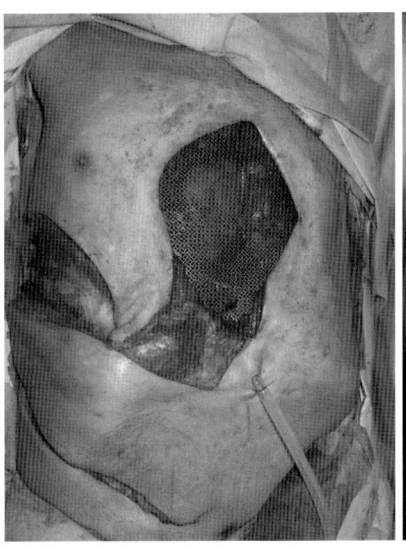

e. 外腹斜筋皮弁を用いた軟部組織の欠損部の被覆

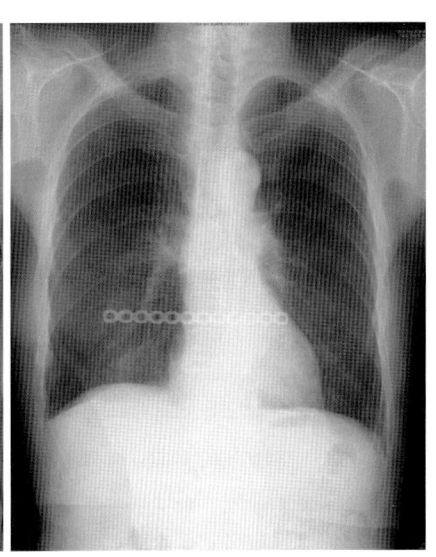

f. 術後半年X線像. 局所再発は認めず, 経過良好である.

図2. 症例2. 76歳, 男

モン療法が開始されたが, 十分な局所コントロールが得られず, 広範切除術が計画された（図2b）. 腫瘍の血流が比較的豊富であったため, 術前に両側の内胸動脈塞栓術を施行した. 手術では1cmのマージンをつけ広範囲切除を行い（図2c）, 胸郭を1本のチタンプレートおよびチタンメッシュの併用で再建を施し（図2d）, 軟部組織は外腹斜筋皮弁を用いて被覆した（図2e）. 術後前立腺特異抗原（prostate specific antigen：PSA）は正常化し, 術後半年で, 局所再発は認めなかった（図2f）. 呼吸機能検査では, 肺活量に変化はなかったものの, 1秒率は72.0%から67.1%への低下が認められた. しかしながら, 日常生活への支障はなく, 経過良好であった.

IV. 考　察

胸骨に発生する悪性腫瘍は全悪性骨腫瘍中約1%であり, その過半数を転移性骨腫瘍が占めると考えられている. 原発性の悪性骨腫瘍としては, 軟骨肉腫の頻度が最多であるが, 放射線照射後肉腫や骨肉腫の発生も報告されている[3,4]. 手術の適応としては, 根治的に切除できる, 転移性でも長期予後が期待できるなどがあげられる. 切除縁は, 高悪性度の肉腫においては最低3cmの切除縁をつける必要があり, 転移性の癌の場合は辺縁切除を越える切除縁が必要である. 生検術を施行した場合

は，生検創を含めた皮膚および皮下組織の合併切除が必須である．深部の切除縁確保は多くの場合，困難を伴い難渋することがあるが，肺や心膜などの胸部臓器が接している症例においては，上大静脈や腕頭静脈の合併切除を考慮する必要がある．局所再発例では，その後の腫瘍全摘出はきわめて困難であり，複数回の手術の後も局所コントロールが得られず，腫瘍死した症例をわれわれも経験している．このことから，初回の根治的切除をいかに成功させるかが手術成績を決定する因子であると考えられる．

胸壁の再建方法としては，腸骨や腓骨などの自家骨を使った生物学的再建と，人工材料を使用した方法とに大別される．自家組織を使用する生物学的再建は長期的には勝ると考えられるが，症例によっては比較的多くの移植骨を要するため，採取部位への侵襲が懸念される．一方，人工材料による再建は近年，多くの施設で行われており，再建材料としてGore-Texメッシュ（日本ゴア社，東京）[5]，Composixメッシュ（C. R. Bard社，Murray Hill）[6]，レジン板[7]，Vicrylメッシュ（Ethicon社，Somerville）[8]，Proleneメッシュ（Ethicon社）[9]，金属プレート[10]など，多く報告されている．人工材料に求められる特性として，①十分な強度を保ちつつ，胸郭運動を妨げない弾性があること，②気密性が保てること，③生体組織親和性を有すること，④高い耐久性があること，⑤欠損部への形態的適合性がよく，胸郭への固定が容易であること，⑥X線透過性があり，かつ非磁性体でMRI撮像の妨げとならないことなどがあげられる．前胸壁再建の場合は，後方に縦隔が存在することから，われわれは剛性の高い補填材料を使用している．自験例では，チタンプレート（日本エム・ディ・エム社，東京）とチタンメッシュ（AO Matrix Neuroスタンダードメッシュ：Synthes GmbH社，Solothurn），あるいはポリプロピレンメッシュ（C. R. Bard社）を組み合わせて使用することが多い．チタンプレートは，取り扱いが比較的容易であり，また術後経過観察の際のMRI撮像に支障をきたさないなどの利点がある．チタンプレートの残存骨への固定は，スクリューを用いた方法ではスクリュー自体の逸脱やワイヤーのカットアウトの障害が生じやすいことから，主に太い非吸収糸を用いて行っている．

軟部組織の再建に対しては，形成外科と十分な討議のうえ，感染制御の観点からも症例個々に応じた再建方法を選択する必要がある．胸壁腫瘍手術の術後合併症は，過去の報告では0～12.5％とされており[11,12]，必要十分な軟部組織の再建が胸壁再建術の成績を左右する重要因子として指摘されている．皮膚欠損の大きさや部位により，大胸筋，広背筋，腹直筋などを利用した有茎皮弁，あるいは筋皮弁が再建に利用されることが多いが，いずれにしても余裕をもった筋皮弁を作成し，皮膚欠損部を十分に被覆することが必要と考えている．

まとめ

1）当科で行った胸骨腫瘍治療成績について検討した．
2）なんらかの胸壁再建は全例で行われたが，重篤な合併症，顕著な呼吸機能の低下は認めなかった．
3）今まで多くの胸壁再建法が報告されているが，各再建術間での前向きな比較研究を行い，胸骨腫瘍に対する治療体系を確立することが必要と思われた．

文献

1) 田中浩一，近藤征文，岡田邦明ほか：e-PTFE patchと広背筋弁の重層補填にて胸壁を再建した高齢者胸壁浸潤肺がんの1例．日臨外会誌 66：1595-1599, 2005
2) Mansour KA, Anderson TM, Hester TR：Sternal resection and reconstruction. Ann Thorac Surg 55：838-843, 1993
3) Incarbone M, Nava M, Lequaglie C et al：Sternal resection for primary or secondary tumors. J Thorac Cardiovasc Surg 114：93-99, 1997
4) Chapelier AR, Missana M, Couturaud B et al：Sternal resection and reconstruction for primary malignant tumors. Ann Thorac Surg 77：1001-1007, 2004
5) Halm HF, Hoffmann C, Winkelmann W：The use of a Gore-Tex soft-tissue patch to repair large full-thickness defects after subtotal sternectomy；a report of three cases. J Bone Joint Surg 83-A：420-423, 2001
6) Yoshida K, Kobayashi N, Kurai M et al：A subtotal sternectomy successfully reconstructed with composix mesh. Ann Thorac Cardiovasc Surg 12：420-424, 2006
7) Alonso-Lej F, De Linera FA：Resection of the entire sternum and replacement with acrylic resin；report of a case of giant chondromyxoid fibroma. J Thorac Cardiovasc Surg 62：271-280, 1971
8) Carbognani P, Vagliasindi A, Costa P et al：Surgical treatment of primary and metastatic sternal tumours. J Cardiovasc Surg（Torino）42：411-414, 2001
9) Kluiber R, Bines S, Bradley C：Major chest wall resection for recurrent breast carcinoma. Am Surg 57：523-529, 1991
10) Briccoli A, Manfrini M, Rocca M：Sternal reconstruction with synthetic mesh and metallic plates for high grade tumours of the chest wall. Eur J Surg 168：494-499, 2002
11) Sabanathan S, Shah R, Mearns AJ：Surgical treatment of primary malignant chest wall tumours. Eur J Cardiothorac Surg 11：1011-1016, 1997
12) Gonfiotti A, Santini PF, Campanacci D et al：Malignant primary chest-wall tumours；techniques of reconstruction and survival. Eur J Cardiothorac Surg 38：39-45, 2010

『別冊整形外科』No. 66
整形外科の手術手技―私はこうしている

2014年10月10日　発行	編集者　星野雄一
	発行者　小立鉦彦
	発行所　株式会社 南 江 堂
	〒113-8410 東京都文京区本郷三丁目42番6号
	☎（出版）03-3811-7619（営業）03-3811-7239
	ホームページ http://www.nankodo.co.jp/
	振替口座 00120-1-149
	印刷 三報社／製本 ブックアート

Ⓒ Yuichi Hoshino, 2014

定価は表紙に表示してあります．
落丁・乱丁の場合はお取り替えいたします．

Printed and Bound in Japan
ISBN 978-4-524-27766-7

本書の無断複製・転載を禁じます．

JCOPY ＜(社)出版者著作権管理機構 委託出版物＞

本書の無断複写は著作権法上での例外を除き禁じられています．複写される場合は，そのつど事前に，(社)出版者著作権管理機構（電話 03-3513-6969，FAX 03-3513-6979，e-mail：info@jcopy.or.jp）の許諾を得てください．

別冊整形外科 ORTHOPEDIC SURGERY

監修 「整形外科」編集委員

No. 1	救急の整形外科	*品切	No. 28	一人で対処する整形外科診療	*品切
No. 2	頸椎外科の進歩	*品切	No. 29	頸部脊髄症	*品切
No. 3	人工股関節	*品切	No. 30	整形外科鏡視下手術の評価と展望	*品切
No. 4	義肢・装具	*品切	No. 31	手関節部の外科	*品切
No. 5	プアーリスクと整形外科	*品切	No. 32	小児の下肢疾患	*品切
No. 6	肩関節	*品切	No. 33	骨粗鬆症	
No. 7	対立する整形外科治療法（その1）	*品切	No. 34	慢性関節リウマチ	
No. 8	骨・軟骨移植の基礎と臨床		No. 35	特発性大腿骨頭壊死症	
No. 9	対立する整形外科治療法（その2）	*品切	No. 36	肩関節	*品切
No. 10	骨・関節外傷に起りやすい合併障害	*品切	No. 37	外傷治療のControversies	*品切
No. 11	整形外科用器械	*品切	No. 38	画像診断技術	
No. 12	高齢者の脊椎疾患		No. 39	人工股関節の再置換・再手術の現況	*品切
No. 13	新しい画像診断	*品切	No. 40	整形外科手術の周術期管理	
No. 14	慢性関節リウマチとその周辺疾患	*品切	No. 41	四肢骨折治療に対する私の工夫	
No. 15	骨・関節感染症	*品切	No. 42	変形性膝関節症および周辺疾患	*品切
No. 16	人工関節の再手術・再置換	*品切	No. 43	骨・軟部腫瘍の診断と治療	*品切
No. 17	骨・軟部悪性腫瘍	*品切	No. 44	私のすすめる診療器械・器具	*品切
No. 18	先端基礎研究の臨床応用	*品切	No. 45	脊柱靱帯骨化症	
No. 19	創外固定	*品切	No. 46	関節不安定性と靱帯再建	
No. 20	腰椎部のインスツルメンテーション手術	*品切	No. 47	骨・軟骨移植	
No. 21	経皮的もしくは小切開からの整形外科手術	*品切	No. 48	骨壊死	
No. 22	膝関節の外科	*品切	No. 49	末梢神経障害の基礎と治療戦略	*品切
No. 23	外傷性脱臼の治療	*品切	No. 50	脊椎疾患における鑑別診断と治療法選択の根拠	
No. 24	整形外科疾患の理学療法	*品切	No. 51	整形外科office-based surgery	
No. 25	足の外科	*品切	No. 52	高齢者骨折に対する私の治療法	
No. 26	肘関節外科	*品切	No. 53	変形性関節症	
No. 27	整形外科領域における疼痛対策	*品切	No. 54	上肢の外科	

No. 55	**創外固定の原理と応用** 基礎から新しい臨床展開まで 東京医科歯科大学教授　四宮　謙一 編集
No. 56	**関節周辺骨折** 最近の診断・治療 大阪市立大学名誉教授　高岡　邦夫 編集
No. 57	**股関節疾患の治療** up-to-date 九州大学教授　岩本　幸英 編集
No. 58	**肩関節・肩甲帯部疾患** 病態・診断・治療の現状 浜松医科大学名誉教授　長野　昭 編集
No. 59	**運動器疾患に対する最小侵襲手術** 東京医科歯科大学名誉教授／横浜市立みなと赤十字病院院長　四宮　謙一 編集
No. 60	**骨粗鬆症** 新たなる骨折を防ぐ最新の治療戦略 新潟大学教授　遠藤　直人 編集
No. 61	**難治性骨折に対する治療** 自治医科大学教授　星野　雄一 編集
No. 62	**運動器疾患の画像診断** 広島大学教授　越智　光夫 編集
No. 63	**腰椎疾患 up-to-date** 東京医科歯科大学教授　大川　淳 編集
No. 64	**小児整形外科疾患診断・治療の進歩** 九州大学教授　岩本　幸英 編集
No. 65	**人工関節置換術** 最新の知見 新潟大学教授　遠藤　直人 編集
No. 66	**整形外科の手術手技** 私はこうしている とちぎリハビリテーションセンター所長　星野　雄一 編集
No. 67	**変形性膝関節症の診断と治療** 広島大学教授　越智　光夫 編集（2015年4月発売予定）
No. 68	**整形外科領域における移植医療** 東京医科歯科大学教授　大川　淳 編集 （2015年10月発売予定）

〒113-8410 東京都文京区本郷三丁目42-6／☎03(3811)7619(編集)・7239(営業)　　**南江堂**

JB&JS

The Journal of Bone & Joint Surgery

無料オンライン付き
※ただし個人・レジデントに限ります
※団体のオンラインについては弊社まで
お問い合わせください.

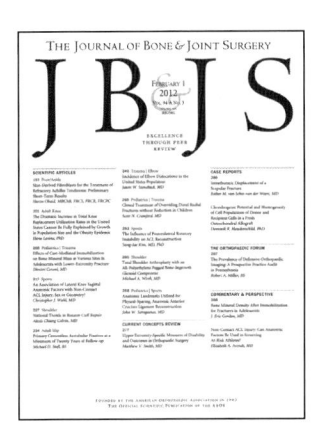

もっとも著名な整形外科雑誌.整形外科・外傷・リウマチを網羅し,整形外科と関連領域の外科の進歩と改善,新しい知識や新技術をすべての整形外科関連の医師に伝えることを目的に発行され,100年以上の歴史を有している.常にこの領域の最新・最善の情報を提供する雑誌として高い評価を得てきた.

本誌のご注文・お問い合わせは下記南江堂洋書部まで

The Journal of Bone & Joint Surgery

- 2014年(Vol.96)　年24冊発行　● ISSN: 0021-9355
- プリント版　年間購読価(税込8%)

個　　人	¥ 39,204
レジデント	¥ 19,548
Tier 1	¥ 83,700
Tier 2	¥ 92,664
Tier 3	¥181,332
Tier 4	¥278,316

※ご購読はご希望の開始月から1年間です.
※レジデントでのお申し込みには証明書が必要です.
※団体価格は施設規模に応じたTier制が採用されています.
　詳細は弊社までお問い合わせください.

(株)南江堂洋書部

〒113-8410　東京都文京区本郷3-42-6　☎ (03)3811-9957
E-mail : nkdyosho@nankodo.co.jp
URL: http://www.nankodo.co.jp/yosyo/

The British Editorial Society of Bone and Joint Surgery

The Bone & Joint Journal

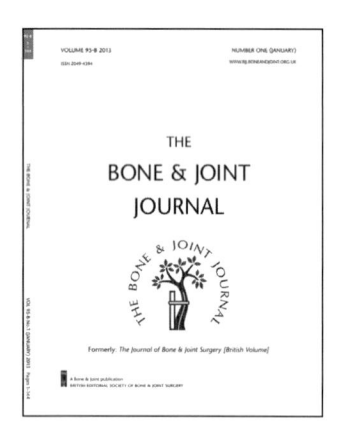

無料オンライン付き

本誌は"The British Editorial Society of Bone and Joint Surgery"発行の雑誌である．Societyの創立の目的は，「整形外科学および関連する外科の"branch"（＝枝，ここでは分野・領域の意）の教育の進歩および向上，そしてそのすべての"branch"における整形外科学の指導・実践について新たな手法・改良された手法に関する知識の普及」である．即ち，整形外科・外傷・リウマチを網羅し，整形外科と関連領域の外科の進歩と改善，新しい知識や新技術をすべての整形外科関連の医師に伝えることを目的に発行されてきた．

本誌の前身は，"The Journal of Bone and Joint Surgery（British Volume）"であり，2013年1月に名称が変更された．1948年2月に初号が発行され，以降，"JBJS（American Volume）"とタイトルを共有．それぞれは編集上も財政的にも独立していたが，ビジネス面では長年協同してきた．そして2011年9月に将来的な分離について合意に達し，今後の方針と戦略について，各Volumeの自主性が増すこととなった．

The Bone & Joint Journal (BJJ)

● 2014年（Vol.96）　年12冊発行　● ISSN: 2049-4394
● プリント版　年間購読価（税込8%）

個　人	□ ¥ 32,940
Tier 1	□ ¥ 55,404
Tier 2	□ ¥ 65,016
Tier 3	□ ¥115,668
Tier 4	□ ¥169,344

※ご購読はご希望の開始月から1年間です．
※団体価格は施設規模に応じたTier制が採用されています．
　詳細は弊社までお問い合わせください．

(株)南江堂洋書部

〒113-8410　東京都文京区本郷3-42-6　☎ (03)3811-9957
E-mail : nkdyosho@nankodo.co.jp
URL: http://www.nankodo.co.jp/yosyo/

Lippincott Williams & Wilkins　　　　　　　　　　　　　＜成人の股関節―股関節温存手術＞

The Adult Hip
- Hip Preservation Surgery

J.C. Clohisy, P.E. Beaule, C.J.D. Valle, et al.

■ISBN: 978-1-4511-8393-1〔Lippincott Williams & Wilkins〕
■2014　752pp.　1,161illus
■定価31,579円（本体29,240円＋税8％）

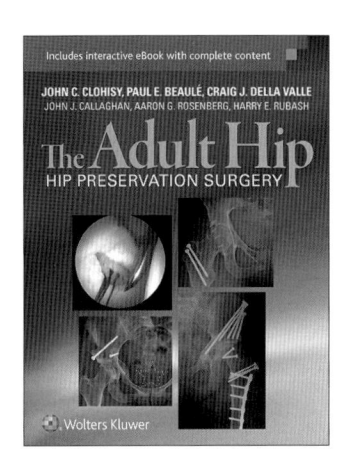

無料ebook付き

　整形外科手術の進歩の速い領域である股関節温存手術を包括的に取り扱うテキスト．発達，解剖，病理，およびバイオメカニクスに関する重要な背景的情報とともに，最新の股関節手術手技やリハビリ技術を提示する．股関節鏡視下手術，放射線学，関節軟骨修復術といったスキルの修得をめざす整形外科医，フェロー，レジデント，医学生にとって必携の書となっている．

【ここに注目】

・変形性股関節症，骨折と感染症，股関節形成不全，FAI，痛みの重複，hip-spine 症候群といった症状をカバー
・各セクションでは，バイオメカニクスと解剖，患者の診断，よく見られる股関節疾患の概観，股関節鏡視下手術，外科的治療，一般的な関節温存療法，骨壊死，外傷後，滑膜やオーバーユースに由来するスポーツ障害，といった事項を解説
・多数の写真，放射線画像，図版，図解を用いたフルカラーの使いやすいテキスト
・取り上げた多くの手技の考案者を含む，この分野の主要な専門医が執筆

　本書には，iOS，アンドロイド，Mac，PC で利用することができるインタラクティブな eBook 版がバンドルされている．

・高度なナビゲーションの付いたテキスト全文
・テキストの内容，読者のメモ，あるいはウェブサイトから結果を引き出す強力な検索機能
・容易なナビゲーションのために相互にリンクされたページや参照事項
・テキスト全編で重要な内容の参照を一層容易にする，ハイライト・ツール
・メモをとり友人や同僚と共有する機能
・「お気に入り」の内容を保存し後日素早く参照するためのタブ付け機能
・手術手技をレビューする16本の手術のビデオ

日本代理店（株）南江堂洋書部　　nkD

〒113-8410　東京都文京区本郷3-42-6　☎ (03)3811-9957
E-mail : nkdyosho@nankodo.co.jp
URL: http://www.nankodo.co.jp/yosyo/

Lippincott Williams & Wilkins　　　　＜ロックウッドの骨折, 第8版（全3巻）＞

Rockwood, Green and Wilkins' Fractures, 8th ed., In 3 vols.

無料オンライン付き

R.W. Bucholz, C.M. Court-Brown, J.D. Heckman, et al. (eds.)
- ISBN: 978-1-4698-7158-5〔Lippincott Williams & Wilkins〕
- 2014
- 定価88,441円（本体81,890円＋税8％）
　　　　↓　↓　↓
初回入荷分限定特価　定価69,120円（本体64,000円＋税8％）
※初回入荷分がなくなりしだい特価は終了となります．お早めにご注文ください．

　成人と小児の骨折治療のゴールド・スタンダードとしてもっとも信頼を得ている，3巻セットのベストセラー・リファレンス，改訂第8版．世界各国のトップレベルの整形外科医によって執筆されており，成人および小児のあらゆるタイプの骨折をすべてカバーし，手術手技と治療に関する専門医の選択肢を提示する．第1巻と第2巻では成人の骨折を，第3巻では小児の骨折を取り扱う．

【本書の特色】
- 第3巻（小児）では，疼痛医学とギプス固定の内容を拡充した．
- 第1巻と第2巻（成人）には，老年患者の治療，骨欠損の治療，外傷の心理的側面の新章を設けた．
- 既存の"Rockwood and Green's Fractures in Adults"のビデオ集にノーカットのビデオを10本新たに加え，"Rockwood and Wilkin Fractures in Children"には13本を加えた．
- すべてのビデオは容易にナビゲーションできる機能を備えており，手術の特定のステップに直接移動することも，手術全体を最初から最後まで見ることもできる．
- 簡単に素早く参照できるように効率的な箇条書き形式を新たに採用した．
- "Before the Case"チェックリストは，各手術に必要なすべての機器を提示する．
- "Author's Preferred Technique"セクションでは，執筆者がなぜその手術を選択したかを解説するアルゴリズムを示す．
- すべての手術についてポイントとピットフォールや予防法を列挙する．
- フルカラーの手術写真，表，X線写真，図解，500枚以上の手術手技の線画を収載する．

【ここに注目】
　本書には，タブレット，スマートフォン，あるいはオンラインで利用することができるインタラクティブなeBook版がバンドルされている．
- 高度なナビゲーションの付いたテキスト全文
- テキストの内容，読者のメモ，あるいはウェブサイトから結果を引き出す強力な検索機能
- 容易なナビゲーションのために相互にリンクされたページや参照事項
- テキスト全編で重要な内容の参照をいっそう容易にする，ハイライト・ツール
- メモをとり友人や同僚と共有する機能
- 「お気に入り」の内容を保存し後日素早く参照するためのタブ付け機能
- 20本のノーカットの手術ビデオ

日本代理店（株）南江堂洋書部　　nkd　　〒113-8410　東京都文京区本郷3-42-6　☎(03)3811-9957
E-mail : nkdyosho@nankodo.co.jp
URL : http://www.nankodo.co.jp/yosyo/

Aesculap® Targon FN

ターゴンFNは短いロッキングプレートとスライディングスクリューで構成された大腿骨頸部骨折治療材料です。

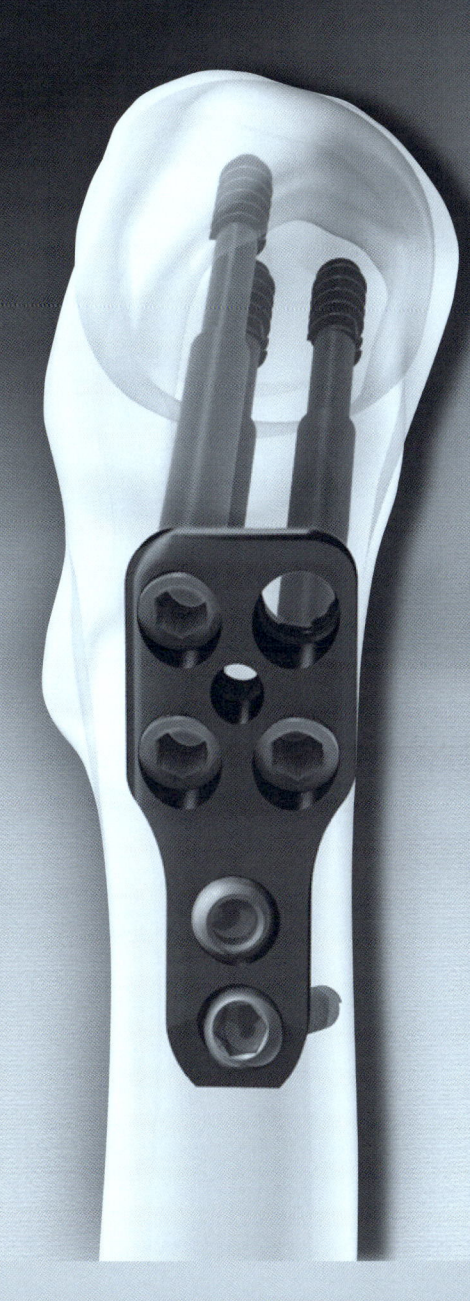

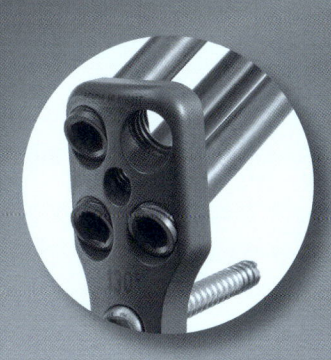

立体的なスクリュー配置
- 最大4本のテレスクリューによる立体的な骨片の保持
- 回旋安定性と角度安定性

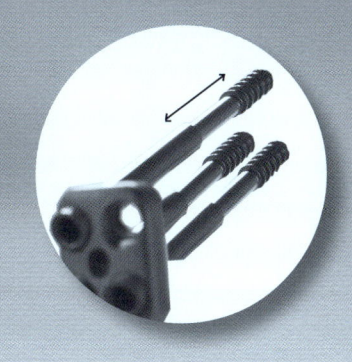

ダイナミゼーション
- スムースなテレスコーピング
- 外側突出の防止

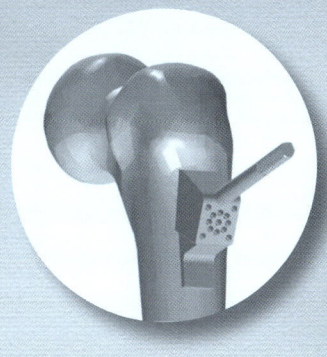

簡便な器械
- インプラント位置決定の簡便化
- 手術時間の短縮

製造販売元
ビー・ブラウンエースクラップ株式会社
〒113-0033 東京都文京区本郷2-38-16 TEL.03(3814)2524 FAX.03(3814)6110
Aesculap - a B.Braun company www.bbraun.jp

175 YEARS

B|BRAUN
SHARING EXPERTISE

カスタマーサービスセンター：0120(16)1743　FAX.0120(62)1108
札幌営業所：011(726)3537　FAX.011(726)8477　仙台営業所：022(224)0780　FAX.022(224)0782　東京営業所：03(3814)2524　FAX.03(3814)6110
名古屋営業所：052(232)7371　FAX.052(232)7372　大阪営業所：06(6223)0770　FAX.06(6223)0773　福岡営業所：092(431)6680　FAX.092(431)6681

販売名：ターゴン FN　　　　　　　　　　　　　承認番号：22300BZX00022000
販売名：ターゴン PF ネイルシステム（滅菌）　　承認番号：22000BZX00271000

慢性化しやすい痛みに

腰痛症

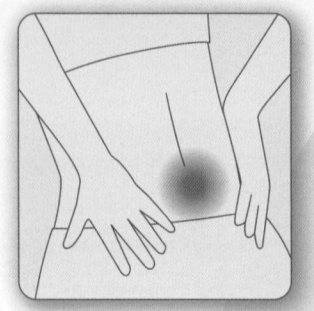

頸肩腕症候群

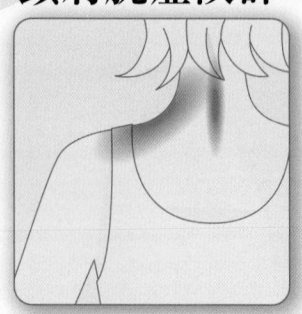

変形性関節症

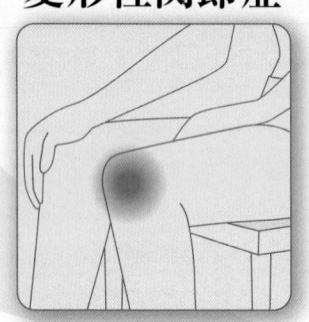

帯状疱疹後神経痛

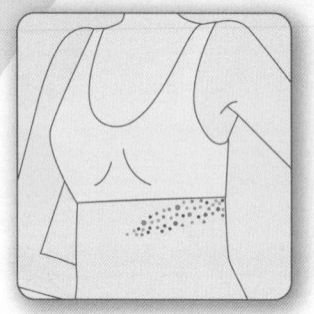

肩関節周囲炎

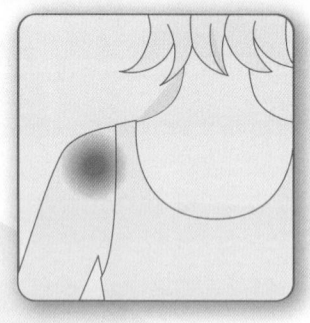

下行性疼痛抑制系賦活型
疼痛治療剤（非オピオイド、非シクロオキシゲナーゼ阻害）

ノイロトロピン®錠4単位

ワクシニアウイルス接種家兎炎症皮膚抽出液含有製剤　〈薬価基準収載〉

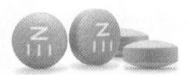

【禁忌】（次の患者には投与しないこと）：本剤に対し過敏症の既往歴のある患者

【効能・効果】
帯状疱疹後神経痛、腰痛症、頸肩腕症候群、
肩関節周囲炎、変形性関節症

【用法・用量】
通常、成人には1日4錠を朝夕2回に分けて経口投与する。
なお、年齢、症状により適宜増減する。

〈用法・用量に関連する使用上の注意〉
帯状疱疹後神経痛に対しては、4週間で効果の認められない場合は漫然と投薬を続けないよう注意すること。

【使用上の注意】
1. 副作用
承認時までの調査では、1,706例中89例（5.22％）に、市販後の副作用頻度調査（再審査終了時点）では、18,140例中98例（0.54％）に副作用が認められている。以下の副作用は、上記の調査及び自発報告等で認められたものである。

(1) 重大な副作用
1) 肝機能障害、黄疸（いずれも頻度不明）：AST（GOT）、ALT（GPT）、γ-GTPの上昇等を伴う肝機能障害、黄疸があらわれることがあるので、観察を十分に行い、異常が認められた場合には、投与を中止するなど適切な処置を行うこと。
2) 本薬の注射剤において、ショック、アナフィラキシーがあらわれたとの報告があるので、観察を十分に行い、異常が認められた場合には、直ちに投与を中止し、適切な処置を行うこと。

その他の使用上の注意などにつきましては、添付文書をご参照下さい。

製造販売元
日本臓器製薬
〒541-0046 大阪市中央区平野町2丁目1番2号
資料請求先：学術部

くすりの相談窓口 ☎06・6233・6085
土・日・祝日を除く 9:00～17:00

2013年7月作成

サラヤは医療現場における感染対策をサポートします。

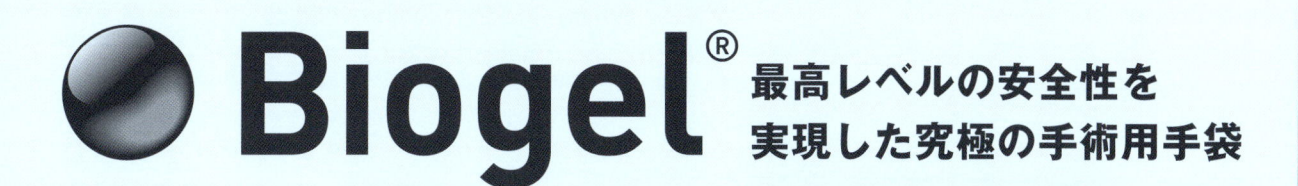

Biogel®

最高レベルの安全性を実現した究極の手術用手袋

色でピンホールを知らせる

- 色でピンホールを知らせる独自のピンホール検出システム（特許取得済）を採用[1]
- 全数ピンホール検査を実施
- ASTM基準（1.5）よりさらに厳しくAQL[2]を0.65に設定し、ピンホールの危険性を低減

1) 液体が付着している状態で外手袋にピンホールの発生箇所が容易にわかる
2) AQL（合格基準品質）：無作為の抜き取り検査で許容される不良率の基準

SARAYA サラヤ株式会社
http://med.saraya.com/
〒546-0013 大阪市東住吉区湯里2-2-8 TEL.(06)6797-2525
【資料請求先】TEL.(06)4706-3938（学術部）

別冊整形外科 ORTHOPEDIC SURGERY 65

編集 遠藤直人 新潟大学教授

発売中

特集● 人工関節置換術
——最新の知見

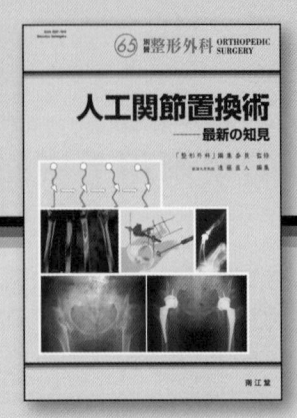

■A4判・280頁 2014.4.
ISBN978-4-524-27765-0
定価（本体6,300円＋税）

高齢者社会の日本では関節疾患に対する人工関節置換術が多数行われ，安全に正確に人工関節置換術を行うことが求められている．そのためには三次元である関節を評価し，その評価に基づいた関節設置が望まれる．本特集号では，現在行われている評価法や診断法を含めて，人工関節置換術についての最新の知見を紹介いただいた．四肢のすべての関節を対象とし，疾患としては変形性関節症にとどまらず，骨壊死，骨折後変形症，腫瘍などを対象とした．また診断および評価についても取り上げた．

I．関節の評価法と診断

1．関節のアライメント評価，手術前および手術後の評価
■三次元術前計画ソフトを用いた人工股関節全置換術に対する術前計画・術中支援・術後評価の実際　■変形性股関節症に対する人工股関節全置換術後の骨盤傾斜および股関節回旋の変化　■ハイオフセットステムを正しく使いこなすために—手術中の脚長・オフセット計測と軟部組織バランステストの実際　■高度変形に対する三次元テンプレートを用いた術前計画の有用性　■ステムや補強を要する症例の人工膝関節全置換術の工夫　■人工膝関節全置換術前三次元CT計測による適正な脛骨前後軸の評価

2．使用機種の選択
■大腿骨近位固定型人工股関節の中～長期成績　■奈良県立医科大学式カスタムメイドステムの長期成績　■セメントレステーパードラウンドステムの長期成績テーパードステムはその設計目的を達成できたか　■初回人工股関節全置換術後半年の股関節外転筋力に与える術前・術後因子の影響　■矢状面におけるステム挿入方向の違いによる関節可動域シミュレーション　■人工関節設置大腿骨の表面応力イメージング

II．関節疾患と人工関節置換術の評価

1．各関節疾患の評価法
■関節リウマチ例における周術期の好中球上CD64の推移の検討

2．股関節の新しい評価法
■日本整形外科学会股関節疾患評価質問票による人工股関節全置換術の評価

III．手術手技

1．特徴あるアプローチ
■人工肩関節全置換術・肩人工骨頭置換術における小結節骨切りによるアプローチ　■組織間温存direct anterior approachの手技手技　■横皮切を用いた人工膝関節全置換術　■関節リウマチ高度変形膝に対する人工膝関節全置換術前の予防的腓骨神経剥離

2．低侵襲アプローチ
■最小侵襲手術（MIS）anterolateral-supineapproachによるMIS—人工股関節全置換術の手術手技—臼蓋カップを正確に設置するための工夫と寛骨臼形成不全股に対する手術手技のピットフォール　■Porous tantalum臼蓋コンポーネントを用いた最小侵襲手術（MIS）antero-lateral-supine approachによるMIS—人工股関節全置換術の術後成績　■低侵襲人工膝関節全置換術における膝蓋骨非翻転アプローチの効果　■人工膝関節全置換術でのunder vastus approach（sub vastus変法）

3．筋肉切離を最小限にした手術
■仰臥位前外側アプローチ最小侵襲人工股関節全置換術　■両側股関節脱臼に対しSchanz手術が施行された症例に対し筋間進入による最小侵襲人工股関節全置換術を施行した1例　■筋腱完全温存による最小侵襲人工股関節全置換術—術後MRIによる股関節周囲筋の検討

4．ナビゲーション
■ナビゲーションを使用した人工膝関節全置換術の精度現在の精度および今後の展望　■高度臼蓋形成不全股に対する人工膝関節全置換術—骨盤内板穿破手技　■ナビゲーションを用いた人工膝関節全置換術のエラー評価　■ナビゲーション支援人工膝関節全置換術の現状—時代のベクトルはどこを向いているのか

IV．人工関節の臨床成績（中～長期含む）

1．肘の人工関節
■関節リウマチ肘に対するCoonrad—Morrey型人工肘関節の治療成績

2．手指の人工関節
■人工指関節システムを用いた母指中手指節関節置換術の検討　■変形性指近位指節間関節症に対する人工指関節置換術

3．股関節の人工関節
■人工股関節全置換術寛骨臼側のセメントテクニックとその成績—第一世代～第四世代手技　■第三世代metal on metal人工股関節全置換術における血清中金属イオン濃度とコンポーネント設置角度，活動性，患者背景因子の関係　■セメントレスカップを用いた人工股関節再置換術の臨床成績　■高度骨欠損を伴う人工股関節再置換術における院内骨バンクによる同種骨移植の取り組み　■臼蓋形成不全股に対する圧縮砕片状と付加型塊状骨移植を併用した人工関節の有用性　■初回人工股関節全置換術50～100例経験者の手術時間，術中出血量，インプラント設置の指導医との比較　■可及的骨温存を目的とした臼蓋形成的塊状骨移植併用セメントレス人工股関節全置換術　■人工股関節全置換術における術前冠状面アライメント可動性を考慮した脚延長量設定

4．膝の人工関節
■人工膝関節全置換術前後の膝関節と脊椎・骨盤矢状面アライメント　■後十字靱帯温存型人工関節全置換術において良好な可動域を獲得する手技手技　■血液透析患者に対する人工膝関節全置換術の治療成績　■プロフィックスセメントレス人工膝関節全置換術の長期臨床成績　■人工膝関節全置換術における器種の特徴と選択基準

5．その他
■高齢女性患者に対する人工股関節全置換術当日リハビリテーション介入の効果

V．特殊な疾患，高度の変形を伴う例に対する人工関節

1．腫瘍
■大腿骨近位部転移性骨腫瘍に対する腫瘍用人工骨頭置換術の手技手技と成績　■10年以上経過した腫瘍用人工膝関節の治療成績　■小児悪性骨腫瘍に対する延長型人工関節の問題点　■腫瘍用人工膝関節全置換術後の膝蓋骨の位置異常と患肢機能　■小児下肢悪性骨腫瘍に対するセラミックス製人工顆を用いた患肢温存手術

2．骨折後
■寛骨臼骨折内固定後に対するdelayed人工股関節全置換術

3．骨系統疾患，骨代謝疾患など
■末端肥大症に伴う変形性関節症に対する人工膝関節全置換術　■強直性脊椎炎に対する人工股関節全置換術と再置換術　■遺伝性多発性軟骨性外骨腫による両変形性膝関節症に対するローテーティング・ヒンジ型人工膝関節全置換術　■低身長例に対する人工股関節全置換術の経験

4．感染後の人工関節
■感染人工関節に対する術前評価スコアリングシステム—予備的研究の報告　■人工股関節全置換術後感染に対するカスタムメイド人工骨頭型抗菌薬含有セメントスペーサー

VI．人工関節置換術の周術期管理，リハビリテーション

1．血栓症，深部静脈血栓症
■人工膝関節全置換術周術期の抗血栓薬の取り扱い

2．脱臼防止
■人工股関節全置換術後脱臼発生のメカニズムとその要因　■人工股関節全置換術後脱臼ハイリスク患者に対する人工股関節機種の選択—デュアルモビリティカップの有用性

3．股関節教育システム
■人工股関節全置換術における患者教育システムと術後合併症

4．感染予防
■ポビドンヨード入り生理食塩水による人工膝関節全置換術中洗浄

5．その他（合併症予防など）
■肝機能障害を伴った患者に対する人工膝関節全置換術施行時の出血対策—周術期死亡例を含む検討　■自科麻酔による人工膝関節全置換術の安全性

南江堂　〒113-8410 東京都文京区本郷三丁目42-6　（営業）TEL 03-3811-7239　FAX 03-3811-7230　www.nankodo.co.jp

発売中

『整形外科』編集委員 監修
新潟大学整形外科教授 遠藤直人 編集

臨床雑誌 整形外科 ORTHOPEDIC SURGERY
Vol.65 No.8 2014-7増刊号

特集 **高齢者脆弱性骨折の予防と治療**

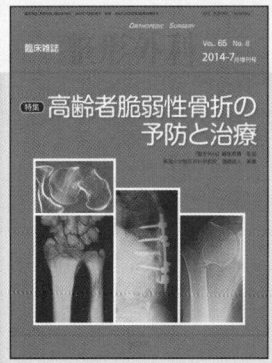

　超高齢者社会となった本邦においては、運動器疾患が健康寿命を阻害するものとして注目されている。なかでも骨粗鬆症を基盤とする脆弱性骨折はADL、QOLを障害し、寝たきり、要介護にいたらせ、健康寿命を阻害する。高齢者脆弱性骨折に関わる問題として、①骨折危険因子、②骨粗鬆症治療の薬剤選択、③脆弱骨への手術対応、④総合的、包括的評価と周術期管理があげられる。
　本誌では専門の方々に、骨折の診断、治療と予防、さらには合併症対策、周術期管理について最新の知見を含めて執筆いただいた。骨粗鬆症を基盤とする高齢者脆弱性骨折は重要な疾患であることを改めて認識いただき、第一線の診療に役立てていただくことを願うものである。

(「編集にあたって」より抜粋)
新潟大学整形外科教授　遠藤直人

■A4変型判・216頁
定価（本体5,800円＋税）

主要目次

◆編集にあたって
　　遠藤直人

I. 総論

1. 骨粗鬆症による脆弱性骨折の高齢者社会における位置づけとその対応
　　阿久根 徹
2. 病因、病態の最新の知見―感覚神経系による骨代謝調節機構
　　福田 亨
3. 病態の最新知見―画像イメージングから
　　菊田順一
4. ガイドラインからみた骨粗鬆症の診断、予防と治療
　　濱藤啓広
5. 続発性骨粗鬆症
　　宗圓 聰
6. 脆弱性骨折における現状の問題点と海外での取り組み
　　山本智章
7. 脆弱性骨折におけるグローバルな取り組み
　　細井孝之

II. 薬物療法

1. 原発性骨粗鬆症に対する治療薬剤の種類と特徴
　　遠藤直人
2. 大腿骨近位部の二次骨折
　　萩野 浩
3. 新たに骨折が発生した際の対応
　　森 諭史
4. 副甲状腺ホルモンによる骨癒合促進作用
　　楊 鴻生
5. 高度骨粗鬆症患者の脊椎インストゥルメンテーション手術における固定強化をめざした薬物治療
　　稲毛一秀
6. 薬剤治療（骨吸収抑制薬）に伴う有害事象とその対応
　　近藤直樹

III. 高齢者脆弱性骨折の治療―部位別各論

1. 上腕骨近位部骨折
　　玉井和哉
2. 上腕骨遠位、肘関節周囲骨折
　　大久保宏貴
3. 橈骨遠位端骨折
　　森谷浩治
4. 新鮮脊椎椎体骨折―保存的治療
　　豊田宏光
5. 新鮮脊椎椎体骨折―手術的治療の総論
　　豊根知明
6. 脊椎椎体骨折偽関節例の治療
　　平野 徹
7. 脊椎椎体骨折に対する最小侵襲手術の適応と限界―calcium phosphate cementの活用
　　武政龍一
8. 脊椎椎体短縮法と後方進入椎体骨切り再建術
　　吉井俊貴
9. 脊椎椎体形成術―balloon kyphoplast
　　戸川大輔
10. 大腿骨近位部骨折
　　中野哲雄
11. 大腿骨頭軟骨下脆弱性骨折―膝を含めて
　　山本卓明
12. 膝周囲骨折治療―人工関節を含めて
　　笹重善朗
13. 骨折治癒促進への取り組み
　　成瀬康治

IV. 高齢者の特徴と周術期管理

1. 高齢者の特徴―老化による心身機能の変化
　　秋下雅弘
2. 高齢者の入院、周術期管理
　　森平 貴
3. 疼痛管理―骨粗鬆症患者の疼痛発生機序と薬物治療
　　射場浩介
4. せん妄への対応
　　先崎 章
5. 認知症への対応
　　春日健作

V. 高齢者における骨粗鬆症予防

1. 運動療法―転倒予防を含めて
　　宮腰尚久
2. 食事・栄養療法
　　上西一弘

南江堂　〒113-8410 東京都文京区本郷三丁目42-6（営業）TEL 03-3811-7239　FAX 03-3811-7230　www.nankodo.co.jp

最新刊

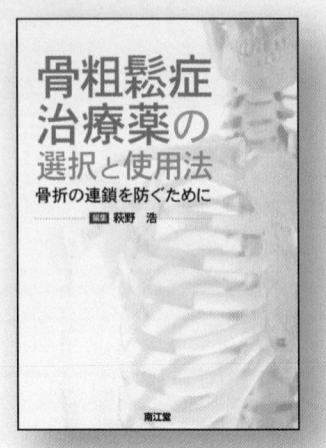

骨粗鬆症治療薬の選択と使用法
骨折の連鎖を防ぐために

編集 萩野 浩

■A5判・202頁 2014.10.
ISBN978-4-524-26617-3
定価（本体3,700円+税）

脆弱性骨折発生後の二次骨折に対する予防的な骨粗鬆症薬物治療について，術後早期薬物療法開始のキーマンとなる整形外科医の視点から簡潔にまとめた．
組成や作用機序などの薬剤の基礎的な記述は最小限にとどめ，実際の使用法に焦点を当てている．
単独の薬物療法のみならず，手術を念頭に置いた処方設計，周術期管理の実際，ドミノ骨折予防の考えかたについても解説した．

主要目次

Ⅰ．骨粗鬆症の定義と診断
Ⅱ．臨床像
Ⅲ．他疾患と間違えないために
Ⅳ．治 療
 A．開始基準
 B．治療薬の特長
 C．治療薬の使い分け
Ⅴ．治療効果判定をどうするか
Ⅵ．有害事象への対応
 A．ビスホスホネート薬
 B．その他の薬剤
Ⅶ．薬物療法に加える治療
 A．運動療法
 B．食事療法
Ⅷ．ケーススタディー
Ⅸ．ドミノ骨折防止
Ⅹ．施設による骨粗鬆症患者への対応の違い

定価は消費税率の変更によって変動いたします．消費税は別途加算されます．

南江堂 〒113-8410 東京都文京区本郷三丁目42-6 （営業）TEL 03-3811-7239 FAX 03-3811-7230

医師・研究者必読!!

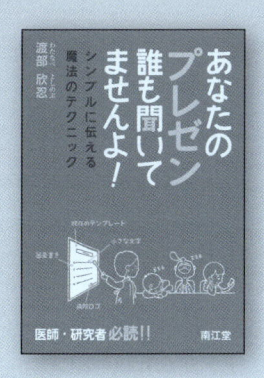

あなたのプレゼン誰も聞いてませんよ！
シンプルに伝える魔法のテクニック

■A5判・226頁　2014.4.
ISBN978-4-524-26127-7
定価（本体3,000円＋税）

著　渡部欣忍（帝京大学教授）

すばらしい研究内容，なのに眠くなってしまう…．どうすれば聴衆を飽きさせない，よいプレゼンテーションができるのか．多数の賞を受賞してきた著者が，『シンプルプレゼン』をベースに，これまで実践してきた研究発表のプレゼン・テクニックをビジュアルに解説．

スライド例を豊富に掲載し，文字の色や大きさ，図表の見せ方についても詳しく説明．研究デザインのコツや，臨床データのまとめ方も掲載．

よりよい学会発表を行うための知識を凝縮した一冊．

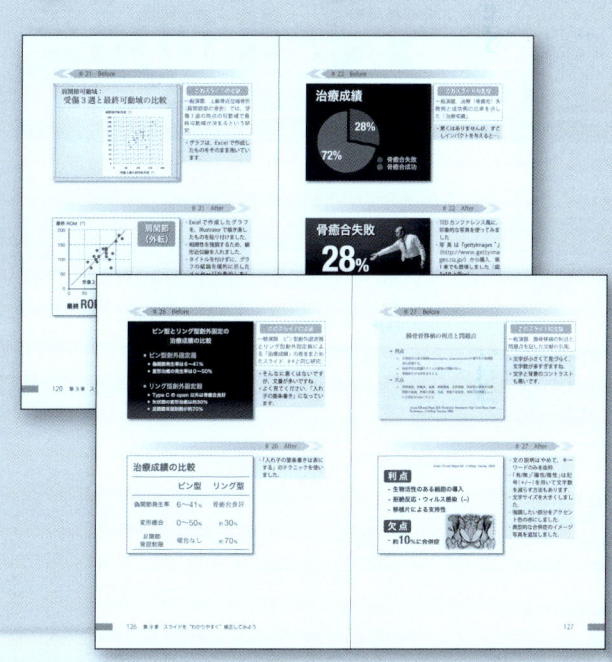

主要目次

プロローグ

第1章　スライドの文字と文
高橋メソッドに習う：ビックリするほど大きな文字で／魅力的なフォントを使う：基本はゴシック体とサンセリフ体／箇条書きを撲滅せよ

第2章　スライドのデザイン
スライドの背景／文字の視認性再び／スライドのタイトル（見出し）／イラストと写真／アニメーション効果とトランジッション効果／グラフのデザイン／表のデザイン／イラストの描き方

第3章　スライドを"わかりやすく"修正してみよう

第4章　論理的に考える
ある学会場での光景／論証モデル：トゥールミン・モデル／トゥールミン・モデルで論文を分析する／学会・研究会での発表と討論／感情と論理の狭間で

第5章　研究計画：ここさえ押さえれば合格ライン
研究目的／研究デザイン／研究デザインとエビデンス・レベルの階層／最小限の統計学

第6章　いざ発表
どんな人を対象に話すのか？／大きな声で明瞭に話す／制限時間を守る／発表原稿の棒読みはやめよう／研究背景／研究目的／対象と方法／結果がすべて？／考察／結論／は簡潔で明確に！／学会抄録の書き方

エピローグ

コラム
文字の大きさと画面サイズ／もう1つの質問は…／施設名のロゴ／ユニバーサルデザイン／DICOM画像の閲覧／揃えておきたいソフト／確からしさの表現／診療ガイドラインとEBM／アウトカムとは／ランダム化も簡単ではない／科学とは？／バイアス(bias)？／統計学者と相談する／Wilcoxon検定／相関関係と因果関係は同じか？／反則技／スライドの枚数制限／スライド1枚に対して，説明時間1分の原則／Windows PowerPoint縛り

定価は消費税率の変更によって変動いたします．消費税は別途加算されます．

南江堂　〒113-8410　東京都文京区本郷三丁目42-6（営業）TEL 03-3811-7239　FAX 03-3811-7230

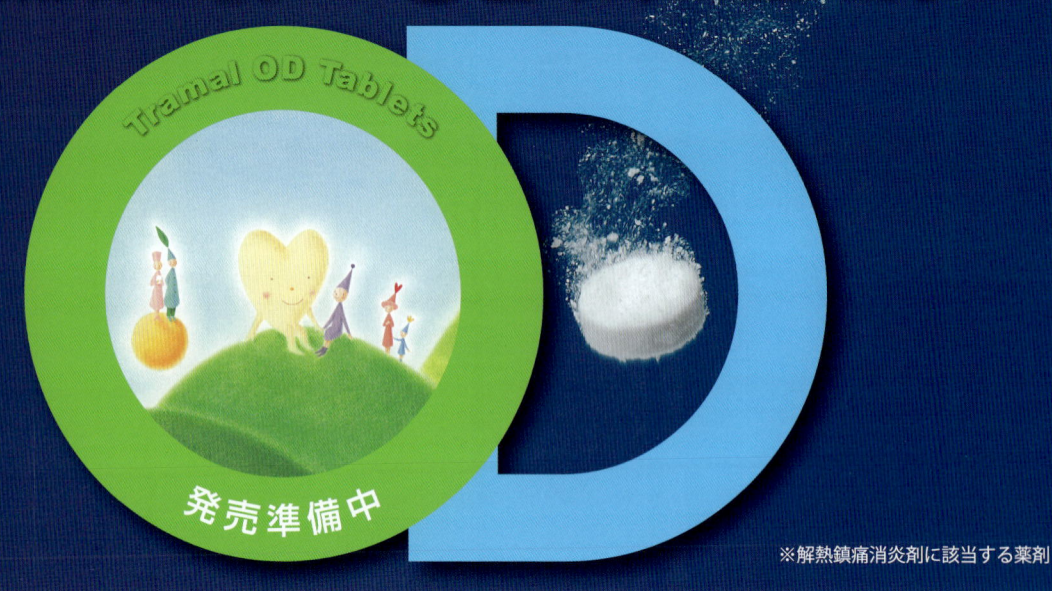

鎮痛薬※初のOD錠、登場！

Tramal OD Tablets

発売準備中

※解熱鎮痛消炎剤に該当する薬剤

がん疼痛・慢性疼痛治療剤

薬価基準未収載

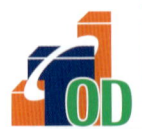

トラマール®OD錠 25mg / 50mg
Tramal® OD Tablets 25mg・50mg

トラマドール塩酸塩製剤

劇薬、処方せん医薬品（注意―医師等の処方せんにより使用すること）

禁忌（次の患者には投与しないこと）
1. 本剤の成分に対し過敏症の既往歴のある患者
2. アルコール、睡眠剤、鎮痛剤、オピオイド鎮痛剤又は向精神薬による急性中毒患者［中枢神経抑制及び呼吸抑制を悪化させるおそれがある。］
3. モノアミン酸化酵素阻害剤を投与中の患者、又は投与中止後14日以内の患者（「相互作用」の項参照）
4. 治療により十分な管理がされていないてんかん患者［症状が悪化するおそれがある。］

◆効能・効果
非オピオイド鎮痛剤で治療困難な下記疾患における鎮痛
　疼痛を伴う各種癌
　慢性疼痛

<効能・効果に関連する使用上の注意>
慢性疼痛患者においては、その原因となる器質的病変、心理的・社会的要因、依存リスクを含めた包括的な診断を行い、本剤の投与の適否を慎重に判断すること。

◆用法・用量
通常、成人にはトラマドール塩酸塩として1日100〜300mgを4回に分割経口投与する。なお、症状に応じて適宜増減する。ただし1回100mg、1日400mgを超えないこととする。

<用法・用量に関連する使用上の注意>
1. 初回投与量　本剤を初回投与する場合は、1回25mgから開始することが望ましい。　2. 投与間隔　4〜6時間ごとの定時に経口投与すること。ただし、生活時間帯に合わせて投与間隔を調整することも可能とする。　3. 増量及び減量　本剤投与開始後は患者の状態を観察し、適切な鎮痛効果が得られ副作用が最小となるよう用量調整を行うこと。増量・減量の目安は、1回25mg（1日100mg）ずつ行うことが望ましい。　4. がん疼痛患者における疼痛増強時の臨時追加投与（レスキュー・ドーズ）　本剤服用中に疼痛が増強している場合や鎮痛効果が得られている患者で突出痛が発現した場合は、直ちに本剤の臨時追加投与を行って鎮痛を図ること。本剤の臨時追加投与の1回投与量は、定時投与中の本剤の1日量の1/8〜1/4を経口投与すること。　5. 投与の継続　慢性疼痛患者において、本剤投与開始後4週間を経過してもなお期待する効果が得られない場合は、他の適切な治療への変更を検討すること。また、定期的に症状及び効果を確認し、投与の継続の必要性について検討すること。　6. 投与の中止　（1）本剤の投与を必要としなくなった場合は、退薬症候の発現を防ぐために徐々に減量すること。（2）がん疼痛患者において、本剤の1日の定時投与量が300mgで鎮痛効果が不十分となった場合、本剤の投与を中止し、モルヒネ等の強オピオイド鎮痛剤への変更を考慮すること。その場合には、定時投与量の1/5の用量の経口モルヒネを初回投与量の目安とすることが望ましい。また、経口モルヒネ以外の強オピオイド鎮痛剤に変更する場合は、経口モルヒネとの換算で投与量を求めることが望ましい。　7. 高齢者への投与　75歳以上の高齢者では、本剤の血中濃度が高い状態で持続し、作用及び副作用が増強するおそれがあるので、1日300mgを超えないことが望ましい。　8. 服用時の注意　本剤は口腔内で崩壊するが、口腔粘膜からの吸収により効果発現を期待する製剤ではないため、唾液又は水で飲み込むこと。

■使用上の注意（抜粋）
1. 慎重投与（次の患者には慎重に投与すること）
（1）オピオイド鎮痛剤を投与中の患者（2）腎障害又は肝障害のある患者（3）てんかんのある患者、痙攣発作を起こしやすい患者又は痙攣発作の既往歴のある患者（4）薬物乱用又は薬物依存傾向のある患者（5）呼吸抑制状態にある患者（6）脳に器質的障害のある患者（7）オピオイド鎮痛剤に対し過敏症の既往歴のある患者（8）ショック状態にある患者（9）高齢者

2. 重要な基本的注意
（1）連用により薬物依存を生じることがあるので、観察を十分に行い、慎重に投与すること。（2）本剤を投与した際に、悪心、嘔吐、便秘等の症状があらわれることがある。悪心・嘔吐に対する対策として制吐剤の併用を、便秘に対する対策として緩下剤の併用を考慮し、本剤投与時の副作用の発現に十分注意すること。（3）眠気、めまい、意識消失が起こることがあるので、本剤投与中の患者には**自動車の運転等危険を伴う機械の操作に従事させないよう注意**すること。なお、意識消失により自動車事故に至った例も報告されている。（4）鎮痛剤による治療は原因療法ではなく、対症療法であることに留意すること。

3. 相互作用
本剤は主として肝代謝酵素CYP2D6及びCYP3A4により代謝される。**（1）併用禁忌**（併用しないこと）モノアミン酸化酵素阻害剤セレギリン塩酸塩（エフピー）**（2）併用注意**（併用に注意すること）オピオイド鎮痛剤　中枢神経抑制剤フェノチアジン系薬剤、催眠鎮静剤等　三環系抗うつ剤　セロトニン作用薬選択的セロトニン再取り込み阻害剤（SSRI）等　アルコール　カルバマゼピン　キニジン　ジゴキシン　クマリン系抗凝血剤ワルファリン　オンダンセトロン塩酸塩水和物　ブプレノルフィン、ペンタゾシン等

4. 副作用
がん疼痛を対象とした安全性評価対象例267例中、副作用は181例（67.8％）に認められた。主なものは、便秘（30.0％）、悪心（29.2％）、嘔吐（19.5％）、傾眠（18.7％）、食欲減退（9.4％）、浮動性めまい（8.6％）及び頭痛（6.4％）であった。慢性疼痛を対象とした安全性評価対象例762例中、副作用は650例（85.3％）に認められた。主なものは、便秘（50.8％）、悪心（49.2％）、傾眠（29.5％）、嘔吐（19.0％）、浮動性めまい（18.5％）、口渇（9.3％）、食欲減退（6.6％）、頭痛（6.2％）、倦怠感（5.6％）であった。（カプセル剤の効能追加時）

（1）重大な副作用　1）ショック、アナフィラキシー（頻度不明*）ショック、アナフィラキシー（呼吸困難、気管支痙攣、喘鳴、血管神経性浮腫等）があらわれることがあるので、観察を十分に行い、異常が認められた場合には直ちに投与を中止し、適切な処置を行うこと。**2）痙攣**（頻度不明*）痙攣があらわれることがあるので、観察を十分に行い、異常が認められた場合には本剤の投与を中止し、適切な処置を行うこと。**3）依存性**（頻度不明*）長期使用時に、耐性、精神的依存及び身体的依存が生じることがあるので、観察を十分に行い、異常が認められた場合には本剤の投与を中止すること。本剤の中止又は減量時において、激越、不安、神経過敏、不眠症、運動過多、振戦、胃腸症状、パニック発作、幻覚、錯感覚、耳鳴等の退薬症候が生じることがあるので、適切な処置を行うこと。また、薬物乱用又は薬物依存傾向のある患者では、厳重な医師の管理下に、短期間に限って投与すること。**4）意識消失**意識消失があらわれることがあるので、観察を十分に行い、異常が認められた場合には投与を中止し、適切な処置を行うこと。

*注射剤又は海外で認められた副作用であるため頻度不明。

●その他の使用上の注意等は、製品添付文書をご参照ください。
禁忌を含む使用上の注意の改訂に十分ご注意ください。

製造販売元
日本新薬株式会社
〒601-8550 京都市南区吉祥院西ノ庄門口町14

販売提携先
Pfizer　ファイザー株式会社
〒151-8589 東京都渋谷区代々木3-22-7
資料請求先：製品情報センター

TRA72E014B　　　　2014年10月作成（265×180）